李显忠 编著

仲景方药

精华

白云阁藏本·木刻版《伤寒杂病论》

经典医籍
老中医
串讲实录

人民卫生出版社
·北京·

图书在版编目（CIP）数据

经典医籍老中医串讲实录：仲景方药精华 / 李显忠编著 . —北京：人民卫生出版社，2021.10

ISBN 978-7-117-32133-4

I. ①经… Ⅱ. ①李… Ⅲ. ①仲景学说 – 研究 Ⅳ. ①R222.19

中国版本图书馆 CIP 数据核字（2021）第 194813 号

经典医籍老中医串讲实录——仲景方药精华

Jingdian Yiji Laozhongyi Chuanjiang Shilu——Zhongjing Fangyao Jinghua

编　　著	李显忠	
出版发行	人民卫生出版社（中继线 010-59780011）	
地　　址	北京市朝阳区潘家园南里 19 号	
邮　　编	100021	
印　　刷	廊坊一二〇六印刷厂	
经　　销	新华书店	
开　　本	710 × 1000　1/16　印张：51	
字　　数	836 千字	
版　　次	2021 年 10 月第 1 版	
印　　次	2021 年 12 月第 1 次印刷	
标准书号	ISBN 978-7-117-32133-4	
定　　价	129.00 元	

E – mail　pmph @ pmph.com

购书热线　010-59787592　010-59787584　010-65264830

打击盗版举报电话:010-59787491　　E-mail:WQ @ pmph.com

质量问题联系电话:010-59787234　　E-mail:zhiliang @ pmph.com

前　言

　　相传东汉医圣张仲景《伤寒杂病论》竹简书共十三稿，晋代太医令王叔和整理的《伤寒论》为第七稿。《金匮要略》是张仲景所著《伤寒杂病论》的杂病部分，为我国现存最早论述杂病的专著，但书成后，自东汉至西晋的一段时间内，由于战乱的关系，该书亦散佚，其中资料只能从其他方书中所引用的看到一些。直到宋仁宗（1023—1063）时，翰林学士王洙在翰林院的残旧书籍中发现了张仲景的《金匮玉函要略方》，经整理后为后世流传的《金匮要略》。

　　白云阁藏本·木刻版《伤寒杂病论》书稿（简称《白本》）为《伤寒杂病论》第十二稿。该书稿为东汉南阳张仲景著述，清末桂林左盛德珍藏，清末桂林罗哲初手抄，民国时期长安黄竹斋校注，民国时期长安米伯让编审。

　　白云阁藏本·木刻版《伤寒杂病论》传授渊源

　　张仲景第四十六世孙张绍祖授与桂林左盛德，左氏珍藏40余年未尝轻出示人，于清代光绪二十年授与门人桂林罗哲初，罗氏又珍藏30余年，于民国二十四年授与长安黄竹斋。抗日战争前，黄竹斋在浙江宁波天一阁访书期间，经宁波名医周岐隐介绍，黄氏得识桂林名医罗哲初，黄竹斋从罗氏处发现他珍藏的《伤寒杂病论》第十二稿手抄本。黄氏于1939年筹资刻制木版，校刊公世，因条件所限，仅印250部；1980年重印200部。桂林已故罗哲初之子罗继寿于1956年献出的桂林古本《伤寒杂病论》与白云阁藏本·木刻版《伤寒杂病论》同一书也，两书所异者，"桂林古本"有"六气主客"一节，白云阁藏本·木刻版是删掉的。

　　"中华全国中医学会仲景学说学术讨论会"于1982年10月18日至

22 日在河南省南阳市隆重召开。米伯让遵师黄竹斋之遗嘱，于会前将两箱白云阁藏本·木刻版赠送医圣祠幸存。笔者 1987 年 11 月 21 日第一次赴南阳即医圣故里，参加"中华全国第二次张仲景学说讨论会"，在会前赴医圣祠，在医圣祠有幸目睹黄竹斋在世时刊书《伤寒杂病论》的两箱木刻版，现在回忆起来深感荣幸。在医圣祠中又偶然发现仅有两部灰尘久积的白云阁藏本·木刻版《伤寒杂病论》。此书共 4 册，一是宣纸木刻版刊印，二是右起竖排，没有标点，每页 10 行，每行 19 字。笔者买了一部，阅后视之如宝。

笔者历时近半个世纪的打磨，钻研此著，根据张仲景"辨太阳病脉证并治"一语，悟出"仲景辨病脉证并治"之"病""脉""证""治"系列书，即《仲景辨病精华》《仲景辨脉精华》《仲景辨证精华》《仲景方药精华》四书。

白云阁藏本·木刻版《伤寒杂病论》共十六卷，全书语录体，共 959 条。笔者在《仲景方药精华》中分【原方】【原文】【讲析】【注译】【方释】【药释】论述。全书载方 323 首，即 1 方—156 条茯苓白术厚朴石膏黄芩甘草汤；末方即 323 方—958 条狼牙汤。其中未与《伤寒论》《金匮要略》重复的方为 93 首，与《伤寒论》《金匮要略》重复的方为 37 首，与《伤寒论》重复方为 75 首，与《金匮要略》重复方为 118 首。即全书 323 首方中，包括《伤寒论》112 方，《金匮要略》155 方；在 323 首方中，汤剂 267 首，散剂 30 首，丸剂 16 首，其他剂型 10 首。全书用药 146 味，即首味药茯苓为第 1 味药，末味药狼牙为第 146 味药，其中植物药 112 味，动物药 20 味，矿物药 14 味，即载于《神农本草经》100 味，载于其他古药书 46 味。

仲景汤方为众方之宗，群方之祖，着重探讨方剂的配伍原则、功能效应、施治宜忌、煮服方法以及与相似方的鉴别。笔者尽可能地集仲景汤方研究之大成，力求在内容的深度与广度上有所突破，对仲景汤方进行全方位的梳理，达到研究仲景汤方理论的新平台。

笔者所编著《仲景方药精华》，力图古为今用，力求达到开一方而知多证，开一证而知百家的思路，使临床应用有法可循，有方可依，从而达到师古而不泥古的目的。仲景之学，博大精深，余之所著仅沧海之一粟而已。虽毕生为之殚精竭智，仍觉得仲景学说医理难穷，尚需不断探索，疾病万变，还应继续钻研，余之所得，愚者千虑而已。

笔者在研习仲景之学及编写此系列书稿过程中，得到黑龙江中医药大学邹德琛教授、黑龙江省中医药科学院张琪研究员、北京四大名医之一施今墨教授与山东中医药大学李克绍教授指导，受到吕洪勋恩师指教，得到哈尔滨医科大学附属第一医院王桂照院长及夫人张志芳女士鼎力相助，以及黑龙江中医药大学惠群教授、原副院长肖鹏超教授指导与帮助，值此系列书稿付梓之际，谨向诸位益师表示深切的感谢或真诚的怀念。

笔者深感探幽索隐之志趣，同时感叹做学问的苦涩艰辛，经历了 50 多个寒暑，历时 50 多个春秋，本系列书稿终于脱稿了。虽然笔者在主观上做了努力，力图想把本系列书稿写得更好一些，由于受知识面和水平所限，书稿难以尽善，仍存在着诸多不足，甚至谬误粗疏之处，但笔者愿为发掘中医学遗产奉献出微薄之力，以此系列书稿作为引玉之砖，作为中医爱好者登堂入室的阶梯。恳切希望各位专家、读者对此书稿给予批评和指正。

学问是无止境的，望同道不吝赐教，随时提出修正意见，以便继续改进，是所至盼，甚幸。

李显忠

2020 年 11 月 16 日

目 录

仲景类方

仲景用药

结束语

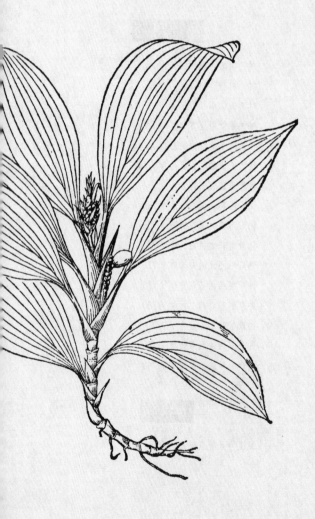

仲景 323 方

伤寒例并治

1 方—156 条
茯苓白术厚朴石膏黄芩甘草汤

「原方」茯苓白术厚朴石膏黄芩甘草汤方

茯苓四两　白术三两
厚朴四两　石膏半斤
黄芩三两　甘草二两，
炙

右六味，以水一斗，煮取五升，每服一升五合余，日三服。

原文

传太阴，脉濡而大，发热，下利，口渴，腹中急痛，宜茯苓白术厚朴石膏黄芩甘草汤。（156）

讲析

茯苓白术厚朴石膏黄芩甘草汤：邪传太阴，适合用茯苓白术厚朴石膏黄芩甘草汤治疗，以健脾益津，滋阴清热。

注译

以上六味药物，用水一斗，煮取五升，每次服一升五合许，每日服三次。

方释

茯苓白术厚朴石膏黄芩甘草汤，由茯苓、白术、厚朴、石膏、黄芩、甘草六味药物组成，方中：①茯苓除热渗湿；②白术健脾；③厚朴行气止痛；④石膏解肌热；⑤黄芩治热利；⑥甘草和胃。六味药物相伍，治病邪传太阴，发热，下利，口渴，腹中急痛，诚丝丝入扣之良方。

药释

◇茯苓

《神农本草经》："主胸胁逆气，忧恚惊邪恐悸……利小便，久服安魂养神。"（1）

效应

利水渗湿：利水而不伤正。凡小便不

利，水肿胀满，痰饮内停，无寒热之偏，可治寒热虚实各种水肿。

健脾补中：用于脾虚诸证之脾胃虚弱，食少纳呆，倦怠乏力者。

宁心安神：用于心神不安，心悸失眠之心脾不足或痰浊内阻者。

评述

茯苓一般分三部分：除去外皮的外层，呈淡红色者，称赤茯苓，偏于利湿；内层白色者，称白茯苓，偏于健脾；中间有细松根穿过者，称抱木神，即茯神，偏于安神。

这三者实取于同一菌核，目前赤茯苓、白茯苓不再分用，统称茯苓。茯苓有缓慢而持久的利尿作用，能促进尿中的钠、氯、钾等电解质排出，此外还有镇静和降低血糖作用。茯苓皮：为茯苓菌核的黑色外皮，功专行皮肤间水湿，多用于皮肤水肿。茯神：带有松根的白色部分，称为茯神，为茯苓菌核生长中天然抱有松根者，有安神之功，用于心神不安，惊悸，健忘。

◇白术

《神农本草经》："主风寒湿痹死肌，痉，疸，止汗除热，消食。"（2）

效应

健脾益气：本品甘香而温，既能燥湿实脾，复能缓脾生津，对脾气虚弱、运化失常所致的食少便溏，脘腹胀满，倦怠乏力，有补脾止泻，增进食欲之功效。

燥湿利水：本品既能健脾燥湿，又能通利小便，故既能用于水湿停滞之痰饮，又能用于水湿外溢之水肿。

止汗安胎：本品益气补脾，有固表止汗之功，故用于脾虚气弱肌表不固之自汗；同时有安胎之效，故用于妊娠脾虚气弱之胎气不安。

评述

燥湿利水宜生用。补气健脾宜炒用。健脾止泻宜炒焦用。因本品性燥，凡阴虚火盛者忌服。本品有强壮、利尿、降血糖、抗血凝作用，并能保护肝脏，有防止肝糖原减少的作用。

◇厚朴

《神农本草经》："主中风伤寒，头痛寒热，气血痹死肌。"（3）

效应

化湿导滞：本品味苦下气，性温行散，能除胃中滞气而燥脾之湿，故能散满除胀，用于湿阻、食积、气滞所致脾胃不和，脘腹胀满、腹痛呕逆。

行气平喘：本品有下气降逆之功，以平定喘息，用于咳嗽气喘痰多者，故能下肺气，消痰涎而平咳喘，对于因外感风寒而发作的宿有喘疾者，或痰湿内阻，胸闷咳喘者，皆效。

评述

本品内热津枯，脾胃虚弱便溏者，慎用。对肠管，小剂量兴奋、大剂量抑制，对支气管亦有兴奋作用，能使运动神经末梢麻痹，引起全身骨骼肌松弛。有降压作用，降压时反射性地引起呼吸兴奋、心率增加。

◇石膏

《神农本草经》："主中风寒热……口干舌焦。"（4）

效应

清热泻火：本品辛甘性寒，辛以解肌退热，寒能清热泻火，甘寒除烦止渴，为清泻肺胃两经实热的要药，适用于温热病邪在气分，壮热烦渴，心烦神昏，汗出，脉洪大等实热亢盛之证。

清热平喘：本品辛寒入肺经，有清泄肺热、止咳平喘之功，用于邪热郁肺，气急喘促，咳嗽痰稠，发热口渴等。

收敛生肌：本品煅用有清热收湿，敛疮生肌之效，故又用于疮疡溃烂，久不收口，以及湿疹浸淫，水火烫伤、烧伤之证。

评述

石膏抑制发热时过度兴奋的体温调节中枢，有强而快的减热功效，但不持久；亦可抑制汗腺分泌，故在退热的同时，并无出汗现象；生石膏内服经胃酸作用，一部分变为可溶性钙盐被吸收，使血钙浓度增加，而抑制肌肉的兴奋性，起镇静、镇痉作用，又能降低血管的通透性，缩短血凝时间，促进胆汁排泄，并有利尿作用。本品治阳热有余之实热亢盛，故脾胃虚寒及阴虚内热者忌用。

◇黄芩

《神农本草经》："主诸热黄疸，肠澼泄痢，逐水，下血闭，恶疮疽蚀火疡。"（5）

效应

清热燥湿：本品苦寒，苦能燥湿，寒能泄热，既可治热病壮热不退，肺热咳嗽，湿热下痢，热淋，又可治火毒炽盛的疮痈肿毒、咽喉肿痛。

凉血止血：本品清热凉血止血，可治疗火毒炽盛迫血妄行的出血证。

除热安胎：本品有除热安胎之效，用于胎热不安，故治怀胎蕴热，胎动不安之证。

评述

黄芩清热多生用，安胎多炒用，止血多炒炭用，清上焦热多酒炒用。本品苦寒伤胃，脾胃虚寒者不宜使用。此外，还有解热、降压、利尿、镇静、利胆、保肝，降低毛细血管通透性，以及抑制肠管蠕动等功能。

◇甘草

《神农本草经》："主五脏六腑寒热邪气，坚筋骨，长肌肉，倍气力，金疮肿，解毒。"（6）

效应

补脾益气：本品色黄味甘，炙之则气温，有补脾益气之效，用于脾胃虚弱，中气不足，气短乏力，食少便溏。

润肺止咳：本品能润肺，有一定的祛痰止咳平喘作用，可用于多种气喘咳嗽，使证候趋于和缓。

清热解毒：本品有较广泛的清热解毒作用，适用于疮疡肿毒，咽喉肿痛，以及药物、食物中毒等。

调和诸药：味甘能缓和某些药物峻烈之性，又能引诸药直至病所，以甘味入脾，为其所喜，此升降浮沉之理也。

评述

甘草味甘，能助湿壅气，令人中满，故湿盛而胸腹胀满及呕吐者忌用。本品能促进体内水及钠盐的潴留和钾离子的排出，长期服用较大剂量的甘草，易引起水肿、高血压，故使用时当注意。一般不能与甘遂、大戟、芫花、海藻等相反药物合用。

2方—157条
附子细辛黄连黄芩汤

「原方」附子细辛黄连黄芩汤方

附子大者一枚，炮，去皮，破八片 细辛二两 黄连四两 黄芩二两

上四味，以水六升，煮取三升，温服一升，日三服。

原文

传少阴，脉沉细而数，手足时厥时热，咽中痛，小便难，宜附子细辛黄连黄芩汤。（157）

讲析

附子细辛黄连黄芩汤：邪传少阴，适合用温凉互济的附子细辛黄连黄芩汤治疗。

注译

以上四味药物，用水六升，煮取三升，每次温服一升，每日服三次。

方释

附子细辛黄连黄芩汤由附子、细辛、黄连、黄芩四味药物组成，方中：①附子温固肾阳；②细辛通脉利窍；③黄连清热于上；④黄芩清热于下。温凉互用，以除厥逆。

药释

◇附子

《神农本草经》："主风寒咳逆邪气，温中，金疮，破癥坚积聚，血瘕，寒湿痿躄，拘挛膝痛，不能行步。"（7）

效应

回阳救逆：气味辛烈而热，能上助心阳，中温脾阳，下补肾阳，有卓越的回阳功效，用于阳微欲绝的亡阳证。

补阳益火：本品辛甘温煦，有峻补元

阳，益火消阴之效，适用于阳气不足，身体衰弱，下元虚寒性的阳痿宫冷，脘腹冷痛，泄泻水肿等。

散寒燥湿：本品辛散温通，有较强的散寒止痛作用，凡风寒湿痹周身骨节疼痛，每多用之。

温中止痛：本品辛温气雄，能消阴翳以复阳气，凡阴寒内盛的脾阳不运，胸腹冷痛之证，用本品有温中散寒，通阳止痛之效。

评述

附子为乌头块根上附生的子根，其母根名乌头（川乌头），生于附子之侧的小幼根名侧子，不生幼根者名天雄。附子煮服，宜先煮 0.5～1 小时，至口尝无麻辣感为度。本品辛热燥烈，走而不守，凡阴虚阳亢及孕妇忌用；反半夏、瓜蒌、贝母、白蔹、白及。因有毒，内服须经炮制，若内服过量，或炮制煮的方法不当，会引起中毒。乌头及附子煮剂有明显的强心作用，煮之愈久，强心作用愈显著而毒性愈低。

◇细辛

《神农本草经》："主咳逆上气，头痛脑动，百节拘挛，风湿痹痛死肌。"（8）

效应

祛风散寒：本品辛温香窜，既能发散在表之风寒，又能祛除入里之寒邪，故用于素体阳虚感冒风寒，或寒邪入里而在阴经，欲使之外达者。

温肺祛痰：本品温肺化饮，能温散肺寒而化痰饮，用于感冒风寒或肺寒咳嗽而多痰者。

祛风止痛：本品芳香气浓，性善走窜，有较好的祛风、散寒、止痛作用，用于头痛，牙痛，痹痛。

评述

细辛能温肺化饮而止咳喘，故用于寒饮伏肺，咳嗽气喘，痰多清稀者，凡气虚多汗，阴虚阳亢头痛，阴虚肺热咳嗽等忌用，用量不宜太过，反藜芦，此外尚有利尿及抑制子宫收缩的作用。

◇黄连

《神农本草经》："主热气目痛，眦伤泪出，明目，肠澼腹痛下痢，妇

人阴中肿痛。"（9）

效应

清热燥湿：本品大苦大寒，清热燥湿之力胜于黄芩，尤长于清中焦湿热郁结，用于胃肠湿热中阻，气机不畅，脘腹痞满，呕吐泻痢。

清心除烦：清热泻火作用颇强，尤以清泻心胃之火见长，用于高热烦躁，神昏谵语者。

泻火解毒：有强大的泻火解毒功效，多用于痈疽疔毒，皮肤湿疹，耳目肿痛。

评述

黄连大苦大寒，过量或服用较久，易伤脾胃，脾胃虚寒者忌用；苦燥伤津，阴虚津伤者慎用；此外，对痢疾杆菌的抑制作用最强，并有降压、利胆、解热、镇静、镇痛作用；对血管平滑肌有松弛作用，对子宫、膀胱、胃肠道平滑肌皆呈兴奋作用。

3方—158条
桂枝当归汤

[原方] 桂枝当归汤方

桂枝二两　当归三两
半夏一升　芍药三两
黄柏二两　甘草二两，
炙
上六味，以水七升，
煮取四升，去滓，分
温三服。

原文

传厥阴，脉沉弦而急，
发热时疏，心烦呕逆，
宜桂枝当归汤，吐蛔
者，宜乌梅丸。（158）

讲析

桂枝当归汤：邪传厥阴，适合用桂枝当归汤和营卫，除肝郁，清热除烦以止呕吐。

注译

以上六味药物，用水七升，煮取四升，滤去药渣，分三次温服。

方释

桂枝当归汤由桂枝、当归、半夏、芍药、黄柏、甘草六味药物组成，方中：①桂枝益阳气；②当归和阴血；③半夏止呕逆；④芍药通痹阻；⑤黄柏除热烦；⑥甘草调诸药。六味药物相济，调和营卫，除烦止逆。

药释

◇桂枝

《神农本草经》："主上气咳逆，结气，喉痹吐吸，利关节。"（10）

效应

发汗解肌：本品色赤入营，能透达营卫，其性辛甘温煦，甘温通阳扶卫，有助卫实表，发汗解肌，外散风寒之功，适用于体弱表虚，感受风寒，微有汗出而表证不解之候。

温通经脉：本品辛散温通，能祛风湿，通经络，用于寒凝血滞诸痛证，故治风寒湿痹，肩背肢节酸痛。

通阳化气：本品能温通胸中阳气，以温心阳，通血脉，止悸动，故治胸阳不振而致的胸痛彻背，心悸，脉结代；又用于心脾阳虚，水湿内停所致的胸胁支满，心悸气短。

评述

桂枝辛温助热，易伤阴动血，外感温热，阴虚火旺，血热妄行诸证均忌用，孕妇及月经过多者慎用。此外，桂皮醛可刺激汗腺分泌，扩张皮肤血管，通过发汗加速体温之散失而能解热，有镇痛、镇静、抗惊厥作用。桂皮油有健胃，缓解胃肠道痉挛及利尿，强心作用。

◇当归

《神农本草经》："主妇人漏下绝子，诸恶疮疡，金疮。"（11）

效应

补血调经：当归甘温质润，为补血要药，适用于血虚引起的各种证候，如头晕目眩，心悸疲倦，脉细；又补血活血，善止血虚瘀滞之痛，治月经不调、痛经、闭经，为妇科调经要药。

活血止痛：本品既能补血柔肝而止痛，用于血虚腹痛，又能活血祛瘀以止痛，常用于创伤、产后及痈肿血滞疼痛，冠心病心绞痛，血栓闭塞性脉管炎，浅部血栓性静脉炎。

润肠通便：本品能润燥滑肠，用于阴血虚少的肠燥便秘。

评述

通常补血用当归身，活血用当归尾，和血（补血活血）用全当归。当归有抗血小板凝集和抗血栓、抗心肌缺血和扩张血管作用，并能促进红细胞的生成，及促进肝细胞再生和恢复肝脏某些功能，此外，还有镇静、镇痛、抗炎、抗缺氧、抗辐射损伤，及抑制某些肿瘤株生长和体外抗菌作用，但湿盛中满及大便泄泻者忌用。

◇半夏

《神农本草经》："主伤寒寒热，心下坚，胸胀，咳逆，头眩，咽喉肿痛，肠鸣下气，止汗。"（12）

效应

降逆止呕：本品辛散温燥，降逆止呕之功颇著，既能燥湿以化痰，又有降逆以和胃，对停饮和湿邪阻滞所致的呕吐尤为适宜。

燥湿化痰：本品具有温燥之性，能燥湿以化痰，并具止咳作用，为治湿痰之要药，用于脾不化湿，痰涎壅滞所致的痰多咳嗽气逆。

消痞散结：本品有辛散消痞、化痰散结之功，用于胸脘痞闷、梅核气、瘿瘤痰核以及痈疽肿毒。

评述

半夏因其性温燥，对于阴亏燥咳、津伤口渴、热痰稠黏均忌用，反乌头。半夏中有毒成分难溶于水，经久加热可被破坏，并能被白矾所消除。此毒性成分能引起呕吐，对局部有强烈的毒性作用，生食时可使舌、咽、口腔麻木和肿痛，流涎，张口困难，严重者可窒息。对咳嗽中枢有镇静作用，可解除支气管痉挛，并使支气管分泌减少而有镇咳祛痰作用，可抑制呕吐中枢而止呕。

◇**芍药**

《神农本草经》："主邪气腹痛，除血痹，破坚积，寒热疝瘕，止痛，利小便，益气。"（13）

白芍

效应

柔肝止痛：本品养血柔肝，能缓急止痛，适用于肝气不和所致的胁肋脘腹疼痛，四肢拘挛作痛以及经行腹痛。

养血敛阴：本品能养血调经，适用于月经不调、崩漏、带下，常用于妇科疾病。

平抑肝阳：本品敛阴而平抑肝阳，用于肝阴不足，肝阳上亢所致的头胀，头痛，眩晕，耳鸣，或烦躁易怒。

评述

白芍欲其平肝敛阴，多生用；若养经血，多炒用或酒炒用。反藜芦，胸满者忌用，阳衰虚寒之证，不宜单独应用。

赤芍

效应

清热凉血：本品能清血分郁热，而有凉血、止血、散瘀消斑之功，常用于温热病热入血分所致的身热、舌绛、斑疹，及血热妄行的吐血、衄血。

活血散瘀：本品苦降，有活血通经，散瘀消癥，行滞止痛的功效，用于血滞经闭，痛经及跌打损伤，瘀滞肿痛诸证。

评述

虚寒性经闭不宜用，反藜芦，还有镇痛、镇静、解热及抗惊厥、抗炎、抗溃疡和降血压等作用。

◇黄柏

《神农本草经》："主五脏肠胃中结热，黄疸，肠痔，止泄利，女子漏下赤白，阴伤蚀疮。"（14）

效应

清热燥湿：本品苦寒沉降，清热燥湿，长于清泻下焦蕴结的湿热，用于湿热下利，黄疸，带下，热淋及足膝肿痛。

本品亦可泻火毒去湿热，用于热盛的痈肿疮疡，湿疹湿疮。

退热除蒸：本品长于清相火、退虚热，用于阴虚发热、骨蒸盗汗及相火亢盛的遗精。

评述

黄柏苦寒，容易损伤胃气，故脾胃虚寒者忌用。此外，还有利胆，利尿，扩张血管，降血压及减热作用。

4方—160条
大青龙加附子汤

大青龙汤加附子一枚（炮，去皮，破八片）煎服法同。

原文

若两感于寒者，一日太阳受之，即与少阴俱病，则头痛，口干，烦满而渴，脉时浮时沉，时数时细，大青龙汤加附子主之。（160）

讲析

大青龙汤加附子汤方：如果互为表里的阴阳两经同时感受寒邪，属阳实阴虚的两感病，故出现头痛的太阳症状，又出现口干、烦满而渴的少阴症状，用大青龙汤以散太阳之热实，加附子以固少阴之阳虚。

大青龙汤方

麻黄六两，去节 桂枝二两，去皮 甘草二两，炙 杏仁四十枚，去皮尖 生姜三两，切 大枣十二枚，擘 石膏如鸡子黄大，碎

上七味，以水九升，先煮麻黄，减二升，去上沫，内诸药，煮取三升，去滓，温服一升，取微似汗，汗多者，温粉粉之。一服汗出，停后服，若复服，汗多亡阳，遂虚，恶风，烦躁不解眠也。

注译

大青龙加附子汤八味药物，用水九升，先煮麻黄，待药液减少二升时，除去浮在上面的泡沫，然后加入其余各药，继续煮取三升药液为度，滤去药渣，趁温服下一升，使其微微出汗，若汗出多，用温粉扑敷其皮肤，服第一次药就出汗，则停服余下的药。如果再服，必致汗出过多，使阳气外亡，成为虚证，出现恶

风，烦躁不得眠的症状。

方释

大青龙加附子汤，由麻黄、桂枝、甘草、杏仁、生姜、大枣、石膏、附子八味药物组成，方中：①重用麻黄，配桂枝、生姜，则发汗力峻，加强开腠之功，并能抵消石膏之牵制，适合风寒重证，况且阳气郁积的内热与风寒束表有关，故在清热的同时重在发表；②杏仁清宣利肺，利于皮毛之开达；③甘草、大枣，调和脾胃，既助汗之源，又可监制辛温发汗之品，勿使发汗太过；④石膏寒凉之品，取其清而兼透之功，以清内热除烦躁；故用大青龙汤以散太阳之热实；⑤惟独两感于寒，阴阳两经同时俱病而并传，来势迅速，正气不支，热邪在太阳则脉浮数，在少阴则脉沉细，今表里同病，正邪相争，故脉时浮时沉，时数时细，故加附子以固少阴之阳虚。

药释

◇麻黄

《神农本草经》："主中风，伤寒头痛，温疟，发表出汗，去邪热气，止咳逆上气，除寒热，破癥坚积聚。"（15）

效应

发汗解表：本品味辛发散，性温散寒，善宣肺气，开腠理，透毛窍，发汗解表以解除在表之风寒，为辛温解表峻品，故用于外感风寒表实证。

宣肺平喘：本品辛散苦泄，温通宣畅，入肺经，肺合皮毛，外能发散风寒，内能开宣肺气，适用于风寒外束，肺气壅遏的咳喘实证。

利水消肿：本品上宣肺气，下输膀胱，借其发汗利水以除水肿，为宣肺利尿之要药，用于风邪袭表，肺失宣降的水肿。

评述

麻黄发汗开肺之力较强，故用量不宜过大，对素体虚弱表虚自汗，及阴虚盗汗，咳喘由于肾不纳气者，均应忌用。麻黄的主要成分为麻黄碱，麻黄碱能兴奋心脏，收缩血管，升高血压，对中枢神经系统有明显的兴奋作用，可引起兴奋、失眠、不安；麻黄挥发油对流感病毒有抑制作用，并能刺激汗腺分泌，故可发汗。

◇杏仁

《神农本草经》："主咳逆上气，雷鸣，喉痹，下气，产乳，金疮，寒心奔豚。"（16）

效应

止咳平喘：有苦泄降气，止咳平喘之功，可随配伍不同而用于多种喘咳证。

润肠通便：本品含油脂而质润，味苦而下气，有降气润肠之功，适用于虚人或老人气弱血虚、津液不足所致的肠燥便秘者。

评述

杏仁性温泄肺有小毒，用量不宜过大，婴儿慎用；阴虚咳嗽，大便溏泄者亦慎用。

◇生姜

《名医别录》："除风邪寒热，伤寒头痛鼻塞，咳逆上气，止呕吐，去痰下气。"（一）

效应

发汗解表：本品能发汗解表，祛风散寒，但作用较弱，适用于加入辛温解表剂中，以增强发汗效果。

温中止呕：本品温胃散寒，降逆止呕，故有"呕家圣药"之称。

温肺止咳：本品辛温发散能温肺散寒，化痰止咳，故可用于治风寒客肺，痰多咳嗽者。

评述

生姜捣汁，名生姜汁：取皮，名生姜皮；煨熟，名煨姜。本品辛温，肺热燥咳及胃热呕吐者忌用。生姜能促进消化分泌，有增进饮食功效，有镇吐、镇痛、抗炎消肿作用。

◇大枣

《神农本草经》："主心腹邪气，安中养脾，助十二经，平胃气，通九窍，补少气，少津液，身中不足，大惊，四肢重，和百药。"（17）

效应

补中益气：为调补脾胃的辅助药，用于脾胃虚弱，中气不足所致的倦怠乏力，食少便秘。

养血安神：本品有养血安神之效，用于血虚机体失养所致的面黄唇淡，肌瘦，头晕眼花，爪甲苍白，以及妇女经少色淡。

缓和药性：本品甘缓性平，故常配入攻邪的药物中，以缓和峻烈的药性，保护脾胃之气。

评述

本品甘壅助湿而滞气，令人中满，又能助湿生痰蕴热，故一切实热、湿热、痰热所致诸疾，均不宜用。

5方—161条
大黄石膏茯苓白术枳实甘草汤

大黄四两　石膏一斤
茯苓三两　白术四两
枳实三两　甘草三两，
炙
上六味，以水八升，
煮取五升，温分三服。

原文

二日阳明受之，即与太阴俱病，则腹满，身热，不欲食，谵语，脉时高时卑，时强时弱，宜大黄石膏茯苓白术枳实甘草汤。（161）

讲析

大黄石膏茯苓白术枳实甘草汤：如果互为表里的阴阳两经同时感邪受病，属阳实阴虚的两感病，故出现身热谵语的阳明症状，又出现腹满不欲食的太阴症状，适合用大黄石膏茯苓白术枳实甘草汤，以和阴阳之气与解表里之邪。

注译

以上六味药物，用水八升，煮取五升，分三次温服。

方释

大黄石膏茯苓白术枳实甘草汤，由大黄、石膏、茯苓、白术、枳实、甘草六味药物组成。方中：①取承气之半：大黄、枳实以泻阳明之实热；②佐石膏以解肌，不用朴硝者，以防邪内陷也；③合理中之半：白术、甘草以除太阴之虚热；④佐茯苓以化气，不用参姜者，恐助邪热也。攻补兼施，阴阳气和，而表里之邪自解矣。

药释

◇大黄

《神农本草经》：“下瘀血，血闭寒热，破癥瘕积聚，留饮宿食，荡涤肠胃，推陈致新，通利水谷，调中化食，安和五脏。”（18）

效应

攻积导滞：本品苦寒，善于荡涤胃肠实热，清除燥结，为苦寒攻下之要药，适用于胃肠积滞，大便不通，或溏而不爽，脘腹满痛，及热结便秘，壮热苔黄，神昏谵语。

清热泻火：借苦寒降泻之力，治疗因火热亢盛、血热妄行的吐血、衄血，及实火上炎所致的咽喉肿痛，目赤口疮，牙龈肿痛。

活血祛瘀：本品具有较强的活血祛瘀作用，既能下瘀血，使离经之瘀血排出体外，又能清瘀热，适用因瘀阻滞的多种证候。

评述

大黄攻下作用强烈，凡血分无郁热，胃肠无积滞，以及妇女怀孕、月经期、哺乳期皆忌用。生大黄泻下力较强，欲攻下者宜生用；入汤剂，应后下，或用开水泡服，久煮则泻下力减弱；酒制大黄泻下较弱，活血作用较好，宜于瘀血证及不宜峻下者。大黄炭则多用于出血证。

◇枳实

《神农本草经》：“除寒热结。”（19）

效应

行气消积：本品苦泄辛散，行气之力较猛，故能破气除胀，消积导滞，用于食积停滞，脘腹满闷，腹痛便秘。

化痰除痞：本品能行气化痰以消痞，破气除满而止痛，用于痰浊阻塞气机之胸脘痞满证。

评述

枳实、枳壳，乃一物也，小则其性酷而速，大则其性和而缓。因枳实能破气，非气聚邪实者，不宜用，脾胃虚弱及孕妇慎用。本品有升压作用，持续时间较长，且很少发生反射性心率减慢和节律紊乱；升压时冠脉、脑、肾血流量明显增加，血管阻力下降，心肌耗氧量及心率增加不明显，肌肉及皮肤则阻力增加，血流量减少，这样有利于改善休克状态下生命重要器官的血液供应。

6 方—162 条
当归附子汤

「原方」当归附子汤

当归四两　附子大者一枚，炮去皮破八片　人参三两　黄连二两　黄柏三两

上五味，以水六升，煮取三升，去滓，温服一升，日三服。

原文

三阳少阳受之，即与厥阴俱病，则耳聋，囊缩而厥，水浆不入，脉乍弦乍急，乍细乍散，宜当归附子汤。（162）

讲析

当归附子汤：如果互为表里的阴阳两经同时感邪受病，属阳实阴虚的两感病，故出现耳聋的少阳症状，又出现囊缩而厥，水浆不入的厥阴症状，适合用当归附子汤，以清少阳之邪热，补厥阴之血气。

注译

以上五味药物，用水六升，煮取三升，滤去药渣，趁温服一升，每日服三次。

方释

当归附子汤，由当归、附子、人参、黄连、黄柏五味药物组成，方中：①当归、附子、人参以补厥阴之血气；②黄连、黄柏以清少阳上下二焦邪热。寒热并用，清补相济，庶可挽救此垂危之证。

药释

◇人参

《神农本草经》："补五脏，安精神，定魂魄，止惊悸，除邪气，明目，开心益智。"（20）

效应

大补元气：元气是人体最根本之气，元

气衰微则导致体虚欲脱，脉微欲绝之危，人参大补元气，对全身有良好的强壮作用，能回阳气于垂绝，去虚邪于瞬间，有补气固脱，回阳救逆之效。

补脾益肺：胃主受纳，脾主运化，肺主一身之气而司呼吸，肾主元气而固纳。脾胃气虚，生化乏源，可致倦怠乏力，食欲不振，呕吐泻泄；肺气虚，甚则肺肾两虚，均可导致呼吸短促，行动乏力，动则气喘，自汗脉虚，故人参善治脾气亏虚、肺气虚弱之证。

生津止渴：津液的生成、输布和排泄，全赖于气的升化和推动，气足则津盛，人参大补元气，气足则津液盈润而口不渴，故有生津止渴作用，治气津两伤之口渴。

宁神益智：本品有大补元气而安神增智的功效，故适用于气虚血亏引起的心神不安，惊悸健忘，失眠多梦。

评述

野山参功效佳，但生长时间长，产量少，价格贵，非证情严重者，一般少用；园参作用弱，但药源多，故价廉，最为常用：①红参用于气弱阳虚者，生晒参用于气阴不足者，两者质量为好；②白参作用弱，故较差；③参须更次。

人参，反藜芦、畏五灵脂、恶皂荚，均忌与人参同用，服人参不宜喝茶和吃萝卜，以免影响药力；实证、热证而正气不虚者忌服。人参能兴奋中枢神经，加快神经冲动的传导，缩短神经反射的潜伏期，并引起抑制过程的加强和集中，促进大脑皮质兴奋和抑制过程的平衡，故能增强条件反射，减少疲劳，提高脑力劳动功能和提高分析能力；又能增强肾上腺皮层功能，提高机体对外界不良条件刺激的抵抗力，能使机体对疾病抵抗力增强。

温病并治

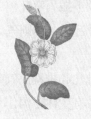

7 方—238 条
小柴胡加黄连牡丹汤

「原方」小柴胡加黄连牡丹汤方

柴胡半斤 黄芩三两
人参三两 栝蒌根四两
黄连三两 牡丹皮四两
甘草三两，炙 生姜三
两 大枣十二枚，擘
上九味，以水一斗二
升，煮取三升，去滓，
温服一升，日三服。

原文

病春温，其气在上，
头痛咽干，发热目眩，
甚则谵语，脉弦而急，
小柴胡加黄连牡丹汤
主之。（238）

讲析

小柴胡加黄连牡丹汤：春温自血出气，营卫俱灼，伏气外发，故发热浮于体表，为伏气有外出之势，当因势利导，应当用小柴胡加黄连牡丹汤治疗。

注译

以上九味药物，用水一斗二升，煮取三升，滤去药渣，趁温服下一升，每日服三次。

方释

小柴胡加黄连牡丹汤，由柴胡、黄芩、人参、栝蒌根、黄连、牡丹皮、甘草、生姜、大枣九味药物组成，即由小柴胡汤减半夏，加栝蒌根、黄连、牡丹皮组成，方中：①用小柴胡汤减半夏，加栝蒌根引温邪出于肌腠；②加黄连、牡丹皮清血分之热。血清则气布，而诸证自解。

药释

◇柴胡

《神农本草经》："主心腹肠胃中结气，饮食积聚，寒热邪气，推陈致新。"（21）

效应

和解退热：本品清轻上升，芳香疏泄，能透表泄热，善于疏散少阳半表半里之邪，为治疗邪在少阳的寒热往来、胸胁苦满、口苦咽干之要药。

疏肝解郁：本品能条达肝气，疏肝解郁，调经止痛，用于肝郁气滞，月经不调，胸胁疼痛。

升举阳气：本品能升清阳之气而举陷，用于气虚下陷所致的脱肛、子宫脱垂，以及短气、倦怠。

评述

本品性升散，用于急、慢性肝炎，胆道炎症及肋间神经痛均有疗效；但若肝阳上亢，肝风内动，阴虚火旺及气机上逆者忌用或慎用。柴胡还有较好的抗肝损伤，利胆，降转氨酶作用；柴胡挥发油还有抗感冒病毒，增加机体免疫作用。

◇栝蒌根

《神农本草经》："主消渴身热，烦满大热。"（22）

效应

清热生津：本品甘寒，善清胃热而养胃阴，有生津止渴之效，用于热盛口渴、消渴多饮。

清肺润燥：本品能清肺热而润肺燥，用于燥热伤肺，干咳少痰，痰中带血之肺热燥咳证。

解毒消痈：本品有清热解毒，消肿排脓的功效，用于疮疡未成脓，使之消散，脓已成，可溃疮排脓。

评述

栝蒌根，即瓜蒌根，又名天花粉，将整个干燥瓜蒌果实入药者，名全瓜蒌。若分开入药，果壳称瓜壳或瓜蒌皮，种子名瓜蒌仁。瓜蒌仁多炒捣用之，瓜蒌仁研成粗粉榨至油净者，名瓜蒌霜。栝蒌根能凉胃与润燥滑肠，故寒饮、脾胃虚寒、大便滑泄者忌用，孕妇忌服，反乌头。

◇牡丹皮

《神农本草经》："主寒热，中风瘛瘲，惊痫邪气，除癥坚瘀血留舍肠胃，安五脏，疗痈疮。"（23）

效应

清热凉血：本品清热凉血，以去血分郁热而收化斑止血之效，适用于温热病热入血分而发斑疹，及血热妄行所致的吐血、衄血。

活血散瘀：用于血滞经闭，及恶血积聚作痛，创伤跌损，瘀血阻滞疼痛。

评述

本品非气分药，又因能活血通经，下行力速，故热在气分，孕妇及月经过多者，均不宜用。

8 方—239 条
地黄知母黄连阿胶汤

『原方』地黄知母黄连阿胶汤

地黄八两　知母四两
黄连三两　阿胶二两
上四味，以水一斗，先煮三味，取三升，去滓，内胶烊消，温服一升，日三服。

原文

病秋温，其气在中，发热口渴，腹中热痛，下利便脓血，脉大而短涩，地黄知母黄连阿胶汤主之；不便脓血者，白虎汤主之。（239）

讲析

地黄知母黄连阿胶汤：长夏伤于湿，气伏于内，蓄久至秋，与燥相搏，发为秋温。推源由湿、燥二气合化，至病之发，则湿已化燥，证候只见温而不见湿，故治法宜治温而不治湿，邪伏太阴，便脓血为温邪下移，无下利里急后重之象，故其治只清营，不佐调气之品，应当用地黄知母黄连阿胶汤治疗。

注译

以上四味药物，用水一斗，先煮地黄、知母、黄连三味药，取药汁三升，滤去药渣，然后纳入阿胶烊化，趁温服下一升，每日服三次。

方释

地黄知母黄连阿胶汤，由地黄、知母、黄连、阿胶四味药物组成，方中：①地黄之润血以清血分之热；②知母入胃，黄连入心，气血双清，温邪自解；③阿胶之生血而滋营之枯。诸药配伍，甘苦合化，血清气行，肠垢自下，此血病累气，故治血。

◇地黄

《神农本草经》："主折跌绝筋，伤中，逐血痹，填骨髓，长肌肉。"（24）

效应

清热凉血：本品甘寒质润，苦寒清热，入营分、血分，为清热凉血之要药，适用于热入营血所致的身热，口干舌绛；同时又用于热迫血溢的诸多出血证，以奏凉血止血之效。

养阴生津：本品甘寒，清热养阴，生津止渴，适用于津伤口渴，内热消渴，舌红口干，烦渴多饮。

评述

生地黄，原名干地黄，性寒而滞，脾虚湿滞，腹满便溏者不宜用。生地黄有一定的强心、利尿、升高血压、降低血糖作用，其煮剂还有保护肝脏，防止肝糖原减少的作用；其提取物能促进血液的凝固，并有一定的抗辐射损伤的作用。

◇知母

《神农本草经》："主消渴热中，除邪气。"（25）

效应

清热泻火：本品有清热泻火除烦作用，用于温热病邪热亢盛，壮热烦渴，脉洪大之肺胃实热证。

滋阴润燥：本品味苦兼甘、质润不燥，既能清泻肺胃之火，又能滋养肺肾之阴，故用于肺热咳嗽，阴虚燥咳，痰稠不利，骨蒸潮热，心烦盗汗。

评述

知母性寒质润，有滑肠之弊，故脾虚便溏者及表证未解的发热者，均不宜用。

◇阿胶

《神农本草经》："主心腹内崩，劳极洒洒如疟状，腰腹痛，四肢酸痛，女子下血安胎。"（26）

效应

补血止血：本品为血肉有情之品，补血作用较佳，能加速血液中红细胞和血红蛋白的生成，适用于血虚心肝失养所致的面色㿠白或萎黄，眩晕心悸；又质滋黏润，除善滋养阴血外，还具有良好的止血作用，又为止血之要药，适用于多种出血证。

滋阴润燥：本品甘平入肺而质滋润，又具良好的滋阴润肺之功，同时又用于热邪伤阴，阴虚火旺所致的心烦不眠，能滋阴以降火。

评述

阿胶性质黏腻，有碍消化，故脾胃虚弱，不思饮食，或纳食不消，以及呕吐泄泻者均忌用。本品入汤剂须单独烊化后兑服。

9方—240条
石膏黄连黄芩甘草汤

「原方」石膏黄连黄芩甘草汤

石膏半斤，碎，绵裹
黄连三两　黄芩四两
甘草二两
上四味，以水一斗，
煮取二升，温服一升，
日三服。

原文

病冬温，其气在下，
发热，腹痛引少腹，
夜半咽中干痛，脉沉
实，时而大数，石膏
黄连黄芩甘草汤主之；
不大便六七日者，大
黄黄芩地黄牡丹汤主
之。（240）

讲析

石膏黄连黄芩甘草汤：冬温伏气在秋，冬令闭
藏，其气在下，应寒反温，伏邪外发，乃血分
伏邪外燔气分，冬藏失守，气泄上干，因发于
下，病趋于上，应当用石膏黄连黄芩甘草汤
治疗。

注译

以上四味药物，用水一斗，煮取三升药液为
度，趁温服下一升，每日服三次。

方释

石膏黄连黄芩甘草汤，由石膏、黄连、黄芩、
甘草四味药物组成，方中：①石膏清肺胃热；
②黄连、黄芩除温热；③甘草调其中。病在血
而凉气，发于下而治上，此阴病治阳，下病取
上之法。

10 方—240 条
大黄黄芩地黄牡丹汤

大黄四两　黄芩三两
地黄四两　牡丹皮三两
上四味，以水一斗二
升，煮取二升，去滓，
分温二服，大便利，
止后服。

原文

病冬温，其气在下，
发热，腹痛引少腹，
夜半咽中干痛，脉沉
实，时而大数，石膏
黄连黄芩甘草汤主之；
不大便六七日者，大
黄黄芩地黄牡丹汤主
之。（240）

讲析

大黄黄芩地黄牡丹汤：冬温伏气在秋，
冬令闭藏，其气在下，应寒反温，伏邪外
发，乃血分伏邪外燔气分，冬藏失守，热蓄
于内，胃肠液灼，伏邪由血分外出气分，郁
之不达，则反并于血，应当用大黄黄芩地黄
牡丹汤治疗。

注译

以上四味药物，用水一斗二升，煮取二
升药液为度，滤去药渣，分两次温服，大便
通利，则停服。

方释

大黄黄芩地黄牡丹汤，由大黄、黄芩、
地黄、牡丹皮四味药物组成，方中：①大黄
双行气血，下热除结；②黄芩、牡丹皮治其
温邪；③干地黄凉血滋液。证异阳明燥矢，
故不用枳实、厚朴；证为液灼而非结热，故
不用芒硝。

11 方—241 条
黄连黄芩栀子牡丹芍药汤

「原方」黄连黄芩栀子牡丹芍药汤

黄连三两 黄芩三两 栀子十四枚，擘 牡丹三两 芍药三两

上五味，以水六升，煮取三升，去滓，温服一升，日三服。

原文

病温，头痛，面赤，发热，手足拘急，脉浮弦而数，名曰风温，黄连黄芩栀子牡丹芍药汤主之。（241）

讲析

黄连黄芩栀子牡丹芍药汤：风温，非伏气之温也，由其人素有热，更感于风，或乍受温热旋遇于风，风、热二气相感，搏而合化所致，春秋冬三季皆有之，其证似乎外合二阳一阴之候，而内独见少阳之脉，应当用黄连黄芩栀子牡丹芍药汤治疗，以清解风热为治。

注译

以上五味药物，用水六升，煮取三升药液为度，滤去药渣，趁温服下一升，每日服三次。

方释

黄连黄芩栀子牡丹芍药汤，由黄连、黄芩、栀子、牡丹皮、芍药五味药物组成，方中：①黄连、黄芩散头脑之风热以解温邪；②栀子、牡丹皮清心肝之热分走气血；③芍药引诸药行于经脉，以疏营分之壅。血清而筋之拘急自愈，风去而头之疼痛自除，风、热二气分消，发热解矣。

药释

◇栀子

《神农本草经》："主五内邪气，胃中热气，

面赤酒皶鼻，白癞赤癞疮疡。"（27）

效应

泻火除烦：本品苦寒清降，善于清泻三焦之火而除烦，用于温热病邪热客心，治心烦郁闷，躁扰不宁。

泄热利湿：本品能清利肝胆湿热而退黄疸，适用于肝胆湿热郁结所致的黄疸、发热、小便短赤。

清热凉血：本品又有清热凉血之效，用于血热妄行之热盛出血证。

消肿止痛：本品有凉血解毒、消肿止痛之效，用于热毒疮疡、红肿热痛。

评述

栀子不仅是良药，其花洁白清香，也是赏心悦目的观赏植物，并能吸收有害气体而净化空气。本品苦寒伤胃，脾虚便溏食少者均不宜用。栀子煮剂及醇提取液有利于胆，能促进胆汁分泌，并能降低血中胆红素，可促进血液中胆红素迅速排泄，并有解热、镇痛、镇静、降压及止血作用。

12方—242条
猪苓加黄连牡丹汤

[原方] 猪苓加黄连牡丹汤

猪苓一两 茯苓一两
阿胶一两 泽泻一两
滑石一两 黄连一两
牡丹一两
上七味，以水四升，
先煮六味取二升，去
滓，内胶烊消，分温
再服。

原文

病温，其人素有湿，
发热，唇焦，下利，
腹中热痛，腹大而数，
名曰湿温，猪苓加黄
连牡丹汤主之。（242）

讲析

猪苓加黄连牡丹汤：湿温，非伏气之温也，由
其人素有湿，更感温热，或先伤湿后受温热，
外热即侵，内湿相感，搏而合化所致，春夏秋
三季皆有之，其证似乎外连太阳之表，内合太
阴之里，应当用猪苓加黄连牡丹汤以渗湿清营
为治。

注译

以上七味药物，用水四升，先煮六味药取药汁
二升，滤去药渣，然后纳入阿胶烊化，分两次
温服。

方释

猪苓加黄连牡丹汤，由猪苓、茯苓、阿胶、泽
泻、滑石、黄连、牡丹皮七味药物组成，即由
猪苓汤，加黄连、牡丹皮组成，方中：①猪苓
汤利湿滋液；②黄连泻热坚肠，牡丹皮凉血
通痹。明乎燥湿兼治之义，则比类推演其用
无穷。

药释

◇猪苓

《神农本草经》："利水道。"（28）

效应

利水渗湿：本品以甘淡渗泄见长，其利水渗湿之功优于茯苓，但无补脾、宁心作用，用于水湿停滞的小便不利、水肿、泄泻、淋浊带下。

评述

猪苓有较强的利尿作用，无水湿滞留者忌用，其利尿机制是由于抑制肾小管对水及电解质的重吸收，能促进钠、氯、钾等电解质的排出；同时，猪苓多糖还有一定的抗肿瘤、防治肝炎的作用。

◇泽泻

《神农本草经》："主风寒湿痹，乳难，养五脏，益气力，肥健消水。"（29）

效应

利水渗湿：本品有较强的利水渗湿作用，用于水湿停滞，小便不利，水肿。

清泄肾火：本品甘淡性寒，能泄肾经之火，泻膀胱之热，有清利下焦湿热作用，用于下焦湿热带下及小便淋涩者尤为适宜。

评述

泽泻有显著的利尿作用，能增加尿量、尿素与氯化物的排泄，对肾炎患者，其利尿作用更为显著，此外有降压、降血糖的作用。

◇滑石

《神农本草经》："主身热泄澼，女子乳难癃闭，利小便，荡胃中积聚寒热，益精气。"（30）

效应

利水通淋：本品性寒而滑，寒能清热，滑能利窍，泻膀胱之热结而通利水道，适用于热结膀胱，小便赤热涩痛。

清解暑热：本品寒滑通利，既能利水，又能清解暑热，通治中暑及湿温之身热，小便不利。

祛湿敛疮：本品外用有清热收湿敛疮作用，用于湿疮、湿疹。

评述

滑石主要有含水硅酸镁。硅酸镁有吸附和收敛作用，内服能保护肠壁，止泻而不引起鼓肠。滑石粉撒布创面形成被膜，有保护创面、吸收分泌物、促进结痂的作用。

13方—243条
黄连黄芩阿胶甘草汤

「原方」黄连黄芩阿胶甘草汤

黄连一两 黄芩一两
阿胶一两 甘草一两
上四味，以水一斗，
先煮三味，取四升，
去滓，内胶烊消，分
温三服。

原文

病温，舌赤，咽干，
心中烦热，脉急数，
上寸口者，温邪干心
也，黄连黄芩阿胶甘
草汤主之。（243）

讲析

黄连黄芩阿胶甘草汤：所谓温邪干心，说明温
热之邪涉于心脏，审其化热之因，辨干心之
证，应当用黄连黄芩阿胶甘草汤治疗。

注译

以上四味药物，用水一升，先煮三味药，取药
汁四升，滤去药渣，然后纳入阿胶烊化，分三
次温服。

方释

黄连黄芩阿胶甘草汤，由黄连、黄芩、阿胶、
甘草四味药物组成，方中：①黄连、黄芩泻
心；②阿胶滋血；③甘草调中。因心为生血之
脏，故泻热必佐滋液之品，与肝胆之治稍异。

14方—244条
黄芩石膏杏子甘草汤

14方—244条

「原方」黄芩石膏杏子甘草汤

黄芩三两 石膏半斤，碎 杏仁十四枚，去皮尖 甘草一两，炙

上四味，以水五升，煮取三升，去滓，温服一升，日三服。

原文

病温，口渴，咳嗽不止，脉浮而数大，此温邪乘肺也，黄芩石膏杏子甘草汤主之。（244）

讲析

黄芩石膏杏子甘草汤：所谓温邪乘肺，说明温热之邪乘袭于肺脏，审其化热之因，辨乘肺之证，应当用黄芩石膏杏子甘草汤治疗。

注译

以上四味药物，用水五升，煮取三升药汁为度，滤去药渣，趁温服下一升，每日服三次。

方释

黄芩石膏杏子甘草汤，由黄芩、石膏、杏子、甘草四味药物组成，方中：①黄芩凉血；②石膏清气；③杏仁清肺下气，用为导引，则使黄芩、石膏之性皆可入肺；④甘草调和诸药，此则制方之妙用也。

15方—245条
地黄黄柏秦皮茯苓泽泻汤

地黄六两 黄柏二两
秦皮二两 茯苓三两
泽泻一两
上五味，以水八升，
煮取三升，去滓，温
服一升，日三服。

原文

病温，发热，腰以下
有水气，甚则少腹热
痛，小便赤数，脉急
而数，下尺中者，此
温邪移肾也，地黄黄
柏秦皮茯苓泽泻汤主
之。（245）

讲析

地黄黄柏秦皮茯苓泽泻汤：所谓温邪移肾，说
明温热之邪移入肾脏，审其化热之因，辨移肾
之证，应当用地黄黄柏秦皮茯苓泽泻汤治疗。

注译

以上五味药物，用水八升，煮取三升药汁为
度，滤去药渣，趁温服下一升，每日服三次。

方释

地黄黄柏秦皮茯苓泽泻汤，由地黄、黄柏、秦
皮、茯苓、泽泻五味药物组成，方中：①地黄
凉血滋肾；②黄柏治热而走下焦；③秦皮清气
泻肝；④茯苓、泽泻渗湿以入水府，泻心兼泻
胆，治肾佐治肝也。

药释

◇秦皮

《神农本草经》："除热，目中青翳白膜。"
（31）

效应

清热燥湿：本品苦寒，其性收涩，既能
清热燥湿解毒，又能收涩止痢、止带，故治
湿热及热毒泻痢、湿热带下。

清肝明目：本品清肝火以明目，消肿退翳，可用于目赤肿痛，或目生翳膜。

平喘止咳：本品有平喘、止咳、祛痰之效，故近年亦用于治气喘咳嗽。

评述

秦皮可煮水外用洗眼；内服脾胃虚寒者忌用。

16 方—246 条
大黄香蒲汤

「原方」大黄香蒲汤

大黄四两　香蒲一两
黄连三两　地黄半斤
牡丹皮六两
上五味，以水一斗，
煮取六升，去滓，温
服二升，日三服。

原文

病大温，发热，头晕
目眩，齿枯唇焦，谵
语，不省人事，面色
乍青乍赤，脉急大而
数者，大黄香蒲汤主
之。若喉闭难下咽者，
针少商令出血；若脉
乍疏乍数，目内陷者
死。（246）

讲析

大黄香蒲汤：冬不藏精，正气减弱，伏气留久，至春乃发，蓄久入深，内干脏气，病发则重，发为大温。大温为病，温邪乘肝、灼肾、入脾、犯心，邪犯四脏，气血两燔，肺气实者犹可幸存，虽危可治，应当用大黄香蒲汤治疗。

注译

以上五味药物，用水一斗，煮取六升药液为度，滤去药渣，趁温服下二升，每日服三次。

方释

大黄香蒲汤，由大黄、香蒲、黄连、地黄、牡丹皮五味药物组成，方中：①大黄入脾；②黄连泻心；③地黄滋肾；④牡丹皮凉肝，四脏分治以去温邪；香蒲气香味辛，调气逐秽，邪退正复，其病则解。

药释

◇香蒲

效应

为香蒲科香蒲属多种水生草本植物的干燥茎叶，其气香味辛，调气逐秽。

17方—247条
茯苓白术甘草汤

「原方」茯苓白术甘草汤方

茯苓四两 白术三两
甘草一两，炙
上三味，以水八升，
煮取三升，去滓，温
服一升，日三次。

原文

温病，下之，大便
溏，当自愈；若下之，
利不止者，必腹满，
宜茯苓白术甘草汤。
（247）

讲析

茯苓白术甘草汤：温热之邪内蓄，若中焦虚
弱，用下法施治，脾胃气伤，适合缓中之剂茯
苓白术甘草汤以扶脾健胃为治。

注译

以上三味药物，用水八升，煮取三升药液为
度，滤去药渣，趁温服下一升，每日服三次。

方释

茯苓白术甘草汤，由茯苓、白术、甘草三味
药物组成，即苓桂术甘汤减桂枝组成，方中：
①茯苓甘淡平，健脾渗湿；②白术甘苦温，健
脾燥湿，茯苓配以白术健脾祛湿，顺其脾喜燥
恶湿的生理特点；③合以炙甘草，加强甘温益
气补中之效。三药合用，则中焦运化复常，脾
健运则化源足，化源足则气得补，使下利得
止，腹满得除。

18方—248条
桂枝去桂加黄芩牡丹汤

「原方」桂枝去桂加黄芩牡丹汤

芍药三两 甘草二两,炙 生姜三两,切 大枣十二枚,擘 黄芩三两 牡丹皮三两

上六味,以水八升,煮取三升,去滓,温服一升,日三服。

原文

风温者,因其人素有热,更伤于风而为病也,脉浮弦而数,若头不痛者,桂枝去桂加黄芩牡丹汤主之。若伏气病温误发其汗,则大热烦冤,唇焦目赤,或衄,或吐,耳聋,脉大而数者,宜白虎汤;大实者,宜承气辈,若至十余日则入于里,宜黄连阿胶汤。何以知其入里,以脉沉而数,心烦不卧,故知之也。(248)

讲析

桂枝去桂加黄芩牡丹汤:同一风温证,有由冬寒伏气至春发为风温者,有由时行之气感而及发者为风温,本条该汤方所举,既不是伏气之因,复不详时行之变,而言人体素有热,更伤于风,以风与热相引触而化燥,遂成温病,外具太阳之表证而不恶寒,内见少阳脉浮弦而数,头不痛,故可称为太阳温病。以邪在太阳之经,故适宜辛凉杂合之法,应当用桂枝去桂加黄芩牡丹汤方治疗,以和外清营,祛风解热。

注译

以上六味药物,用水八升,煮取三升药液为度,滤去药渣,趁温服下一升,每日服三次。

方释

桂枝去桂加黄芩牡丹汤,由芍药、甘草、生姜、大枣、黄芩、牡丹皮六味药物组成,方中:①芍药酸敛而不碍邪,于解表中寓敛汗养阴之意,和营中有调卫散邪之功;②配伍炙甘草,复加生姜、大枣,一方面解肌散风寒而益卫气,另一方面和中养脾胃而扶营血;③黄芩、牡丹皮合用,既可凉泄营血邪热,又可顾护津液。诸药相伍,表邪得解,里气得和,则温热之邪得除。

19方—249条
栀子汤

「原方」栀子汤

栀子十六枚，擘 黄芩三两 半夏半斤 甘草二两

上四味，以水四升，先煮栀子取二升半，去滓，内三味，煮取一升，去滓，分温再服。

原文

病温，治不得法，留久移于三焦。其在上焦，则舌謇神昏，宜栀子汤；其在中焦，则腹痛而利，利后腹痛，唇口干燥，宜白虎加地黄汤；其在下焦，从腰以下热，齿黑咽干，宜百合地黄牡丹半夏茯苓汤。

（249）

讲析

宜栀子汤：邪留上焦，责之心肺，温邪移于心肺，伏邪外发，自血分外出气分，留连不解，气亢燔血，津枯液竭，苦涩卫阻，适合用栀子汤治疗。

注译

以上四味药物，用水四升，先煮栀子取药汁二升半，滤去药渣，然后纳入另三味药物，取药汁一升，滤去药渣，分两次温服。

方释

栀子汤，由栀子、黄芩、半夏、甘草四味药物组成，方中：①栀子清心而利气；②黄芩凉胆而入血；③半夏降浊而通液；④甘草和缓而下行，诸药相伍，窍通神清，则舌謇神昏自愈。

20 方—249 条
白虎加地黄汤

「原方」白虎加地黄汤

白虎汤加地黄六两

原文

病温，治不得法，留久移于三焦。其在上焦，则舌謇神昏，宜栀子汤；其在中焦，则腹痛而利，利后腹痛，唇口干燥，宜白虎加地黄汤；其在下焦，从腰以下热，齿黑咽干，宜百合地黄牡丹半夏茯苓汤。（249）

讲析

白虎加地黄汤：邪留中焦，责之脾胃，温邪移于脾胃，胃肠津液被灼，热移胃肠，气血两燔，适合用白虎加地黄汤治疗。

注译

白虎加地黄汤，即白虎汤加地黄，煮服法同白虎汤，以水一升，煮米熟汤成，滤去药渣，取三升，温服一升，每日服三次。

方释

白虎加地黄汤，由知母、石膏、甘草、粳米、地黄五味药物组成，方中：①知母，石膏双清肺胃；②甘草、粳米扶中以养谷气；③地黄滋液而清血热，血清气畅则脾复散津之权，水谷分行则病利自止。

药释

◇**粳米**

效应

和中保护胃气也。

21方—249条
百合地黄牡丹半夏茯苓汤

[原方]百合地黄牡丹半夏茯苓汤

百合七枚擘 地黄汁一升 牡丹皮六两 半夏一升 茯苓四两

上五味，先以水洗百合渍一宿，当白沫出，去其水，别以水二升，煮取一升，去滓；别以泉水四升，煮三味取二升，去滓；内地黄汁与百合汁，更上火令沸，温服一升，日三服。

原文

病温，治不得法，留久移于三焦。其在上焦，则舌謇神昏，宜栀子汤；其在中焦，则腹痛而利，利后复痛，唇口干燥，宜白虎加地黄汤；其在下焦，从腰以下热，齿黑咽干，宜百合地黄牡丹半夏茯苓汤。（249）

讲析

百合地黄牡丹半夏茯苓汤：邪留下焦，责之肝肾，温邪移于肝肾，水源竭而津液干，适合用百合地黄牡丹半夏茯苓汤治疗。

注译

以上五味药物，先用水洗百合渍一宿，当白沫出，去掉其渍水，另外用水二升，煮取一升药液为度，滤去药渣；另用泉水四升，煮取牡丹皮、半夏、茯苓三味药物，煮取二升药液为度，也滤去药渣；之后再纳入地黄汁一升，与百合汁一升，共四升药汁，放在火上加热煮沸，趁温服下一升，每日服三次。

方释

百合地黄牡丹半夏茯苓汤，由百合、地黄汁、牡丹皮、半夏、茯苓五味药物组成，方中：①百合益肺生津；②地黄汁滋肾化液；③牡丹皮入肝而凉血；④半夏导胃浊；⑤茯苓利水而下行。诸药合用，齿黑咽干可解。

药释

◇百合

《神农本草经》："主邪气腹胀，心痛，利

大小便，补中益气。"（32）

<u>效应</u>

润肺止咳：本品甘寒，养阴清肺，润燥止咳，用于肺阴虚的燥热咳嗽及劳嗽久咳、痰中带血者。

清心安神：本品有清心安神之功，用于热病余热未尽虚烦惊悸，失眠多梦者。

<u>评述</u>

百合乃寒润之品，故风寒咳嗽，或中寒便滑者忌用。

伤暑病并治

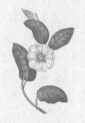

22 方—251 条
白虎加人参黄连阿胶汤

「原方」白虎加人参黄连阿胶汤

知母六两 石膏一斤,碎,绵裹 甘草二两,炙 粳米六合 人参三两 黄连三两 阿胶二两

上七味,以水一斗,先煮六味,米熟汤成,去滓,内胶烊消,温服一升,日三服。

原文

伤暑,发热,汗出,口渴,脉浮而大,名曰中暍,白虎加人参黄连阿胶汤主之。(251)

讲析

白虎加人参黄连阿胶汤:素有伏热,更伤于暑,伏热与伤暑合邪则化热愈甚,肺胃两伤,发为中暍,即伤暑。中暍之候,并兼伏邪,更伤于暑,搏及血分,应当用白虎加人参黄连阿胶汤治疗。

注译

以上七味药物,用水一斗,先煮六味,米熟汤成,滤去药渣,然后纳入阿胶烊化,趁温服下一升,每日服三次。

方释

白虎加人参黄连阿胶汤,由知母、石膏、甘草、粳米、人参、黄连、阿胶七味药物组成,方中:①白虎汤加人参,清肺胃而解肌热;②黄连、阿胶滋津液以凉血分,表里两解而气血之暑热清矣。

23方—252条
百合地黄加牡蛎汤

「原方」**百合地黄加牡蛎汤**

百合七枚 地黄汁一升
牡蛎二两
上三味，先以水洗百合，渍一宿，当白沫出，去其水。另以泉水二升煮二味，取一升，去滓，内地黄汁，煮取一升五合，分温再服。

原文

伤暑，汗出已，发热，烦躁，声嘶，脉反浮数者，此为肺液伤，百合地黄加牡蛎汤主之。（252）

讲析

百合地黄加牡蛎汤：肺为水之上源，又称气府，今被暑热之伤，肺液先竭，暑邪在气，化燥在血，应当用百合地黄加牡蛎汤治疗。

注译

以上三味药物，先用水洗百合渍一宿，当白沫出，去掉其渍水，另外用泉水二升煮百合、牡蛎二味药，煮取一升药汁为度，滤去药渣，纳入地黄汁一升，合为二升，煮取一升五合，分两次温服。

方释

百合地黄加牡蛎汤，由百合、地黄汁、牡蛎三味药物组成，方中：①百合、地黄汁为清肺津，滋心液之妙品，故双清营卫；②牡蛎咸寒敛心阳以消痞结，导热下行水府。此治源之法，血清气畅则津液自和，当汗出津津而声嘶烦躁愈矣。

药释

◇牡蛎

《神农本草经》："主惊恚怒气，除拘缓，鼠瘘，女子带下。"（33）

效应

平肝潜阳：本品咸寒质重，能镇惊益阴，适用于阴虚阳亢所致的烦躁不安，心悸失眠，头晕目眩及耳鸣，有平肝潜阳作用。

软坚散结：本品味咸，能软坚以散结块，适用于痰火郁结之瘰疬瘿瘤、痰核肿块。

收敛固涩：本品煅用，长于收敛固涩，有止汗、涩精、止带之功，用于虚汗、遗精、带下、崩漏。

评述

牡蛎宜打碎先煮，除收敛固涩煅用外，余皆生用，同时有湿热实邪者忌用。

24 方—253 条
栝蒌茯苓汤

「原方」栝蒌茯苓汤方

栝蒌大者一枚，共皮子捣 茯苓三两 半夏三两洗 黄连二两 甘草一两，炙

上五味，以水五升，煮取二升，温服一升，日再服。

原文

伤暑，心下有水气，汗出，咳嗽，渴欲饮水，水入则吐，脉弱而滑，栝蒌茯苓汤主之。（253）

讲析

栝蒌茯苓汤：水散而成湿，暑湿合邪，上下内外皆可流行，暑蒸腠疏，非热邪外闭，不可发汗，应当用栝蒌茯苓汤治疗。

注译

以上五味药物，用水五升，煮取三升药液为度，趁温服下一升，每日服两次。

方释

栝蒌茯苓汤，由栝蒌、茯苓、半夏、黄连、甘草五味药物组成，方中：①栝蒌清肺开结以止咳；②茯苓利水；③半夏降逆；④黄连清暑热；⑤甘草和中气，合之热除饮消而渴自止。

药释

◇栝蒌

《名医别录》："主胸痹，悦泽人面。"（二）

效应

清热化痰：本品甘寒清润，能润燥清热以稀释稠痰，用于痰热咳喘，痰稠胶黏不易咯出。

宽胸散结；本品既能清肺胃之热而化痰，又能利气散结以宽胸，故可通胸膈痹

塞，用于胸痹、结胸。

评述

    全瓜蒌清热散结，化痰导滞；瓜蒌皮清肺化痰，利气宽胸；瓜蒌仁润燥化痰，滑肠通便；瓜蒌霜功同瓜蒌仁，但性较缓。同时瓜蒌甘寒而滑，脾虚便溏及湿痰、寒痰者忌用，反乌头。瓜蒌并有降血脂的作用，其皮含多种氨基酸及生物碱等。

25 方—254 条
竹茹半夏汤

「原方」竹茹半夏汤方

竹茹二两　栝蒌根二两
茯苓三两　半夏半升
上四味，以水五升，
煮取三升，分温三服。

原文

伤暑，发热无汗，水
行皮中故也，脉必浮
而滑，先以热水灌之，
令汗出，后以竹茹半
夏汤与之。（254）

讲析

后以竹茹半夏汤与之：皮腠素有留湿，水行皮中，暑热之邪袭之，水与热搏，使水气得热则散，必津津有汗而解中，表气一通，更以竹茹半夏汤治疗。

注译

以上四味药物，用水五升，煮取三升药液为度，分三次温服。

方释

竹茹半夏汤，由竹茹、栝蒌根、茯苓、半夏四味药物组成，方中：①竹茹解经脉之湿热；②栝蒌根清肺燥以生津；③茯苓、半夏化水气而渗湿，未至多汗之变，已先顺其津液，此治暑化湿之法。

药释

◇竹茹

《名医别录》："治呕哕温气，寒热吐血，崩中。"（三）

效应

清热化痰：本品有清化热痰和清热除烦之功，用于肺热咳嗽，咳痰黄稠，以及痰火内扰，心烦不安。

除烦止呕：本品有清胃热而止呕吐作用，适用于胃热，或胃虚有热，或痰热互结、胃失和降，气逆上冲的呃逆呕哕。

<u>评选</u>

竹茹，生用清化痰热，姜汁炙用止呕。

26方—256条
猪苓加人参汤

「原方」猪苓加人参汤方

猪苓一两　茯苓一两
滑石一两　泽泻一两
阿胶一两　人参三两
上六味，以水四升，
先煮五味，取三升，
内阿胶烊消，温服七
合，日三服。

原文

太阳中暍，身热疼重，
而脉微弱者，以夏月
伤冷水，水行皮中所
致也，猪苓加人参汤
主之，一物瓜蒂汤亦
主之。（256）

讲析

猪苓加人参汤：外邪暑热，自表而入，为太阳中暍。暑邪中人，其人阴虚多火，则暑从燥化，暑证误汗，则致亡阴液竭之变，故治暑无汗解之法。若暑热偏重，气津两虚，应当用猪苓加人参汤治疗。因猪苓汤为育阴利水之剂，治从血分渗湿，使水去而津液不伤；加人参者，以暑伤气府，必以益气生津为助，始得气化枢转之力。

注译

以上六味药物，用水四升，先煮五味药，煮至留取二升药液为度，然后纳入阿胶烊化消解，趁温服下七合，每日服三次。

方释

猪苓加人参汤，由猪苓、茯苓、滑石、泽泻、阿胶、人参六味药物组成，方中：①猪苓、茯苓、泽泻淡渗利水；②滑石清热利湿；③阿胶滋阴润燥；④人参益气生津。诸药相伍，不仅能滋阴生津，清热利水，而且因诸药不属温燥或苦寒，故尔利水而不伤阴，清热而不碍阳。

27 方—256 条
一物瓜蒂汤

[原方] 一物瓜蒂汤

瓜蒂二十个

上剉，以水一升，煮取五合，去滓，顿服。

原文

太阳中暍，身热疼重，而脉微弱者，以夏月伤冷水，水行皮中所致也，猪苓加人参汤主之，一物瓜蒂汤亦主之。（256）

讲析

一物瓜蒂汤亦主之：外邪暑热，自表而入，为太阳中暍。暑邪中人，其人阴虚多湿，则暑从湿化，若暑邪夹湿，阻遏阳气，素体盛而脉不甚弱者，应当用一物瓜蒂汤治疗，以泻上中二焦之湿热。

注译

以上一味药物为末，用水一升，煮至留取五合药液为度，滤去药渣，一次服下。

方释

一物瓜蒂汤，由瓜蒂一味药物组成，方中瓜蒂是借吐得汗，以驱除肌表皮腠之水湿，寓有自然发汗之意，阳气宣通，开泄腠理，水道通调，行水化湿，使湿邪得除，暑热自解。

药释

◇瓜蒂

《神农本草经》："咳逆上气，及食诸果，病在胸腹中，皆吐下之。"（34）

效应

涌吐痰食：本品味苦涌泄，性寒泄热，具涌吐热痰、宿食之功。凡痰热郁于胸中，宿食停留于胃脘，均宜催吐。

祛湿退黄：本品有祛湿退黄之功，用于湿热黄疸，可单用研末吹鼻，令鼻中黄水出，引出湿热之邪，而达退黄之效。

评述

瓜蒂味苦，主含葫芦素，内服可刺激胃黏膜感觉神经末梢，反射性兴奋呕吐中枢，引起呕吐。体虚，失血及上部无实邪者忌服，服药后含一块冰糖，能增强药效；若剧烈呕吐不止，用麝香 0.01～0.015g 开水冲服以解之。

「原方」黄连半夏石膏甘草汤

黄连三两 半夏半升

石膏一斤，碎，绵裹

甘草二两，炙

上四味，以水五升，煮取三升，去滓，温服一升，日三服。

原文 1

伤暑，夜卧不安，烦躁谵语，舌赤脉数，此为暑邪干心也，黄连半夏石膏甘草汤主之。（258）

讲析

黄连半夏石膏甘草汤：伤于暑邪，肺部首先受邪，然后逆传心包，其邪自气陷血，此为暑邪干心，应当用黄连半夏石膏甘草汤治疗。

注译

以上四味药物，用水五升，煮至留取三升药液为度，滤去药渣，趁温服下一升，每日服三次。

方释

黄连半夏石膏甘草汤，由黄连、半夏、石膏、甘草四味药物组成，方中：①黄连清营而入心；②半夏降逆气以导浊邪下行；③石膏清气而入肺；④甘草调和诸药。合之，自气陷血者，愈矣。

热病，口渴，喘嗽，痛引胸中不得太息，脉短而数，此热邪乘肺也，黄连半夏石膏甘草汤主之。（266）

方药

黄连半夏石膏甘草汤方，见暑病。

讲析

黄连半夏石膏甘草汤：肺为气府，热邪犯肺，气府液灼，肺胃津干，此为热邪乘肺，应当用黄连石膏半夏甘草汤治疗，以双清气血之热，热邪为病，法当苦寒清热，非滋润之剂所能治也。

29 方—259 条
白虎加桂枝人参芍药汤

知母六两 石膏一斤，碎，绵裹 甘草二两，炙 粳米二两 桂枝一两 人参三两 芍药二两

上七味，以水一斗，煮米熟汤成，温服一升，日三服。

原文

太阳中暍，发热恶寒，身重疼痛，其脉弦细芤迟，小便已，洒洒然毛耸，手足厥冷，小有劳，身即热，口开，前板齿燥。若发汗，则恶寒甚；加温针，则发热甚；数下之，则淋甚，白虎加桂枝人参芍药汤主之。

（259）

讲析

白虎加桂枝人参芍药汤：伤暑后，邪在肌腠，太阳主人体之藩篱，为人身之表，若暑热之邪侵犯体表，太阳首当其冲，所以称为太阳中暍。中暍属于暑热炽盛，气阴两虚之证，应当用白虎加桂枝人参芍药汤治疗，以解暑清热，益气养阴。若妄施汗、下、温针，则耗阳竭阴，将致变证迭出。

注译

以上七味药物，用水一斗，煮熟粳米成汤为度，滤去药渣，煮至留取三升药液为度，趁温服下一升，每日服三次。

方释

白虎加桂枝人参芍药汤，由知母、石膏、甘草、粳米、桂枝、人参、芍药七味药物组成，方中：①知母凉润以滋内耗之阴；②石膏辛寒以清泄暑热；③甘草、粳米益胃和中；④人参益气生津；⑤再加桂枝、芍药以解肌和营卫。诸药配伍，共奏清热祛暑，生津益气之效。

30 方—260 条
人参石膏汤

「原方」人参石膏汤方

人参三两 石膏一斤,碎, 绵裹 竹叶一把 黄连一两 半夏半升,洗

上五味, 以水六升, 煮取三升, 去滓, 温服一升, 日三服。

原文

伤暑, 脉弱, 口渴, 大汗出, 头晕者, 人参石膏汤主之。(260)

讲析

人参石膏汤:伤暑,暑热之邪内合心肺,此热蒸液泄,气血两燔,暑伤气弱,应当用人参石膏汤治疗,以气血两清。

注译

以上五味药物,用水六升,煮至留取三升药液为度,滤去药渣,趁温服下一升,每日服三次。

方释

人参石膏汤,由人参、石膏、竹叶、黄连、半夏五味药物组成,方中:①人参益气生津;②石膏清肺胃之燥;③竹叶利水;④黄连入心;⑤半夏降逆。合之,气血两清,自无干心之变矣。

药释

◇竹叶

《名医别录》:"主胸中痰热,咳逆上气。"(四)

效应

清热除烦:本品甘寒,善清心胃之热,心火盛则烦,胃热盛则渴,故可用于治热病

烦渴。

　　生津利尿：本品能清心利尿，导邪热从小便而出，用于热病伤津，口舌生疮，小便赤涩。

评述

　　竹叶有利尿作用，但阴虚火旺，潮热骨蒸者忌用。

热病并治

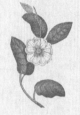

31 方—263 条
黄连黄芩泻心汤

[原方] 黄连黄芩泻
心汤

黄连三两 黄芩二两
上二味，以水二升，
煮取一升，分温再服。

原文

热病，面赤口烂，心
中痛欲呕，脉洪而数，
此热邪干心也，黄
连黄芩泻心汤主之。
（263）

讲析

黄连黄芩泻心汤：心合于脉，脉为血府，凡热
入血分，易循脉内陷，热邪由脉干心，应当用
黄连黄芩泻心汤治疗，则心热自愈。

注译

以上二味药物，用水二升，煮至留取一升药液
为度，滤去药渣，分两次温服。

方释

黄连黄芩泻心汤，由黄连、黄芩二味药物组
成，方中：①黄连泻心：②黄芩泻胆，泻心而
必以泻胆为佐者，以心热未有不胆热者，黄
连、黄芩直清心火治其源，而痛呕诸证皆随之
愈矣。

32 方—264 条
黄连黄芩半夏猪胆汁汤

[原方] 黄连黄芩半夏
猪胆汁汤方

黄连二两 黄芩三两
半夏一升 猪胆大者一
枚，取汁
上四味，以水六升，
先煮三物取三升，去
滓，内胆汁，和合令
相得，分温再服。

原文

热病，身热，左胁痛，
甚则狂言乱语，脉弦
而数，此热邪乘肝也，
黄连黄芩半夏猪胆汁
汤主之。（264）

讲析

黄连黄芩半夏猪胆汁汤：肝合于筋，与心同为
血脏，凡热入血分，热邪乘肝，应当用黄连黄
芩半夏猪胆汁汤治疗，则肝热自解。

注译

以上四味药物，用水六升，先煮黄连、黄芩、
半夏三味药物，煮至留取三升药液为度，滤取
药渣，然后加入猪胆汁，调和适宜，分两次
温服。

方释

黄连黄芩半夏猪胆汁汤，由黄连、黄芩、半
夏、猪胆汁四味药物组成，方中：①黄连、黄
芩清心；②半夏降逆；③猪胆汁苦寒，以胆入
胆，用为引导，胆气清而肝自解，胃浊降而心
气和矣。

药释

◇猪胆汁

《名医别录》："疗伤寒热渴。"（五）

效应

清肺化痰：猪胆汁苦寒，既能清泄肺
热，又能祛痰止咳，用于肺热咳嗽，痰多不

爽，胸闷气喘。

清热解毒：本品清热解毒作用较好，内服、外用均可。

评述

除猪胆汁外，如羊胆汁治疗肺结核；鸡胆汁治疗百日咳；蛇胆汁治疗喘咳、目疾、风湿痛；但鱼胆，尤其以青鱼、草鱼等毒鱼类的胆汁，不可轻率应用，以免中毒。

33 方—265 条
大黄厚朴甘草汤

「原方」大黄厚朴甘草汤

大黄四两 厚朴六两
甘草三两
上三味，以水五升，
煮取二升，温服一升，
得大便利，勿再服。

原文

热病，腹中痛不可按，
体重，不能俯仰，大
便难，脉数而大，此
热邪乘脾也，大黄厚
朴甘草汤主之。（265）

讲析

大黄厚朴甘草汤：脾胃为表里而其经脉相互络
属，同居中焦，热邪袭胃则脾亦热，其治则同
阳明之治，应当用大黄厚朴甘草汤治疗。

注译

以上三味药物，用水五升，煮至留取二升，
滤去药渣，趁温服下一升，得大便通利，停
后服。

方释

大黄厚朴甘草汤，由大黄、厚朴、甘草三味药
物组成，方中：①大黄泻胃肠之热；②厚朴降
气直下；③甘草和中，非热实在胃肠者，不宜
用枳实、芒硝也。

[原方] 地黄黄柏黄连半夏汤方

地黄半斤　黄柏六两
黄连三两　半夏一升，
洗

上四味，以水八升，煮取三升，去滓，温服一升，日三次。

原文

热病，咽中干，腰痛，足下热，脉沉而数，此热邪移肾也，地黄黄柏黄连半夏汤主之。（267）

讲析

地黄黄柏黄连半夏汤：肾脏位于里，不能直接受病邪侵袭，必热邪先入经脉而内移，才能始及于肾，热邪移肾，应当用地黄黄柏黄连半夏汤治疗。

注译

以上四味药物，用水八升，煮至留取三升药液为度，滤去药渣，趁温服下一升，每日服三次。

方释

地黄黄柏黄连半夏汤，由地黄、黄柏、黄连、半夏四味药物组成，方中：①地黄滋水而凉血；②黄柏解下焦之热；③黄连泻火而清营；④半夏降逆气。凡欲导浊邪下行者，必用半夏，温凉皆用之。

湿病并治

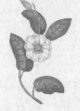

35 方—269 条
黄芪桂枝茯苓细辛汤

[原方]黄芪桂枝茯苓细辛汤

黄芪三两　桂枝二两
茯苓三两　细辛一两
上四味，以水五升，
煮取三升，去滓，温
服一升，日三服。

原文

湿气在上，中于雾露，
头痛项强，两额疼
痛，脉浮而涩，黄芪
桂枝茯苓细辛汤主之。
（269）

讲析

黄芪桂枝茯苓细辛汤：素体阳虚，雾露之湿邪
乘虚袭入头面，头面伤于雾露之湿邪，应当用
黄芪桂枝茯苓细辛汤治疗，使之邪散正气随
复，升气即所以固表也。

注译

以上四味药物，用水五升，煮至留取三升药
液为度，滤去药渣，趁温服下一升，每日服
三次。

方释

黄芪桂枝茯苓细辛汤，由黄芪、桂枝、茯苓、
细辛四味药物组成，方中：①黄芪为升气固表
之品，使药效上行头脑；②桂枝、茯苓、细
辛解风邪以散水寒之气，头额微汗，则风湿
俱解。

药释

◇黄芪

《神农本草经》："主痈疽久败疮，排脓止
痛，大风癞疾，五痔鼠瘘，补虚，小儿百病。"

效应

补气升阳：本品善于甘温益气，用于脾气衰弱之证，又具升举清阳之功，可用于中气下陷之证。

益卫固表：本品补肺气、益卫气，能补益卫外阳气而固表止汗，用治肺虚弱，咳喘气短，自汗。

托毒排脓：本品能补益气血而托毒生肌，用于气血不足疮疡内陷的脓成不溃或溃久不敛。

利水消肿：本品兼有补气和利水之功，用于气虚，水湿失运的水肿，小便不利。

评述

凡表实邪盛，内有积滞，阴虚阳亢，疮疡阳证，实证，均不宜用黄芪。黄芪能兴奋中枢神经系统，兼提高抗病能力；对正常心脏有加强其收缩的作用，强心作用显著；有扩张血管的作用，能降低血压，改善皮肤血液循环，还有保护肝脏，防止肝糖原减少的作用，并具有增强机体免疫、利尿、抗衰老作用。

[原方] 桂枝茯苓白术细辛汤

桂枝三两　茯苓四两
白术三两　细辛二两
上四味，以水六升，煮取二升，去滓，温服一升，日再服。

原文

湿气在下，中于冷水，从腰以下重，两足肿，脉沉而涩，桂枝茯苓白术细辛汤主之。（270）

讲析

桂枝茯苓白术细辛汤：肾阳内衰，水寒之湿邪乘虚袭入肾府，肾府伤于水寒之湿邪，应当用桂枝茯苓白术细辛汤治疗。

注译

以上四味药物，用水六升，煮至留取二升药液为度，滤去药渣，趁温服下一升，每日服两次。

方释

桂枝茯苓白术细辛汤，由桂枝、茯苓、白术、细辛四味药物组成，方中：①白术燥土温脾以散水寒之气，以湿聚尚未成水，邪浅犹易宣散故尔；②桂枝、茯苓、细辛解风邪以散水寒之气，若病进则肾气内着，水成则腹大胫冷，此邪以渐致者也，故此方不可宜之。

37 方—272 条
白术茯苓厚朴汤

「原方」白术茯苓厚朴汤

白术三两 茯苓四两
厚朴二两, 去皮, 炙
上三味, 以水五升,
煮取一升五合, 去滓,
分温再服。

原文

湿气在内, 与脾相搏,
发为中满, 胃寒相将,
变为泄泻。中满, 宜
白术茯苓厚朴汤; 泄
泻, 宜理中汤。若上
干肺, 发为肺寒, 宜
小青龙汤; 下移肾,
发为淋漓, 宜五苓散。
流于肌肉, 发为黄肿,
宜麻黄茯苓汤; 若流
于经络, 与热气相乘,
则发痈脓; 脾胃素寒,
与湿久留, 发为水饮;
与燥相搏, 发为痰饮,
治属饮家。(272)

方药

理中汤 见霍乱病。
小青龙汤 见太阳病中。
五苓散 见太阳病中。
麻黄茯苓汤(笔者按: 见 38 方—272 条)

讲析

白术茯苓厚朴汤: 若湿气干脾, 与脾相搏, 伤
脾络转输之职, 胃阳虽能消水, 脾气无力散
津, 则气滞湿凝中焦, 自觉中脘满闷若有所
阻, 此为脾湿而胃不寒, 故中满而不下利, 应
当用白术茯苓厚朴汤治疗。

注译

以上三味药物, 用水五升, 煮至留取一升五合
药液为度, 滤去药渣, 分两次温服。

方释

白术茯苓厚朴汤, 由白术、茯苓、厚朴三味
药物组成, 方中: ①白术、茯苓消水而运脾;
②厚朴除逆而消渴, 气行水津布而湿化中满
消矣。

38 方—272 条
麻黄茯苓汤

[原方] 麻黄茯苓汤

麻黄二两，去节 茯苓三两 白术三两 防己一两 赤小豆一升

上五味，以水七升，先煮麻黄再沸，去上沫，内诸药，煮取三升，去滓，温服一升，日三服。

原文

湿气在内，与脾相搏，发为中满，胃寒相将，变为泄泻。中满，宜白术茯苓厚朴汤；泄泻，宜理中汤。若上干肺，发为肺寒，宜小青龙汤；下移肾，发为淋漓，宜五苓散；流于肌肉，发为黄肿，宜麻黄茯苓汤。若流于经络，与热气相乘，则发痈脓；脾胃素寒，与湿久留，发为水饮；与燥相搏，发为痰饮，治属饮家。（272）

方药

白术茯苓厚朴汤，见 37 方—272 条。

理中汤 见霍乱病。

小青龙汤 见太阳病中。

五苓散 见太阳病中。

讲析

宜麻黄茯苓汤：若湿气在脾，外流肌肉，瘀热以行，蓄于皮里不得汗泄，应当用麻黄茯苓汤治疗。

注译

以上五味药物，用水七升，先煮麻黄，除去浮在上面的泡沫，然后加入其余各药，重新煮沸，煮至留取三升药液为度，滤去药渣，趁温服下一升，每日服三次。

方释

麻黄茯苓汤，由麻黄、茯苓、白术、防己、赤小豆五味药物组成，方中：①麻黄、茯苓、白术合用化水不至过汗；②防己、赤小豆泄肌里营分之湿。此温脾化水，内外分消之法。

◇防己

《神农本草经》："主风寒温疟热气，诸痫，除邪，利大小便。"（36）

效应

利水消肿：本品降泄，善走下行，能清湿热，利小便，尤以泄下焦湿热见长，既治水湿停留之证，又利小便而消肿。

祛风止痛：本品辛散，苦寒降泄，能祛风湿壅滞经络、通利脉道去风湿以止痛，适用于湿热所致的肢体疼痛及风湿痹痛，尤宜于湿热痹证。

评述

本品之汉防己利水消肿较佳；木防己祛风止痛较佳。防己苦寒，易伤胃气，胃纳不佳，体弱阴虚及内无湿滞者忌用。同时汉防己有明显的镇痛、解热、消炎及利尿、降压等多种作用。

◇赤小豆

《神农本草经》："主下水肿，排痈肿脓血。"（37）

效应

利水消肿：本品为滋养性利水消肿药，其性善于下行，通利水道，使水湿下泄而消肿，适用于水肿，小便不利。

解毒排脓：本品性寒色赤，入心能降火行血，故用于痈肿疮毒，常以本品研末，水或醋调涂患处。

评述

相思子有毒，赤小豆和相思子同有"红豆"之称，因此个别地区曾将有毒的相思子误作赤小豆，导致中毒事故发生，故不可混用。

39方—278条
鼻塞方

蒲灰 细辛 皂荚 麻黄
上四味，等分为末，
调和，内鼻中少许，
嚏则愈。

原文

湿家病身上疼痛发热，
面黄而喘，头痛鼻塞
而烦，其脉大，自能
饮食，腹中和无病，
病在头中寒湿，故鼻
塞，内药鼻中则愈。
（278）

讲析

鼻塞方：天之雾气，为浊中之清者，多伤于上
之头部，多得之于晓行雾中，令雾气之湿蒙蔽
头面清窍，使寒湿伤于头部滞留于鼻窍。鼻为
肺窍，肺窍不利，不必服药以伤其和，治宜宣
泄上焦寒湿之邪，可将辛香之药鼻塞方纳入鼻
腔，使寒湿宣散，肺气通利，清阳上达，则诸
证自除。

注译

以上四味药物，等分为末，调和均匀，然后纳
鼻腔内少许，令嚏出窍通，鼻塞自愈。

方释

鼻塞方，由蒲灰、细辛、皂荚、麻黄四味药物
组成，方中：①蒲灰，即为香蒲炒成炭灰，以
起收涩之效；②细辛，其味浓烈，辛香走窜，
善于通窍；③皂荚，又称皂角，其性辛散走
窜，专擅开窍，有较强的祛痰导滞作用；④麻
黄，其性辛散苦降温通，善开宣肺气，散风寒
而平喘。四药相伍，辛温走窜，宣肺通窍，研
末吹鼻，治头痛鼻塞疗效卓著。

◇蒲灰

效应

香蒲生水边似菖蒲而小，或生水中，蒲灰即香蒲烧灰存性，以收涩止之效。

◇皂荚

《神农本草经》："主风痹死肌，邪气，风头泪出，下水，利九窍。"（38）

效应

祛除顽痰：本品辛散走窜，通利气道，并能软化胶结之痰，适用于顽痰阻塞，肺失清肃，胸闷咳喘，咯痰不爽，气道不利，有较强的祛痰作用。

通窍开闭：本品味辛性窜，用于痰盛官窍阻闭的突然昏迷，口噤不开，入鼻则嚏，入喉则吐，有开噤通窍之功。

散结消肿：取皂荚，以醋煮烂，熬成膏，外敷，可治疮肿未溃者，有散结消肿之功；同时，以陈醋泡皂荚后调涂，可治皮癣，有祛风杀虫止痒之效。

评述

皂荚辛烈走窜，凡孕妇，气虚阴亏及有咯血倾向者均忌用，内服量勿过大，以免引起呕吐或腹泻。

「原方」麻黄加术汤

麻黄三两,去节 桂枝二两,去皮 甘草一两,炙 杏仁七十个,去皮尖 白术四两

上五味,以水九升,先煮麻黄,减二升,去上沫,内诸药,煮取二升半,去滓,温服八合,覆取微汗,不得汗再服,得汗停后服。

原文 1

湿家身烦疼,可与麻黄加术汤发其汗为宜,慎不可以火攻之。(279)

讲析

279条可与麻黄加术汤发其汗为宜,慎不可以火攻之:久患湿病,湿盛阳微,复感寒湿,使寒湿阻滞肌表,伴有一派伤寒表实的证情,可斟酌用麻黄加术汤治疗,不仅适合于寒湿的病情,而且也是湿邪在表微微汗出的具体方法。寒湿在表,宜发汗而不可过汗,尤忌用火攻发汗,如火劫以后,必致大汗淋漓,风寒虽去,湿邪不除,病必不愈。

注译

以上五味药物,用水九升,先煮麻黄,减去二升,除去浮在上面的泡沫,然后加入其余各药,煮至留取二升半药液为度,滤去药渣,趁温服下八合,盖被取微微出汗,不出汗再服此药,至微微汗出后,停止服用此药。

方释

麻黄加术汤,由麻黄汤再加白术组成,方中:①用麻黄汤发汗解表,宣肺平喘以散邪;②但湿又不宜过汗,重加白术除湿,借其甘缓偏守之性,以兼制麻黄发散太过,故此方适用于寒湿阻滞肌腠筋骨之证,但需说明配伍关键,在于麻黄与白术用量:一则,若麻黄量大于白术

量，仍以开表发汗为主，不合微微似欲汗出之旨；二则，必须白术量大于麻黄量，则药力始先入肌肉而后汗液才能蒸蒸外出，湿邪始能尽除。

原文 2

水之为病，其脉沉小者，属少阴，为石水；沉迟者，属少阴，为正水；浮而恶风者，为风水，属太阳；浮而不恶风者，为皮水，属太阳；虚肿者，属气分，发其汗即已，脉沉者，麻黄附子甘草汤主之；脉浮者，麻黄加术汤主之。（876）

方药

麻黄附子甘草汤　见少阴病。
麻黄加术汤　见湿病。

讲析

麻黄加术汤：因为属水者，可以发汗，汗出水消，水肿退除，风水、皮水属邪气在表，系风邪袭表，水气泛溢肌腠皮毛，若脉浮，知太阳之邪气盛，故当以祛邪发汗为宜，应当用麻黄加术汤治疗。

41 方—280 条
麻黄杏仁薏苡甘草汤

「原方」麻黄杏仁薏苡甘草汤

麻黄半两 杏仁十枚，去皮尖 薏苡半两 甘草一两，炙

上四味，剉麻豆大，每服四钱匕，水一升半，煎取八分，去滓，温服。有微汗，避风。

原文

病者一身尽疼，发热，日晡所剧者，此名风湿。此病伤于汗出当风，或久伤取冷所致也，可与麻黄杏仁薏苡甘草汤。（280）

讲析

麻黄杏仁薏苡甘草汤：本风湿病，属于风湿在表，可以给予麻黄杏仁薏苡甘草汤治疗，以解表除湿，宣利肺气，使风湿之邪得微汗而解。

注译

以上四味药物，剉为麻豆大小，每次服四钱匕，用水一升半，煮至留取八分药液为度，滤去药渣温服，取微微汗出，服药时避风。

方释

麻黄杏仁薏苡甘草汤，由麻黄、杏仁、薏苡、甘草汤四味药物组成，方中：①麻黄解表发汗，宣肺化湿，使风湿从汗而解；②杏仁宣利肺气，以助麻黄之力，使之气化则湿亦化；③薏苡甘淡微寒，利湿兼治湿郁所化之热，既可渗利除湿，又制约麻黄之温性，以免麻黄助热化燥之势；④甘草甘以缓之，既可缓急止痛，又缓麻黄之峻。诸药合用，轻清宣化，发汗宣肺，祛湿清热，有散有利，表里分消，使风湿之邪从微汗而解，全方药力轻缓，用量亦轻，为治风湿在表稍有化热趋向而设，服药取微汗，邪有去路，使之风湿之邪外散而病则愈，故本方为轻清宣发之剂。

◇薏苡仁

《神农本草经》："主筋急拘挛，不可屈伸，久风湿痹，下气。"（39）

效应

利湿健脾：本品甘补淡渗，对于脾虚湿滞的小便不利、水肿、泄泻，尤为适宜。

利湿除痹：本品既能渗湿，又能舒筋脉，缓和挛急，用于湿滞肌表经络，风湿痹痛，四肢拘挛。

清热排脓：本品上清肺金之热，下利胃肠之湿，适用肺痈、肠痈，有清热排脓之效。

评述

薏苡仁力缓，用量须大，宜久服，煮剂对癌细胞有一定抑制作用。

比较

280 条麻黄杏仁薏苡甘草汤与 279 条麻黄加术汤均治外湿在表实证。麻黄杏仁薏苡甘草汤：属风湿表实证，为风湿袭表，且有化热之势，本方偏于凉散，以疏风祛湿，兼以清热为法，清化在表之风湿，兼清内郁之热。麻黄加术汤：属风湿表实证，为寒湿袭表。本方偏于温散，以散寒除湿为法，温化在表之寒湿。

引申

280 条麻黄杏仁薏苡甘草汤实为 336 条麻黄汤以薏苡仁易桂枝，是因为风湿在表有化燥，可以汗解，但发汗必须得法，纵有表实无汗之证，用发汗药只可使其微微汗出为度，不可如水淋漓。

42 方—281 条
防己黄芪汤

「原方」防己黄芪汤

防己一两 甘草半两，炙 白术十八铢 黄芪一两

上四味，剉如麻豆大，每抄五钱匕，生姜一分切，大枣一枚擘，水一升半，煎八分，去滓，温服。喘者加麻黄半两，胃中不和者加芍药三分，气上冲者加桂枝三分，下有陈寒者加细辛三分。服后当如虫行皮中，从腰下如冰，后坐被上，又以一被绕腰下，温令有微汗，差。

原文1

风湿，脉浮身重，汗出恶风者，防己黄芪汤主之。（281）

讲析

防己黄芪汤：卫阳不足，风湿在表，雾露之气弥漫，仍当使用汗法，使风湿之邪从汗而解，今汗出不待发汗而汗已自出，其表已虚，乃风湿之表虚证，非辛温发汗之所宜，故应当用防己黄芪汤治疗，汗解之法，不用麻黄出之皮毛之表，而且防己驱之肌肤之里，因此用防己黄芪汤益气固表，使湿得微汗而解。

注译

以上四味药物，剉如麻豆粒大，每抄五钱匕，加生姜一分，加大枣一枚，用水一升半，煎取八分，滤去药渣，温服。咳喘者加麻黄，胃不和者加芍药，气上冲者加桂枝，下焦有寒者加细辛。服药后肌腠间有如虫行感，若腰部以下冷者，以衣被绕盖之，取微汗驱除湿邪，则邪气除而病愈。

方释

防己黄芪汤由防己、甘草、白术、黄芪四味药物，另加姜、枣组成。方中：①防己祛风泄湿；②黄芪温分肉，实肌腠以益气固表，两者相伍，对于表虚而外受风湿者，可收祛风不伤正，固表不留邪之效；③白术健脾胜湿，既能

协防己以除湿，又可助黄芪以固表；④甘草培土制水；⑤生姜、大枣调和营卫。本汤方所治之风湿与风水之证，乃系表虚不固，外受风湿，水湿郁于肌表经络之间所致，配伍严谨，使表虚得固，脾气得运，风邪得除，湿邪得泄，则风湿风水表虚之证，悉得治愈。本方是为虚多邪少者而设，若水湿壅盛，汗不出者，亦非所宜。

注释

方后注加药法。①喘者加麻黄：风湿之邪犯肺，肺气失宣而喘，故加麻黄宣肺平喘；②胃中不和者加芍药：湿困脾胃，血脉不畅而致脘腹作痛，加芍药缓急止痛；③气上冲者加桂枝：下焦阳虚，水湿聚下，气逆上冲，加桂枝温阳降逆；④下有陈寒者加细辛：下焦素有寒湿凝聚阻滞不通，加细辛散其痼冷。

比较

281条之防己黄芪汤证，与280条之麻黄杏仁薏苡甘草汤同治风湿在表证，但两者同中有异。防己黄芪汤治风湿在表，卫表气虚证，证见身重，汗出，恶风，脉浮；麻黄杏仁薏苡甘草汤治风湿偏盛且有化热之象的表实证，症见周身疼痛无汗，发热日晡较甚，脉浮缓。

引申

服防己黄芪汤药后，分肉肌腠间有如虫行感，正是卫阳振奋，风湿欲外泄之征兆；若从腰以下冷者，为阳虚振奋无力，当以衣被绕盖之，使得温暖，阳气发越，借微汗以驱除湿邪。

原文2

风水，脉浮身重，汗出恶风者，防己黄芪汤主之。（877）

方药

防己黄芪汤方 见湿病

解析

877条之防己黄芪汤主之：风水病，由于风邪、水湿侵袭肌表，表虚卫气不固，风与水搏于肌腠，水湿停聚，所以水湿在表，汗出而不愈，应当用防己黄芪汤治疗，以实卫固表，利水除湿，可见卓效。

比较

281条之"风湿"与877条之"风水"相比较，仅"湿"与"水"一字之差，均有"脉浮身重，汗出恶风"证，但两者各有不同的特征。281条之风湿在表，以关节疼痛为特征；877条之风水在表，以面目肿、按手足则陷而不起为特征。虽病名不同，同属表虚，但卫阳虚弱，水湿停聚的病机相同，故同用防己黄芪汤治疗。

43 方—282 条
桂枝附子汤

「原方」桂枝附子汤

桂枝四两，去皮 附子二枚，炮 甘草二两，炙 生姜三两，切 大枣十二枚，擘

上五味，以水六升，煮取三升，去滓，分温三服。

原文

伤寒八九日，风湿相搏，不能自转侧，不呕不渴，脉浮虚而涩者，桂枝附子汤主之；若大便坚，小便自利者，白术附子汤主之。（282）

讲析

桂枝附子汤：本条阐述一证两方，为风湿相搏与风去湿存之证而设。由于风寒湿邪阻滞留聚肌表经络，导致营卫不调，气血运行不畅，此属表阳已虚而风寒湿仍逗留于肌表，且风邪偏盛，说明本证不仅不是太阳表病，而且与少阳、阳明无关，应当用桂枝附子汤治疗，以温经助阳，祛风化湿。

注译

以上五味药物，用水六升，煮至可取三升药液为度，滤去药渣，分三次温服。

方释

桂枝附子汤，由桂枝、附子、甘草、生姜、大枣五味药物组成。方中：①桂枝、甘草辛甘化阳以实表驱湿，兼行膀胱气化而利小便；②附子用量较大，温经逐湿，散寒止痛；桂附同用，助阳以温散经络之风寒湿邪；③生姜辛散走外，以助桂、附温散之力；④大枣、甘草合生姜辛甘化阳而调和营卫，以利邪从外解；炙甘草、生姜与附子配伍，能解其毒而延长药效。诸药合用，振奋卫阳，使风湿之邪得以从外而解。

比较

282条桂枝附子汤与323桂枝去芍药加附子汤，两汤方药味完全相同，仅剂量不同，而作用与主治迥异：①桂枝附子汤用于风寒湿邪阻滞肌表，身体疼痛不能转侧，所以重用桂附，旨在温经逐寒湿以止痛，方中不用芍药，因其阴柔酸敛，有碍温通经络；②桂枝去芍药加附子汤用于太阳表虚证兼胸满、恶寒、脉微；以桂枝去芍药汤治表虚兼胸满，加附子温经复阳，以治恶寒，脉微，去芍药是免其酸敛之性，因有碍温通胸阳。

44方—282条
白术附子汤

「原方」白术附子汤

白术一两 附子一枚,
炮 甘草二两,炙 生
姜一两半 大枣六枚

上五味,以水三升,
煮取一升,去滓,分
温三服。一觉身痹,
半日后再服,三服都
尽,其人如冒状,勿
怪,即术附并走皮中,
逐水气,未得解耳。

原文

伤寒八九日,风湿相
搏,不能自转侧,不
呕不渴,脉浮虚而涩
者,桂枝附子汤主之;
若大便坚,小便自利
者,白术附子汤主之。
(282)

讲析

白术附子汤:本条阐述一证两方,为风湿相搏
与风去湿存之证而设。虽服桂枝附子汤,但病
邪并未传里,仍滞留于肌表经络,只是风邪已
去,而寒湿并未消除,湿气犹存。此属表阳已
虚,而风寒湿仍逗留于肌表,且湿邪偏盛,所
以应当用白术附子汤治疗,以温经祛湿。

注译

以上五味药物,用水三升,煮至留取一升药液
为度,滤去药渣,分三次温服。第一次服药
后,病人全身觉得有麻木感,半日时间内再次
服药,三服药都服完后,病人出现头目昏冒的
感觉,不要惊慌,这是附子与白术的功效都走
皮肉,所驱逐的水气还没有完全得以解除的
缘故。

方释

白术附子汤,即桂枝附子汤去桂枝加白术,由
白术、附子、甘草、生姜、大枣五味药物组
成,方中:①白术培土胜湿,可与附子并驱表
湿;②附子温经驱逐寒湿;③炙甘草健脾益
气;④生姜、大枣调营助卫。因本证较桂枝附
子汤湿气偏盛,阴湿之邪难以骤除,所以小制

其方，除白术外，其余药量为桂枝附子汤药量的二分之一，服药小其量，意在缓除其湿。

注释

服白术附子汤后，可能出现身如痹状，或头如冒状，这是白术、附子并用，药力作用于皮肉，欲除风湿而尚未得除的表现，是正邪交争，逐邪外出的反应。有此症状，为药已中病的正常现象，提醒人们不必惊异，待病邪尽除，则诸证自愈。

引申

282 条的一证两方，白术附子汤的药量较桂枝附子汤为轻，这是因为桂枝附子汤系风湿在表，风为阳邪，容易表散，利于速除，故用量宜大；白术附子汤系湿气滞留，湿为阴邪，难以骤除，故用量宜小。

45 方—283 条
甘草附子汤

「原方」甘草附子汤

甘草二两，炙 附子二枚，炮，去皮 白术二两 桂枝四两

上四味，以水六升，煮取三升，去滓，温服一升，日三服。初服得微汗，则解；能食，汗出复烦者，服五合；恐一升多者，服六七合为佳。

原文

风湿相搏，骨节疼痛掣痛，不得屈伸，近之则痛剧，汗出短气，小便不利，恶风不欲去衣，或身微肿者，甘草附子汤主之。（283）

讲析

甘草附子汤：风湿之邪相互搏结，由肌腠侵入，气血凝滞，经脉不利，邪痹关节，病属风湿两盛，表里阳气俱虚，应当用甘草附子汤治疗，以温经助阳，祛风除湿。

注译

以上四味药物，用水六升，煮至留取三升药液为度，滤去药渣，趁温服下一升，每日服三次。第一次服药后，微汗出，则病邪解除；能进饮食，汗出后又出现烦躁症状，再服五合药液；恐怕服药液一升量太大，开始时服六七合药液为宜。

方释

甘草附子汤，即苓桂术甘汤减茯苓加附子，由甘草、附子、白术、桂枝四味药物组成。方中：①甘草以其甘缓之性，调和诸药，并能补益中焦，有助于扶正祛邪；亦能缓和附子、白术、桂枝合用后的峻烈药性，使之缓慢地发挥作用，以期风寒湿邪一并驱除；②附子与甘草同用，辛甘相合，温阳益气，使里阳振奋，以化水湿；③白术与甘草同用，健中气，温脾阳以化湿；④桂枝与甘草同用，助表阳散风湿，

又不致太过。诸药配伍，可使表里阳气振奋，在表之风湿由微汗而解，在里之湿邪由小便而利。

注释

由于本证为风湿俱盛，表里阳气皆虚之候，服药时要注意因人随证而变化其剂量，意在微汗，而又不宜过汗，所以服法颇为审慎。如，初服一升，得微汗则解，恐服一升太多，则服六七合；如服药汗出复烦者，其服药量应减至五合，因温热复阳之品，应渐用缓图，刚燥太过，则可使阳气骤复而见烦躁之证，所以服药量应减之。

比较

282 条与 283 条同为风寒湿邪相互搏结所致的风湿阳虚证。282 条风湿之邪主要侵犯肌肉，表现为身体疼烦，不能自转侧，若风湿侵犯肌肉而风邪偏盛者，选用桂枝附子汤温经通阳以祛风除湿；若风湿侵犯肌肉而湿邪偏盛者，选用白术附子汤温经通阳以除湿祛风。283 条风湿之邪主要侵犯关节而风湿之邪俱盛，表现为骨节疼痛，掣痛不得屈伸，近之则痛剧，选用甘草附子汤以温经助阳，风湿俱除。可见 282 条病情轻而病变位于肌肉；283 条病情重而病变位于骨节，故两者治法，方药亦有所不同。

引申

283 条甘草附子汤证，比 282 条桂枝附子汤证、白术附子汤证，病情较重，然附子、桂枝用量反轻，这是因为风湿之邪注于关节之内，较之留着肌肉更难于从速尽除，剂量过大，徒使风去湿留，故不宜之。

伤燥病并治

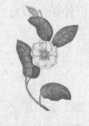

柏叶石膏杏子甘草汤

「原方」柏叶石膏杏子甘草汤

柏叶三两　石膏半斤
杏子二十枚，去皮尖
甘草二两
上四味，以水五升，煮取三升，去滓，温服一升，日三服。

原文

燥病，口渴咽干，喘咳，胸满痛，甚则唾血，脉浮短而急，此燥邪干肺也，柏叶石膏杏子甘草汤主之；若移于大肠，必大便难，口渴欲饮热，脉急大，在下者，麻仁白蜜煎主之。（285）

讲析

柏叶石膏杏子甘草汤：燥邪涸津，肺胃之津干，燥伤而热化，此为燥邪干肺，应当用柏叶石膏杏子甘草汤治疗，以生津润燥。

注译

以上四味药物，用水五升，煮至留取三升药液为度，滤去药渣，趁温服下一升。每日服三次。

方释

柏叶石膏杏子甘草汤，即麻杏石甘汤减麻黄加柏叶，由柏叶、石膏、杏仁、甘草四味药物组成。方中：①柏叶清血而降肺气之逆；②石膏凉气以泻胃浊之燥；③杏仁滋润利肺以定喘止咳；④甘草缓中，则燥润津生，气和血敛，咳喘胸满诸证皆愈。

药释

◇柏叶

《名医别录》："疗吐血、衄血、痢血、崩中赤白……去湿痹生肌。"（六）

效应

凉血止血：本品微寒而苦涩，寒能清热

凉血，苦能燥湿，涩能收敛，有浓烈的特殊香气，既能凉血止血，又能收敛止血，为治各种血热出血证之要药。

祛痰止咳：本品能清肺热，化痰止咳，用于肺热咳嗽，干咳或痰稠难出者尤宜。

评述

柏叶，现名侧柏叶，生用长于凉血清热、止血、祛痰止咳，多用于血热妄行出血及喘咳痰多者，炭药以止血为主，各种出血证均可选用。此外，本品外用可治烫伤及脱发，研末调涂或制成酊剂外搽。还有如下作用：①明显缩短出凝血时间；②能镇咳、祛痰、平喘；③能抗菌和抗结核；④有一定的镇静及轻度降压作用。

47 方—285 条
麻仁白蜜煎

「原方」麻仁白蜜煎

麻仁一升 白蜜六合

上二味，以水四升，先煎麻仁取一升五合，去滓，内蜜微沸，和合令小冷，顿服之。

原文

燥病，口渴咽干，喘咳，胸满痛，甚则唾血，脉浮短而急，此燥邪干肺也，柏叶石膏杏子甘草汤主之；若移于大肠，必大便难，口渴欲饮热，脉急大，在下者，麻仁白蜜煎主之。（285）

讲析

麻仁白蜜煎：脏腑相应，肺与大肠相表里。大肠是传导糟粕之腑，其邪出肺移于大肠，浊气下行，燥化于下，应当用麻仁白蜜煎治疗，以和平润燥。

注译

以上二味药物，用水四升，先煮麻仁留取一升五合药液为度，滤去药渣，纳入白蜜微沸，调和后令微冷，一次服。

方释

麻仁白蜜煎，由麻仁、白蜜二味药物组成。方中：①麻仁性滑微凉，专润胃肠之燥；②白蜜生用滑肠，熟用补中。二药配伍，肠润则传导如常，燥邪自下，若有兼证，可随证加味施治。

药释

◇麻仁

《神农本草经》："补中益气，久服肥健。"（40）

效应

润燥滑肠：本品甘平，质润多脂，能润

滑肠道，兼有滋养作用，故适用于老年人、虚人、热性病后及产后，津枯血少的肠燥便秘。

评述

麻仁，别名即大麻仁、麻子仁、火麻仁，若食入量大，可引起中毒，症状为恶心，呕吐，腹泻，四肢麻木，抽搐，精神错乱，昏迷，瞳孔散大。本品主要含脂肪油，有润滑肠道的作用，同时在肠中遇碱性肠液后产生脂肪酸，能刺激肠壁，使蠕动增强。

◇白蜜

《神农本草经》："主心腹邪气，诸惊痫痉。安五脏诸不足，益气补中，止痛解毒，除众病，和百药。"（41）

效应

补中缓急：本品甘平润养，既能益气补中，又可缓急止痛，用于中虚脘腹疼痛。

滑肠通便：本品味甘质润而能滑肠通便，善治肠燥津亏的便秘，兼能补虚，故尤宜体虚津亏之便秘。

润肺止咳：本品甘平质润，善润肺止咳而兼补虚，用于干咳无痰，或痰少而黏，甚或痰中带血，以及喉痒咽干口燥。

解毒作用：用于乌头类毒药之解毒，以蜜先行另煎乌头，是为了解除乌头的毒性。

评述

因蜂蜜能助湿，令人中满，且可滑肠，故凡湿阻中满，湿热痰滞，便溏或泄泻者宜慎用。同时，本品有抑菌、解毒、保护肝脏、促进创伤愈合等作用，也有一定的降压、扩张冠状动脉、降低血糖的作用。

栀子连翘甘草栝蒌汤

[原方] 栀子连翘甘草栝蒌汤

栀子十四枚，擘　连翘二两　甘草二两　栝蒌根四两

上四味，以水七升，煮取三升，去滓，温服一升，日三服。

原文

燥病，口烂，热气上逆，胸中痛，脉大而涩，此燥邪乘心也，栀子连翘甘草栝蒌汤主之。（286）

讲析

栀子连翘甘草栝蒌汤：燥邪在气，内侵于脉，脉合于心而热溢于营，火性升而上犯，热气上逆而冲于心包络，此为燥邪乘袭于心，应当用栀子连翘甘草栝蒌汤治疗。

注译

以上四味药物，用水七升，煮至留取三升药液为度，滤去药渣，趁温服下一升，每日服三次。

方释

栀子连翘甘草栝蒌汤，由栀子、连翘、甘草、栝蒌根四味药物组成。方中：①栀子、连翘清解上焦之郁热；②甘草、栝蒌根缓解收引而生津。凡治燥，多用甘寒者，甘以缓解气之劲敛也。

药释

◇连翘

《神农本草经》："主寒热，鼠瘘、瘰疬、痈肿、恶疮、瘿瘤、结热、蛊毒。"（42）

效应

清热解毒：本品能清热解毒透邪，并善

清心火而散上焦之热，用于外感风热，或温病初起。

消痈散结：本品既能清热解毒，又能散气血凝聚兼有消散痈结之功，用于热毒蕴结所致的各种疮毒痈肿，或瘰疬结核。

评述

脾胃虚及气虚脓清者忌用。

49 方—287 条
黄芩牡丹栝蒌半夏枳实汤

[原方]黄芩牡丹栝蒌半夏枳实汤

黄芩三两 牡丹皮二两 栝蒌实大者一枚, 捣 半夏半升, 洗 枳实二两

上五味, 以水五升, 煮取三升, 去滓, 温服一升, 日三服。

原文

燥病, 目赤, 口苦, 咽干, 胁下痛, 脉弦而数, 此燥邪乘肝也, 黄芩牡丹栝蒌半夏枳实汤主之。(287)

讲析

黄芩牡丹栝蒌半夏枳实汤: 燥邪侵袭人体自气及血, 乘心肝则伤营气而犯络血, 经气涩阻, 血凝液涸, 则血燥而热化, 故此为燥邪乘肝之候, 应当用黄芩牡丹栝蒌半夏枳实汤治疗, 以清血燥而生津液, 降浊邪而通气之阻。

注译

以上五味药物, 用水五升, 煮至留取三升药液为度, 滤去药渣, 趁温服下一升, 每日服三次。

方释

黄芩牡丹栝蒌半夏枳实汤, 由黄芩、牡丹皮、栝蒌根、半夏、枳实五味药物组成。方中: ①黄芩清胆气; ②牡丹皮凉肝血; ③瓜蒌根润肺津而开胸结; ④半夏、枳实降逆气而通液阻。不用麦冬、地黄之类者, 因燥性收敛, 治不可滋液腻邪也。

50方—289条
地黄黄柏茯苓栝蒌汤

「原方」地黄黄柏茯苓栝蒌汤

地黄六两　黄柏三两
茯苓三两　栝蒌根四两
上四味，以水六升，
煮取三升，去滓，温
服一升，日三服。

原文

燥病，咽干喉痛，少
腹急痛，小便赤，脉
沉而急，此燥邪移肾
也，地黄黄柏茯苓栝
蒌汤主之。（289）

讲析

地黄黄柏茯苓栝蒌汤：肾脏在里不与外邪直接
接触，肝肾同居少腹，燥邪内移少腹之经脉，
此为燥邪移肾，肾热泄之于膀胱，应当用地黄
黄柏茯苓栝蒌汤治疗。

注译

以上四味药物，用水六升，煮至留取三升药
液为度，滤去药渣，趁温服下一升，每日服
三次。

方释

地黄黄柏茯苓栝蒌汤，由地黄、黄柏、茯苓、
栝蒌根四味药物组成。方中：①地黄凉血以滋
水；②栝蒌根清气而生津；③黄柏、茯苓导下
焦之热，滋水则肝血得养，治肾即治肝也。

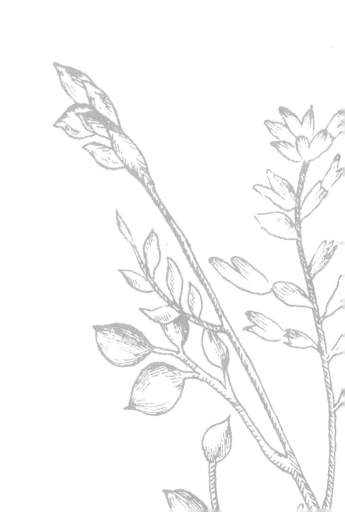

伤风病并治

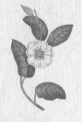

51 方—291 条
柴胡枳实芍药甘草汤

柴胡八两 芍药三两 枳实四枚，炙 甘草三两，炙

上四味，以水一斗，煮取六升，去滓，再煎取三升，温服一升，日三服。

原文 1

风病，头痛，多汗，恶风，腋下痛不可转侧，脉浮弦而数，此风邪干肝也，小柴胡汤主之；若流于腑则口苦，呕逆，腹胀，善太息，柴胡枳实芍药甘草汤主之。（291）

方药

小柴胡汤 见太阳病中。

讲析

柴胡枳实芍药甘草汤：风邪中于侧，则袭少阳，胆是足少阳经，本经因风邪侵犯流传于胆腑，胆郁则气不舒，应当用柴胡枳实芍药甘草汤治疗，以清胆腑之风热，兼降其气逆也。

注译

以上四味药物，用水一斗，煮至留取六升药液为度，滤去药渣，再煎，留取三升，趁温服下一升，每日服三次。

方释

柴胡枳实芍药甘草汤，由柴胡、枳实、芍药、甘草四味药物组成。方中：①柴胡宣阳解郁，使阳气外达；②枳实破滞气；③芍药和血；④甘草缓中调胃，以解郁热。诸药配伍，有疏肝和胃，透达郁阳之效。

少阳病，气上逆，今胁下痛，甚则呕逆，此为胆气不降也，柴胡枳实芍药甘草汤主之。（596）

方药

柴胡枳实芍药甘草汤　见伤风病。

讲析

柴胡枳实芍药甘草汤：少阳之气以两胁为升降之道路，其气则布于三焦，若少阳胆腑之气不降，应当用柴胡枳实芍药甘草汤治疗，以疏通气机、透达郁阳。

52 方—292 条
黄连黄芩麦冬桔梗甘草汤

「原方」黄连黄芩麦冬桔梗甘草汤方

黄连一两半 黄芩三两
麦门冬二两 桔梗三两
甘草二两，炙

上五味，以水六升，煮取三升，去滓，温服一升，日三服。

原文

风病，胸中痛，胁支满，膺背肩胛间痛，嗌干，善噫，咽肿喉痹，脉浮洪而数，此风邪乘心也，黄连黄芩麦冬桔梗甘草汤主之。（292）

讲析

黄连黄芩麦冬桔梗甘草汤：心是脏腑的主宰，又是蕴藏神经的中枢，它的器质坚固，不易受邪，若有邪气侵入，就会损伤心脏，乃至神气耗散，因此，各种病邪侵犯心脏，都在心的包络上，因为包络，是心之所属，故代心受邪，为风邪乘心而里有热，应当用黄连黄芩麦冬桔梗甘草汤治疗。

注译

以上五味药物，用水六升，煮至留取三升药液为度，滤去药渣，趁温服下一升，每日服三次。

方释

黄连黄芩麦冬桔梗甘草汤，黄连、黄芩、麦门冬、桔梗、甘草五味药物组成。方中：①黄连、黄芩泻心清上焦之风热；②麦门冬生津以滋干；③桔梗、甘草开咽喉之郁结，而诸证自愈。此风邪中于项，由手太阳及里之手少阴，乘犯心包之证治也。

药释

◇ 麦门冬

《神农本草经》"主心腹结气，伤中伤饱，胃络脉绝，羸瘦短气"。(43)

效应

养阴润肺：本品色白体濡，主润肺，味甘性凉，主清肺，盖肺苦于气上逆，润之清之，肺气得保，用于燥咳痰黏，劳嗽咯血。

益胃生津：本品甘寒清润，长于滋燥泽枯，用于胃阴不足之舌干口渴，或热伤津液之咽干口渴，舌红而干。

清心除烦：能养阴清心，除烦安神，用于心阴虚及温病热邪扰及心营，心烦不眠，舌绛咽干。

评述

本品清养肺胃之阴，多去心用；滋阴清心，大多连心用。心感冒风寒，或有痰饮湿浊的咳嗽，以及脾胃虚寒的便溏、泄泻，均忌用。

◇ 桔梗

《神农本草经》："主胸胁痛如刀刺，腹满，肠鸣幽幽，惊恐悸气。"(44)

效应

开宣肺气：本品辛散苦泄，宣开肺气，化痰利气，用于肺气不宣的咳嗽痰多，胸闷不畅，无论属寒属热，皆可用之。

祛痰排脓：本品性散上行，能利肺气以排壅肺之脓痰，用于肺痈胸痛，咳吐脓痰，痰黄腥臭。

评述

本品开提宣散，用量过大，易致恶心呕吐。凡阴虚久嗽及有咳血倾向者，均不宜用。

53 方—293 条
枳实厚朴白术甘草汤

[原方] 枳实厚朴白术甘草汤

枳实四枚，炙 厚朴二两，去皮尖 白术三两 甘草一两

上四味，以水六升，煮取三升，去滓，温服一升，日三服。

原文

风病，四肢懈惰，体重不能胜衣，胁下痛引肩背，脉浮而弦涩，此风邪乘脾也，桂枝去桂加茯苓白术汤主之；若流于腑，则腹满而胀，不嗜食，枳实厚朴白术甘草汤主之。（293）

方药

桂枝去桂加茯苓白术汤 见太阳病上。

讲析

枳实厚朴白术甘草汤：脾主四肢与肌肉，风邪伤脾，是风邪在里则血涩，此为风邪乘脾，若风邪再侵犯流传于胃腑，郁滞胃气，应当用枳实厚朴白术甘草汤治疗。

注译

以上四味药物，用水六升，煮至留取三升药液为度，滤去药渣，趁温服下一升，每日服三次。

方释

枳实厚朴白术甘草汤，由枳实、厚朴、白术、甘草四味药物组成。方中：①枳实、厚朴行气滞以消胀满；②白术、甘草健脾以和胃也。

54 方—294 条
桔梗甘草枳实芍药汤

「原方」桔梗甘草枳实
芍药汤

桔梗三两　甘草二两
枳实四枚　芍药三两
上四味，以水六升，
煮取三升，去滓，温
服一升，日三服。

原文

风病，咳而喘息有音，
甚则唾血，嗌干，肩
背痛，脉浮弦而数，
此风邪乘肺也，桔梗
甘草枳实芍药汤主之；
若流于大肠，则大便
燥结，或下血，桔梗
甘草枳实芍药加地黄
牡丹汤主之。（294）

讲析

桔梗甘草枳实芍药汤：肺主气，司呼吸，风邪
迫之，此为风邪乘肺，而里有热，应当用桔梗
甘草枳实芍药汤治疗。

注译

以上四味药物，用水六升，煮至留取三升药
液为度，滤去药渣，趁温服下一升，每日服
三次。

方释

桔梗甘草枳实芍药汤，由桔梗、甘草、枳实、
芍药四味药物组成。方中：①桔梗、甘草清上
焦之风热；②枳实开气滞；③芍药行血痹也。

55 方—294 条
桔梗甘草枳实芍药加地黄牡丹汤

原文

桔梗 甘草 枳实 芍药加地黄 牡丹皮汤

桔梗三两 甘草二两 枳实四枚 芍药三两 地黄三两 牡丹皮三两

上六味，以水六升，煮取三升，去滓，温服一升，日三服。

原文

风病，咳而喘息有音，甚则唾血，嗌干，肩背痛，脉浮弦而数，此风邪乘肺也，桔梗甘草枳实芍药汤主之；若流于大肠，则大便燥结，或下血，桔梗甘草枳实芍药加地黄牡丹汤主之。（294）

讲析

桔梗甘草枳实芍药加地黄牡丹汤：肺主气，司呼吸，风邪迫之，甚则风热伤肺，若风邪流传于大肠腑，津液耗竭，应当用桔梗甘草枳实芍药加地黄牡丹汤治疗。

注译

以上六味药物，用水六升，煮至留取三升药液为度，滤去药渣，趁温服下一升，每日服三次。

方释

桔梗甘草枳实芍药加地黄牡丹汤，由桔梗、甘草、枳实、芍药、地黄、牡丹皮六味药物组成。方中：①桔梗、甘草清上焦之风热；②枳实开气滞；芍药行血痹；③地黄、牡丹皮滋燥以清血分的郁热。此风邪中于项则下手太阳，由上及下，自表入里，乘肺及大肠的脉证之治法。

寒病并治

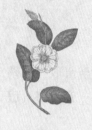

56 方—297 条
甘草干姜茯苓白术汤

「原方」甘草干姜茯苓
白术汤

甘草二两，炙 干姜四两
茯苓四两 白术二两

上四味，以水五升，
煮取三升，去滓，温
服一升，日三服。

原文

寒病，骨痛，阴痹，
腹胀，腰痛，大便难，
肩背颈项引痛，脉沉
而迟，此寒邪干肾也，
桂枝加葛根汤主之；
其着也，则两胭痛，
甘草干姜茯苓白术汤
主之。（297）

方药

桂枝加葛根汤方 见太阳病上。

讲析

甘草干姜茯苓白术汤：肾左右各一，位于脊柱
两侧的腰部。肾在体合骨，寒伤肾，寒邪留着
于肾经和肾之外府腰部，若寒邪由经脉而干于
肾脏，其积久不去，致寒留于膝后曲节两胭中
而痛，是谓肾着，应当用甘草干姜茯苓白术汤
治疗，以温经驱寒，利水渗湿。此为治肾着之
专方。

注译

以上四味药物，用水五升，煮至留取三升药
液为度，滤去药渣，趁温服下一升，每日服
三次。

方释

甘草干姜茯苓白术汤，由甘草、干姜、茯苓、
白术四味药物组成。方中：①炙甘草益其脾
气，脾气健运则湿邪易除；②干姜辛温散寒而
通利关节；③茯苓甘淡渗湿而暖腰膝，专导水
湿下行，重用干姜、茯苓，具温通阳气，散寒
除湿之功；④助以白术苦温而健脾燥湿。诸药

配伍，能使脾肾阳气充足而寒湿得去，则寒湿之邪痹，着于肾的外府而引起腰部冷痛的肾着证可愈。

◇干姜

《神农本草经》："主胸满咳逆上气，温中止血，出汗，逐风湿痹，肠澼泄利，生者尤良。"（45）

效应

温中散寒：本品辛热燥烈，善温脾胃之阳，长于温中散寒，健运脾阳，用于脘腹冷痛，寒呕冷泻。

回阳通脉：本品辛热，通心助阳，性温而守，善除里寒，用于阳气衰微，阴寒内盛所致的四肢厥逆，脉微欲绝。

温肺化痰：本品辛热，既能温肺以散寒，又能燥湿以化痰，用于寒饮伏肺所致之咳嗽气喘、形寒背冷、痰多清稀。

评述

生姜、干姜、炮姜同属于姜。

生姜用鲜品，味辛性温，长于发散外寒，又能止呕，用于风寒表证及呕吐之证。

干姜为母姜的干燥品，味辛性热，走散之力已减，温中之功为强，用于脾胃寒证，并能回阳、温肺化痰。

炮姜经过火炮，辛味减弱，味转苦涩，用于虚寒性出血以温经止血，故有"生姜走而不守、干姜能走能守、炮姜守而不走"之称，同时本品辛热，所以阴虚有热者及孕妇忌用。

引申

甘草干姜茯苓白术汤不但理中焦，而且也顾及病属下焦肾的外府之腰部，实乃审因论治之方，论其治法，不温肾之本脏，而以祛除腰部经络之寒湿为主，所以宜温行阳气，散寒除湿，燠土制水，体现了辛甘化阳、甘淡渗水之法。

57 方—298 条
柴胡黄芩芍药半夏甘草汤

柴胡四两 黄芩三两
芍药二两 甘草三两，
炙 半夏二两
上五味，以水五升，
煮取三升，去滓，分
温三服。

原文

寒病，两胁中痛，寒
中行善掣节，逆则头
痛，耳聋，脉弦而沉
迟，此寒邪乘肝也，
小柴胡汤主之；其着
也，则两腋急痛，不
能转侧，柴胡黄芩芍
药半夏甘草汤主之。
（298）

方药

小柴胡汤 见太阳病中。

讲析

柴胡黄芩芍药半夏甘草汤：厥阴之表为少阳，
若寒邪积久不去，留着少阳，经脉所过之腋，
则谓肝着，应当用柴胡黄芩芍药半夏甘草汤
治疗。

注译

以上五味药物，用水五升，煮至留取三升药液
为度，滤去药渣，分三次温服。

方释

柴胡黄芩芍药半夏甘草汤，由柴胡、黄芩、芍
药、半夏、甘草五味药物组成。方中：①柴胡、
黄芩以调肝胆之气；②芍药以通血痹；③半
夏以降逆气；④加甘草以益胃而调和诸药。

58 方—300 条
枳实白术茯苓甘草汤

枳实四枚　白术三两
茯苓三两　甘草一两
上四味，以水六升，
煮取三升，分温三服。

原文

寒病，腹满肠鸣，食
不化，飧泄，甚则足
痿不收，脉迟而涩，
此寒邪乘脾也，理中
汤主之；其着也，则
髀枢强痛，不能屈伸，
枳实白术茯苓甘草汤
主之。（300）

方药

理中汤　见霍乱病。

讲析

脾居腹中，为胃行其津液，若寒邪留着于太
阴，应当用枳实白术茯苓甘草汤治疗，以健脾
和胃，除祛寒湿，谓内治而外自安矣。

注译

以上四味药物，用水六升，煮至留取三升药液
为度，分三次温服。

方释

枳实白术茯苓甘草汤，由枳实、白术、茯苓、
甘草四味药物组成。方中：①枳实苦泄辛散，
行气之力较猛，具有通塞导滞之功；②白术、
茯苓健脾祛湿，顺其脾喜燥恶湿的生理特点；
合以炙甘草加强甘温益气补中之效。四药合
用，则中焦运化复常，脾运健则化源足，则气
得补，使之脾健胃和，湿祛寒除，则内治而外
自安矣。

59 方—301 条
枳实橘皮桔梗半夏生姜甘草汤

「原方」枳实橘皮桔梗半夏生姜甘草汤

枳实四枚 橘皮二两 桔梗三两 半夏半升 生姜三两，切 甘草二两，炙

上六味，以水八升，煮取三升，去滓，温服一升，日三服。

原文

寒病，喘咳少气，不能报息，口唾涎沫，耳聋，嗌干，此寒邪乘肺也，故其脉沉而迟，甘草干姜汤主之；其着也，则肘内痛，转侧不便，枳实橘皮桔梗半夏生姜甘草汤主之。（301）

方药

甘草干姜汤 见太阳病上。

讲析

枳实橘皮桔梗半夏生姜甘草汤：肺为太阴，寒为阴邪，若寒邪留着于太阴循行之肘内经脉而不去，拘急疼痛而转侧不便，应当用枳实橘皮桔梗半夏生姜甘草汤治疗，以温肺降逆，开结散寒，使脏腑之气和，则经脉通畅，而外邪自消矣。

注译

以上六味药物，用水八升，煮至留取三升药液为度，滤去药渣，趁温服下一升，每日服三次。

方释

枳实橘皮桔梗半夏生姜甘草汤，由枳实、橘皮、桔梗、半夏、生姜、甘草六味药物组成。方中：①枳实、橘皮理气化痰以缓和湿痰之结；②桔梗开宣肺气以祛痰；③半夏燥湿止咳而化痰浊；④生姜为辛温发散之品，有温肺止咳之效；⑤甘草润肺祛痰止咳，且药力和缓。诸药相伍，温肺开结，脏腑之气和而经脉之气

畅，诸证皆愈。

◇橘皮

《神农本草经》："主胸中瘕热逆气，利水谷，久服去臭，下气。"（46）

效应

理气健脾：本品气香性温，能行能降，具有理气运脾，调中快膈之功，又因味苦燥湿，故寒湿阻滞的脾胃气滞所致脘腹胀痛、恶心呕吐、泄泻者，尤为适宜。

燥湿化痰：本品既能燥湿化痰，又能温化寒痰，且辛行苦泄而能宣肺止咳，用于痰湿壅滞、肺失宣降的咳嗽痰多。

降逆止呕：用于湿浊阻滞、胃气不降之呃逆、呕吐。

评述

橘核为橘的种子；橘叶为橘树的叶片；橘红为橘成熟果实的最外层果皮或柚类果实的外层果皮；橘络为橘的果皮内的筋络，即，为橘的中果皮及内果皮之间的纤维束群。同时，橘皮辛散苦燥，温能助热，舌赤少津，内有实热者须慎用。

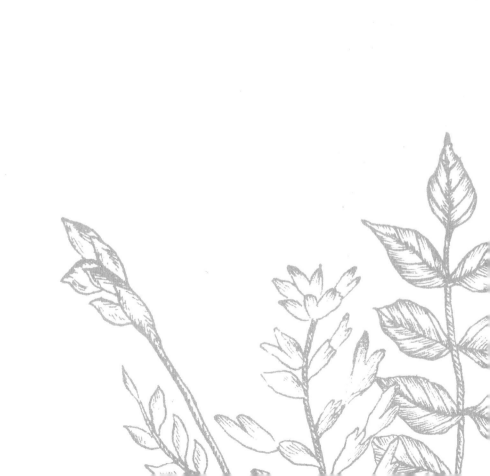

太阳病并治上

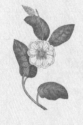

60方—313条
桂枝汤

「原方」桂枝汤方

桂枝三两，去皮 芍药三两 甘草二两，炙 生姜三两，切 大枣十二枚，擘

上五味，㕮咀，以水七升，微火煮取三升，去滓，适寒温，服一升。服已，须臾，啜热稀粥一升余，以助药力，温覆令一时许，遍身漐漐微似有汗者益佳，不可令如水流漓，病必不除。若一服汗出病差，停后服，不必尽剂；若不汗，更服依前法；又不汗，后服小促其间，半日许令三服尽。若病重者，一日一夜服，周时观之，服一剂尽，病证犹在者，更作服；若汗不出，乃服至二三剂。禁生冷、黏滑、肉面、五辛、酒酪、臭恶等物。

原文1

湿气在外，因风相搏，流于经络，骨节烦疼，卧不欲食，脉浮缓按之涩，桂枝汤微发汗，令风湿俱去；若恶寒，身体疼痛，四肢不仁，脉浮而细紧，此为寒气并，桂枝麻黄各半汤主之。（271）

方药

桂枝汤 见太阳病上。
桂枝麻黄各半汤 见太阳病上。

讲析

桂枝汤微发其汗，令风湿俱去：湿气在外，或值湿盛之时，或居处卑湿之地，汗出风吹，湿邪随风入于肌腠，风湿相搏，宜用桂枝汤疏营气以宣胃阳，微发其汗，使风湿之邪尽解。

太阳中风，阳浮而阴弱，阳浮者，热自发；阴弱者，汗自出。啬啬恶寒，淅淅恶风，翕翕发热，鼻鸣干呕者，桂枝汤主之。（313）

讲析

太阳中风，应当用桂枝汤治疗，所谓"主之"，含有此证必用此方，不须顾虑，有非此方不可之意。桂枝汤：①外证服之，解肌和营卫；②内证服之，化气调阴阳。是对本方治病机理的高度概括。

方解

①两：汉代剂量单位，因古代度量衡与今之相差甚大，各家考证结果颇不一致，所按原方剂量统一以一个比数折算成克即可；余如以"枚"计算者，仍遵原量；至于以"升"计算者，可按每升折为五两，然后再按统一的比数折算成克；少数以"尺"计算者，可根据方中其他药量比较折算之。

②去皮：古代所用的桂枝，皮较厚，相当于今之肉桂，所以所谓"去皮"，是指刮去其表面一薄层老而粗黑的外皮，非尽去桂皮而用桂木。

③擘：用手分开或折断。

注解

①㕮咀：碎成小块。

②升：容量单位，据考汉时一升，约合今200毫升。

③微火：热势不猛的火，又称文火。

④须臾：很短的时间，即"片刻""一会儿"。

⑤啜：即"饮""喝"之意。

⑥温覆：给病人身上适当地加盖衣被，使周身温暖，以助出汗。

⑦漐漐：形容微汗潮润之状。

⑧一服：桂枝汤1剂，煮取3升，每服1升，谓之一服。

⑨后服：与"一服"相对，此处指服第二升药。

⑩小促其间：适当缩短服药的间隔时间。

⑪三服尽：把煮成的 3 升药分 3 服都服完。

⑫周时：一昼夜 24 小时，称为周时。

⑬黏滑：指黏腻滑利的食物。

⑭肉面：荤腥的面食品。

⑮五辛：泛指有香窜刺激性气味的食物。

⑯酪：指乳类制品。

⑰臭恶：有特异气味或不良气味的食品。

注译

以上五味药物，碎成小块，然后用水七升，文火煮至留取三升药液为度，滤去药渣，待药液冷热适当时，趁温服下一升，服药片刻，喝热稀粥一升多，以便增强药物的效力，并给病人盖上衣被，使其温暖 1 小时左右，以达到全身好像轻微有点出汗的样子为好，千万不可使汗出像流水一样，否则病必定不会祛除。如果服第一次药液汗出解，则停服剩余的二升药液，不必服完全剂；如果不出汗，则按照服第一次药液的办法再服第二次药液；如果还不出汗，服第三次药液时适当缩短服药液的间隔时间，半日左右让病人把三升药液全部服完。如果病情较重的话，可以白天晚间连续服药液，昼夜 24 小时观察病情的变化，如果服完一剂的药液，病证依然存在的话，可再煮服一剂药液；如果总是不出汗，甚至可服药液两三剂。服药期间，禁食生冷、黏腻、滑利的食物，含荤腥的面食，有辛辣刺激性的蔬菜、酒、酪以及气味恶劣之品。

方释

桂枝汤，由桂枝、芍药、甘草、生姜、大枣五味药物组成。方中：①桂枝助卫阳，通经络，解肌发表而祛在表之风邪；②芍药益阴敛营，收敛外泄之营阴，桂枝、芍药等量合用，一助卫阳，一助营阴，散中有收，汗中寓补，使表邪得解，营卫调和；③炙甘草调和药性，合桂枝辛甘化阳以调卫，合芍药酸甘化阴以和营；④生姜既助桂枝辛散表邪，又兼和胃止呕；⑤伍大枣意在与芍药和营敛阴，且可补中生津，生姜、大枣配合，补脾益胃，又加强桂枝、芍药调和营卫之功。综观桂枝汤，药虽五味，结构严谨，发中有补，散中有收，邪正兼顾，阴阳并调，有解肌发汗，调和营卫，滋阴和阳之功。

注释

仲景对桂枝汤服法的要求极为讲究，其中值得特别强调的有三点：①服桂枝汤后吃热稀粥，并保暖取全身湿润似汗出为好，借水谷之精气，温养中焦，不但可以酿汗，还可以使外邪速去而不致重感；②服一次药液汗出病愈，即应停服，如果不出汗可再服，又不出汗，即可缩短间隔时间，半日左右可服完三次；③病重者昼夜服药，可以服二至三剂。此言颇有深意，不可忽视。

引申

风寒在表，应该辛温发散以解表，但桂枝汤证属表虚，腠理不固，所以以解肌祛风，调和营卫为主，即祛邪扶正兼顾为治，是治疗外感风寒表虚证的代表方剂，对于表实无汗或表寒里热，不汗出而烦躁，以及温病初起，见发热、口渴、咽痛、脉数者，皆不宜使用桂枝汤。

原文3

太阳病，头痛，发热，汗出，恶风，桂枝汤主之。（314）

讲析

314条桂枝汤主之：303条"太阳病，发热，汗出，恶风，脉缓者，名为中风。"314条"太阳病，头痛，发热，汗出，恶风，桂枝汤主之。"。初读此两条似属重复，其实不然，303条言"脉缓"，314条言"头痛"，余证"发热，汗出，恶风"相同，说明无论"脉缓"的表证，或"头痛"的杂病，都可服用桂枝汤，扩大了桂枝汤的应用范围。太阳中风证与桂枝汤证是两个不同的概念；还须说明，于证候中必须以自汗为准，若无汗，则非桂枝汤证。314条不言脉象，因桂枝汤所主证候较广，非专为太阳中风一证而设，故脉象难于一律；314条未点出"中风"二字，说明仲景论治不局限于病名，而重在证候，凡见有桂枝汤主治证候者，便可用之，不必苛求病名，只要汤方之主证具备，即可用之，不必诸证悉具。

太阳病，下之后，其气上冲者，可与桂枝汤方，用前法；若不冲者，不可与之。（316）

316条可与桂枝汤方，用前法：316条应斟酌考虑，桂枝汤为解肌发汗、调和营卫之方，误下后其气上冲，表邪尚未内陷入里，正气抗邪于外，而邪仍在肌腠之间，故仍可用桂枝汤，使邪从肌腠而解。太阳病禁用下法，误下后则伤正，伤正则致变，即使是"其气上冲"，正气尚能抗邪，但正气亦必有所伤，所以使用桂枝汤仍当谨慎，"可与"是斟酌考虑之意，不是"必须与"，误下里虚，不可再用桂枝汤解表。桂枝汤的运用必须是在邪未内陷，表虚未解的前提下，方可运用。至于用前法，即316条可斟酌用桂枝汤的煮服法。

太阳病，三日，已发汗，若吐，若下，若温针，仍不解者，此为坏病，桂枝汤不可与也。观其脉证，知犯何逆，随证治之。（317）

317条桂枝汤不可与之：病仍不解不是指太阳表证不解，而是病情起了质的变化，病已不在表，所以桂枝汤就不能服用了。坏病的表现随人的体质、误治的方法，与使用的药物等内外因素的不同而变化多端，因此处理这些病证没有定法定方，只能是仔细诊察现在脉证，辨析受累的部位，及属性的寒热虚实，给予相应的施治，所以仲景示意禁治之法，而不直接列出方药，进一步告诫医者，必须辨证论治，"观其脉证，知犯何逆，随证治之"的原则，是仲景从大量误治发生变化的现象中总结出来的本质，具体中概括出来的抽象，个别中归纳出来的一般，因此具有十分重要的方法论的理论意义。

引申

因误治后病情发生了变化，虽然有相似的症状表现，其病变本质并不相同，故仲景称为"坏病"，即坏病是指外感病因误治而变坏的病。坏病来路有三：①因太阳病变化而来，但已不属于太阳表证；②不属传经之变，似不能归入六经病本证；③证候复杂，变化多端，变证之间不具有规律性的联系。

原文 6

桂枝汤本为解肌，若其人脉浮紧，发热，汗不出者，不可与之，常须识此，勿令误也。若酒客病亦不可与桂枝汤，得之必呕，以酒客不喜甘故也。（318）

讲析

桂枝汤本为解肌：提示桂枝汤之解肌发汗，与麻黄汤之解表发汗不同，桂枝汤只能培汗源，养营阴，不能开腠理，仅仅是解肌而已，发汗力弱，又有芍药之酸敛，于发汗之中有敛汗之意，所以桂枝汤只能解肌。

不可与之：寒邪闭表的太阳伤寒表实证，不宜桂枝汤治疗，因桂枝汤无开表闭之力，反有涩营敛汗之弊，可使表闭阳郁更甚，病情加重，甚至转成种种变证，所以仲景在此郑重告诫，必须常常记住这点，以免误服桂枝汤引起不良后果。

若酒客病，亦不可与桂枝汤：嗜酒之人素多湿热内蕴，因酒能生湿助热之故，桂枝汤为辛甘酸之剂，辛能助热，甘能助湿，酸能敛湿，湿热之体，而遇辛甘酸之品，则湿热愈甚，势必壅遏气机，使胃气上逆作呕。此虽言酒客，仲景示意所有素体湿热偏盛者，使用桂枝汤时都应谨慎；但酒客并非都有湿热内蕴，不少医者对此做了临床观察，给酒客患太阳中风病服桂枝汤治疗，并未呕吐，进而言之，湿热内蕴之人纵然不是酒客，桂枝汤亦属禁忌，不必拘泥于酒客之例，示意医者临证，应仔细寻问病人嗜好等相关病史，对辨证论治尤为重要。

原文 7

凡服桂枝汤吐者，其后必吐脓血也。（320）

讲析

凡服桂枝汤吐者：320 条是 318 条"酒客病，亦不可与桂枝汤，得之必呕"的补述，320 条服桂枝汤吐与 318 条得之呕应互看，患太阳中风，服桂枝汤呕吐，预测其后要吐脓血，这是仲景从临床失误中总结出来的教训。也就是说，素体内热炽盛，热毒内蕴，邪正相争，影响气血，营卫失和，在外可表现类似太阳中风的证候，若审证不慎，误认作太阳中风而投甘温的桂枝汤，则更助其内热而使病情加重，出现呕吐症状。说明桂枝汤误用于阳热之体，不仅不能解肌，反而促使热势发展，致伤血络，严重时腐血成脓而吐脓血，所以忌服桂枝汤。320 条"必吐脓血"是有前提条件的，即，素体热毒炽盛，或原有痼疾之内痈，才能导致吐脓血，所以仲景用"凡""必"的因果论证法，实际是示意用桂枝汤必须辨证准确，否则会发生不良后果。

原文 8

太阳病，初服桂枝汤，反烦不解者，先刺风府、风池，却与桂枝汤。（325）

讲析

初服桂枝汤：太阳中风，初服桂枝汤本应絷絷微似汗出自愈，但服药时原症状未减，也未出现异常反应，说明桂枝汤是对证的，并非误治，那么为什么用药后病势反而加重了呢？这是因为表邪太甚，阻滞经络的缘故，在经之风邪壅盛积聚，而桂枝汤的药力较轻，用药后不仅未见微似汗出病减，反而增加风邪的势力，致经气不畅，营气得充，卫阳顿时更加浮盛，骤然浮盛的卫阳因经气不畅，不能充分发越，必然内扰心胸而反觉得心烦。

却与桂枝汤：这种心烦情况，只靠增加桂枝汤的服量是不能解决问题的，因为桂枝汤只能解肌益营阴，不能驱散郁滞于经脉之中的邪气而畅通腠理，所以在服药前，应采用针刺疗法，疏通经脉，发散风邪，以疏太阳经气之闭塞，泄太阳经中之风邪，以削弱在经之邪气的势力，然后再服桂枝汤，则会使邪气祛，经气通，营卫和，则疾愈。

引申

325 条提示，即使辨证准确，也有病重药轻的情况，仲景采用先针刺后服药，针药并用之法，为后世治疗疾病联合使用多种疗法开辟了途径。以325 条为例：①初服桂枝汤的情况如何？若不细心观察病情，是很难得到准确结论的，示意此时要认真地观察病情；②示意证候未变时仍可守其汤方，药后出现情况辅以针刺等辅助疗法；③桂枝汤解肌腠之邪，若风邪凝结于太阳经之要路，则药力不能疏通，针刺可泄其邪，以解风邪之结滞；④ 325 条桂枝汤证未变，仍需桂枝汤治疗，是其定法，而服药后增加烦闷之感，则配合针刺，是定法中的活法。可见针药并用之法，为法中之法，由此可以看出，在古代针刺疗法与内服药液常常配合运用。

原文 9

太阳病，服桂枝汤后，大汗出，脉洪大者，与白虎汤；若形似疟，一日再发者，宜桂枝二麻黄一汤。（326）

讲析

太阳病，服桂枝汤，发汗本应遍身漐漐似有汗者益佳，不可大汗出，而今汗不得法，致成大汗出，使病情发生变化，表热入里，脉转洪大，知其人胃阳素盛，津液外越，化燥转属阳明。

原文 10

太阳病，服桂枝汤后，大汗出，大烦渴，脉洪大者，白虎加人参汤主之。（327）

讲析

327条承326条继续论述"太阳病，服桂枝汤后，大汗出"的第二种转归，太阳中风服桂枝汤为正治之法，但服桂枝汤后，因汗不得法而致大汗出。汗生于阴而出于阳，乃阳气蒸化津液而成，今大汗出后，伤津耗气以助热，以致邪热内陷阳明气分，肌表之邪虽去，而阳明热盛，胃中津液反为耗伤，胃燥化热，所以大烦渴，证明病势已由太阳转至阳明。

引申

太阳转至阳明的来源：①病人素体阳盛，易化热化燥，故服桂枝汤易出现大烦渴；②本属热证，误用辛温的桂枝汤迅速形成津伤热炽，亦易出现大烦渴。

原文 11

太阳病，服桂枝汤，或下之，仍头项强痛，翕翕发热，无汗，心下满，微痛，小便不利者，桂枝去桂加茯苓白术汤主之。（329）

讲析

本条"头项强痛，翕翕发热，无汗"的太阳表实证，好似桂枝汤证，误服桂枝汤无效，此为一误；"心下满，微痛"，又像攻下证。误用攻下法，此为二误，因是饮邪而非里实，所以下之无益。病在内，可以反映于外，病在腑，可以外应于经，本证既非桂枝汤证，又非里实证，应为水气内停，太阳经气不畅所致。

伤寒，脉浮，自汗出，小便数，心烦，微恶寒，脚挛急，反与桂枝汤欲攻其表，此误下。得之便厥，咽中干，烦躁吐逆者，作甘草干姜汤与之，以复其阳；若厥愈足温者，更作芍药甘草汤主之，其脚即伸；若胃气不和，谵语者，少与调胃承气汤；若重发汗，复加烧针者，四逆汤主之。（330）

讲析

病在表，"脉浮，自汗出……微恶寒"，属太阳表虚；"小便数"，属里阳虚，膀胱失约，不能摄敛津液，此为阴阳两虚，复感外邪，便投以桂枝汤解肌发表，遂使阴阳两虚更甚，必致变证丛生，治当选用桂枝加附子汤，宜扶阳益阴解表，以顾及阴阳两虚，复解其表。

问曰：太阳病，其证备，按桂枝法治之而增剧，厥逆，咽中干，烦躁，吐逆，谵语，其故何也？师曰：此阳旦证，不可攻也，寸口脉浮，浮为风，亦为虚，风则生热，虚则挛急。误攻其表，则汗出亡阳，汗多则液枯，液枯则筋挛，阳明内结，则烦躁谵语，用甘草干姜以复其阳，甘草芍药以救液，调胃承气以止其谵语，此坏病之治，必随脉证也。（331）

讲析

病人的病情像似桂枝汤证，用桂枝汤治之，表证虽罢，且病情不减，反而使病情加重而增剧，是由于"按桂枝法治之"的错误，阳气愈虚，阴气愈伤，所以出现四末厥冷，咽喉干燥，心中烦乱不安，手足扰动不宁，呕吐气逆，妄言乱语等变证。

原文 14

太阳病，外证未解，脉浮弱者，当以汗解，宜桂枝汤。（343）

讲析

再次深化桂枝汤证的辨证，桂枝汤证除脉浮缓之外，补述脉浮弱是桂枝汤证的本脉。凭脉辨证，脉弱反映营弱，脉象浮弱揭示营弱卫强的病机。

比较

太阳病脉象浮弱，适合用桂枝汤治疗：①"外证未解"，仲景省略桂枝汤发热、汗出、恶风等主证；②"脉浮弱者"，是在"外证未解"的前提下，方可使用桂枝汤；③"当以汗解"，即表证在，仍可使用桂枝汤以解肌。

引申

太阳病表证未解，正气仍在驱邪外达之势，倘若纵有里热，也当顺其势发汗以解肌，今脉浮弱，脉浮为卫强，脉弱为营虚，所以健中益营，培其汗源，汗出卫和，表邪得解。

原文 15

太阳病，外证未解，不可下也，下之为逆；欲解外者，宜桂枝汤。（345）

讲析

345 条讲析外证未解治法的宜忌。在一般情况下，邪客于表，当汗之而解；邪结于里，可下之而愈；表里同病，应先解表而后攻里。若先攻下，里气受伤，在表之邪乘虚内陷，使病情复杂化，因此表里同病时，一定要先解表，待表解后，如果里气仍实，方可攻下。若太阳病外证未解，误用下法，邪气内陷，可引起诸多变证，所以攻下为治太阳病之大忌。太阳病初起用桂枝汤滋阴和阳，调和营卫，方为得体，且桂枝汤不仅用于太阳中风，六经经表偏虚之证，皆可用之，所以素体虚者解表，适合用桂枝汤治疗。

太阳病，先发汗不解，而复下之，脉浮者不愈，浮为在外，而反下之，故令不愈。今脉浮，故知在外，当须解外则愈，宜桂枝汤。（346）

讲析

346 条讲析太阳病汗下后，病仍在表，未成变证，仍当解表。提示表里同病当先解表的思路：太阳病，本应发汗而解，今先发汗不解，说明表里同病可能汗不得法，或病重药轻，致一汗不解；既然表不解，就应再以汗解，虽有里证亦不应攻下，否则误下必伤正气，可引起表邪内陷，变生他病。今表不解而复下之，察其脉仍见浮象，说明病邪仍在肌表，没有内传，并值得强调的是，病人已经发汗和误下，再予发汗，宜缓不宜峻，不可用麻黄汤峻汗，选用桂枝汤确实比较适宜。

病人常自汗出者，此为营气和，卫气不谐也，所以然者，营行脉中，卫行脉外，卫气不共营气谐和故也，复发其汗则愈，宜桂枝汤。（354）

讲析

354 条讲析常自汗出，示意桂枝汤适用于治疗由营卫不调引起的多种病证，而不拘于太阳中风表虚证，"常自汗出"可有多种病机，本条宜桂枝汤治疗，系因卫气不能外固，而营阴不得内守所致的营卫不和。病理的主导方向是卫气不和，所以有"复发其汗"的治法，从"常自汗出"而用"复发其汗"的治法，示意病理性自汗与发汗疗法不同：自汗的轻重反映营卫不和的变化程度，而使用药物正确发汗，是矫正扶正的手段，两者不能并论。说明桂枝汤能治杂病的常自汗出，也能治太阳病中风表虚证，桂枝汤用于有汗能止汗，用于无汗能发汗，其理在调和营卫之中，这为扩大桂枝汤的临床应用范围开阔了思路。

原文 18

病人脏无他病，时发热自汗出而不愈者，此卫气不和也，先其时发汗则愈，宜桂枝汤。（355）

讲析

内有脏腑未病，却常常出现一阵阵的发热和自汗出，并且经久不愈，这是因为卫气不调和的缘故，可在再次发热和自汗出发作之前用发汗的方法治疗，病证就会痊愈。发汗剂适合用桂枝汤，即于证发前服药，提示依证服用桂枝汤的新方法。

比较

354条与355条相比较，同为营卫不和，同用桂枝汤治疗，但355条的"时发热自汗出"与303条、314条太阳中风"发热汗出"不同，354条"复发其汗"与355条"先其时发汗"不同，355条提出"先其时"，进一步补充了桂枝汤的用法。同为桂枝汤，不同的证情，用不同的服药方法，反映仲景用药方法之精，注意此点，对提高桂枝汤的临床疗效十分有益。

原文 19

伤寒，不大便六七日，头痛有热者，与承气汤；其小便清者，知不在里，仍在表也，当须发汗，宜桂枝汤。（357）

讲析

需要说明的是，病邪仍在于表的伤寒证，尽管六七日不解大便，因小便清彻，腹部无所苦，知里无燥热，故以桂枝汤发汗解表。由于阳气浮盛于外，津液亦随之外泄和下输，所以使小便清长，胃中变燥而致六七日不解大便，用桂枝汤后，营阴得充，卫阳不再外浮，津液得以恢复输布，则大便自通。

伤寒，发汗已解，半日许复烦，脉浮紧者，可更发汗，宜桂枝汤。（358）

讲析

太阳伤寒发汗后，余邪复聚，病情有反复发热之象，其原因：①汗后大邪已去，余邪未尽，半日后又复聚为患；②因证情新愈，腠理空虚，调养失时，重感外邪；③脉浮紧，说明表邪仍在。不管何种原因，无论余邪复聚或复感外邪，表证再现，则仍当再发汗解表，这种情况可以再行发汗，因已曾发过汗，宜缓不宜峻，所以选用桂枝汤调和营卫，解肌微汗，祛邪而不伤正。

伤寒，医下之，续得下利清谷不止，身疼痛者，急当救里；后身疼痛，清便自调者，急当救表。救里，宜四逆汤；救表，宜桂枝汤。（396）

讲析

本条具有文法上的特点："下利清谷不止"一证，寓少阴阳衰之证于其内，"身疼痛"一证，括表证于其中，这种省文法，文字精炼，内涵明确。仲景示意，对少阴阳虚初复之后的太阳表证，若不及时解表祛邪，则表邪很有可能传经入里，所以里虚初复，强调急当救表，以杜绝表邪传里之患，但考虑到里阳初复，虽见表实证，亦不可用峻汗，只宜桂枝汤调和营卫，以图缓汗而解除表邪。

太阳病，发热汗出者，此为营弱卫强，故使出汗，欲救邪风者，宜桂枝汤。（399）

399 条宜桂枝汤：399 条为 313 条桂枝汤的补充说明，论述中风的病机是营弱卫强。所谓"营弱"，是营阴未直接受邪，但因卫阳不固，使营阴不能安居于内，外渗肌肤而为汗，汗出有损于阴分，但并非营阴虚弱；所谓"卫强"，是卫阳遭受外邪侵袭激发的抗邪能力，但并非卫阳强盛。导致营卫不和的原因是受风寒邪气侵袭，以风邪为主，此即"欲救邪风者"之意，由于证属卫强邪盛，虽有汗出，仍当用适度发汗的治法以祛风寒之邪，损其"卫强"，救邪风之所伤，邪风祛则卫气和，汗出止则营自复，营卫调和，其病自愈；桂枝汤中桂、芍并用，姜、枣同佐，既能发汗以解外邪，又可益阴而和营血；服药后使病人遍身漐漐微似有汗，而营卫得以调和，所以桂枝汤为治疗营弱卫强的首选汤方。

伤寒大下后，复发汗，心下痞，恶寒者，表未解也，不可攻痞，当先解表，后攻其痞，解表，宜桂枝汤；攻痞，宜大黄黄连黄芩泻心汤。（473）

伤寒本为表证，若先下后汗，为治疗失误，使胃气受损，邪热内陷，结于心下，气机阻滞，形成痞证。痞证已具，表邪仍在，痞证兼表，当先治其表而后治其里。因在下汗之后，虽有表证，亦不可再用峻汗之剂，应按表虚治之，用桂枝汤治疗，以益营和卫，则表证或可得解，故先以桂枝汤解表，然后攻痞。

阳明病，脉迟，汗出多，微恶寒者，表未解也，可发汗，宜桂枝汤。（541）

讲析

阳明已属肌肉之分。阳明病本不应有恶寒，今微恶寒，似邪在太阳之表，但非太阳表证，此属风寒之邪伤于阳明经表，是阳明本经自受风邪，阳明中风之脉迟，与太阳中风之脉缓相类。所谓脉迟，为脉不滑而迟滞，主营血虚，非寒邪之脉迟，乃脉缓之变称也。脉迟形容脉搏较为缓慢，与脉缓同类，说明风寒之邪袭于阳明经表，致营卫失和，汗出肌疏。故用桂枝汤以调和营卫，解肌发汗，则阳明经表之邪得散。

比较

考太阳经表之证，病位较浅，故恶寒重而汗出多，阳明经表之证，病位较深，故恶寒轻而汗出多，此为邪在肌腠，将欲传里而表又未罢之象。因其脉迟而汗出多，仍属于表虚，故以桂枝汤解肌发汗，以散阳明经表之邪。太阳中风表证，治宜桂枝汤；阳明中风表证，同样治宜桂枝汤。说明阳明表证在未化燥入里之前可用桂枝汤，同时也说明桂枝汤并非里热阳盛所禁忌，更证明其解表之机理是健中滋营，而非扶阳。

病人烦热，汗出则解，又如疟状，日晡所发热者，属阳明也。脉实者，宜下之；脉浮大者，宜发汗。下之，与大承气汤；发汗，宜桂枝汤。（547）

此属以脉象辨阳明经、腑证。脉实与脉浮大皆指阳明而言。脉实，说明阳明里实已成，其热为里热炽盛而外蒸之象，主阳明腑实证；脉浮大，说明其热为阳明表之邪未解，主阳明经表证。本条宜桂枝汤，是因为经表之邪未解，但已是汗出之后，所以不用麻黄汤发汗而用桂枝汤解有汗之表。仲景使用桂枝汤一贯六经之表，不但用于太阳经，也用于其他各经。

太阴病，脉浮者，可发汗，宜桂枝汤。（605）

太阴病属里虚寒证，风寒之邪深入太阴部位，邪正相争于太阴之里，其脉当以不浮为常，今言脉浮，是言其变。脉浮是正气趋表抗邪之兆，说明邪气虽入于太阴，而太阴正气所虚不甚，仍有抗邪出表之势，适合用桂枝汤，因势利导，发汗解表。本条明确指出桂枝汤的发汗作用，见桂枝汤证即用桂枝汤；太阳表证用桂枝汤，阳明表证用桂枝汤，太阴表证用桂枝汤亦无可置疑。

下利，腹胀满，身体疼痛者，先温其里，乃攻其表。温里，宜四逆汤；攻表，宜桂枝汤。（711）

表里同病，治有先后缓急之分，正气实，应先解其表，后治其里；正气虚，则应先温其里，后治其表。今既下利腹胀满，又身体疼痛，属表里同病。下利腹胀满，为里有虚寒，身体疼痛，为外有表邪，两者相比，当以里虚寒证为急，故先用四逆汤温其里，待里气充实后，则表邪亦可自解；若里证已罢，而表证仍在，再用桂枝汤调和营卫，以解散表邪。

原文28

吐利止而身痛不休者，当消息和解其外，宜桂枝汤。（759）

讲析

吐泻后，正气已虚，虽有表邪，也不可用峻汗之类；再则吐泻后，邪气已衰，也不需峻汗，所以不言"发汗"，而言"当消息和解其外"。所谓"消息"，犹言斟酌，寓有灵活变通，随证选药之意；所谓"和解其外"，是指滋阴和阳，调和营卫的桂枝汤而言，反映仲景此时用桂枝汤的慎重。桂枝汤并非迅猛之剂，为何仲景如此慎重，这是从病人的体质出发。霍乱本是中焦虚寒，吐泻后中阳大伤，虽然吐泻已止，然其阳虚尚未全复，若汗之不当，可汗出亡阳，故嘱和解在表之余邪，但桂枝汤毕竟具有解肌、发汗作用，故宜温服，不需啜热稀粥和温覆以取暖，一切都是防止太过，务在中病即止，缓调营卫，尚有不令发汗之意，使表邪祛而身痛自愈，故在"桂枝汤"之前加一"宜"字，可见"消息和解其外"一语寓意颇深，值得认真领悟。

61方—315条
桂枝加葛根汤

[原方]桂枝加葛根汤

葛根四两 芍药二两 桂枝二两,去皮 甘草二两,炙 生姜三两,切 大枣十二枚,擘 上六味,以水一斗,先煮葛根,减二升,去上沫,内诸药,煮取二升,去滓,温服一升,覆取微似汗,不须啜粥,余如桂枝法将息及禁忌。

原文1

寒病,骨痛,阴痹,腹胀,腰痛,大便难,肩背颈项引痛,脉沉而迟,此寒邪干肾也,桂枝加葛根汤主之;其着也,则两腘痛,甘草干姜茯苓白术汤主之。(297)

方药

桂枝加葛根汤 见太阳病上。

讲析

若寒邪注着于肩背颈项的肌腠,阳气阻滞不行,则肩背颈项相引疼痛;寒邪由经脉而干于肾脏,则脉呈沉迟之象,应当用桂枝加葛根汤治疗,以调和营卫,宣阳益阴,温经散寒。

原文 2

太阳病，项背强几几，及汗出恶风者，桂枝加葛根汤主之。（315）

讲析

本条所述证的临床特点由两部分组成：①太阳病汗出恶风，为风寒外束肌表，致卫强营弱，即太阳中风证；②项背强几几，太阳病本有头项强痛，今从头项延伸及项背，不但项强，且背亦强，项背部牵强，拘急不舒，即，风寒外束，太阳经气不舒，阻滞津液不能敷布，以致经脉失于濡养，则项背牵强拘急，仰俯不能自如。综合两者，表虚证本营阴不足，若兼津液不得上升，则太阳经脉失于濡养，故项背牵强拘急。表虚营卫不和，应当用桂枝汤治疗，以解肌祛风，调和营卫；兼津液不升，所以加一味葛根以通利太阳经输。

注解

①一斗：斗，容量单位，《汉书·律历志》："十升为斗"，一斗，约合今 2 000 毫升。
②先煮葛根，减二升：谓用水一斗，先入葛根，煮至八升。
③内：同纳，加入之意。
④将息：调理休息，指服药后护理之法。

注译

以上六味药物，用水一斗，先煮葛根，减少二升药液时，去掉药液上面的浮沫，再加入其余五味药物，继续煮至留取二升药液为度，滤去药渣，趁温服下一升，然后盖上被使其微微出汗，除不必喝热稀粥外，其余的调养护理和饮食禁忌，与服桂枝汤的方法相同。

方释

桂枝加葛根汤，由葛根、芍药、桂枝、甘草、生姜、大枣六味药物组成，方中：①葛根不但可解肌发表，宣散风寒之邪，而且又能鼓舞胃气上行，升腾津液以濡润经脉，为治项背强急之要药；②芍药敛阴和营；③桂枝通阳解肌，桂枝、芍药相配，解表中寓敛汗之意，和营中寓调卫之功，为治太阳中风之主药；④炙甘草调和诸药以补益中州；⑤生姜、大枣亦能调和营卫，且生姜伍桂枝，则增强解肌之效，大枣配芍药亦增强和营之功，故桂枝加葛根汤取桂枝汤益营和卫，解肌祛风，加葛根升腾津液，以奉养筋脉。

药释

◇葛根

《神农本草经》："主消渴，身大热，呕吐，诸痹，起阴气，解诸毒。"（47）

<u>效应</u>

发表解肌：本品甘辛性凉，轻扬升散，有发汗解表，解肌退热之功，用于外感表证。

升阳透疹：本品有发表散邪，解肌退热，透发痘疹之功，故可用于麻疹初起，表邪外束，疹出不畅者。

生津止渴：本品甘凉，于清热之中又有鼓舞胃气上升，而有生津止渴之功，故用于热病津伤口渴。

升阳止泻：本品清透邪热，升发清阳，鼓舞脾胃清阳之气上升而奏止泻止痢之效，可用治表邪未解，邪热入里之热泻热痢证。

<u>评述</u>

葛根能扩张冠脉血管和脑血管，增加冠脉血流量和脑血流量并能直接扩张血管，使外周阻力下降而有明显降压作用，能较好缓解高血压病人的"项紧"症状，还有解热和降低血糖作用。

加葛根作用有三：①升阳发表解肌祛风，助桂枝汤以解表；②舒筋通络，解经脉气血凝滞；③凡经脉拘急，多有津液不滋润的因素，葛根甘寒生津，起阴气，鼓舞阳明津液布达，滋津润燥，以缓解经脉之拘挛。现代药理实验表明，葛根能扩张心脑血管，改善心脑与外周循环，增强脑部血流量。太阳表证时，因头项部血管收缩，血的流量减少，流速减缓，所以有项背拘急之感。用葛根后，局部血管收缩缓解，血流量增加，神经肌肉得以濡养，则项背拘急自除。

比较

桂枝加葛根汤证之病机，与桂枝汤证同中有异，风寒袭表，腠理疏松，营卫不调是其所同；而邪阻经输，太阳经脉不利较为突出，项背强急显著，是其所异。同时指出：葛根汤证是无汗恶风的太阳伤寒兼经气不舒；而桂枝加葛根汤证是汗出恶风的太阳中风兼经气不舒，两者治法有异，方中加用麻黄与否，是两汤方的主要区别。

引申

315 条桂枝加葛根汤与 773 条栝蒌桂枝汤，仅葛根与栝蒌根一味药物之别。因葛根生津滋液，解肌发表，只要是太阳表虚证皆用之；栝蒌根味苦入阴，用以生营血，以生津清热为长，热清津充，则津不燥而痉病自愈。故桂枝加葛根汤则治偏于表虚而兼经气不舒之证；栝蒌桂枝汤则治偏于表虚而兼津血不足之证。

62方—321条
桂枝加附子汤

「原方」桂枝加附子汤方

桂枝三两，去皮 芍药三两 甘草二两，炙 生姜三两，切 大枣十二枚，擘 附子一枚，炮，去皮，破八片

上六味，以水七升，煮取三升，去滓，温服一升，日三服，将息如桂枝汤法。

原文

太阳病，发汗，遂漏不止，其人恶风，小便难，四肢微急，难以屈伸者，桂枝加附子汤主之。（321）

讲析

综观 321 条，阳虚由于表证妄汗，因汗多而致阴伤，故表证兼阳虚是其主体，亦是导致阴伤之原因，其治于解表之中加附子以扶阳，兼含存阴之义。盖扶阳以固表，固表以敛汗，敛汗以存阴，即以扶阳解表为法，卫阳复而表气固，汗则自止，汗止后，阴液不再外泄，故渐趋恢复。因此，应当用桂枝加附子汤治疗，以调和营卫，固阳止汗，既能充卫阳，又能复阴液，所以汤方中不再加入护液之品。此既是治本之道，又不失标本兼顾，由此可见，论治，贵在治病求本。

注译

以上六味药物，用水七升，煮至留取三升药液为度，滤去药渣，趁温服下一升，每日服三次，服药时的调养护理及饮食禁忌，与服桂枝汤的方法相同。

方释

桂枝加附子汤，由桂枝、芍药、炙甘草、生姜、大枣、附子六味药物组成，即由桂枝汤原方加炮附子而成。方中：①桂枝汤解肌祛风，调和营卫，以解在表之风寒；②炮附子温经复

阳，固卫止汗。解肌祛风与固表止汗相辅相承，既有利于表证之解除，又协同附子固表以止汗，故于桂枝汤方中，加附子，于固表敛汗之中，寓扶阳解表之意。

63 方—322 条
桂枝去芍药汤

桂枝三两，去皮 甘草
二两，炙 生姜三两
大枣十二枚，擘

上四味，以水七升，
煮取三升，去滓，温
服一升，日三服，将
息如桂枝汤法。

原文

太阳病，下之后，脉
促，胸满者，桂枝去
芍药汤主之。（322）

讲析

胸腔接近体表，表邪误下，则胸阳被遏，但终
非表证，亦非纯里，治疗时既不可仍守桂枝汤
原方，也不可放弃桂枝汤原方，应当用桂枝去
芍药汤治疗。因为芍药酸苦收敛，为阴分之
药，用芍药有碍于胸中阳气的振奋宣畅，不利
于胸满的解除；桂枝汤去掉芍药，则成桂枝甘
草汤加生姜、大枣，桂枝、甘草相配，仍不失
辛甘发散，振奋胸阳之义，生姜、大枣仍可调
和营卫，突出了温阳之功，减弱了敛阴之力，
但桂枝去芍药汤为辛甘之品，非阳虚阴盛者，
误用则易劫夺津液，故应慎用。

注译

以上四味药物，用水七升，煮至留取三升药液
为度，滤去药渣，趁温服下一升，每日服三
次，服药时的调养护理及饮食禁忌，与服桂枝
汤的方法相同。

方释

桂枝去芍药汤，由桂枝、甘草、生姜、大枣四
味药物组成，方中：①桂枝、甘草、生姜、大
枣，辛甘发散为阳，既可解表邪，又可振胸
阳，使陷胸之表邪复由胸部透表而解；②桂

枝汤去芍药，仍不失辛甘发散之性，仍有解表之效，又因该汤方适用于太阳病误下表证未解，兼脉促胸满，惟其表证未解，故仍宜桂枝汤，因其误下，胸阳受伤，邪陷胸中，见脉促胸满，因芍药酸苦微寒，对外邪欲陷之疾，有留邪之弊，故去芍药。

比较

太阳病误下而见脉促，有322条桂枝去芍药汤证与335条葛根黄连黄芩甘草汤证：桂枝去芍药汤用于太阳之邪，误下而陷入于胸，脉促、胸满并见，为阴邪内陷，治以温散；葛根黄连黄芩甘草汤用于太阳之邪，陷入于阳明，脉促、喘而汗出并见，为阳邪内陷，治以清解。证不同则治各异，临床应认真鉴别。

引申

胸为阳位似天空，其间宽阔而清净，为心肺之宫城，距体表最近，又为太阳之里。太阳之邪陷于胸，胸阳不振，欲伸不得，欲宣不畅，清阳之气被郁遏于胸部，未及血分，故胸满而不痛。脉促与胸满并见，可见脉促不是阳盛，而是阳气郁遏，气血运行急速。在此并非指数时一止复来的促脉，脉搏的急速，反映邪气由表入胸，人体阳气尚能抗邪，与邪相争，同时也反映胸阳之气抗邪的能力已有所衰减，所以脉搏急速而按之无力。

64方—323条
桂枝去芍药加附子汤

「原方」桂枝去芍药加附子汤

桂枝三两 甘草二两, 炙 生姜三两, 切 大枣十二枚, 擘 附子一枚, 炮, 去皮, 破八片

上五味, 以水七升, 煮取三升, 去滓, 温服一升, 日三服, 将息如桂枝汤法。

原文

太阳病, 下之后, 其人恶寒者, 桂枝去芍药加附子汤主之。(323)

讲析

323条桂枝去芍药加附子汤是322条桂枝去芍药汤的进一步发展深化, 病人不仅暗含桂枝去芍药汤证的脉促、胸满, 还有太阳病误下后恶寒, 说明卫表阳虚更重。较之有汗, 无汗的太阳病之恶寒更甚。恶寒乃全身阳虚之象, 发生于误下后, 非实热壅滞, 乃表证未解兼损胸阳的结果, 应当用桂枝去芍药加附子汤治疗。

注译

以上五味药物, 用水七升, 煮至留取三升药液为度, 滤去药渣, 趁温服下一升, 每日服三次, 服药时的调养护理及饮食禁忌, 与服桂枝汤的方法相同。

方释

桂枝去芍药加附子汤, 由桂枝、甘草、生姜、大枣、附子五味药物组成, 方中: ①桂枝去芍药汤是桂枝汤减芍药, 即桂枝汤去掉酸敛碍阳的芍药, 使解肌祛风, 调和营卫的桂枝汤, 一定成为温经复阳, 解肌祛风之汤方; ②桂枝去芍药加附子汤是桂枝汤减芍药、加附子, 以温补卫阳之气, 又能振奋心胸之阳。可见加减之间温阳原则不变, 但作用轻重则相当悬殊。

65方—324条
桂枝麻黄各半汤

即桂枝汤三合，麻黄汤三合，并为六合，顿服之，将息如桂枝汤法，麻黄汤见太阳病中

原文 1

湿气在外，因风相搏，流于经络，骨节烦疼，卧不欲食，脉浮缓按之涩，桂枝汤微发其汗，令风湿俱去，若恶寒，身体疼痛，四肢不仁，脉浮而细紧，此为寒气并，桂枝麻黄各半汤主之。（271）

方药

桂枝汤　见太阳病上。

桂枝麻黄各半汤　见太阳病上。

讲析

病风湿未愈，更加客寒，感而为风湿寒并病，称为寒气并入，风湿寒三气合而为病，应当用桂枝麻黄各半汤治疗，以双解营卫之邪，属小发汗之法。

原文 2

太阳病，得之八九日，如疟状，发热，恶寒，热多寒少，其人不呕，清便欲自可，一日二三度发，脉微缓者，为欲愈也；脉微而恶寒者，此阴阳俱虚，不可更发汗、更吐、更下也；面色反有热色者，未欲解也，以其不能得小汗出，身必痒，宜桂枝麻黄各半汤。（324）

讲析

324条桂枝麻黄各半汤：面色反而有如发热似的红色，是阳气怫郁在表之象，因为未得到轻微的汗出，邪气尚没有解除，邪束肌表不得疏越，故身体有瘙痒的感觉，治当使得小汗出，适合用桂枝麻黄各半汤治疗。说明此时邪气虽不过盛，却仍能外束肌表，正气虽不见衰，却无力开其腠理，以致汗不得出，必须以表药轻剂，助正气开其腠理，使邪散表解，对此宜小汗法而以小汗治疗。

注解

①合：合，容量单位，一升的十分之一，据考，汉时一升约合今200毫升，一合即今之20毫升。
②顿服：将全部煮出的药液一次服下。

注译

即桂枝汤三合，麻黄汤三合，合为六合，一次服下，服药时的调养护理及饮食禁忌，与服桂枝汤的方法相同，但麻黄汤的方药，见于"太阳病中篇"。

方释

桂枝汤原为解肌祛风，调和营卫而设，对因汗出不彻，邪留肌表者，力有不逮。麻黄汤为发汗峻剂，对日久邪微，汗出不彻者，不甚相宜。然则本病证毕竟在表，解表之法，以小汗为佳，故取两汤方各自的药液混合而服。盖麻黄汤虽然发汗，但剂量减少，且有芍药相配，是发中有收，故汗而不峻，其发汗之力较桂枝汤稍强；桂枝汤虽然调和营卫，但有麻黄相配，必能使微汗而不至留邪，其发汗之力较麻黄汤缓和。以上两汤方合并，则变为小汗之法，谓发汗之轻剂，发小汗以祛邪，又免过汗伤正之弊。

比较

感受风寒有轻重微甚之分：①感受邪气较甚，卫阳闭郁，营阴郁滞较甚，谓邪盛攻冲经筋则痛，治宜发汗解表，方用麻黄汤，汗出邪祛表解，则身痛自止；②感受邪气较轻，或久病邪微，微邪郁于肌表，营阴郁滞不甚，汗欲出而不得，谓邪微游行皮肤则痒，治宜辛温轻剂，小发其汗，方用桂枝麻黄各半汤，以轻散外邪。总之，身痛或身痒，与感邪的甚、微有关。

66方—326条
白虎汤

「原方」白虎汤

知母六两 石膏一斤，碎，绵裹 甘草二两，炙 粳米六合

上四味，以水一斗，煮米熟汤成，去滓，温服一升，日三服。

原文 1

病秋温，其气在中，发热口渴，腹中热痛，下利便脓血，脉大而短涩，地黄知母黄连阿胶汤主之；不便脓血者，白虎汤主之。（239）

方药

白虎汤 见太阳病上。

讲析

长夏伤于湿，气伏于内，蓄久至秋，与燥相搏，发为秋温。推其源由湿、燥二气合化，至病之发，则湿已化燥，证只见温而不见湿，邪伏于太阴而出阳明，偏迸气分，或下利或不下利，皆可用白虎汤以清肺胃之热。

风温者，因其人素有热，更伤于风而为病也，脉浮弦而数，若头不痛者，桂枝去桂加黄芩牡丹汤主之。若伏气病温误发其汗，则大热烦冤，唇焦目赤，或衄或吐，耳聋，脉大而数者，宜白虎汤；大实者，宜承气辈；若至十余日则入于里，宜黄连阿胶汤。何以知其入里，以脉沉而数，心烦不卧，故知之也。（248）

方药

黄连阿胶汤 见少阴病。

讲析

若伏气之邪感受时行之气，发自血分，或杂病血枯营热之候，误发其汗，必致伤阴精而动脏气，阴竭阳强而生大热，气热血沸，邪盛干经，适合用白虎汤治疗，以清肺胃而凉肌热。

原文 3

燥病，色黄，腹中痛不可按，大便难，脉数而滑，此燥邪乘脾也，白虎汤主之。（288）

讲析

燥邪干肺则在气而涸津，燥邪乘肝则入血而涸液，燥邪乘脾则气血两燔，瘀热以行，若误攻其实，则阴津转伤，燥邪亦陷，应当用白虎汤治疗，双清气血，以存津液，即治其源而诸证自解。

原文 4

太阳病，服桂枝汤后，大汗出，脉洪大者，与白虎汤；若形似疟，一日再发者，宜桂枝二麻黄一汤。（326）

讲析

326 条与白虎汤：太阳病，服桂枝汤，汗出遍身絷絷微似有汗者益佳，而今汗不得法，致成大汗出，使病情发生变化，得汤若大汗出，脉转洪大，知其人胃阳素盛，津液外越，化燥而转属阳明，可给予白虎汤治疗，以清肌热，胃气凉和，大汗自止。此为胃热蒸肌，为阳明经证，不可妄施补敛，所以宜白虎汤以救焚。

注译

以上四味药物，用水一斗，煮至米熟，其汤即成，滤去药渣，趁温服下一升，每日服三次。

方释

白虎汤，由知母、石膏、甘草、粳米四味药物组成，方中：①知母苦寒质润，借苦寒润燥以滋阴，并助石膏清肺胃之热；②石膏辛甘大寒，以制阳明气分内炽之热；③炙甘草、粳米，既能益气护津，又可防大寒伤中之弊。四药同用，具有清热生津之功，使热清烦除，津生渴止，则诸证皆愈。

149

引申

白虎汤，用于伤寒化热内传阳明经证，或温病邪传气分，气分热盛证，或因病变转为里热实证。故治禁为：①邪即离表，则不可发汗；②里热炽盛，尚未腑实，又不宜攻下；③热盛伤津，又不能苦寒直折，避免化燥伤阴。故上述情况，当以白虎汤清热生津为宜。

原文 5

伤寒，脉浮，发热无汗，其表不解，当发汗，不可与白虎汤；渴欲饮，无表证也，白虎加人参汤主之。（479）

讲析

479 条不可与白虎汤：白虎汤本为达热出表，甘寒清热之重剂，表寒证用之，可冰伏表邪，郁遏阳气，无解表发汗之功，用之必遏正气驱邪外出，徒伤胃气，甚或引邪内陷，故表证发热不可用白虎汤。

原文 6

伤寒，脉浮滑，此以里有热，表无寒也，白虎汤主之。（483）

方药

白虎汤 见太阳病上。

讲析

白虎汤证均以阳明气分热邪充斥表里内外为见证，本条仲景在写法上详于脉而略于证，脉滑主阳盛，气血充盈，兼见浮象，是气血外达，阳盛于表的征兆。因白虎汤证为阳明里热蒸腾，热于内而见于外，充斥于表里，弥漫于周身，乃气分热势正盛而正气尚未虚衰，所以，应当用白虎汤治疗，以清气分之热，则愈。

原文7

三阳合病，腹满身重，难以转侧，口不仁，面垢，若发汗，则谵语，遗尿；下之，则手足逆冷，额上出汗，若自汗者，宜白虎汤；自利者，宜葛根黄连黄芩甘草汤。（526）

方药

白虎汤 见太阳病。

葛根黄连黄芩甘草汤 见太阳病中。

讲析

526条宜白虎汤：阳明热炽，热蒸肌腠，邪热迫津外泄而自汗出，以施治阳明里热为重，所以用白虎汤独清阳明之热，里热而非里实，故当用白虎而不当用承气，太清胃热，急救津液，以存其阴。

原文8

伤寒，脉滑而厥者，里有热也，白虎汤主之。（689）

讲析

"脉滑而厥者"与"里有热也"相应，揭示本证"热""厥"并未敛结成实，故其治宜清不宜下，用白虎汤既可清解郁热，又可生津养液，使里热清，则厥自解。

67 方—326 条
桂枝二麻黄一汤

「原方」桂枝二麻黄一汤

即桂枝汤二升，麻黄汤一升，合为三升，每服一升，日三服，将息如桂枝汤法。

原文

太阳病，服桂枝汤后，大汗出，脉洪大者，与白虎汤；若形似疟，一日再发者，宜桂枝二麻黄一汤。（326）

讲析

因风邪侵袭营卫，邪气稽留于皮毛肌肉之间，故非桂枝汤之可解，已经大汗出，故又不宜麻黄汤之峻攻，仅取桂枝汤二升，麻黄汤一升，合为三升，分三次服，在解肌方中略加发汗之品，微开其表，以散外邪，审发汗于不发之中。

注译

即用桂枝汤二升，麻黄汤一升，合为三升，每次服一升，每日服三次，服药时的调养护理及饮食禁忌，与服桂枝汤的方法相同。

方释

服桂枝汤不得法，汗出不彻，玄府闭塞，邪仍留连于肌腠之间，与正气相争，所以寒热似疟，汗之，麻黄汤嫌其太峻，桂枝汤又不能胜任，故采取桂枝二麻黄一汤，以和其营卫，略佐疏表，较桂枝麻黄各半汤又轻一筹，故其发汗力更微，可称微发其汗。

68方—327条
白虎加人参汤

即白虎汤加人参三两

原文1

太阳中热者，暍是也，其人汗出恶寒，身热而渴，白虎加人参汤主之。（255）

方药

白虎加人参汤 见太阳病。

讲析

暍者，暑也。暑为热邪，感受暑热之邪，首先侵犯太阳，故称太阳中热。由于暑热炽盛，气阴两伤，故用白虎加人参汤清热解暑，益气生津，方中：①石膏辛寒，以清泄暑热；②知母凉润，以滋内耗之阴；③人参益气生津；④甘草、粳米益胃和中。诸药相伍，共奏清热祛暑，生津益气之效，使暑热解，气阴复，则暍病自愈。

引申

中热恶寒与伤寒恶寒两者病机不同：①中热恶寒，是因腠理开泄，汗出所致，伴见中热见证；②伤寒恶寒，是因腠理闭塞，阳气被郁所致，伴见伤寒表证。同时说明，中风、伤寒、温病、暍病，皆有太阳表证：汗出恶寒，身热而不渴者，为中风；恶寒无汗，身热而不渴者，为伤寒；汗出身热而渴，不恶寒者，为温病；汗出恶寒，身热而渴者，为暍病。示意辨异，有助于辨证施治。

太阳病，服桂枝汤后，大汗出，脉洪大者，白虎加人参汤主之。（327）

讲析

此因大汗出后，遂致胃中津液耗竭，热邪乘阳明胃虚入里，至大烦渴不解，并伴见脉洪大，则邪不在太阳，而已传入阳明，故用白虎汤以清阳明胃中之炽热，加人参以救胃中津液之耗伤，即，应当用白虎加人参汤治疗，以清热益气生津。

注译

白虎加人参汤，由白虎汤加人参组成。

方释

太阳之邪，借汗出而解，而汗由水谷所化，胃为化汗之源，所以太阳表虚之汗与阳明胃之化源密切相关，是以误汗伤阴，邪易传阳明。救治之法在于清阳明之热，救胃之津气，即用白虎汤中加入人参，以白虎汤清阳明气分之热，加人参以益气生津，可见救胃之气津，在于甘寒佐以益气。

原文 3

伤寒，若吐，若下后，七八日不解，热结在里，表里俱热，时时恶风，大渴，舌上干燥，而烦，欲饮水数升者，白虎加人参汤主之。（477）

讲析

此条为热炽阳明，津气两伤证，应当用白虎加人参汤治疗，方用白虎汤清热，保胃养阴，加人参益气，生津止渴，使邪热得清，气津得复，诸证自愈。

原文 4

伤寒，无大热，口燥渴，心烦，背微恶寒者，白虎加人参汤主之。（478）

讲析

本条乃阳明热邪偏盛于里，里热较盛而体表之热较逊，谓伤寒肌表尚无明显热象；表热虽不甚，里热却很炽盛，阴津耗伤，热邪扰乱神明。则口燥渴、心烦，背为阳之府，是阳气会聚之所，故当热迫过多汗出，肌表疏松，卫阳失于固密和失于温煦，则背部轻微恶寒，此非阳虚恶寒，乃阳明内热熏蒸于背，汗出肌疏，故微恶也，应当用白虎加人参汤治疗，以清里热而救津液。

原文 5

伤寒，脉浮，发热无汗，其表不解，当发汗，不可与白虎汤；渴欲饮，无表证也，白虎加人参汤主之。（479）

讲析

前证汗出表解后，邪热转盛，则渴欲饮；因津液大伤，气随津泄，肌腠疏松，尽管里热炽盛，发热汗出却相对不明显，故谓身无大热，表邪已不复存在，应当用白虎加人参汤治疗，以用白虎汤清其邪热，并用人参养其津液。

原文 6

阳明病，渴欲饮水，口干舌燥者，白虎加人参汤主之。（529）

方药

白虎加人参汤见太阳病。

讲析

阳明无形邪热炽盛，不但燥热不解，而且津液耗损，所以渴欲饮水，口干舌燥，应当用白虎加人参汤治疗，以清热生津，使邪热清，津液复，而渴欲饮水，口干舌燥诸证自愈。

69 方—328 条
桂枝二越婢一汤

桂枝，去皮 芍药 麻黄 甘草，炙 各十八铢 大枣四枚，擘 生姜一两二铢，切 石膏二十四铢，碎，绵裹

上七味，以水六升，先煮麻黄，去上沫，内诸药，煮取三升，去滓，温服一升，日三服。

原文

太阳病，发热恶寒，热多寒少，若脉微弱者，此无阳也，不可发汗；脉浮大者，宜桂枝二越婢一汤。（328）

讲析

脉微弱无力是言脉势，是与脉浮紧相比较而言，因寒邪已部分化热，故脉由原来的浮紧随之变为微弱之象；"无阳"在此指无伤寒表实证，已示阳虚，故不可发汗；脉浮紧变为其形阔大而按之盈指，乃表郁化热之兆，应当微发汗兼清里热，适合用桂枝二越婢一汤治疗。因太阳病表证迁延日久而失治，邪郁不解，故用桂枝汤调和营卫，合越婢汤发越阳郁，微发其汗，双解营卫兼清肌热。

方解

铢：古代重量单位，汉制以十黍为一铢，六铢为一分，四分为一两，即一铢为一两的二十四分之一，按近人考证，汉之一两约合 15.6 克，则一铢约重 0.65 克。

注译

以上七味药物，用水六升，先煮麻黄一二沸，除去浮在上面的泡沫，再加入其余各药物，煮至留取三升药液为度，滤去药渣，趁温服下一升，每日服三次。

桂枝二越婢一汤，由桂枝、芍药、麻黄、炙甘草、大枣、生姜、石膏七味药物组成，即桂枝汤与越婢汤之合方，又称桂枝汤加麻黄、石膏，并制小其剂而成，方中：①桂枝汤加麻黄，解卫表之郁；②桂枝汤加石膏，清阳郁之热。此汤方带有一定的辛凉解表之意，以解除部分表邪化热；因汤方之药量较轻，微汗解热之力较弱，故仍属小汗方范畴。

比较

324 条桂枝麻黄各半汤与 328 条桂枝二越婢一汤，两方仍属解表范畴，但两方用药量均轻，故只应用于太阳表郁轻证。

桂枝麻黄各半汤：由桂枝汤与麻黄汤的合方组成，纯属解表剂，故适用于太阳病日久，邪气虽微，但久郁不解者，即太阳表郁轻证，内无热象者。

桂枝二越婢一汤：由桂枝汤与越婢汤的合方组成，但药量轻，具有微发其汗，兼清里热之效，汤方内有清热之品，故适用于表郁内热轻微者，即太阳表郁轻证，内兼郁热者。

70方—329条
桂枝去桂加茯苓白术汤

芍药三两 甘草二两，
炙 生姜三两，切 大
枣十二枚，擘 茯苓三
两 白术三两

上六味，以水八升，
煮取三升，去滓，温
服一升，日三服。

原文 1

风病，四肢懈惰，体
重不能胜衣，胁下痛
引肩背，脉浮而弦涩，
此风邪乘脾也，桂枝
去桂加茯苓白术汤主
之；若流于府，则腹
满而胀，不嗜食，枳
实厚朴白术甘草汤主
之。（293）

方药

桂枝去桂加茯苓白术汤 见太阳病上。

讲析

胁下者脾之部，脾主四肢肌肉，肩背者为手阳
明经脉之所过，故风邪中于面，则下阳明，甚
则风邪入脾而伤脾，此为风邪乘脾，应当用桂
枝去桂加茯苓白术汤治疗，以祛风邪而解在里
之血涩。

太阳病，服桂枝汤，或下之，仍头项强痛，翕翕发热，无汗，心下满，微痛，小便不利者，桂枝去桂加茯苓白术汤主之。（329）

讲析

桂枝去桂加茯苓白术汤的功效，不是发汗，而是能利小便，无需桂枝走表以解肌，故当去之。有人说：既然不发汗而专利小便，何不用374条五苓散呢？五苓散方后注云："多饮暖水，汗出愈"，其证小便不利，微热，消渴，脉浮，治取发汗以利水的方法，乃外窍得通，则里窍自利，为表里双解之法；而桂枝去桂加茯苓白术汤则仅仅利水而已，里窍通，水邪祛，则经脉自和，是利水以和外之法。

注译

以上六味药物，用水八升，煮至留取三升药液为度，滤去药渣，趁温服下一升，每日服三次。

方释

桂枝去桂加茯苓白术汤，由芍药、甘草、生姜、大枣、茯苓、白术六味药物组成，方中：①去桂枝后，芍药开阴结，可助疏泄以治心下满；②甘草益气和中；③生姜、大枣互用，调和营卫；④茯苓走里以利水；⑤白术伍茯苓，健脾利水，共奏温阳利水之效。

引申

329 条桂枝去桂加茯苓白术汤与 374 五苓散互看自明：①桂枝去桂加茯苓白术汤是太阳之水不下行，故去桂枝加重茯苓、白术，以行太阳之水，水下行则气自外达，水能化气，故重在茯苓、白术以利水，利水即所以发汗也；②五苓散是太阳之气不外达，故用桂枝以宣太阳之气，气外达则水自下行，而小便利矣，故重在桂枝以发汗，气能行水，发汗即所以利水也。桂枝去桂加茯苓白术汤只此减、增之间，变桂枝汤的解肌之剂，为利水之方，可收利水之功，却无伤津之弊，仲景真不愧为化裁古方之典范。

71 方—330 条
甘草干姜汤

[原方] 甘草干姜汤

甘草四两，炙 干姜二两，炮

上二味，以水三升，煮取一升五合，去滓，分温再服。

原文 1

寒病，喘咳少气，不能报息，口唾涎沫，耳聋，嗌干，此寒邪乘肺也，故其脉沉而迟，甘草干姜汤主之；其着也，则肘内痛，转侧不便，枳实橘皮桔梗半夏生姜甘草汤主之。（301）

方药

甘草干姜汤 见太阳病上。

讲析

肺为太阴，寒为阴邪，肺中虚冷，应当用甘草干姜汤治疗，以温里散寒。

原文 2

伤寒，脉浮，自汗出，小便数，心烦，微恶寒，脚挛急，反与桂枝汤欲攻其表，此误也。得之便厥，咽中干，烦躁，吐逆者，作甘草干姜汤与之，以复其阳；若厥愈足温者，更作芍药甘草汤与之，其脚即伸；若胃气不和，谵语者，少与调胃承气汤；若重发汗，复加烧针者，四逆汤主之。（330）

讲析

本证属阴阳两虚，但以阳虚为急，仲景根据阳生阴长之意，又考虑无形之阳可以急救，救逆之法当先投以辛甘化阳之剂的甘草甘姜汤，以复其阳，阳气复四肢得充，则厥愈足温。

注译

以上二味药物，用水三升，煮至留取一升五合药液为度，滤去药渣，分两次温服。

方释

甘草干姜汤，由甘草、干姜组成，方中：①甘草甘平，和中缓急；②干姜辛温，温中复阳，两药相伍，取其辛甘化阳之意，为振复中阳之剂，中阳得复，脾气健运，则厥愈足温。

引申

甘草干姜汤温胃以复脾阳，而手足自温，所以不用附子者，以四肢禀气于脾，而不禀气于肾也。

原文3

问曰：太阳病，其证备，按桂枝法治而增剧，厥逆，咽中干，烦躁，吐逆，谵语，其故何也？师曰：此阳旦证，不可攻也。寸口脉浮，浮为风，亦为虚，风则生热，虚则挛急，误攻其表，则汗出亡阳，汗多则液枯，液枯则筋挛，阳明内结，用甘草干姜以复其阳，甘草芍药以救液，调胃承气以止其谵语，此坏病之治，必随脉证也。（331）

讲析

本条治疗方法，应当先用甘草干姜以复其阳，使阳气恢复，手足厥冷自会转温。

原文4

似咳非咳，唾多涎沫，其人不渴，此为肺冷，甘草干姜汤主之。（841）

方药

甘草干姜汤 见太阳病上。

讲析

上焦阳虚而不能化气，气虚既不能布津，又不能摄津，肺失其敷布津液之用，治以甘草干姜汤温复肺气，炙甘草甘温补脾益气，干姜辛温复阳温中，辛甘合用，可以温复阳气，肺气得温，治节有权，气化复常，诸证可愈。

72 方—330 条
芍药甘草汤

「原方」芍药甘草汤

芍药四两 甘草四两，
炙

上二味，以水三升，
煮取一升五合，去滓，
分温再服。

原文1

伤寒，脉浮，自汗出，
小便数，心烦，微恶
寒，脚挛急，反与桂
枝汤欲攻其表，此误
也，得之便厥，咽中
干，烦躁吐逆者，作
甘草甘姜汤与之，以
复其阳；若厥愈足温
者，更作芍药甘草汤
与之；其脚即伸；若
胃气不和，谵语者，
少与调胃承气汤；若
重发汗，复加烧针者，
四逆汤主之。（330）

讲析

本证属阴阳两虚，仲景根据阳生阴长之意，又
考虑有形之阴难以速生，故先投以辛甘化阳的
甘草干姜汤，以复其阳，剩下阴虚症状，再投
以酸甘化阴之剂的芍药甘草汤，以复其阴，阴
津复，使筋脉得以濡润，挛急得以缓解，其脚
即伸矣。

注译

以上二味药物，用水三升，煮至留取一升五合
药液为度，滤去药渣，分两次温服。

方释

芍药甘草汤，由芍药、炙甘草组成，方中：
①芍药酸苦微寒，养阴养血；②炙甘草甘平，
和中缓急，二药配伍，取其酸甘化阴之意，为
养阴缓急之方，阴复筋肉得养而拘挛自除。

原文 2

问曰：太阳病，其证备，按桂枝法治之而增剧，厥逆，咽中干，烦躁，吐逆，谵语，其故何也? 师曰：此阳旦证，不可攻也。寸口脉浮，浮为风，亦为虚，风则生热，虚则挛急，误攻其表，则汗出亡阳，汗多则液枯，液枯则筋挛，阳明内结，则烦躁谵语，用甘草干姜以复其阳，甘草芍药以救液，调胃承气以止其谵语，此坏病之治，必随脉证也。（331）

讲析

再用甘草芍药以救津液，使阴津得复，不但下肢舒展，而且使咽中干、呕逆可愈。

73方—330条
调胃承气汤

「原方」调胃承气汤

甘草二两，炙 芒硝半斤 大黄四两，酒洗

上三味，以水三升，煮二物，取一升，去滓，内芒硝，更上微火一两沸，顿服之。

原文1

伤寒，脉浮，自汗出，小便数，心烦，微恶寒，脚挛急，反与桂枝汤欲攻其表，此误也。得之便厥，咽中干，烦躁吐逆者，作甘草干姜汤与之，以复其阳。若厥愈足温者，更作芍药甘草汤与之，其脚即伸；若胃气不和，谵语者，少与调胃承气汤；若重发汗，复加烧针者，四逆汤主之。（330）

讲析

本证已阴虚，发汗更伤其阴，致胃肠津亏，化热化燥，热扰心神，故用调胃承气汤小量与之，以调和胃气而止谵语。

注译

以上三味药物，用水三升，先煮甘草、大黄二味药物，煮至留取一升药液为度，滤去药渣，加入芒硝，再置文火上煮沸一两次，一次服下。

方释

调胃承气汤，由甘草、芒硝、大黄三味药物组成，方中：①甘草甘平以缓急和中；②芒硝咸寒以软坚散结；③大黄苦寒以荡涤胃肠实热。其中一味甘草，能缓大黄、芒硝之力，用于胃肠有润燥之功，所以本方具两法：既能调和胃气，又能通肠下便。

药释

◇芒硝

《神农本草经》："除寒热邪气，逐六府积聚，结固留癖，能化七十二种石。"（48）

效应

清热泻火：本品咸苦寒，其性降泄，有较强的荡涤胃肠、泻热通便作用，适用于胃肠实热积滞，大便燥结，谵语发狂。

润燥软坚：本品外用清热消肿，用于咽痛，口疮，目赤及痈疮肿痛。

评述

芒硝泻下作用强烈，能堕胎，故孕妇忌用。本品的主要成分是硫酸钠，为盐类泻药，不易被肠壁吸收，存留肠内成为高渗溶液，阻止肠内水分吸收，使肠内容体积增大，引起机械刺激，促进肠蠕动而排下稀便。

引申

芒硝、玄明粉、朴硝三者功效相同，所异者：①芒硝质地较纯，可内服；②玄明粉质地纯净，且脱去水分，除内服外，便于制成散剂，常用作咽喉肿痛、口疮的外用药；③朴硝为粗制品，质地不纯，只宜作外敷之用。

原文2

问曰：太阳病，其证备，按桂枝法治之而增剧，厥逆，咽中干，烦躁，吐逆，谵语，其故何也？师曰：此阳旦证，不可攻也。寸口脉浮，浮为风，亦为虚，风则生热，虚则挛急，误攻其表，则汗出亡阳，汗多则液枯，液枯则筋挛，阳明内结，则烦躁谵语，用甘草干姜以复其阳，甘草芍药以救液，调胃承气以止其谵语，此坏病之治，必随脉证也。（331）

讲析

然后投以调胃承气汤清热散结，则大便微溏，里热得以下泄，使之烦躁谵语自止。

167

发汗后，恶寒者，虚故也；不恶寒，但热者，实也，当和胃气，与调胃承气汤。(373)

若发汗后，不恶寒，但热者，反映邪气已离开太阳之表，但又未入三阴之里，多为素体胃阴不足，汗后胃津更伤，邪从燥化，已转属阳明，阳明之热从里向外发越，但因燥热初结阳明，位于胃而未达于肠，故不见痞满腹痛，是胃家化燥将实的表现，可给予调胃承气汤泄热以调和胃气为宜。

发热的原因，不外阳气浮盛，与邪热炽盛两途：①未经发汗之发热尚有可能是表证阳气浮盛所致；②发汗后不恶寒但热者，一定是邪热炽盛之征兆，然不恶寒但热者，有在气、在腑之别，白虎、承气之分，何以认定为腑热而用承气？这是由于汗后气分热盛之白虎汤证，必有大渴，脉洪大之见证；今只发热而不恶寒，烦渴，知非气分之热，而是腑之燥热之调胃承气汤证。

太阳病未解，脉阴阳俱微者，必先振慄汗出而解；但阳脉微者，先汗出而解；若阴脉实者，下之而解，若欲下之，宜调胃承气汤。(398)

太阳病邪气没有解除，先发汗使之汗出，病证就可以解除。若脉象沉伏不起，病邪在里，须用泻下法，病证就可以解除。因正邪俱虚，虽有里证而不能大下，若欲泻下，适合用调胃承气汤之类和其胃气，使里实得泄，病自可愈。

伤寒，十三日，过经谵语者，以有热也，当以汤下之。若小便利者，大便当鞕，而反下利，知医以丸药下之，非其治也；若自下利者，脉当微厥，今反和者，此为内实也，调胃承气汤主之。（410）

讲析

如果病人误服剧烈丸药泻下而下利，其脉象当微弱，现在脉象反而调和，这是里实的依据，论其治法，因已经误用丸药泻下，胃气必有所伤，峻下之剂似不相宜，当用调胃承气汤缓下最为得当。

原文 6

太阳病，过经十余日，心中温温欲吐，胸中痛，大便反溏，腹微满，郁郁微烦。先其时自极吐下者，与调胃承气汤；若不尔者，不可与之。若但欲呕，胸中痛，微溏者，此非柴胡证，所以然者，以呕，故知极吐下也。（428）

讲析

调胃承气汤：下后大便溏泄，大部分结聚已去，而余热未清，所以用调胃承气汤泄热和胃以和胃气，荡里热，胃肠残存之结聚，使腹满除，郁烦解，其病自愈。

原文 7

阳明病，不吐不下，心烦者，可与调胃承气汤。（513）

讲析

调胃承气汤：若病位浅，病势轻，燥热只结在胃，可给予调胃承气汤施治。

比较

可下之证，意味阳明燥热已成，但可下也要分清病位深浅和燥结程度的轻重。①若病位浅，病势轻，燥热只结在胃，则用调胃承气汤施治；②若病位深，病势轻，燥热成硬者，则用小承气汤施治；③若病位深，病势重，燥结成实者，则用大承气汤施治。仲景本着由浅入深，由轻到重的病变层次，首先举出调胃承气汤证，故330条指出："若胃气不和，谵语者，少与调胃承气汤"，系因太阳病误汗到胃中燥热而谵语的证治，513条补述胃中燥热的见证：不呕吐、不大便、心烦，对正确使用调胃承气汤开拓了眼界。

原文8

太阳病二日，发汗不解，蒸蒸发热者，属阳明也，调胃承气汤主之。（555）

讲析

调胃承气汤：太阳病初起宜用汗法解其表邪，发汗不解，并非表邪不解，而是表邪由表入里，转属阳明，里热亢盛，热气从内向外熏蒸，里热蒸腾，必致腠理开而汗出津伤，热邪自内达外，阳明燥实，当属燥热初结，胃腑虽实而大便未硬，应当用调胃承气汤治疗，以泻热和胃，兼软坚润燥。

原文9

伤寒吐后，腹胀满者，与调胃承气汤。（556）

讲析

556条与调胃承气汤：太阳伤寒妄施吐法，胃肠之邪为吐法所不及，而依然滞留，吐后，不但没有使邪气得到解除，反而使邪气内陷化热，津伤化燥成实，腑气不通，则腹胀满，言腹部既胀且满并不疼痛，说明燥热只是初结在胃，亦未欲结成实，所以只需用调胃承气汤调和胃气，燥实去则腑气通，腑气通则胀满除。

74方—330条
四逆汤

「原方」四逆汤方

人参二两 甘草二两,炙 干姜一两半 附子一枚,炮,去皮,破八片

上四味,以水三升,煮取一升二合,去滓,分温再服。强人可大附子一枚,干姜三两。

原文1

伤寒,脉浮,自汗出,小便数,心烦,微恶寒,脚挛急,反与桂枝汤欲攻其表,此误也。得之便厥,咽中干,烦躁吐逆者,作甘草干姜汤与之,以复其阳。若厥愈足温者,更作芍药甘草汤与之,其脚即伸;若胃气不和,谵语者,少与调胃承气汤;若重发汗,复加烧针者,四逆汤主之。(330)

讲析

330条四逆汤主之:假如服桂枝汤未愈,再次发汗,并加烧针逼汗,以致阳气大虚,出现四肢厥冷,下利清谷,脉呈微细之象,应当用四逆汤治疗,以回阳救逆为宜。

注译

以上四味药物,用水三升,煮至留取一升二合药液为度,滤去药渣,分两次温服。身体强壮的人可用大个的附子一枚,干姜三两。

方释

四逆汤,由人参、甘草、干姜、附子四味药物组成,方中:①附子大辛大热,为温补先天命门真火,通行十二经脉,生用尤能速达内外,回阳逐寒之第一要药;②干姜辛热,守而不走,功专救胃阳而温脾土,温脾阳而散里寒,助附子破阴回阳,附子纯阳大毒,与干姜同用,其性尤峻;③人参、炙甘草益气安中,既解生附子之毒,又缓附子、干姜之峻,更有护阴之义,使回阳逐寒而无重劫阴液和致虚阳暴散之虞。

伤寒，医下之，续得下利清谷不止，身疼痛者，急当救里；后身疼痛，清便自调者，急当救表，救里宜四逆汤，救表宜桂枝汤。（396）

讲析

四逆汤：太阳伤寒病，误用下法，遂致脾胃阳虚，阴寒内盛不能腐熟水谷，续得下利清谷不止，急切应当治其里，治里适合用四逆汤，以回阳救逆温在里之虚寒，则下利可止。

原文3

阳明病，脉浮而迟，表热里寒，下利清谷者，四逆汤主之。（532）

方药

四逆汤方 见太阳病上。

讲析

四逆汤：肾阳虚衰，不能温煦中土，腐熟运化功能失职，下利清谷，阴寒内盛，脾肾阳衰，应当用温补并施，脾肾之阳同建，力专而效宏的四逆汤治疗，以回阳救逆，温里散寒，阳回阴消，其病自愈。

原文4

少阴病，脉沉者，急温之，宜四逆汤。（662）

方药

四逆汤方 见太阳病上。

讲析

四逆汤：少阴乃阴阳俱虚之证，脉呈沉而微细之象，此虚寒本质已经毕露，便应立即温阳，紧急用回阳救逆之法温阳散寒，以防出现阳脱之变，应当急速温阳，适合用四逆汤。

少阴病，饮食入口即吐，或心中温温欲吐，复不能吐。始得之，手足寒，脉弦迟者，此胸中实，不可下也，当吐之。若膈上有寒饮，干呕者，不可吐也，当温之，宜四逆汤。（663）

四逆汤。若胸膈有寒饮而干呕：①有寒饮者，阳虚失运，水气不化，寒饮内停，寒饮之气弥漫胸中，则非温而不化；②有干呕者，干呕乃为中阳虚衰，胃气上逆，非为寒实，故当温之。综上所述，适合用四逆汤治疗，以温阳化饮而止呕。

大汗出，热不去，内拘急，四肢疼，复下利厥逆而恶寒者，四逆汤主之。（691）

四逆汤方 见太阳病上。

四逆汤。大量汗出而发热不退，颇似阳明里热，但阳明里热伴见烦渴引饮，此却伴见腹中拘急，四肢疼痛，下利，手足厥逆，恶寒，可知不是阳明里热，而是阴盛阳衰之证，以四逆汤急救回阳，阳复阴消，其病乃愈。

大汗，若大下利而厥逆，冷者，四逆汤主之。（692）

四逆汤。大量汗出，则阳亡于外，剧烈下利，则阳亡于内。耗液伤阳，来自于阳虚，阳气衰微，阴寒内盛，故不必救阴，应当用四逆汤回阳救逆，阳气得复，则气化可行，阴液自生。

下利腹胀满，身体疼痛者，先温其里，乃攻其表。温里，宜四逆汤；攻表，宜桂枝汤。（711）

讲析

四逆汤。下利清谷与腹部胀满并见，当是脾肾阳虚，中阳不运，阴寒内盛，浊阴不化，寒邪凝滞所致；此时虽然有风寒束于肌表的身体疼痛，但在里虚兼表邪的情况下，只有先用四逆汤温其里，待里之阳气恢复，下利自止，胀满自消，清便自调，表邪自解，则可收到里和表解之效。

原文 9

呕而脉弱，小便复利，身有微热，见厥者，难治，四逆汤主之。（721）

讲析

四逆汤。由于胃气逆于上，肾阳衰于下，虚阳浮于外，阴盛格阳，说明病情十分严重，故曰"难治"，但难治并非不治，应当用四逆汤治疗，温经散寒以止呕，急救回阳以救逆。

比较

四逆汤与小柴胡汤均治呕吐，但病情大异：①四逆汤属阴寒内盛，主治呕而微热，身有微热而见四肢厥冷，属假热，病情甚重，治以回阳救逆为主；②小柴胡汤属郁热犯胃，主治呕而发热，呕而发热而不见厥冷，属真热，病情较轻，治以清热和胃为主。两汤方所治之证，虚实寒热迥然不同，故其病机、主证、治法有明显的区别。

原文 10

霍乱，呕吐，下利清谷，手足厥冷，脉沉而迟者，四逆汤主之。（747）

讲析

四逆汤。霍乱吐利，乃因阳微阴阻；手足厥冷，脉象沉迟，乃肾寒而胃阳内馁，少阴水寒之气盛，应当用四逆汤治疗，以峻温其下，救少阴即以治霍乱也。

吐利，汗出，发热，恶寒，四肢拘急，手足厥冷者，四逆汤主之。（760）

讲析

四逆汤。本条吐利，乃中焦脾胃寒甚，清浊不分，升降失职，津液外泄所致。吐则津液耗于上，利则津液耗于下，津液之耗，虽有风寒束表，这是表气虚所致；同时，因津液耗损，则不能濡养筋脉，阴盛阳衰，则手足失于温煦，应当用四逆汤治疗，虽然里寒兼表，里急甚于表，故以救里之急为要。

原文 12

既吐且利，小便复利而大汗出，下利清谷，内寒外热，脉微欲绝者，四逆汤主之。（761）

讲析

四逆汤。霍乱吐泻交作，使津液亡于上下，则随吐泻伤亡阳气；少阴阳虚，固摄无权，阴津随之下泄，即津液亡于里，小便复利乃阳气将亡之兆；阳气虚衰，不能固护肌表，腠理开泄，阴津外越，津液亡于表，则大汗出。由于吐、利、小便复利、大汗出，四条途径，津伤液耗，但仍以阳亡为主，故应当用四逆汤治疗，以回阳救逆为急务。

引申

四逆汤在《伤寒杂病论》中凡 12 见：①太阳病篇论及四逆汤有两条，330 条指出表证兼阴阳俱虚误治后，出现阴阳两虚证，仲景在救逆时以扶阳为主，先用甘草干姜汤温暖脾阳，误治，伤及少阴肾阳，治宜四逆汤，说明太阳病误治容易向少阴阳虚转化。396 条确立太阳与少阴同病时的治疗原则，太阳与少阴两病，以救里为急，治宜四逆汤，说明太阳与少阴互为阴阳表里的密切关系。邪传少阴是太阳病转变的重要途径之一。②阳明病篇 532 条为真寒假热证，出现在阳明病篇具有鉴别意义，本汤证的脉迟与大承气汤证的脉迟应注意鉴别，说明阳明实热证也可能会转化为少阴虚寒证。③少阴病篇662条说明四逆汤是少阴病寒化证主方，只要露出少阴虚寒之象，治宜四逆汤以防微杜渐，而其余少阴寒化证，治以四逆汤自在不言之中。663条少阴阳虚兼膈上有寒饮，也宜四逆汤温之，乃治病求本之义。④厥阴病篇691条、692条、711条、721条，均为阳虚阴盛或阴盛格阳之重证，阴阳胜复不定，其中寒化证多较少阴为严重，治宜四逆汤，说明其寒化证多由少阴进一步发展而成，在本质上与少阴寒化证并无区别。⑤霍乱病篇747条、760条、761条的主治证，均是由于大吐大泻造成的阳亡液脱或阴盛阳亡，其病虽与少阴不同，其病机则与少阴寒化证无异，根据异病同治的原则，治宜四逆汤回阳救逆。

75方—332条
地黄半夏牡蛎酸枣仁汤

地黄六两 半夏半升
牡蛎二两 酸枣仁三两
上四味，以水四升，
煮取二升，去滓，分
温再服。

原文

阳旦病，发热不潮，
汗出咽干，昏睡不安，
夜半反静者，宜地黄
半夏牡蛎酸枣仁汤主
之。若口渴，烦躁，
小便赤，谵语者，竹
叶石膏黄芩泽泻半夏
甘草汤主之。(332)

讲析

地黄半夏牡蛎酸枣仁汤：阳旦病，虽然发热，
而不似阳明外证潮热之甚，阴虚而营气外泄，
令胃津不承上布，则汗出咽干；昼则卫气行
阳，夜则卫气行阴，故昼则昏昏欲睡而躁扰不
宁，深夜阴生阳潜反而安静，应当用地黄半夏
牡蛎酸枣仁汤治疗。

注译

以上四味药物，用水四升，煮至留取二升药液
为度，滤去药渣，分两次温服。

方释

地黄半夏牡蛎酸枣仁汤，由地黄、半夏、牡
蛎、酸枣仁四味药物组成，方中：①地黄质润
多汁，清热凉血，养阴生津；②半夏燥湿化
痰，降逆和胃；③牡蛎、酸枣仁敛精气以安神
魂，除虚烦而定惊悸。所以诸药合用，滋阴安
神，诸证自愈。

药释

◇酸枣仁

《神农本草经》："主心腹寒热，邪结气聚，
四肢酸痛湿痹，久服安五脏。"(49)

效应

养心安神：本品味甘，入心、肝经，能养心肺，益心肝之血而有安神之效，用于阴血虚，心失所养心悸，失眠，健忘。

收敛止汗：本品味酸，有一定的敛汗作用，用于体虚自汗、盗汗。

评述

酸枣仁有镇静、催眠作用；有实邪郁火者忌用。

76 方—332 条
竹叶石膏黄芩泽泻半夏甘草汤

竹叶两把 石膏半斤,
碎, 绵裹 黄芩三两
泽泻二两 半夏半升
甘草二两
上六味, 以水五升,
煮取三升, 去滓, 温
服一升, 日三服。

原文

阳旦病, 发热不潮,
汗出咽干, 昏睡不安,
夜半反静者, 宜地黄
半夏牡蛎酸枣仁汤主
之; 若口渴, 烦躁,
小便赤, 谵语者, 竹
叶石膏黄芩泽泻半夏
甘草汤主之。(332)

讲析

竹叶石膏黄芩泽泻半夏甘草汤: 若口渴, 烦
躁, 小便赤, 谵语, 此胆胃俱热, 气血两燔,
应当用竹叶石膏黄芩泽泻半夏甘草汤治疗。

注译

以上六味药物, 用水五升, 煮至留取三升药
液为度, 滤去药渣, 趁温服下一升, 每日服
三次。

方释

竹叶石膏黄芩泽泻半夏甘草汤, 由竹叶、石
膏、黄芩、泽泻、半夏、甘草六味药物组成,
方中: ①竹叶、石膏清肺胃之热以除烦; ②黄
芩清热泻火以防上犯; ③泽泻利水渗湿以下
行; ④半夏降逆以和胃; ⑤甘草和中以缓急。
诸药配伍, 清热除烦, 降逆和中, 诸证可除。

太阳病并治中

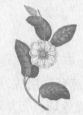

77 方—333 条
葛根汤

「原方」葛根汤

葛根四两 麻黄三两，去节 桂枝三两，去皮 芍药三两 甘草二两，炙 生姜三两，切 大枣十二枚，擘

上七味，以水一斗，先煮麻黄、葛根，减二升，去上沫，内诸药，煮取三升，去滓，温服一升，覆取微似汗，余如桂枝汤法将息及禁忌，诸汤皆仿此。

原文 1

太阳病，项背强几几，无汗，恶风者，葛根汤主之。（333）

讲析

葛根汤。葛根宣通经输以治内之经输；麻黄开发肌表以达外之毛窍；桂枝和解腠理以调中之肌腠，无所留滞，病自愈矣。

注译

以上七味药物，用水一斗，先煮麻黄、葛根二味药物，待药液减少二升时，除去浮在上面的泡沫，再加入其余各药，继续煮至留取三升药液为度，滤去药渣，趁温服下一升，盖上被子使其轻微出汗，其余的调养护理及饮食禁忌，与服桂枝汤的方法相同，其他汤方都仿照桂枝法调养护理及饮食禁忌。

方释

葛根汤。即桂枝汤加麻黄、葛根，由葛根、麻黄、桂枝、芍药、甘草、生姜、大枣七味药物组成。方中：①桂枝汤解肌祛风，调和营卫，然对无汗脉紧者，力有不逮；②桂枝汤加麻黄，可发无汗之表，又不致峻汗；③桂枝汤加麻黄，再加葛根，既能配麻、桂发汗解肌，疏散风寒，又能升腾津液，疏通筋脉，以治邪入于输而经气不舒、欲伸而不能伸之证。总之，葛根汤汤方中麻黄、葛根、桂枝三药相配，既

能散表邪，又能升津液，濡润筋脉，如此，表邪得解，经气能畅，筋脉得以濡润，则诸证随之而解。

比较

葛根汤，与315条桂枝加葛根汤，两者均为风寒之邪客于太阳经，经输不利，筋脉失养而言，其鉴别要点仅在无汗、有汗之别：①葛根汤，若筋脉拘急兼见腠理致密，风寒束表，卫阳被遏，营阴郁滞，故无汗恶风，脉浮紧，为太阳伤寒表实证，宜葛根汤治疗，所以必用麻黄；②桂枝加葛根汤，若筋脉拘急兼见腠理疏松，感受风寒，卫不外固，营不内守，故汗出恶风，脉浮缓，为太阳中风表虚证，宜桂枝加葛根汤治疗，故不用麻黄。

原文 2

太阳与阳明合病者，必自下利，葛根汤主之；若不下利，但呕者，葛根加半夏汤主之。（334）

讲析

葛根汤。太阳阳明合病下利，是由于太阳之邪，不得外解，内迫阳明，下走大肠，使大肠传导失职，水谷不别而见下利，下利虽属阳明里证，却由表证引起，关键在于表邪未解，故治疗不需治里，只需解表，用葛根汤治疗，能使表解而里自和，下利自愈。

比较

同为合病的下利，由于病之主次侧重的不同，其病机有异，则证治有别，不能不做具体分析：①334条"太阳与阳明合病者，必自下利，葛根汤主之"则为表邪未解，里热未盛，内扰大肠，传化失司，故用葛根汤辛甘发散，表解里自和。②481条"太阳与少阳合病，自下利者，与黄芩汤"为太阳少阳病已去，邪热下迫肠道，传化过速而致，故用黄芩汤清里热，苦酸存阴。③563条"阳明、少阳合病，必下利"属热结旁流，里证为急，通因通用，故以大承气汤下之，由此可见，首冠"合病"，俱见"下利"的上述三条的证治并不相同，体现仲景辨证施治的精华所在。

太阳病，无汗而小便反小，气上冲胸，口噤不得语，欲作刚痉者，葛根汤主之。（774）

方药

葛根汤 见太阳病中。

讲析

葛根汤。"欲作"二字为本条应加注意之点，是突出本证为痉病欲始之初，并趋阳明之时邪气方盛于表，并非痉病已成之候，宜用葛根汤开发腠理，微汗祛邪，升阴养津，舒缓筋脉。方中葛根透达表邪，启胃气以生津液，滋润筋脉，舒缓强急；麻黄配桂枝、生姜外散风寒，以开毛窍之闭塞；芍药、甘草、大枣和营生津，以缓强急。

比较

773 条之柔痉与 774 条刚痉，都具有太阳表证和筋脉拘急的症状，所以治疗上同用解表散邪、舒缓筋脉之法，然而所异者：① 773 条栝蒌桂枝汤是治风邪偏盛，属表虚之柔痉，故治疗侧重于调和营卫，滋生津液。② 774 条葛根汤是治寒邪偏盛，属表实之刚痉，故治疗侧重于发汗解肌，升发津液。

78 方—334 条
葛根加半夏汤

「原方」葛根加半夏汤

葛根四两 麻黄一两，去节 桂枝二两，去皮 芍药二两 甘草二两，炙 生姜二两，切 大枣十二枚，擘 半夏半升，洗

上八味，以水一斗，先煮葛根、麻黄，减二升，去上沫，内诸药，煮取三升，去滓，温服一升，覆取微似汗。

原文

太阳与阳明合病者，必自下利，葛根汤主之；但呕者，葛根加半夏汤主之。（334）

讲析

葛根加半夏汤。因太阳风寒之邪影响到足阳明胃，病位不在大肠而在胃，故不下利而呕逆。其治宜发汗解表为主，兼以降逆止呕，应当用葛根加半夏汤治疗，因呕为胃气上逆，仅用葛根汤升提，于胃气上逆不利，故加半夏和胃降逆。呕逆为何不用理中汤？因为理中汤用于脾阳不运，寒从内生；而本证寒从外来，表邪尚在，故用葛根汤解表，加半夏以降逆止呕，体现了表里同病时，先表后里的原则，表解而里自和。

注解

微似："微"，含隐蔽、潜藏、不显露之意。微似之"似"，以前医家释为"像似"之意，实误。因为像似出汗，实际上不等于有汗，而桂枝汤方后注明确指出，"遍身絷絷有汗"，故"似"为嗣，续之意。

注译

以上八味药物，用水一斗，先煮葛根、麻黄二味药物，待药液减少二升时，除去浮在上面的泡沫，然后加入其余各药，继续煮至留取三升药液为度，滤去药渣，趁温服下一升，盖上被子使其轻微汗出。

方释

葛根加半夏汤，由葛根、麻黄、桂枝、芍药、甘草、生姜、大枣、半夏八味药物组成。方中：①葛根汤开表泄热，升津举清；②加半夏和胃降浊，因用半夏，故相应减少生姜用量，即葛根加半夏汤，以葛根汤发汗解肌，加半夏降逆和胃止呕，实际上是以解表为主，佐以安里，达到合病同解之目的。

79方—335条
葛根黄连黄芩甘草汤

葛根半斤 黄连三两
黄芩三两 甘草二两炙
上四味，以水八升，
先煮葛根，减二升，
去上沫，内诸药，煮
取二升，去滓，分温
再服。

原文1

太阳病，桂枝证，医
反下之，利遂不止。
脉促者，热未解也，
喘而汗出者，葛根黄
连黄芩甘草汤主之。
（335）

讲析

葛根黄连黄芩甘草汤。此时下利不止，若兼见气喘而又汗出者，则说明表里之热逼迫于肺，肺失肃降则喘，热邪蒸腾，迫津外越，故汗出，总观此证乃因表里有热而成，故下利常伴有黏秽，暴注下迫之象，因此应当用葛根黄连黄芩甘草汤治疗。

方解

斤：重量单位，古代十六两为一斤，现在十两为一斤。

注译

以上四味药物，用水八升，先煮葛根，待药液减少二升时，除去浮在上面的泡沫，加入其余各药，继续煮至留取二升药液为度，滤去药渣，分两次温服。

方释

葛根黄连黄芩甘草汤，由葛根、黄连、黄芩、甘草四味药物组成。方中：①葛根甘辛偏凉，此药外能透解肌表之邪，内能清泄阳明之热，还可升发胃肠之津气以助止泻；②黄连、黄芩清热燥湿，且能清肺与厚肠止泻；③甘草甘缓，扶中护正，调补下利之虚，助正以祛邪。原方先煮葛根，后纳诸药，则解肌之力优而清里之力锐，四药配伍，使表热解，里热清，下利止，咳喘平，诸证悉除。

原文 2

三阳合病，腹满身重，难以转侧，口不仁，面垢。若发汗，则谵语，遗尿；下之，则手足逆冷，额上出汗。若自汗者，宜白虎汤；自利者，宜葛根黄连黄芩甘草汤。(526)

方药

白虎汤　见太阳病。
葛根黄连黄芩甘草汤　见太阳病中。

讲析

葛根黄连黄芩甘草汤。三阳合病之自利，邪热内陷，伤及胃肠，遂自下利，所以适合用葛根黄连黄芩甘草汤治疗，以清表里之热。

原文 3

霍乱证有虚实，因其人本有虚实，证随本变故也。虚者脉濡而弱，宜理中汤，实者脉急而促，宜葛根黄连黄芩甘草汤。(753)

方药

葛根黄连黄芩甘草汤　见太阳病中。

讲析

葛根黄连黄芩甘草汤：霍乱为寒热二气相杂，实者脉呈急促之象，为邪实脉势上冲，乃多热之因，故适合用葛根黄连黄芩甘草汤治疗，以温情并进。

80方—336条
麻黄汤

「原方」麻黄汤

麻黄三两，去节 桂枝二两，去皮 甘草一两，炙 杏仁七十个，去皮尖

上四味，以水九升，先煮麻黄，减二升，去上沫，内诸药，煮取二升半，去滓，温服八合，覆取微似汗，不须啜粥，余如桂枝汤法将息。

原文1

伤寒传经，在太阳，脉浮而急数，发热，无汗，烦躁，宜麻黄汤。（153）

方药

麻黄汤 见太阳病中。

讲析

麻黄汤。邪在太阳，当一二日发，则脉象浮而急数，脉浮为邪在表，脉急数为热盛，适合用麻黄汤治疗，以发汗，使太阳之热邪外散，不宜用清凉之品，恐表邪内陷也。

太阳病，头痛，发热，身疼，腰痛，骨节疼痛，恶风，无汗而喘者，麻黄汤主之。（336）

讲析

麻黄汤。寒邪袭表，使营血运行涩滞不畅和经脉筋肉拘紧，均见诸痛；风寒外束，卫阳被遏，营阴郁滞，正邪交争，则发热或尚未发热，必恶风寒；风寒之邪皆由皮毛而入肺主气，合皮毛而主表，风寒束表，毛窍闭塞，肺气不能宣通，则无汗而喘，应当用麻黄汤治疗。但因麻黄汤属辛温发汗解表之峻剂，因而其禁忌证很多：①卫阳不固之表虚、阳虚、汗家；②营血不足之血虚，疮家，衄家，亡血家；③阴津不足之咽喉干燥，淋家；④及胃中虚冷有表证者，皆禁用麻黄汤。总之，风寒伤人肌表，毛窍闭塞，肺气不宣，卫气不得外达，营气涩而不畅，故外见表实，内见喘逆，此时应当用麻黄汤治疗，以发汗解表，宣肺平喘，使肺气宣，毛窍开，营卫通畅，汗出表解，诸证悉除。

方解

麻黄去节：麻黄带节发汗稍弱，去节发汗较强，故麻黄去节可增强发汗之效，但今时用麻黄，大抵皆不去节。

注解

①先煮麻黄，减二升，去上沫：按仲景先煮麻黄，去上沫之说，恐其"令人烦"，但今人用麻黄，多不去沫，亦未见令人心烦，故应以后者为是。
②微似汗：指周身潮润，但汗出不多。
③啜：大口喝，大口饮。
④将息：将养休息，指服药后的护理及调摄方法。

以上四味药物，用水九升，先煮麻黄，待药液少二升时，去掉浮在上面的泡沫，然后加入其余各药，继续煮至留取二升半药液为度，滤去药渣，趁温服下八合，盖上被子使其周身轻微出汗，除不需要喝热稀粥外，其余的调养护理方法，与服桂枝汤的调养护理方法相同。

方释

麻黄汤，由麻黄、桂枝、甘草、杏仁四味药物组成。方中：①麻黄苦辛温，为肺经专药，兼入足太阳膀胱经，善能发越人体阳气，有开毛窍、宣肺气之功；②桂枝辛甘温，温通血脉，透营达卫，协同麻黄营卫并治，使汗出表解而风寒尽除；③炙甘草既能调和麻杏相伍宣降之性，又能缓和麻桂相合峻烈之功，使汗出不致过峻，不至于耗伤正气；④杏仁协同麻黄宣肺平喘，肺气得宣，则利于皮毛之开达，从而有利于解表。本方药仅四味，配伍严谨，相辅相成，互相为用，合奏其功，表寒得散，肺气宣通，则诸证自平。

引申

由于麻黄汤麻桂并用，一发卫分之郁，一透营分之邪，是开表逐邪发汗之峻剂，凡亡血家、衄家、疮家、淋家、尺中脉迟，以及咽喉干燥者，俱不宜用；年老体弱之人宜当慎服。再细考麻黄汤不需啜粥及不用姜枣，正由病人元气不虚，汗源不乏，故不必借谷气为汗源，亦不需姜枣鼓舞脾胃生发之气而固实卫气，但须"覆取微似汗"，不可大汗淋漓。

原文3

太阳与阳明合病，喘而胸满者，不可下也，宜麻黄汤。（337）

讲析

麻黄汤。本条强调病情偏重于太阳，肺卫受邪，肺气郁闭，失于宣降。胸为肺之所居，表邪入里，首先犯肺，胸阳不运，故喘而胸满并见，其重心偏于肺卫，故适合用麻黄汤发汗解表，宣开肺气。

比较

同是太阳与阳明合病，由于病变重心不同，则遣方用药亦不同：①334 条重在阳明经表以下利为主者，用葛根汤；②334 条不下利，但呕者，用葛根加半夏汤；③337 条重在太阳以喘为主者，用麻黄汤，界限分明，不可混淆。

原文 4

太阳病，十日已去，脉浮细而嗜卧者，外已解也；设胸满胁痛，与小柴胡汤；脉但浮者，与麻黄汤。（338）

方药

小柴胡汤 见后。

讲析

"脉但浮者，与麻黄汤"，仍述太阳表实失治，已经过十天以上，表邪留连未解，脉证未变，病仍在太阳，属伤寒表未解，故治法与方药，亦应不变，仍应斟酌考虑，谨慎用麻黄汤开表发汗，足见运用麻黄汤不在于病程的长短，而在于当见之脉证必备，就可用麻黄汤治疗。

原文 5

太阳病，脉浮紧，无汗，发热，身疼痛，八九日不解，表证仍在，此当发其汗。服药已微除，其人发烦，目瞑，剧者必衄，衄乃解，所以然者，阳气重故也，麻黄汤主之。（347）

讲析

太阳病迁延，八九日之久而表证仍在，既不热化转属，也不自解。由于肌表被寒邪所束，浮盛的卫阳不得外伸，随着病程日数的增加，阳气内郁越来越重，一遇辛温助阳的麻黄汤，顿时阳热暴涨，血随亢阳上升之势而上壅，使上部血络胀裂，故鼻腔出血，应当用麻黄汤治疗，随着继续服药，郁阳得以充分泄越，而使表证痊愈。

原文6

脉浮者，病在表，可发汗，宜麻黄汤。（352）

讲析

麻黄汤。凡外感，无论病程久暂，只要脉浮不兼无力之象，则属表实，"可发汗"言外之意，必有"无汗"之征，故适合用麻黄汤开腠发汗，使肌表之邪，从汗而解。

原文7

脉浮而紧者，可发汗，宜麻黄汤。（353）

讲析

352条以宏观笼统地论述"病在表"脉应见浮象；353条更具体地补述表实的脉必见浮紧之象，两者并不是重复，352条是353条原则性指导，353条是352条具体应用"可发汗"言外之意，必有"无汗"之征，故适合用麻黄汤开腠发汗，使肌表之邪，从汗而解。

原文8

伤寒，脉浮紧，不发汗，因致衄者，麻黄汤主之。（356）

讲析

本条356"因致衄者"，为"不发汗"之结果，说明邪盛于表，阳气被郁不解，内逼营分，损伤血络而致衄；衄后，邪未随衄得解，犹如发汗不彻一样，不足以解表却邪，虽衄亦不足以有泄邪热之势，故仍应当用麻黄汤治疗，以汗法解表，使邪从汗出，其衄自止。

比较

需要言及的是：①348条之"自衄者愈"，其衄出于自动，诸证随衄而解，说明衄血适宜，其衄足以泄邪外出，故能愈；②356条之"不发汗，因致衄者"，其衄出于逼迫，虽衄而诸证不减，说明邪重衄少，不足以泄邪外出，故证不解，应当用麻黄汤治疗，以开腠发汗，使郁阳由肌表而散，衄血才能制止；③391条之"衄家不可发汗"，从内因立论，衄家是指素衄之人患太阳病，血汗同源，发汗则亡血，故衄家不可发汗；356 条是因邪盛而致衄，故不在禁汗之列，说明 356 条之衄是邪实，391 条之衄是正虚。仲景分别专论此三条，示意对衄血之证，既不能等待其愈，也不能见衄止衄。

原文 9

阳明中风，脉弦浮大而短气，腹部满，胁下及心痛，久按之气不通，鼻干不得涕，嗜卧，一身及目悉黄，小便难，有潮热，时时哕，耳前后肿。刺之小差，外不解，病过十日，脉续浮者，与小柴胡汤；脉但浮，无余证者，与麻黄汤；若不尿，腹满加哕者，不治。（538）

方药

麻黄汤方 见太阳病中。

讲析

阳明中风，针刺后，热势稍缓，而外证不解，病过十余日，诸证悉解，而脉仍浮，但不兼弦大缓弱之象，这说明里热虽除，阴液已复，而表气尚闭，郁阳不得外泄，可用麻黄汤开腠发汗，宣越郁阳。

原文 10

阳明病，脉浮，无汗而喘者，发汗则愈，宜麻黄汤。（542）

讲析

阳明病，本应多汗，但因风寒外束阳明经表，故呈"脉浮，无汗"表实证；肺合皮毛，风寒束表，表邪郁肺，肺气不利，则气逆而喘。仲景言"发汗则愈"，言外之意，不发汗则不愈，所以使用麻黄汤辛温发汗以定喘，这说明太阳病有伤寒表证，而阳明病同样也有风寒束表致肺气不利的麻黄汤证。麻黄汤不仅用于太阳伤寒表实证，任何一经见其经表偏实，而表现发热恶寒，身痛无汗，都可使用麻黄汤治疗。

81方—339条
大青龙汤

「原方」大青龙汤

麻黄六两，去节 桂枝二两，去皮 甘草三两，炙 杏仁四十枚，去皮尖 生姜三两，切大枣十二枚，擘 石膏如鸡子黄大，碎

上七味，以水九升，先煮麻黄，减二升，去上沫，内诸药，煮取三升，去滓，温服一升，取微似汗，汗多者，温粉粉之，一服汗出，停后服；若复服，汗多亡阳，遂虚，恶风，烦躁不得眠也。

原文1

太阳伤寒，脉浮紧，发热恶寒，身疼痛，不汗出而烦躁者，大青龙汤主之；若脉微弱，汗出恶风者，不可服也，服之则厥逆，筋惕肉瞤，此为逆也。（339）

讲析

大青龙汤：寒邪在表外束不解，卫阳郁闭不伸，进而化热，内热扰心，故烦躁，即烦躁系寒邪郁闭于表，阳气不得宣泄，郁积为热所致。由于大青龙汤为辛温重剂，非寒邪郁闭重证不可用之，如太阳中风表虚证，误服大青龙汤必致亡阳伤阴之变。寒郁为因，内热为果，不可将大青龙汤中的发汗之麻黄，与清热之石膏等量齐观。方中大队辛温发汗药中伍以少量的辛凉之品，以制约麻黄之辛温，故方后注云："一服汗出，停后服"，所以太阳病伤寒证，更因不得汗出而烦躁者，应当用大青龙汤治疗。

方解

①大青龙："天地郁蒸，得雨则和；人身烦躁，得汗则解"，此汤服之能使汗出水行，犹青龙之行云降雨，统海镇水，故以之名方。云"大"者，与小青龙汤相比，其力大功宏也。
②如鸡子黄大：如鸡蛋黄大。

注解

温粉：温粉即炒米粉，能敛汗止涩，用炒米粉扑身是汉时流行的一种止汗方法。

以上七味药物，用水九升，先煮麻黄，待药液减少二升时，除去浮在上面的泡沫，然后加入其余各药，继续煮至留取三升药液为度，滤去药渣，趁温服下一升，使其微微出汗，若汗出多，用温粉扑身。若服第一次药，就汗出，则停服余下的药，如果再服，必致汗出过多，使阳气外亡，成为虚证，出现恶风，烦躁不得眠的症状。

方释

大青龙汤，为麻黄汤与越婢汤的复方，由麻黄、桂枝、甘草、杏仁、生姜、大枣、石膏七味药物组成。方中：①麻黄配桂枝、生姜，则发汗力峻，宜于风寒重证；②杏仁清宣利肺，利于皮毛之开达；③炙甘草、大枣调和脾胃，既助汗之源，又可兼制辛温发汗之品，勿使太过；④石膏寒凉清热，配麻黄透解肌表之阳郁，清胸中之热，兼制麻、桂以免发汗太过。说明大青龙汤于辛温表散之中兼具清热之功。

比较

大青龙汤重用麻黄的目的，是为加强发汗开腠之力，并且抵消石膏的牵制；加石膏的目的，则是取其清而兼透之功，以清内热，除烦躁。因为麻黄、石膏用量较大，所以又加用甘草、生姜、大枣和胃扶正。大青龙汤对于表实无汗兼有里热烦躁，脉浮紧有力者，可起到发汗开表，解热除烦的作用，非邪盛正实者不宜轻投；又因大青龙汤能发越水湿而利小便，故亦可用于溢饮及湿郁肌表者。

引申

服大青龙汤应注意四点：①惟恐过剂伤正，故首服一升药液，以周身微微有汗为佳；②服药应遵医嘱，汗出多者，可用止汗粉剂扑身；③首次服药后，即有汗出者，应停服后药，以观疗效；④若服药不得法，汗而再汗，出现恶风，烦躁不得眠者，是阳转属阴之兆，则应采取回阳救逆之法治之，谨防虚脱。

太阳中风，脉浮缓，身不疼，但重，乍有轻时，无少阴证者，大青龙汤发之。（340）

讲析

发之，即发越，发散之意，指发汗以使邪解。340 条承接 339 条而来，进一步阐述大青龙汤的又一脉证，340 条"脉浮缓，身不疼，但重，乍有轻时"，是对 339 条"脉浮紧，身疼痛"相对而言，示意在具备 339 条"发热恶寒……不汗出而烦躁"主证的前提下，即可用大青龙汤。至于脉象紧或缓，身疼或身重，不必强求一致。临床中"证"有轻有重，"病"有常有变，339 条可谓"证"之常，400 条可谓"证"之变，前后合参，可见仲景结合临床突出大青龙汤发热恶寒，不汗出而烦躁，舍此，大青龙汤是不可用的。

原文 3

病溢饮者，当发其汗，大青龙汤主之，小青龙汤亦主之。（852）

方药

大青龙汤 见太阳病中。

讲析

大青龙汤以发汗、散水、清热为特长，主治溢饮邪盛于表而兼有郁热者，其证以发热烦喘为主，故大青龙汤中重用麻黄配以石膏，使风邪、水饮及郁热均从肺清散水饮而解。

82方—341条
小青龙汤

「原方」小青龙汤

麻黄三两，去节 芍药三两 细辛三两 桂枝三两 干姜三两 甘草三两 五味子半升 半夏半升，洗

上八味，以水一斗，先煮麻黄，减二升，去上沫，内诸药，煮取三升，去滓，温服一升，日三服。

若渴，去半夏加栝蒌根三两；若微利，若噎者，去麻黄，加附子一枚；若小便不利，少腹满者，去麻黄，加茯苓四两；若喘者，加杏仁半升，去皮尖。

原文 1

湿气在内，与脾相搏，发为中满，胃寒相将，变为泄泻。中满，宜白术茯苓厚朴汤；泄泻，宜理中汤。若上干肺，发为肺寒，宜小青龙汤。下移肾，发为淋漓，宜五苓散。流于肌肉，发为黄肿，宜麻黄茯苓汤。若流于经络，与热气相乘，则发痈脓。脾胃素寒，与湿久留，发为水饮。与燥相搏，发为痰饮，治属饮家。（272）

方药

理中汤 见霍乱病。
小青龙汤 见太阳病中。
五苓散 见太阳病中。

讲析

小青龙汤：中焦自和，湿邪内发，水气郁蒸，上干于肺，肺虚与湿气相搏，津液不布而蓄积，外不得泄越皮腠，下不得通调水道，水邪射肺，肺气寒冷，则呼吸有声，咳而微喘，适合用小青龙汤治疗。

伤寒表不解，心下有水气，干呕，发热而咳，或渴，或利，或噎，或小便不利，少腹满，或喘者，小青龙汤主之。（341）

讲析

小青龙汤：本证系素体停饮，感受风寒，致表寒引动内饮，内外合邪，外寒内饮扭结不解，由于水饮内停，流动不居，随气机的升降而上下泛滥，或塞于上，或积于中，或滞于下，随水气所犯部位的不同，常见不同的兼证，所以应当用小青龙汤治疗，以外散在表之寒邪，内消在里之水饮，表寒解，内饮化，则诸证皆愈，此乃发汗消饮、表里两治之法。

注译

以上八味药物，用水一斗，先煮麻黄，待药液减少二升时，除去浮在上面的泡沫，然后加入其余各药，继续煮至留取三升药液为度，滤去药渣，趁温服下一升，每日服三次。如果口渴，减去半夏另加栝蒌根；如果微利，或者有噎塞感，减去麻黄另加附子；如果小便不利，少腹胀满，减去麻黄另加茯苓；如果咳喘，加杏仁，去掉杏仁皮和杏仁尖。

方释

小青龙汤，由麻黄、芍药、细辛、桂枝、干姜、甘草、五味子、半夏八味药组成。方中：①麻黄发汗解表，宣肺平喘；②饮为阴邪，易伤阳气，素有饮邪，正气已伤，难胜任麻黄、桂枝之功峻，所以伍芍药之酸收，敛阴和营，使麻黄、桂枝辛散解表而不伤正；③细辛之辛散，温肺化饮；④配桂枝可增强解表散寒之功；⑤干姜温中散寒；⑥甘草调诸药而和表里，缓药性而扶正气；⑦虑其过于温散，耗气伤阴，故配以五味子敛肺，止咳平喘；⑧半夏温燥，温化寒饮之效显著。综合小青龙汤，有散有敛，有宣有降，内外分消，表里同治，用药精专，配伍严谨，使风寒解，水饮消，营卫和，宣降有权，诸证自平，实为解表化饮之良剂。

注释

小青龙汤的运用加减亦须说明：①若渴，去半夏加栝蒌根。凡水气停滞之人，大多不渴，即使口渴亦不多饮。今口渴，其人有三：一是，服小青龙汤已中病，水气消除，但因发热之后，渴解之余，上焦之津液尚少，所以反渴，可少少与饮之，待其津复，口渴即愈；二是，素体阴津不充之人，停饮感寒，服辛温利水药后，津液受寒不能自济而见口渴，此时顾阴则碍邪，燥饮则伤津，所以去辛燥烈之半夏，加甘寒生津之栝蒌根，而使饮去津复；三是，水寒闭于中焦水遏津竭，下焦之阳气不能蒸腾津液上承，则口渴，故去半夏加栝蒌根仅能济一时之急，应用肉桂代桂枝，取其温而燥，化气利水，合栝蒌根一治其标，一治其本，缓急相济，易收全功。②若微利，若噎者，去麻黄加附子。水饮与寒邪相搏，水渍肠间而微利，郁阻气机而噎，故去麻黄之发散，加附子之辛热，其性走而不守，温开其阳，则使利解、噎除。③若小便不利，少腹满者，去麻黄加茯苓。水气阻遏，不能渗利，升降气化不行，故小便不利而少腹胀满，去麻黄之发散，加茯苓之渗利，使之升降气化得行。④若喘者，加杏仁咳喘加杏仁，以助麻黄宣肺平喘。

药释

◇五味子

《神农本草经》："主益气，咳逆上气，劳伤羸瘦，补不足，强阴，益男子精。"（50）

效应

敛肺滋肾：本品味酸收敛，温润滋阴，能上敛肺气，下滋肾阴，以止咳定喘，用于肺虚久咳及肺肾两虚的虚咳久嗽。

涩精止泻：本品有补肾涩精、涩肠止泻之效，用于遗精滑精，久泻不止。

生津敛汗：本品酸甘，既可生津止渴，又能收敛止汗，用于津伤口渴，自汗盗汗。

宁心安神：本品能养心阴而安心神，用于阴血亏损，心神不宁之心悸失眠多梦。

评述

五味子酸涩收敛，凡表邪未解，内有实热，均宜慎用。本品对神经系统各级中枢均有兴奋作用，对大脑皮质的兴奋和抑制过程均有影响，使之趋于平衡，对呼吸系统有兴奋作用，有镇咳和祛痰作用，并能降低血压。

比较

339 条之大青龙汤，与 341 条之小青龙汤，皆属表实及其兼证：①大青龙汤为风寒外束，里有郁热，邪热内扰，不得宣泄，烦躁为其所独有，故外散风寒，内清郁热，用大青龙汤治疗伤寒表实兼里热烦躁之证；②小青龙汤证为外感风寒，触动里饮，外寒内饮，水寒犯肺，肺失清肃，故喘咳为主证，因此宜外散风寒，内化水饮，用小青龙汤主治伤寒表实兼里饮喘咳之证。

引申

大、小青龙汤：①大者，发汗力强，似龙兴云布雨，升天而行云雨。②小者，能行水驱邪，如龙潜隐于波涛之中，鼓波而奔沧海；青，东方之木，养育万物；龙，为水族，鳞虫之长，能兴云布雨，飞腾于宇宙之间，利济万物。引申为小青龙汤的关键仅三味药，即干姜、五味子、细辛：①干姜温肺，司肺气之开；②五味子敛肺，司肺气之合；③细辛辛散，为肺发动开合之枢，三者缺一不可，一般均等量运用，用之不当，可致大汗亡阳。

原文 3

伤寒，心下有水气，咳而微喘，发热不渴，服汤已渴者，此寒去欲解也，小青龙汤主之。（342）

讲析

341 条与 342 条两者相互补充说明：①341 条侧重于外寒内饮而以寒邪为主；②342 条外寒内饮而以停饮为主，这是外感风寒，内有水饮，咳嗽而且轻微息，发热口不渴，服开水随之口渴，这是表邪将解的征象，应当用小青龙汤治其饮。

脉浮而紧，而复下之，紧反入里，则成痞，按之自濡，但气痞耳，小青龙汤主之。（461）

讲析

小青龙汤：风寒表实复又误下，表寒乘虚入里，脾胃气伤，无形之邪内伤，聚于心下，滞阻气机而成气痞，宜小青龙汤化水气，散外寒，邪由外陷，治之仍令外解。

原文 5

咳逆倚息不得卧，脉浮弦者，小青龙汤主之。（837）

方药

小青龙汤 见太阳病中。

讲析

小青龙汤：由于胸中素有停饮，饮邪滞于内，肺气壅塞，喘咳为常有之兆，一旦起居不慎，感受外邪，寒邪束于外，内饮外寒，壅遏肺气，形成外寒引动内饮的咳喘证，应当用小青龙汤治疗，以散寒温饮为宜。

比较

336 条麻黄汤与 837 条小青龙汤同治表寒证，但：①麻黄汤治以表实为主，其咳喘为寒束肌表，毛窍闭塞，肺气不降所致，故咳吐痰涎清稀，但量较小；②小青龙汤重在寒饮犯肺，肺气不降，故其咳喘痰涎清稀而量多。

原文 6

病溢饮者，当发其汗，大青龙汤主之，小青龙汤亦主之。（852）

方药

大青龙汤 见太阳病中。

讲析

小青龙汤以行水、温肺、下气为擅长，主治溢饮外寒里饮俱盛者，其证以寒饮喘咳为主，故小青龙汤麻黄、桂枝等量，且配以干姜、细辛、半夏，使外寒内饮从胃温散水饮而解。

83 方—344 条
桂枝加厚朴杏子汤

[原方] 桂枝加厚朴杏子汤

桂枝三两 芍药三两 甘草二两，炙 生姜三两，切 大枣十二枚，擘 厚朴二两 杏仁五十枚，去皮尖

上七味，以水七升，微火煮取三升，去滓，温服一升，覆取微似汗。

原文 1

喘家作，桂枝汤加厚朴、杏子与之佳。（319）

讲析

素有喘疾，复患新感，新感诱发喘疾，促使肺气上逆，引起宿疾发作，若不兼治就有可能影响新感的治疗，所以治疗时新感与宿疾同时兼顾，此时当以治疗新感为主，用桂枝汤解肌祛风，同时加厚朴、杏仁降气利肺兼以平喘。

比较

太阳表病未解而见"喘"的证型有五：①319条"喘家作，桂枝加厚朴杏子与之佳"，风寒表虚兼喘，其喘总由营卫不和，肺寒气逆所致；②335条葛根黄连黄芩甘草汤治邪热下利而兼"喘而汗出"，病机为里之肠热，表证较轻，其喘因肠热犯肺所致；③336条太阳病，"无汗而喘者，麻黄汤主之"，其喘因风寒外束，营阴郁滞，肺气不利所致；④337条"太阳与阳明合病，喘而胸满者，不可下也，宜麻黄汤"，虽为二阳合病，但病机偏重在太阳之表，阳明里证较轻，其喘为表寒外束，肺胃之气被阻所致；⑤341条"伤寒表不解，心下有水气……或喘者，小青龙汤主之"，其喘因外寒内饮相搏，肺失清肃之权所致。

太阳病，下之微喘者，表未解故也，桂枝加厚朴杏子汤主之。（344）

讲析

太阳病，只要外证尚在，虽有大便不利，也不可先下，而应先解表，表解后才可泻下攻里，若先误下，则易伤里气，使表邪乘虚内陷入里，肺气不利而上逆为微喘，所以其治仍以桂枝汤解肌发表为主，再加厚朴、杏仁以降气平喘，故应当用桂枝加厚朴杏子汤治疗。

方解

杏仁去皮尖：杏仁之皮、尖中含有较多的毒性物质，故去之。

注译

以上七味药物，用水七升，文火煮至留取三升药液为度，滤去药渣，趁温服下一升，盖上被子使其轻微出汗为宜。

方释

桂枝加厚朴杏子汤，由桂枝、芍药、甘草、生姜、大枣、厚朴、杏仁七味药物组成，方中：①桂枝汤调和营卫，解肌祛风；②厚朴宽中下气降逆；③杏仁利肺消痰平喘。诸药合用，使表邪解，肺气利，则喘自平。

84方—362条
干姜附子汤

干姜一两，炮 附子一枚，破八片，炮

上二味，以水三升，煮取一升，去滓，顿服。

原文

下之后，复发汗，昼日烦躁不得眠，夜而安静，不呕，不渴，无表证，脉沉而微，身无大热者，干姜附子汤主之。（362）

讲析

干姜附子汤：攻下后，又发汗，致使阳气大虚，阳虚欲亡，则阴盛，阴盛迫阳致成烦躁。白天自然界阳气旺盛，已虚之阳得到天阳相助，与阴邪相争，则昼日烦躁不得眠，夜间阴气盛，已衰之阳得不到天阳相助，因而无力与阴邪相争，反而表现为夜间安静无扰，此属阴邪内盛，阳气大衰。若不急回其阳，则有阳亡之险，取干姜附子汤辛热纯剂，急煮顿服而力挽残阳之失，所以应当用干姜附子汤急救回阳。

注译

以上二味药物，用水三升，煮至留取一升药液为度，滤去药渣，一次服下。

方释

干姜附子汤，由干姜、附子两味药物组成。方中：①干姜辛热，以温中阳；②附子大热，以扶肾阳，生用其力更猛，回阳更速，且一次顿服，旨在功专而效捷。

85 方—363 条
桂枝去芍药加人参生姜汤

「原方」桂枝去芍药加人参生姜汤

桂枝三两，去皮 甘草二两，炙 大枣十二枚，擘 人参三两 生姜四两，切

上五味，以水一斗二升，煮取三升，去滓，温服一升，日三服。

原文

发汗后，身疼痛，脉沉迟者，桂枝去芍药加人参生姜汤主之。（363）

讲析

桂枝去芍药加人参生姜汤：发汗后而身体疼痛不休，故亦取桂枝汤；脉沉迟为阳虚里寒，故去芍药而加生姜；营虚，故加人参以滋补血液生始之源。总之，发汗后，身疼痛，脉沉迟，既非风寒外束未解，亦非汗后复感于邪，反映本证汗后气血不足，营阴耗伤，故应当用桂枝去芍药加人参生姜汤治疗，以养气养血，和营通脉。

注译

以上五味药物，用水一斗二升，煮至留取三升药液为度，滤去药渣，趁温服下一升，每日服三次。

方释

桂枝去芍药加人参生姜汤，由桂枝、大枣、人参、生姜、甘草五味药物组成。方中：①桂枝温阳散寒以和营通络；②甘草、大枣甘温，益气补虚；③人参扶里，既补汗后之虚，又益气生津养营；④增生姜之量，取其行痹之功，使药力达表而宣阳通血脉以行营分之滞；⑤桂枝汤去芍药，免敛桂枝、生姜之辛，使其更好地走表通行经脉而定痛。总之，桂枝去芍药加人参生姜汤诸药配伍，以益气养阴，补血和营，通脉止痛。

86 方—364 条
麻黄杏仁甘草石膏汤

[原方] 麻黄杏仁甘草石膏汤

麻黄四两，去节 杏仁五十个，去皮尖 甘草二两，炙 石膏半斤，碎，绵裹

上四味，以水七升，先煮麻黄，减二升，去上沫，内诸药，煮取二升，去滓，温服一升，日再服。

原文

发汗，若下后，不可更行桂枝汤，汗出而喘，无大热者，可与麻黄杏仁甘草石膏汤。（364）

讲析

麻黄杏仁甘草石膏汤：太阳病，汗不如法，或误下，致热邪不解，内迫于肺，热邪壅肺，气逆不得宣降而作喘；肺外合皮毛，肺热蒸腾，逼迫津液外走毛窍，故汗出。汗出与喘并见，因热邪壅肺，故应当用麻黄杏仁甘草石膏汤治疗，以清宣肺热。

注译

以上四味药物，用水七升，先煮麻黄，待药液减少二升时，除去浮在上面的泡沫，然后加入其余各药，继续煮至留取二升药液为度，滤去药渣，趁温服下一升，每日服两次。

方释

麻黄杏仁甘草石膏汤，由麻黄、杏仁、甘草、石膏四味药物组成。方中：①麻黄辛甘温，宣肺解表而平喘；②杏仁味苦，降利肺气而平喘咳，与麻黄相配则宣降相因，与石膏相伍则清肃协同；③炙甘草既能益气和中，又能与石膏配伍生津止渴，更能调和于寒温宣降之间；④石膏大寒，清泄肺胃之热以生津，与麻黄相辅相成，既能宣肺，又能泄热。综观全方，配伍严谨，清、宣、降三法俱备，共奏宣肺清热，降逆平喘之功。

比较

364 条麻黄杏仁甘草石膏汤、336 条麻黄汤、344 条桂枝加厚朴杏子汤三汤方皆治"喘"，三者机理不同：①麻杏甘石汤证之"喘"，是邪热壅肺，肺失肃降，肺气上逆所致；②麻黄汤证之"喘"，是外感风寒，卫阳被遏，营阴郁滞，肺气失宣使然；③桂枝加厚朴杏子汤证之"喘"，是素有宿疾，外感风寒，营卫失调，肺气上逆，引发宿疾所作之"喘"。

引申

一般来说，表证汗出忌用麻黄，里无热邪忌用石膏，但 364 条之证是邪热壅肺，汗出是肺热蒸迫津液外泄所致。而麻杏甘石汤中的麻黄治疗本证不在于发汗而在于平喘；至于其发散之性，可助石膏清肃肺热透泄于外，所以麻黄配石膏，则宣肺平喘而不助热，且石膏得麻黄，清解肺热而不凉遏，令肺热得清，汗出自止。故麻杏甘石汤证中的"汗出"不忌麻黄；麻杏甘石汤证中的"无大热"并不是里热不甚，而是邪热内传伤津，壅滞不易外透所致，临床有似"无大热"其实里热却很盛，所以本证"无大热"亦可用石膏。

87 方—365 条
桂枝甘草汤

『原方』桂枝甘草汤方

桂枝四两，去皮 甘草
二两，炙
上二味，以水三升，
煮取一升，去滓，顿
服。

原文

发汗过多，其人叉手
自冒心，心下悸欲得
按者，桂枝甘草汤主
之。（365）

讲析

桂枝甘草汤：液为心之液，由阳气蒸化津液而
成，过汗必然伤心阳，心阳被伤，使心失去阳
气的庇护而空虚无主，则心中悸动而喜按，借
以安定心悸之苦。说明心阳不足是本证的主要
病机，故仲景以桂枝甘草汤治疗，以温补心阳
为宜。

注译

以上二味药物，用水三升，煮至留取一升药液
为度，滤去药渣，一次服下。

方释

桂枝甘草汤，由桂枝、甘草二味药物组成。方
中：①桂枝辛甘以补心阳；②甘草甘温以滋心
液。桂枝复甘草是辛甘从化，为阳中有阴，故
治胸中阳气欲失；且桂枝轻扬走表，佐以甘草
留恋中宫，载还阳气，仍寓一表一里之义，故
得以外止汗而内除烦，即，辛甘合化为阳，阳
生阴化以奉于心，心阳得复则悸动自安，故桂
枝甘草汤以补助心阳为主。

比较

从《伤寒杂病论》中简捷的小方去考察，比较 330 条甘草干姜汤、330 条芍药甘草汤、365 条桂枝甘草汤之三方，颇有意趣：①甘草干姜汤，取炙甘草四两、炮干姜二两组成；②芍药甘草汤，取白芍、炙甘草各四两组成；③桂枝甘草汤，取桂枝四两、炙甘草二两组成，皆以炙甘草配方，共同点取其重用则建中，所异者配干姜温脾阳，配白芍养脾阴，配桂枝温心阳，其配伍调济于辛甘之间，减一味则功效大别，增一味则面目皆非。

88方—366条
茯苓桂枝甘草大枣汤

「原方」茯苓桂枝甘草大枣汤

茯苓半斤 桂枝四两 甘草二两，炙 大枣十五枚，擘

上四味，以甘澜水一斗，先煮茯苓，减二升，内诸药，煮取三升，去滓，温服一升，日三服。作甘澜水法：取水二斗，置大盆内，以杓扬之，水上有珠子五六千颗相逐，取用之。

原文 1

发汗后，其人脐下悸者，欲作奔豚也，茯苓桂枝甘草大枣汤主之。（366）

讲析

茯苓桂枝甘草大枣汤：在生理情况下，心为五脏六腑之大主，为阳中之太阳，坐镇于上，普照于下，使下焦水气安伏不动；脾为中土而居中，运化水湿，保护心阳不被下焦水寒之气所犯，若汗后心阳受损，兼素体脾阳不足，则心阳不能坐镇于上，脾土不能守护于中，于是下焦水寒之气不受其制，乘机上干而发作脐下悸动。脐下悸动的出现，因素体心阳虚，又汗后动水，水气上泛所致，应当用茯苓桂枝甘草大枣汤治疗，以温阳伐水降冲，而防患于未然。

注解

甘澜水：又称"甘烂水""劳水"，指水在用杓扬过后，在表面形成的水珠部分。

注译

以上四味药物，用甘澜水一斗，先煮茯苓，待药液减少二升时，加入其余各药，继续煮至留取三升药液为度，滤去药渣，趁温服下一升，每日服三次。作甘澜水法；取水二斗，置于一大盆内，不断用杓扬水，待水面有五六千颗水珠此起彼伏如相追逐时，而可取作煮药之水用之。

方释

茯苓桂枝甘草大枣汤，由茯苓、桂枝、甘草、大枣四味药物组成。方中：①茯苓味甘性平，补土利水，水饮一去，则无冲逆之邪，以止逆气；②桂枝温阳制水，又为平冲降逆之佳品，同时茯苓、桂枝合用能交济心肾，以治悸动；③甘草、大枣合用，培土御水，缓解挛急。全方通阳降逆，化气行水。

比较

365 条桂枝甘草汤与 366 条茯苓桂枝甘草大枣汤，均治汗后伤及心阳，但：①桂枝甘草汤仅治心阳受损，心失去阳气庇护而空虚无主，心中悸动不宁，喜揉按，以温补心阳为主；②茯苓桂枝甘草大枣汤治心阳虚又兼下焦水邪上逆，见脐下悸而欲作奔豚，以温补心阳，温化肾气，培土制水，平冲降逆为重。

引申

茯苓桂枝甘草大枣汤煮法的要求：①茯苓先煮，有很好的渗湿利水作用。因下焦素有停饮，故重用茯苓以利之，先煮，则利水之力专，令饮速去而奔豚自止。②甘澜水善下行而不滞，有利水平冲之效。

原文2

肾脏结，少腹鞕，隐隐痛，按之如有核，小便乍清乍浊，脉沉细而结，宜茯苓桂枝甘草大枣汤。若小腹急痛，小便赤数者，此为实，宜桂枝茯苓枳实芍药甘草汤。

（438）

方药

茯苓桂枝甘草大枣汤 见太阳病中。

讲析

茯苓桂枝甘草大枣汤：肾藏精而司动气，位居少腹，属水脏，司泌尿，而膀胱为其腑，肾脏之结从虚变者，以茯苓桂枝甘草大枣汤治之，温肾气以利州都。

89 方—368 条
奔豚汤

[原方] 奔豚汤

甘草二两，炙 芎䓖二两
当归二两 黄芩二两
芍药二两 半夏四两
生姜四两 葛根五两
桂枝三两

上九味，以水二斗，
煮取五升，温服一升，
日三服，夜二服。

原文

奔豚气上冲胸，腹痛，
往来寒热，奔豚汤主
之。（368）

讲析

奔豚汤：由于情志刺激，使肝失条达，气机郁
结，郁久其气上冲，故应当用奔豚汤治疗，以
疏肝泄热、降逆平冲为宜。

注译

以上九味药物，用水二升，煮至留取五升药液
为度，趁温服下一升，每日服三次，夜间服
两次。

方释

奔豚汤，由甘草、芎䓖、当归、黄芩、芍药、
半夏、生姜、葛根、桂枝九味药物组成。方中：
①芎䓖、当归、芍药养血柔肝，行血止痛，使
补中寓有行散，营血运行而无阻滞；②甘草缓
急止痛；③黄芩清热降火；④半夏、生姜散气
降逆；⑤奔豚气多由下焦而来，毕竟要借阳明
经而上冲，重用清热生津的葛根及上冲的桂枝，
消减上奔的气势，故奔豚病应当奔豚汤治疗，
以疏肝清热，降逆平冲而抑制其冲逆。

药释

◇芎䓖

《神农本草经》:"主中风入脑,头痛,筋挛缓急,金疮,妇人血闭无子。"(51)

效应

活血行气:本品辛温行散,其气芳香走窜,通行血脉,既能活血祛瘀以调经,又有行气开郁而止痛,用于妇科诸证,胁肋作痛,肢体麻木,跌打损伤,疮痈肿痛。

祛风止痛:本品辛温升散,能上行头目,祛风止痛,而用于头痛、身疼,又能旁通络脉而治风湿痹证。

评述

本品原名为芎䓖,现名为川芎。本品辛温升散,凡阴虚火旺性头痛,月经过多,出血性疾病及孕妇,均慎用。

90 方—369 条
厚朴生姜半夏甘草人参汤

[原方] 厚朴生姜半夏甘草人参汤

厚朴半斤，炙，去皮
生姜半斤，切 半夏半
升，洗 甘草二两，炙
人参一两

上五味，以水一斗，
煮取三升，去滓，温
服一升，日三服。

原文

发汗后，腹胀满者，
厚朴生姜半夏甘草人
参汤主之。（369）

讲析

厚朴生姜半夏甘草人参汤：由于素体脾气不足，发汗后，阳气外泄，脾阳受损，运化无权，转输无力，气滞不通，壅而为满，是脾虚气滞所致，证属虚中夹实。若单用补益，则有助满生湿之弊，若单用行气散结，又恐更伤脾气，不利于脾气转输，当遵健脾利气，温运宽中为宜，故用厚朴生姜半夏甘草人参汤消补兼施以治之。

注译

以上五味药物，用水一升，煮至留取三升药液为度，滤去药渣，趁温服下一升，每日服三次。

方释

厚朴生姜半夏甘草人参汤，由厚朴、生姜、半夏、甘草、人参五味药物组成。方中：①厚朴燥湿下气，消胀除满；②生姜辛散通阳，健脾散饮；③半夏和胃降逆，开结涤痰；④甘草、人参补益脾胃，资助运化。诸药配伍，补而不滞，消而不伤，消补并行而不悖，此乃消补兼行之法。

引申

厚朴生姜半夏甘草人参汤中厚朴、生姜、半夏三药用量较大，重在行气消胀；甘草、人参用量较小，补脾之力为次。若单用消痰利气药，恐使脾气愈虚，故必配甘补；但多配甘补，又恐发生中满益甚之变，故甘补之量不宜过重。该汤方中行气燥湿之品多而量重，补中健脾之品少而量轻，行气消满之力大于健脾补虚之功，堪称虚实夹杂证治的典范。

91 方—370 条
茯苓桂枝白术甘草汤

[原方]茯苓桂枝白术甘草汤

茯苓四两　桂枝三两
白术二两　甘草二两，
炙

上四味，以水六升，
煮取三升，去滓，分
温三服。

原文 1

伤寒，若吐若下后，
心下逆满，气上冲胸，
起则头眩，脉沉紧，
发汗则动经，身为振
振摇者，茯苓桂枝白
术甘草汤主之。

讲析

茯苓桂枝白术甘草汤：水饮既是一种病理产
物，又是一种致病因素，由于脾阳不振，水饮
停蓄，应当用茯苓桂枝白术甘草汤治疗，以温
阳健脾，化饮利水。同时注意本证不能再发
汗，再发汗而阳气更伤，经脉失去温煦润养，
肢体出现震颤动摇，不能自主之象。

注译

以上四味药物，用水六升，煮至留取三升药液
为度，滤去药渣，分三次温服。

方释

茯苓桂枝白术甘草汤，由茯苓、桂枝、白术、
甘草四味药物组成。方中：①茯苓甘淡性平，
健脾利湿以化饮；②饮属阴邪，非温不化，故
以桂枝温阳化饮，茯苓、桂枝相伍，一利一
温，颇具温化渗利之效；③湿源于脾，脾阳不
足，则湿聚为饮，故用白术健脾燥湿，使脾气
健运，则湿邪去而不复聚；④甘草调药和中。
药仅四味，配伍精当，温而不燥，利而不峻，
实为治标顾本之方。

比较

366条苓桂枣甘汤与370条苓桂术甘汤相比较，仅差一味药物，但证各有所异：①苓桂枣甘汤宜心阳虚弱，水停下焦，症见脐下悸，欲作奔豚，治宜温通心阳，行水平冲；②苓桂术甘汤宜脾阳虚弱，水停中焦，症见心下逆满，气上冲胸，起则头眩，治宜温阳健脾，化饮利湿。

原文2

心下有痰饮，胸胁支满，目眩，脉沉弦者，茯苓桂枝白术甘草汤主之。（850）

方药

茯苓桂枝白术甘草汤 见太阳病中。

讲析

茯苓桂枝白术甘草汤：苓桂术甘汤温阳蠲饮，健脾利水，有温化三焦水饮之功，其性既不刚燥，又不滋腻，实属治疗痰饮之良剂，充分体现"病痰饮者，当以温药和之"之旨。

比较

655条真武汤与850条苓桂术甘汤，同治阳虚水停，但：①真武汤为肾阳虚，水邪泛滥，治宜温肾利水，用于脾肾阳虚，水气凌心之心悸；②苓桂术甘汤为脾阳虚，水停心下，治宜温阳化饮，用于中阳不振，饮停心下之心悸。总之，真武汤以温肾阳为先，苓桂术甘汤以温脾阳为重。

92方—371条
芍药甘草附子汤

「原方」芍药甘草附子汤

芍药三两 甘草三两，炙 附子一枚，炮，去皮，破八片

上三味，以水五升，煮取一升五合，去滓，分温三服。

原文

发汗，病不解，反恶寒者，虚故也，芍药甘草附子汤主之。（371）

讲析

芍药甘草附子汤：本条"虚"在何处呢？发汗后，当然会汗出，汗出则营虚，恶寒则卫虚，今不言汗出，只言"恶寒"，显然卫虚在前，过汗而营虚在后。营卫即阴阳，所以说当是阴阳两虚。"虚故也"是仲景自注句，意将表证排除在外，且突出说明本证为阴阳两虚，故治以芍药甘草附子汤治疗，以扶阳益阴，阴阳并解。

注译

以上三味药物，用水五升，煮至留取一升五合药液为度，滤去药渣，分三次温服。

方释

芍药甘草附子汤，由芍药、甘草、附子三味药物组成。方中：①芍药酸苦以滋阴益营；②甘草甘温以和中缓急；③附子辛热以扶阳实卫。即，附子配甘草辛甘化阳，芍药伍甘草酸甘化阴，共奏扶阳益阴之功，使阴阳和谐而病愈。

比较

同为汗后致虚，由于病人禀赋不同，感邪轻重不同，汗后见证不同，故治法各异：①汗后阴虚者，治以330条的芍药甘草汤；②汗后阳虚者，治以365条的桂枝甘草汤；③汗后阴阳两虚者，治以371条的芍药甘草附子汤。

93 方—372 条
茯苓四逆汤

「原方」茯苓四逆汤

茯苓四两 人参二两 附子一枚，生用，去皮，破八片 甘草二两，炙 干姜一两半

上五味，以水五升，煮取二升，去滓，温服七合，日三服。

原文

发汗，若下之，病仍不解，烦躁者，茯苓四逆汤主之。（372）

讲析

茯苓四逆汤：发汗太过则伤阳，泻下不当则伤阴，先汗后下则阴阳两伤，故宜回阳益阴的茯苓四逆汤扶阳兼以救阴。

注译

以上五味药物，用水五升，煮至留取二升药液为度，滤去药渣，趁温服下七合，每日服三次。

方释

茯苓四逆汤，由茯苓、人参、附子、甘草、干姜五味药物组成。方中：①茯苓健脾，宁心安神；②人参益气生津，人参与干姜、附子配伍，益阴之中有助阳之效，回阳之中有益阴之功；③附子、干姜回阳以救逆；④炙甘草益气和中，调和诸药。故诸药配伍，共奏回阳益阴之效，适用于阴阳两虚之重证。

比较

372 条茯苓四逆汤与 656 条通脉四逆汤，仅茯苓一味之差，两者皆属阳气大衰，阴寒内盛，虚阳外越。皆有烦躁症状：①茯苓四逆汤证以阳虚为主，阴亦不足，兼有停水，以四肢厥逆，烦躁，脉微欲绝为主证，伴有心悸，小便不利；②通脉四逆汤证以四肢厥逆，下利清谷，脉微欲绝为主证，伴见面赤，烦躁。

94方—374条
五苓散

「原方」五苓散

猪苓十八铢，去皮 泽泻一两六铢 白术十八铢 茯苓十八铢 桂枝半两

上五味，捣为散，以白饮和服方寸匕，日三服。多饮暖水，汗出愈，如法将息。

原文 1

湿气在内，与脾相搏，发为中满，胃寒相将，变为泄泻。中满，宜白术茯苓厚朴汤；泄泻，宜理中汤；若上干肺，发为肺寒，宜小青龙汤；下移肾，发为淋漓，宜五苓散；流于肌肉，发为黄肿，宜麻黄茯苓汤；若流于经络，与热气相乘，则发痈脓；脾胃素寒，与湿久留，发为水饮；与燥相搏，发为痰饮，治属饮家。（272）

方药

理中汤 见霍乱病。

小青龙汤 见太阳病中。

五苓散 见太阳病中。

讲析

五苓散：若湿气下注移邪于肾，气停湿滞，水道不行，肾合膀胱，肾阳不化，膀胱气癃，少腹胀满，溺涩频数，适合用五苓散治疗。

太阳病，发汗后，大汗出，胃中干，烦躁不得眠，欲得饮水，少少与之，令胃气和则愈；若脉浮，小便不利，微热消渴者，五苓散主之。（374）

讲析

五苓散：太阳病发汗后，若仍膀胱气化不行，气化不行则津不上承与津不下输，故上则消渴，下则小便不利，外有表邪未解，内有膀胱蓄水，故用五苓散化气行水，辅以解表，外疏内利，表里同解。

注解

①白饮和服：白饮，即米汤。以米汤或温开水送服散剂，称之白饮和服。
②方寸匕：古代量取药末的器具，如今时之药匙，其形如刀匕，容量为一正方寸。即有柄的边长一寸的正方形器具，抄药末时以满而不溢出为度。据近人考证，一方寸匕约合今之6～9克。

注译

以上五味药物，研为细末，每次用白开水调服一方寸匕，每日服三次。服后多喝开水，汗出病愈，服药后的调养与常规方法相同。

方释

五苓散，由猪苓、泽泻、白术、茯苓、桂枝五味药物组成，具有一利水、一转输、一通气的特点。方中：①一利水。猪苓、泽泻、茯苓淡渗利水。②一转输。白术助脾气转输，使水精得以四布。③一通气。桂枝宣通阳气，气化则小便利，又解表邪。因不见肺失宣降之兆，故不必从水之上源治疗，只要利下窍，上源自洁肺气自降。五苓散制成散剂，取其迅速发挥药效，以米汤调散服用，含服桂枝汤啜粥之意，再加多饮暖水，以助药效，适当发汗而散邪，故曰："多饮暖水，汗出愈"。总之，诸药合用，共奏利水渗湿，温阳化气之功，使水行气化，表邪得解，脾气健运，则蓄水留饮，诸证自除。

比较

326条白虎汤与374条五苓散同治"烦渴"，但病机不同：①白虎汤治阳明里热，热为阳邪，消灼津液，故其烦者为热扰心神，渴者为胃津不足，因其病机主要在于胃热炽盛，故其口渴必喜冷多饮，小便自利；②五苓散治表邪循经入腑，膀胱气化失职，水蓄下焦，津不上承，故其烦者为上焦虚烦，渴者为津不上承，究其病机主要在于水蓄于下，故其渴与小便不利并见。

引申

就病机言：341条小青龙汤治内有停饮而兼表实，饮停心下，口渴、小便不利为其"或然证"；394条五苓散治水停下焦而兼表虚，水蓄下焦，气化不及，口渴、小便不利为其"必然证"。

原文3

太阳病，发汗已，脉浮弦，烦渴者，五苓散主之。（375）

讲析

五苓散：375条补述374条脉证：①374条"若脉浮，小便不利，微热消渴"；②375条"脉浮弦，烦渴"。若两条不互补，易误认为阳明热盛；互补之后，说明原有表邪，发汗后，邪未尽解而随经入里，膀胱气化失司，下焦蓄水，必含有小便不利，又因津不上承的口渴至甚，所以应当用五苓散治疗以通阳利水。

原文4

伤寒，汗出而渴，小便不利者，五苓散主之；不渴者，茯苓甘草汤主之。（376）

讲析

376条补述375条的主证"小便不利"：太阳病发汗后，太阳之邪入腑，膀胱气化失职，水蓄膀胱，水津不得上承与不得下行，则口渴而小便不利，应当用五苓散治疗，重在通阳利水。

比较

本条膀胱蓄水与胃虚水停的比较：①太阳病发

汗后，太阳之邪入腑，水蓄膀胱，水津不能输布上承于口，则口渴，水蓄下焦，则下便不利，宜五苓散以通阳利水；②太阳病发汗后，胃中阳气损伤，胃失腐熟之权，但尚未影响阳气转化津液，水津尚能敷布上承于口，则不渴，水停中焦而无关下焦气化，则小便自利，宜茯苓甘草汤以温胃散水。

原文5

中风，发热，六七日不解而烦，有表里证，渴欲饮水，水入则吐者，名曰水逆，五苓散主之。（377）

讲析

本条当与374条、375条、376条三条合参，一方面有发热，恶寒，汗出，头痛等表证，五六日未解，另一方面又有烦渴，小便不利等里证存在。本条又补述了"渴欲饮水，水入则吐"，这是因为水蓄下焦停水较甚的缘故。膀胱气化不利，水停不化，津不上承，则口渴欲饮；水气犯胃，胃失和降，饮入之水，必拒而不纳，故随饮随吐，吐后仍然渴饮，此为蓄水重证，故治疗与一般蓄水证无异，况且桂枝又有降逆止冲之效。因此仍以"五苓散主之"是无可置疑的。

原文6

太阳病，脉浮而动数，浮则为风，数则为热，动则为痛，头痛发热，微盗汗出，而反恶寒者，表未解也。医反下之，动数变迟，膈内拒痛，胃中空虚，客气动膈，短气躁烦，心中懊憹，阳气内陷，心下因鞭，则为结胸，大陷胸汤主之。若不结胸，但头汗出，余处无汗，剂颈而还，小便不利，身必发黄，五苓散主之。（444）

讲析

五苓散：素体湿热，热为阳邪，误下表邪内陷，阳郁于里与湿互结。因湿为阴邪，性黏腻纠缠而不得泄越，热蕴湿中而不得下行，湿热阻滞，则小便不利；湿热不得宣畅，蕴蒸于肌表，影响胆汁运行，使其不循常道外溢于肌肤而发黄，故表证误下致成发黄，应当用五苓散加茵陈蒿治疗，以清热利湿退黄。

病在阳，应以汗解之，反以冷水潠之。若灌之，其热被劫不得去，弥更益烦，肉上粟起，意欲饮水，反不渴者，服文蛤散；若不差者，与五苓散。寒实结胸，无热证者，与三物小陷胸汤，白散亦可服。（451）

讲析

五苓散：表被寒郁，邪热内结，津液上承不足，宜以解其表寒而泄其郁热，服药后若不见效，说明素体湿盛，被郁之表邪与水湿互结于里，已影响膀胱气化不行，水气内停，故用五苓散化气行水兼解表邪，健脾化湿，通阳达表，其证自解。

原文8

本以下之，故心下痞，与泻心汤，痞不解，其人渴而口燥，烦，小便不利者，五苓散主之。（466）

讲析

五苓散：水饮内停，气不化津，津液不能上承，则"其人渴而口燥"；水蓄于下，气化失职，则小便不利。水阻气滞，痞塞于中，其痞因水而作，应当用化气行水的五苓散治疗，使小便通，气化行，则痞自解。

原文9

太阳病，寸缓关浮尺弱，其人发热汗出后，恶寒，不呕，但心下痞者，此以医下之，如其未下，病人不恶寒而渴者，此转属阳明也。小便数者，大便必鞕，不更衣十日，无所苦也。渴欲饮水者，少少与之，以法救之。渴而饮水多，小便不利者，宜五苓散。（551）

方药

五苓散 见太阳病中。

讲析

五苓散：水气内停，气不化津的停水口渴，是膀胱气化不行，不能布津上承，适合用五苓散化气行水。水邪得去，则气化通行，津液自生，口渴自止。即小便不利而口渴饮水多，又为水停不化，宜五苓散导其所停之水。盖病在膀胱，所仍治太阳，而不治阳明。

原文 10

消渴，脉浮，有微热，小便不利者，五苓散主之。（737）

讲析

五苓散：寒邪循太阳经入腑，膀胱气化受阻，寒与水互结膀胱，气不化津，津液不能蒸腾于上，则渴而饮水不多，且喜热饮，小部分表邪仍留肌表，太阳经之邪进入膀胱腑，膀胱气化失职而致水停于下，则小便不通畅，亦无灼热疼痛感。其属以腑病为重的太阳经腑同病，故利小便以去蓄结之水，发汗以散外束之邪，方用五苓散分消表里，外则发汗解表，内则利水降逆，具有利水健脾，通阳解表之功。服药多饮暖水，可助其利尿发汗之药力。

原文 11

霍乱已，头痛，发热，身疼痛，热多欲饮水者，五苓散主之；寒多不饮水者，理中丸主之。（755）

方药

五苓散　见太阳病中。

讲析

755 条五苓散主之：由于人的体质和感邪轻重不同，同一霍乱病病愈后，余邪未尽，却有不同的病情。若伴见寒象轻微，"欲饮水"并非里热，乃是中焦升降失常，呕吐腹泻，清浊不分，水液偏走于胃肠，不能渗泄于膀胱，气化失司，津液不能上承，此时必见小便不利，应当用五苓散治疗，以外疏内利，使汗出、小便利，表里通达，则发热去，吐泻止。即，疏外利内，温阳化气兼和表，小便利，则大便自实。

病人脐下悸，吐涎沫
而头眩者，此有水也，
五苓散主之。（860）

方药

五苓散　见太阳病中。

讲析

五苓散：此示上病下治之法，水饮蓄聚积结于
下焦，本可就近从小便排出，由于膀胱气化不
行，下窍不通而水无去路，反逆而上行，以致
变生诸证：①饮邪动于下，则脐下悸；②饮邪
逆于中，则吐涎沫；③饮邪泛于上，则头眩。
由于膀胱气化不利，水饮停蓄，是导致本证的
症结所在，所以用五苓散化气行水，使水饮下
行从小便而出，则脐下悸、吐涎沫、头眩诸
症自解。本汤方方后注云："多饮暖水，汗出
愈"，旨在补充水津，扶助胃阳，温行水气以
发汗，肠间之水从小便出，使水饮表里分消，
非夹有表邪而欲内外两解，故诸症自愈。

比较

366 条发汗后欲作奔豚的"脐下悸"，与 860
条的"脐下悸"不同：① 366 条发汗后欲作奔
豚的"脐下悸"，为心阳虚弱，肾水无制、欲
作奔豚，有气从少腹上冲之感，故用苓桂甘枣
汤通阳利水以防冲逆；② 860 条的"脐下悸"，
为饮结下焦，气化不行，泛而上逆，有吐涎沫
而头眩之状，故用五苓散通阳化气行水。

「原方」茯苓甘草汤

茯苓二两 桂枝二两 甘草一两，炙 生姜三两，切

上四味，以水四升，煮取二升，去滓，分温三服。

原文 1

伤寒，汗出而渴，小便不利者，五苓散主之；不渴者，茯苓甘草汤主之。（376）

讲析

茯苓甘草汤：太阳病发汗后，胃中阳气损伤，胃失腐熟之权，但尚未影响阳气转化津液，水津尚能敷布上承于口，故口不渴；水停中焦而无关下焦气化，则小便自利。应当用茯苓甘草汤治疗，重在温胃散水。

注译

以上四味药物，用水四升，煮至留取二升药液为度，滤去药渣，分三次温服。

方释

茯苓甘草汤，由茯苓、桂枝、甘草、生姜四味药物组成。方中：①茯苓配桂枝温阳利水；②桂枝兼能达表解肌；③甘草益气和中，伍桂枝以辛甘化阳；④生姜配桂枝温胃通阳，以散水气。四药配伍，共成温胃化饮，通阳利水之剂。

比较

366 条苓桂枣甘汤，370 条苓桂术甘汤，376 条茯苓甘草汤（亦称苓桂姜甘汤），三方中苓、桂、甘是共有的，均有化气行水作用，用于水饮内停之证：①苓桂枣甘汤选用大枣，意在

缓其冲逆，治疗心阳不足，水停下焦，复有上逆之势，症见脐下悸动，如奔豚之将作；②苓桂术甘汤选用白术，重在健脾，治疗脾失健运，水气内停，以心下逆满，气上冲胸，起则头眩，脉沉紧为主症；③苓桂姜甘汤选用生姜，长于温胃散水，治疗胃阳不足，水停中焦，以心下悸，肢厥，不烦不渴为主症。三方的药物组成仅一味之差，其病机、主证各有不同，当细心审辨。

原文2

伤寒，厥而心下悸者，宜先治水，当服茯苓甘草汤，却治其厥；不尔，水渍入胃，必作利也。（694）

方药

茯苓甘草汤　见太阳病中。

讲析

茯苓甘草汤：本条手足厥冷与心下悸动同见，可知这类厥冷不同于阴盛阳衰，也不同于热盛阳郁，而是有寒饮，阳气被遏，不能外达四末：①脾主四肢，由于水饮停聚中焦，脾阳被湿困而不得伸展，阳气不能通达四末，则手足厥冷；②水饮积聚中焦，胃中停水，则心下悸动。故在治疗上，当先温阳化水，用茯苓甘草汤治其水，水邪散，阳气通，则四肢得温，悸动可止，其病每能获愈。

96方—381条
栀子干姜汤

「原方」栀子干姜汤

栀子十四枚，擘 干姜
二两

上二味，以水三升半，
煮取一升半，去滓，
分温二服，进一服，
得吐者，止后服。

原文 1

发汗后及吐下后，虚
烦不得眠。若剧者，
必反覆颠倒，心中懊
恢，栀子干姜汤主之；
若少气者，栀子甘草
豉汤主之；若呕者，
栀子生姜豉汤主之。
（381）

讲析

栀子干姜汤：汗吐下后，有形之邪已去，但余
热未尽，留扰胸膈，致令虚烦不宁，邪热乘虚
客于胸中，郁热上扰心神，则不得眠；热邪蕴
郁而不得伸展尽泄，则心中烦乱殊甚，有无可
奈何、难以表达之状，故应当用栀子干姜汤治
疗，以温中化饮，清热除烦，则虚烦不眠、反
复颠倒、心中懊恢诸证可愈。

注解

得吐者，止后服：笔者认为栀子豉汤为吐剂
是不够准确的，应用本方很少有呕吐者，因
为栀子豉汤为解郁除烦之剂，并无催吐作用，
临床上服栀子诸汤亦未见有呕吐者，况且栀
子生姜豉汤还兼治呕，岂有服汤反吐之理？
本证服栀子豉汤"得吐者"，是热郁于里，拒
药而吐的一种反应，并非本方直接有涌吐作
用，因此不能把栀子豉汤示为涌吐剂。故同
条的栀子甘草豉汤、栀子生姜豉汤，与384
条栀子厚朴枳实汤的方后注"得吐者，止后
服"一语皆然。

注译

以上二味药物，用水三升半，煮至留取一升半

药物为度，滤去药渣，分两次温服。若服第一次，吐者，停服。

方释

栀子干姜汤，由栀子、干姜二味药物组成。方中：①栀子苦寒，清上焦之邪热，则心烦得除；②干姜辛热，温中焦之寒邪，则中阳得复。两药合用，栀子之寒，不碍干姜之温散；干姜之热，不碍栀子之清热，故栀子干姜汤寒热同化，功则合奏，上热得除，中寒得温，乃寒热并用不悖之法。

引申

381条"虚烦不得眠，反复颠倒，心中懊恼"，常有兼证出现：①若兼少气，为余热损伤中气，可用栀子甘草豉汤治疗，即栀子豉汤加甘草以益气和中；②若兼呕吐，为余热内扰，胃气上逆，可用栀子生姜豉汤治疗，即栀子豉汤加生姜以降逆止呕。合同栀子干姜汤三方的配伍选药可以看出：仲景开火郁，不用黄连用栀子；治少气，不用参、芪用甘草；止呕吐，不用半夏用生姜，足见仲景制方选药之严谨。

原文 2

伤寒，医以丸药大下之，身热不去，微烦者，栀子干姜汤主之。（385）

讲析

栀子干姜汤：本为伤寒，其病在表，治宜汗法，但医者不察，徒以丸剂泻药大下，结果徒伤中气，表邪内陷，余热未尽而身热不去；丸药攻下，损伤脾胃，则中焦虚寒，表邪未解，乘虚内陷，留扰胸膈，则上焦有热，故致微烦。治疗胸膈有热，须照顾中焦有寒，所以应当用栀子干姜汤，清胸中之热，温中焦之寒，寒热并用，功奏奇效。

97 方—381 条
栀子甘草豉汤

「原方」栀子甘草豉汤

栀子十四枚，擘 甘草
二两，炙 香豉四合，
绵裹

上三味，以水四升，
先煮栀子、甘草取二
升半，内豉煮取一升
半，去滓，分温二服，
得吐者，止后服。

原文

发汗后及吐下后，虚
烦不得眠，若剧者，
必反覆颠倒，心中懊
憹，栀子干姜汤主之；
若少气者，栀子甘草
豉汤主之；若呕者，
栀子生姜豉汤主之。
（381）

讲析

栀子甘草豉汤：虚烦常同兼症出现。若兼少气
者，为余热损伤中气所致，应当用栀子甘草豉
汤治疗。

方解

绵裹：用纱布将药物包裹后入煮，在煮药过程
中，避免药粉浮于水面，或避免药渣混于药液
中，免之不便澄清或滤出。

注译

以上三味药物，用水四升，先煮栀子、甘草，
煮至留取二升半药液，然后加入香豉煮至留取
一升半药液为度，滤去药渣，分两次温服。若
服第一次，吐者，停服。

方释

栀子甘草豉汤，由栀子、甘草、香豉三味药物
组成。方中：①栀子苦寒，清热除烦，导热下
行；②甘草调中益气；③香豉轻清宣泄，透达
表热。三药相伍，清热透表，调补中气。再则
因香豉气味轻薄，多煮则反而失却它的轻浮宣
散作用，故栀子甘草豉汤、栀子生姜豉汤、栀
子豉汤三方的煮法，都是香豉后下。

◇香豉

《名医别录》："主伤寒头痛，寒热，瘴气恶毒，烦躁满闷。"（七）

效应

解表：本品辛散轻浮，宣散表邪，无论风寒风热表证，皆可应用。

除烦：本品既能透散外邪，又能宣散郁热，用于热病后的胸中烦闷，虚烦不得眠。

评述

香豉，今名淡豆豉，发汗力量很弱，有健胃助消化之功。

98 方—381 条
栀子生姜豉汤

栀子十四枚，擘 生姜
五两 香豉四合，绵裹
上三味，以水四升，
先煮栀子、生姜，取
二升半，内豉，煮取
一升半，去滓，分温
二服。得吐者，止后
服。

原文

发汗后及吐下后，虚
烦不得眠，若剧者，
必反覆颠倒，心中懊
憹，栀子干姜汤主之；
若少气者，栀子甘草
豉汤主之；若呕者，
栀子生姜豉汤主之。
（381）

讲析

381条栀子生姜豉汤主之：虚烦常有兼症出现。
若兼呕吐者，为余热内扰，胃气上逆所致，应
当用栀子生姜豉汤治疗。

注译

以上三味药物，用水四升，先煮栀子、生姜，
煮至留取二升半药液，然后加入香豉煮至留取
一升半药液为度，滤去药渣，分两次温服。若
服第一次，吐者，停服。

方释

栀子生姜豉汤，由栀子、生姜、香豉三味药物
组成。方中：①栀子苦寒，清热除烦，导热下
行；②生姜和胃降逆止呕；③香豉轻清宣泄，
透达表热。三药配伍，清热透表，和胃止呕。

99方—382条
栀子豉汤

栀子十四枚，擘 香豉
四合，绵裹

上二味，以水四升，
先煮栀子，取二升半，
内豉，煮取一升，去
滓，分温二服。得吐
者，止后服。

原文1

发汗，若下之，而烦
热，胸中窒者，栀子
豉汤主之。（382）

讲析

栀子豉汤：烦热乃因汗下后，余热未尽，邪热
内陷，无形邪热留扰胸膈，热郁于胸，气机阻
滞，窒塞不通，欲结未结，故胸中有窒塞憋闷
感，故应当用栀子豉汤清胸中之热，宣上焦之
郁，待郁热得以宣泄，气机自然通畅，使室通
而愈。

注译

以上二味药物，用水四升，先煮栀子，煮至留
取二升半药液，然后加入豉煮至留取一升半药
液为度，滤去药渣，分两次温服。若服第一
次，吐者，停服。

方释

栀子豉汤，由栀子、香豉二味药物组成。方
中：①栀子苦寒，既可清透郁热，解郁除烦，
又可导热下行；②香豉气味轻薄，既能解表
宣热，又能降胃气于中。两药相伍，清中有
宣，宣中有降，是清宣胸膈郁热，解郁除烦之
良方。使用本方，先煮栀子取其味，后纳香豉
取其气，才能发挥栀子、香豉一清一宣的治疗
作用。

伤寒，五六日，大下之后，身热不去，心中结痛者，未欲解也，栀子豉汤主之。（383）

讲析

栀子豉汤：表邪已化热，与伤寒表证初起不同，当是表邪化热入里之时；不具备攻下之证而攻下，则引邪入里，似与结胸证之成因相同；表邪已化热入里，余热扰于胸膈，不仅影响气分，而且涉猎血分，病情进一步加重，由胸中窒发展到心中结痛，热郁血分，应当用栀子豉汤治疗，以清宣郁热，内清外达热邪，不必用活血之品。

比较

383条心中结痛与444条结胸，两者颇有相似之处，又有所不同：①误下后，余热留扰胸膈，为无形之结，按之濡软，纵然按之痛，也很轻微，故用栀子豉汤宣郁除烦；②误下后，热与水结于胸膈，为有形之结，按之心下石硬，痛不可近，故用大陷胸汤逐水荡实。

引申

笔者认为383条的"身热不去"，不是风寒表邪不解，而是热邪留于肌腠。382条胸中窒和383条心中结痛之不同，反映病情发展过程中的不同程度，总由无形邪热扰于胸膈所致，故同用栀子豉汤治疗。

阳明病，脉浮而大，咽燥口苦，腹满而喘，发热汗出，不恶寒反恶热，身重，若发汗则躁，心愦愦，反谵语；若加温针，必怵惕，烦躁不得眠；若下之，则胃中空虚；客气动膈，心中懊恼，舌上胎者，栀子豉汤主之。（528）

讲析

栀子豉汤：下之因能祛邪，然必攻之有形，则燥实一去，其热便除。若以"腹满而喘"为胃实，误用攻下，因胃无燥结之邪，下之则虚其胃气，无形邪热虚陷入胸膈，出现心中懊恼不适，故可用栀子豉汤清宣胸膈郁热，汗下温针皆为禁忌，所以用清法治之。

引申

太阳篇亦有栀子豉汤证，多由表证误下，而热扰胸膈引起。528条乃阳明经热误下，胃中空虚，热留胸膈所致，其来路虽与太阳篇的豉子豉汤证有内外之分，但基本证候大体一致，故同用栀子豉汤治疗。

原文4

阳明病下之，其外有热，手足温，不结胸，心中懊恼，饥不能食，但头汗出者，栀子豉汤主之。（535）

讲析

栀子豉汤：阳明经热，尚未聚结于腑，不应早下。早下则经热内陷，而外反无热，今下之"其外有热，手足温"，热虽未陷于里，但也渐离于表。阳阴经直通于胃腑，但此邪入尚浅，胃中之热未实，胸中之热微结，热郁于上，胸气不能下通，此阳明腑热尚微而仍漫于经，所以只宜清宣郁热的栀子豉汤为治，以泄上焦的浊热。

原文5

下利后，更烦，按之心下濡者，为虚烦也，宜栀子豉汤。（714）

方药

栀子豉汤 见太阳病中。

讲析

栀子豉汤：用手触按胃脘部柔软，说明里无实邪，乃无形邪热留扰胸膈，故邪热郁扰胸膈而致虚烦，治以栀子豉汤清宣郁热，则余热得除，虚烦自解。

100方—384条
栀子厚朴枳实汤

「原方」栀子厚朴枳实汤

栀子十四枚,擘 厚朴四两,炙,去皮 枳实四枚,水浸,炙,令黄

上三味,以水三升半,煮取一升半,去滓,分温二服。进一服,得吐者,止后服。

原文

伤寒下后,心烦,腹满,卧起不安者,栀子厚朴枳实汤主之。（384）

讲析

栀子厚朴枳实汤:伤寒攻下后,表邪乘虚化热入里,火郁胸膈脘腹,无形邪热内扰,气机壅滞,治以栀子厚朴枳实汤清热宣郁,则热得清而烦自除、气得消而满自解。

注译

以上三味药物,用水三升半,煮至留取一升半药液为度,滤去药渣,分两次温服。若服第一次,吐者,停服。

方释

栀子厚朴枳实汤,由栀子、厚朴、枳实三味药物组成。方中:①栀子清上焦郁结;②厚朴、枳实行气宽中,除痞泻满。因其邪热入里及腹,故不用香豉之宣透,然其腹满仅是气滞而无腑实,故不用大黄泻下。

101 方—393 条
禹余粮丸

禹余粮四两 人参三两
附子二枚 五味子三合
茯苓三两 干姜三两
上六味，蜜为丸，如
梧子大，每服二十丸。

原文

汗家重发汗，必恍惚
心乱，小便已阴痛，
与禹余粮丸。（393）

讲析

禹余粮丸：平素易出汗的人，多为阳气虚弱，
卫外不固，易受外邪，治之补阳固表为宜，
不可妄施汗法解表，否则误施汗法引起损阳
伤阴乃至阴阳两虚，致成小溲后尿道疼痛，
即溲出而气愈泄，则化源伤，故应当用禹余
粮丸治之，当予涩以固脱，大补阳气，镇心
安神。

注译

以上六味药物，炼蜜为丸，如梧桐子大，每次
服二十丸。

方释

禹余粮丸，由禹余粮、人参、附子、五味子、
茯苓、干姜六味药物组成。方中：①禹余粮
甘寒性敛，清浮热以镇纳虚阳，敛脾阴而交
通心肾；②人参、五味子敛气生津；③附
子、干姜温脾固肾；④茯苓利水，且可导心
气下行，使心气自降而下温肾阳，故不参泻
热之法，不用敛心之品，用禹余粮丸敛阴止
汗，重镇固涩，则汗止阴复，阴复津回，阴
痛愈矣。

◇禹余粮

《神农本草经》："主下赤白。"（52）

效应

涩肠止泻：本品质重下降，功专收涩，用于久泻久痢。

收敛止血：本品收敛止血，固崩止带，用于崩漏带下。

评述

禹余粮，别名为禹粮石、余粮石、太一余粮，为收敛固涩之品，故实证忌用。《本草纲目》记载有"催生"功效，故孕妇慎用。

102方—400条
小柴胡汤

[原方] 小柴胡汤

柴胡半斤 黄芩三两 人参三两 半夏半斤,洗 甘草三两,炙 生姜三两,切 大枣十二枚,擘

上七味,以水一斗二升,煮取六升,去滓,再煎,取三升,温服一升,日三服。

右胸中烦而不呕者,去半夏、人参,加栝蒌实一枚;若渴,去半夏,加人参,合前成四两半,栝蒌根四两;若腹中痛者,去黄芩,加芍药三两;若胁下痞鞭,去大枣,加牡蛎四两;若心下悸、小便不利者,去黄芩,加茯苓四两;若不渴,外有微热者,去人参,加桂枝三两,温覆微汗愈;若咳者,去人参、大枣、生姜,加五味子半升、干姜二两。

原文1

传少阳,脉弦而急,口苦,咽干,头晕,目眩,往来寒热,热多寒少,宜小柴胡汤;不差,与大柴胡汤。(155)

方药

小柴胡汤 见太阳病中。
大柴胡汤 见太阳病中。

讲析

小柴胡汤:少阳部位处于阴阳之交,热邪循足少阳经入腑,邪正相争,适合用小柴胡汤清肝胆之热,以解半表之结邪。

风病，头痛，多汗，恶风，腋下痛不可转侧，脉浮弦而数，此风邪干肝也，小柴胡汤主之；若流于府则口苦，呕逆，善太息，柴胡枳实芍药甘草汤主之。（291）

方药

小柴胡汤 见太阳病中。

讲析

小柴胡汤方：风为阳邪，风邪中于侧，则袭少阳，少阳之里为厥阴，风邪循经脉下行，则涉及厥阴肝，应当用小柴胡汤治疗，以解少阳之郁结，兼清肝脏之风热。

寒病，两胁中痛，寒中行善掣节，逆则头痛，耳聋，脉弦而沉迟，此寒邪乘肝也，小柴胡汤主之；其着也，则两腋急痛，不能转侧，柴胡黄芩芍药半夏甘草汤主之。（298）

方药

小柴胡汤 见太阳病中。

讲析

小柴胡汤：肝居胁下，其经脉布散于胁肋而主身之筋膜，故肝乘寒邪，两胁疼痛，应当用小柴胡汤治疗，通调经府，和其表里，转其枢机，诸症自愈。

太阳病，十日已去，脉浮细而嗜卧者，外已解也；设胸满胁痛，与小柴胡汤；脉但浮者，与麻黄汤。（338）

方药

小柴胡汤 见后。

讲析

小柴胡汤：少阳枢机不利，邪气已由太阳而直接转入少阳，治用小柴胡汤和解少阳，以利枢机。其实小柴胡汤证与少阳证并非等同概念，不能一见到小柴胡汤，就认为是少阳证。正像桂枝汤一样，不但能治太阳中风，也能治阳明中风、太阴中风，所以小柴胡汤不但能治少阳病，也能治太阳病、热入血室。胸满胁痛只是一个邪热郁结的症状，岂能以此一证而定为少阳病。

原文5

伤寒，五六日，中风，往来寒热，胸胁苦满，嘿嘿不欲食饮，心烦喜呕，或胸中烦而不呕，或渴，或腹不痛，或胁下鞕，或心下悸，小便不利，或不渴，身有微热而咳者，小柴胡汤主之。（400）

讲析

400条小柴胡汤主之：因为少阳为人身之枢机，主表里开合，升降出入，邪犯少阳，则枢机失调，胃气失和，升降失司，三焦津液输布发生障碍，而小柴胡汤能疏解透达，和解枢机，宣通气机，协调升降出入，这样上焦之气得通，胃气调和，水谷之精气能布散而周行全身，使之身和汗出病解，其汗出不是由于发汗，而是在于气机调畅，津液得布，从而使邪随汗出而解，因此不能将小柴胡汤视为发汗之方，而是解肌清热、和胃止呕、透达内外、疏利三焦、扶正祛邪之剂。

注译

以上七味药物，用水一斗二升，煮至留取六升药液时，滤去药渣，继续煎之浓缩留取三升药液为度，趁温服下一升，每日服三次。①如果兼有胸中烦闷而不呕吐，原方减半夏、人参，加栝蒌实；②如果兼有口渴，原方减半夏，加人参量，再加栝蒌根；③如果兼有腹部疼痛，原方减黄芩，加芍药；④如果感觉胁下痞塞硬满，原方减大枣，加牡蛎；⑤如果兼有心下悸动，小便不利，原方减黄芩，加茯苓；⑥如果口不渴，体表轻微发热，原方减人参，加桂枝，再用被子覆盖身体保温，使之微微汗出而愈；⑦如果兼有咳嗽，原方减人参、大枣、生姜，加五味子、干姜。

方释

小柴胡汤，由柴胡、黄芩、人参、半夏、甘草、生姜、大枣七味药物组成。方中：①柴胡疏肝，使半表之邪得从外宣；②黄芩清火，使半里之邪从内而彻；③半夏、生姜合用，调和脾胃，降逆止呕，散饮祛痰；④人参、甘草、大枣相配，扶中益气，皆佐使之品，外感病用人参者较少，以防闭门留寇之弊。本方选用人参，是为了助正以祛邪，补脾以防邪气传变。总之，柴胡、黄芩味苦，半夏、生姜味辛，人参、甘草、大枣味甘，合成辛开、苦降、甘调之法，构成有机联系的治疗整体，汤方寒热并用，升降协调，有和解少阳，疏利三焦，调达气机，宣通内外，运转枢机之效。

注释

若胸中烦而不呕者，去半夏、人参，加栝蒌实：邪热聚于胸膈则胸中烦；尚未损伤胃气，胃气不逆则不呕，故不用半夏降逆止呕，热聚不宜甘温，故不用人参甘温补虚；加栝蒌实开结清热除烦，以荡涤胸中郁热。

若渴，去半夏，加人参、栝蒌根：邪热伤津则口渴，胃津已伤，半夏之辛燥，非渴所宜，故去之；加人参、栝蒌根，甘润生津，益气养胃以止渴。

若腹中痛者，去黄芩，加芍药：肝气横逆，脾胃受伤，致成腹中痛，故去黄芩之苦寒，加芍药以调和肝脾，缓急止痛。

若胁下痞硬，去大枣加牡蛎：邪郁少阳经，结于胁下，故去大枣之甘腻壅滞，加牡蛎以软坚消痞。

若心下悸，小便不利者，去黄芩，加茯苓：三焦决渎失职，水饮内停，心阳被损，则心下悸动，水液转输不利，则小便不利，故去苦寒之黄芩，以免水得寒气，愈结愈重；加茯苓淡渗利水，上救心悸，下利小便。

若不渴，外有微热者，去人参，加桂枝温覆汗愈：太阳表证未罢，而无里热津伤之象，故去人参之壅补，以免留邪；加桂枝之辛温，以解在外之表邪；再用被子覆盖身体，使之微微汗出而愈。

若咳者，去人参、大枣、生姜，加五味子、干姜：病邪在肺，肺气上逆则咳嗽，故去人参、大枣甘腻之壅补，去生姜辛温之宣散，加五味子之敛肺降逆，加干姜以温肺散寒。

小柴胡汤的症状，既有表证，又有里证，从方后注的加减看，除柴胡、甘草两药外，均做加减，说明小柴胡汤应用广泛，遍及临床各科。少阳证用小柴胡汤，而小柴胡汤证不等于是少阳证。因为小柴胡汤既治太阳病中风表不解而又见里证，又治阳明病的潮热身黄；既治热入血室，又治伤寒瘥后劳复发热。如果把小柴胡汤所治简单地归结为一个少阳证，那就大大缩小了小柴胡汤的应用范围，降低了小柴胡汤的临床价值。由于小柴胡汤集寒热补泻于一方，聚辛开、苦降、甘调三法于一炉，故临床应用甚广，只要辨证得当，皆有卓效。

比较

往来寒热有三证：①有表证的往来寒热，用第400条的小柴胡汤治疗；②有里证的往来寒热，用第408条的大柴胡汤治疗；③已表或已下的往来寒热，用第457条的柴胡桂枝干姜汤治疗。

引申

仲景把少阳病证治放在太阳病篇叙述，笔者认为是仲景的巧意安排。仲景为了反映少阳病证治的精要意义突出地显示出来，故在论述太阳病中，将笔锋一转，进而论述太阳表邪向少阳传变而致成少阳病。

原文6

血弱气尽，腠理开，邪气因入，与正气相搏结合于胁下，正邪纷争，往来寒热，休作有时，嘿嘿不欲饮食。脏腑相连，其痛必下，邪高痛下，故使呕也，小柴胡汤主之，服柴胡汤已渴者，属阳明也，以法治之。（401）

讲析

401条小柴胡汤主之：脏腑相连，由经脉相互络属。若肝胆的疏泄正常，是保证脾胃完成水谷之受纳、腐熟、转输的前提条件，肝胆失于疏泄，必然要影响到它所克制的脾胃，木土相克，横逆克脾，肝郁克脾，必然引起腹痛；胆居于上，下犯于胃，胆气犯胃，必然出现呕吐，应当用小柴胡治疗，则邪得解，病得愈。

原文7

伤寒，四五日，身热恶风，颈项强，胁下满，手足温而渴者，小柴胡汤主之。（403）

讲析

403条小柴胡汤主之：三阳病中，少阳外临太阳，内近阳明，居于表里之间而为枢，故三阳证，治从少阳，应当用小柴胡汤治疗，则上下宣通，内外畅达，气机通畅，枢机运转，外解肌表之邪，内清入里之热。

原文8

伤寒，阳脉涩，阴脉弦，法当腹中急痛，先与小建中汤；不差者，与小柴胡汤。（404）

讲析

404条与小柴胡汤："不差者"，是指少阳柴胡证未罢而言，因为404条是柴胡与小建中汤证同时存在，少阳脉但弦；今"阳脉涩，阴脉弦"，由于少阳既有本经传来之邪，又有本经自身之虚。条文中以脉弦代表柴胡证，以脉涩代表建中证，因为小柴胡汤叙述已详，故对柴胡证从略；建中证、脉证是404条所独具，仲景叙述是极有规律的，先与建中汤，脉涩当然可解，"不差者"乃是少阳自身之虚，固然得到建中而复；但脉弦未去，本经传来之邪还往来于表里之间，因为少阳证仍在，少阳还有余邪，可与小柴胡汤以和解之。

原文 9

太阳病，过经十余日，反二三下之，后四五日，柴胡证仍在者，先与小柴胡汤，呕不止，心下急，郁郁微烦者，为未解也，与大柴胡汤下之则愈。（408）

讲析

408条先与小柴胡汤：初起邪在太阳肌表，随着时间的推移和治疗之误，而致邪气离开太阳传入少阳。少阳病治当和解，但医生误从阳明论治，三番五次地误用下法，所幸人体质尚好，误治四五天之后，证候未因误治而发生变化，柴胡证仍然存在，所以仍应当先与小柴胡汤和解。

原文 10

伤寒，十三日不解，胸胁满而呕，日晡所发潮热已，而微利，此本柴胡证，下之以不得利，今反利者，知医以丸药下之，非其治也，潮热者，实也，宜先服小柴胡汤以解外，后以柴胡加芒硝汤主之。（409）

讲析

409条宜先服小柴胡汤以解外：患外感已经十多天，犹未解除，此时并不意味太阳表邪未有解除，应是病邪入里的传变倾向。既有邪传少阳之象，又有邪传阳明腑实之征，此为少阳兼阳明里实证，以和解通下为治。东汉民间医生误用辛热燥烈的丸药攻下，肠道虽通，却不能泻热，燥热不去，少阳证亦不能解除，虽兼有阳明燥热内结，亦不能原本是大柴胡汤证而今却不能用大柴胡汤攻下，以免重伤正气，故宜先服小柴胡汤以解少阳之邪，兼扶正气，使里气充实，冀其上焦得通，津液得下，胃气因和，身濈然汗出而解。

原文 11

妇人中风，七八日，续得寒热，发作有时，经水适断者，此为热入血室，其血必结，故使如疟状，小柴胡汤主之。（454）

讲析

454条小柴胡汤主之：454条是感邪七八天，与经水适断之时，又复出现寒热交替休作，说明在之前中风寒热症状已经解除，又表明经水适断并非经行之期已尽，而是热入血室，使血分凝滞不畅，表明血虽结而不甚，然寒热即往来休作，则说明邪尚有外达之机，故用小柴胡汤枢转气机，以外解表邪，内疏血结，兼扶气血，使寒热解，血室和。

原文 12

伤寒，五六日，头汗出，微恶寒，手足冷，心下满，口不欲食，大便鞕，脉细者，此为阳微结，必有表，复有里也。脉沉者，亦在里也。汗出为阳微，假令纯阴结，不得复有外证，悉入在里，此为半在里半在外也，脉虽沉细，不得为少阴病，所以然者，阴不得有汗，今头汗出，故知非少阴也，可与小柴胡汤，设不了了者，得屎而解。（458）

讲析

458条可与小柴胡汤：所谓阳微结，包括邪气与阳气两方面的郁结，其病情也包括表证与里证两种情况，外有太阳，内有阳明，两者均较轻浅时使用小柴胡汤治疗，疏达枢机，宣通内外，寒温并用，攻补兼施，达到外散内疏的目的，从而说明小柴胡汤广泛应用的原因所在。

原文 13

阳明病，发潮热，大便溏，小便自可，胸胁满不去者，与小柴胡汤。（536）

方药

小柴胡汤　见太阳病中。

讲析

536条与小柴胡汤：从整个情况分析，不难看出本证的趋势。少阳之邪尚炽，阳明里实未甚，虽然伴见潮热症状，仍当遵循先表后里的治疗原则，用小柴胡汤和解之，说明各条论述小柴胡汤各抒己见，立论各有千秋，但以小柴胡转其枢为治的观点是相同的。

阳明病，胁下鞕满，不大便而呕，舌上白苔者，可与小柴胡汤，上焦得通，津液得下，胃气因和，身濈然汗出而解也。（537）

讲析

537条可与小柴胡汤。小柴胡汤具有：①疏理上焦以利肺气的宣通；②疏理中焦以利胃气的和降；③上、中二焦得通，津液得下，则下焦得以疏利。故对白虎汤证未成，或用承气汤太早之证，只好用小柴胡汤宣通气机，和解表里，疏利三焦。

阳明中风，脉弦浮大而短气，腹都满，胁下及心痛，久按之气不通，鼻干不得涕，嗜卧，一身及目悉黄，小便难，有潮热，时时哕，耳前后肿，刺之小差，外不解，病过十日，脉续浮者，与小柴胡汤；脉但浮，无余证者，与麻黄汤；若不尿，腹满加哕者，不治。（538）

方药

麻黄汤 见太阳病中。

讲析

538条与小柴胡汤：阳明阳盛，复感风热阳邪，使无形邪热充斥弥漫表里内外，阴津大伤，但腑实未成，故发表与攻里皆非所宜，无奈，使用刺法，以泄经络之热，先挫其盛势，针刺后，里热渐减，外证持续不解，脉仍呈浮弦之象，表明邪气尚有外解之机，故用小柴胡汤扶正泄热以达到枢转透达之效。

原文 16

本太阳病不解，转入少阳者，胁下鞭满，干呕不能食，往来寒热，脉沉弦者，不可吐下，与小柴胡汤。（595）

方药

小柴胡汤 见太阳病中。

讲析

595 条与小柴胡汤：本来是太阳病没有解除，邪气转入少阳，胁下痞硬满闷，干呕不能饮食，寒热交替发作，脉呈沉弦之象，不能用涌吐和泻下的治法，应当斟酌用小柴胡汤治疗。

原文 17

三阳合病，脉浮大，上关上，但欲眠睡，目合则汗，此上焦不通故也，宜小柴胡汤。（598）

讲析

598 条宜小柴胡汤：本条太阳、阳明、少阳三经的证候同时出现，但仍以少阳邪热为重，为阳为枢，转输阳气，阳气不得转输而郁闭，"但欲眠睡，目合则汗"的症状尤为明显。这些症状既不能反映少阳阳气欲和，又不能反映阳明受纳阳气，所以治从少阳，疏通上焦，适合用小柴胡汤和解，以转输阳气为治。

原文 18

呕而发热者，小柴胡汤主之。（720）

讲析

720 条小柴胡汤主之：热邪犯胃，胃气上逆，则呕；郁热不解，充斥内外，则发热，所以呕与发热并见，应当用小柴胡汤清热、和胃、止呕而病可愈。

原文 19

伤寒差已后，更发热者，小柴胡汤主之；脉浮者，以汗解之；脉沉实者，以下解之。（780）

讲析

780 条小柴胡汤主之：伤寒病愈后，尚有余邪未尽，应当用小柴胡汤和解，使邪从外而解。

产后郁冒，其脉微弱，呕不能食，大便反坚，但头汗出，所以然者，血虚而厥，厥则必冒，冒家欲解，必大汗出，以血虚下厥，孤阳上出，故头汗出。所以产妇喜汗出者，亡阴血虚，阳气独盛，故当汗出，阴阳乃复。大便坚，呕不能食者，小柴胡汤主之。（933）

方药

小柴胡汤 见太阳病中。

讲析

933 条小柴胡汤主之：产后郁冒，为产后血虚阴亏，兼感寒邪，阳气上逆所致，其症除头汗出，大便坚，呕不能食外，还当有寒热往来，周身无汗，所以用小柴胡汤扶正达邪，和利枢机。阴阳协调，则郁冒诸症自解。

原文 21

产后中风，数十日不解，头痛，恶寒，发热，心下满，干呕，续自微汗出，小柴胡汤主之。（939）

讲析

939 条小柴胡汤主之：产后气血俱伤，易招外邪侵袭，迁延日久，太阳中风，表证仍在，风邪郁久化热而涉于内，延及少阳，故应当用小柴胡汤治疗。

103方—404条
小建中汤

「原方」小建中汤

桂枝三两 芍药六两
甘草二两，切 生姜三
两，切 大枣十二枚，
擘 胶饴一升

上六味，以水七升，
先煮五味，取三升，
去滓，内饴，更上微
火消解，温服一升，
日三服，呕家不可用，
以甜故也。

原文 1

伤寒，阳脉涩，阴脉
弦，法当腹中急痛，
先与小建中汤；不
差者，与小柴胡汤。
（404）

讲析

脾气虚寒，则气血不足；肝胆气旺，则木郁乘
土。气血不足，不可不补；邪入少阳，不可不
知，所以治疗要分步进行，可采取先补后和之
法，先与小建中汤补虚缓急，使脾气得建，中
土敦实，温中补虚，和中缓急，意在培中，则
肝乘之象或可自除。

方解

胶饴：系以糯米或粳米磨粉煮熟，加入麦芽搅
匀，微火煎而成，有软硬两种，软者称胎饴，
硬者称饴糖。

注解

呕家：平素常常发生呕吐的人。

注译

以上六味药物，用水七升，先煮五味药物留取
三升药液时，滤去药渣，加入胶饴，再用微火
消解，趁温服下一升，每日服三次。呕吐的人
不可服用小建中汤，因为小建中汤味甜的缘故。

方释

小建中汤，由桂枝、芍药、甘草、生姜、大

枣、胶饴六味药物组成。方中：①桂枝温阳气；②芍药益阴血；③甘草益气，既助桂枝温中，又益芍药化阴；④生姜温胃；⑤大枣补脾，姜、枣合而升腾中焦生发之气而行津液，和营卫；⑥胶饴益脾气而养脾阴，温补中焦。六药配合，于辛甘化阳之中，又具酸甘化阴之用，共奏温中补虚，和里缓急之功。

药释

◇胶饴

《名医别录》："补虚乏，止渴。"（八）

效应

补脾益气：本品温和，能补脾益气，用于劳倦伤脾，气短乏力，纳食减少。

缓急止痛：甘能缓急，治以虚寒性腹中急痛。

润肺止咳：本品补肺润燥而止咳，用于肺虚咳嗽，干咳无痰，气短作喘。

评述

胶饴助湿生热，令人湿阻中满，湿热内蕴，痰湿壅盛，均不宜用；入汤剂须烊化冲服。

引申

404条小建中汤是在313条桂枝汤的基础上，倍用芍药，加胶饴而成，两汤方的组成仅一味药之差，其理法迥然不同，桂枝汤以桂枝、芍药等量相伍，以解肌发表、调和营卫，治太阳中风表虚证；而小建中汤重用芍药，与胶饴相伍，以温中补虚，缓急止痛，治虚劳里急诸症。由此可见，因药量改变，主药更易，从而立法，作用各殊一途，变桂枝汤由解肌发表，调和营卫之方，为温中补虚，和里缓急之剂。

原文2

伤寒，二三日，心中悸而烦者，小建中汤主之。（407）

讲析

407条小建中汤主之：仲景对悸烦俱在而有表邪的复杂证候，投以小建中汤以建立中气。中气得建则营养之源有继，气血自生则悸烦可止，营卫调和则表证有自解之望，故治疗须抓住根本，速建中气。而小建中汤是温中健脾，补虚缓急，调和气血之方，用之既能温养中气而双补心脾，以治心中悸而烦，又能建中补虚而两调肝脾，以治腹痛。

原文3

诸黄，小便自利者，当以虚劳法，小建中汤主之。（576）

方药

小建中汤 见太阳病中。

讲析

576条小建中汤主之：湿热发黄，一身面目皆黄，多有小便不利；而萎黄，身虽发黄，但小便自利。说明萎黄发黄与湿邪无关，是由于脾胃虚弱引起。脾胃气虚，运化失职，气血不足，因此一身肌肤，颜面失于气血的营养滋润，遂致发黄，其治当从脾胃着手，开发生化之源，应当用擅建中气，调和营卫的小建中汤治疗，气血得以充盈，则萎黄自愈。

原文4

虚劳里急，悸，衄，腹中痛，梦失精，四肢酸疼，手足烦热，咽干口燥者，小建中汤主之。（812）

方药

小建中汤 见太阳病中。

讲析

812条小建中汤主之：对于脾胃虚衰，气血不足的虚象，若补阳气有损阴血的资生；若滋阴血又有碍阳气的助长，在阴阳两虚之际，攻补两难，须用甘温之品，振奋脾胃阳气，待到阳气恢复，气血生长有源，阴阳两虚得到补充而达到协调。仲景制甘温建中的小建中汤，辛甘化合以养阳，酸甘化合以育阴，以调补脾胃，建立中气，平调阴阳，恢复脾胃的健运功能。脾胃得健，则营养增强，化源充足，气血自生，中气恢复；阴阳协调，则偏寒偏热的错杂之象就可以随之自愈。

比较

404条的小建中汤，与424条的桂枝甘草龙骨牡蛎汤均治阴阳两虚，皆用调和阴阳的甘温之品，然小建中汤证是阳损及阴，而桂枝甘草龙骨牡蛎汤证是阴损及阳，两者各有侧重，但偏于阳虚则相同，若偏于阴虚，则甘温一法并非所宜。

404条的小建中汤与584条的大建中汤均治中焦虚寒证：①小建中汤证由阴阳两虚、寒热错杂而成，以里急，腹中痛之阳虚内寒之象，以及手足烦热，咽干口燥之阴虚内热之象为主证；②大建中汤证属脾胃阳衰，中焦寒盛，以腹中寒痛，呕不能食，有物突起，痛不可近为主证。

引申

小建中汤治阴阳两虚、寒热错杂证，属于阳虚累及阴，所以偏重于脾胃虚弱的症状，但小建中汤属甘温之剂，对于中气不建，阳虚偏重者，用之较为适宜；若阴阳两虚而偏重于阴虚，虚热征象突出者，则不宜使用小建中汤。

妇人腹中诸病痛者，
当归芍药散主之，小
建中汤亦主之。（955）

方药

小建中汤 见太阳病中。

讲析

955条小建中汤亦主之：妇女以血为本，由于
经、带、胎、产等情况的耗损，加重脾胃的化
源不足，营不足脉虚而拘急，卫不足则阳虚而
寒凝，引起腹内作痛，治以甘温建中的小建中
汤，生化气血，疏散寒邪，使脾胃健运，气血
流畅，温养筋脉，则腹痛自止。

引申

小建中汤，于576条、812条、955条中，曾
用于治疗萎黄、虚劳、妇人腹痛三种病证，虽
所主治的病证不同，但脾胃虚衰的病机则一，
是为异病同治之例。

104 方—408 条
大柴胡汤

「原方」大柴胡汤方

柴胡半斤 黄芩三两 芍
药三两 半夏半升，洗
生姜五两，切 枳实四
枚，炙 大枣十二枚，
擘 大黄二两

上八味，以水一斗二
升，煮取六升，去滓，
再煎，温服二升，日
三服。

原文 1

传少阳，脉弦而急，
口苦，咽干，头晕，
目眩，往来寒热，热
多寒少，宜小柴胡汤
不差，与大柴胡汤。
（155）

方药

小柴胡汤 见太阳病中。
大柴胡汤 见太阳病中。

讲析

155 条与大柴胡汤：少阳部位处于阴阳之交，
热邪循足少阳经入腑，邪正相争，若服小柴胡
汤疗效不显著者，再与大柴胡汤泻胆胃之实，
以和半里之余结。

原文 2

太阳病，过经十余日，反二三下之，后四五日，柴胡证仍在者，先与小柴胡汤，呕不止，心下急，郁郁微烦者，为未解也，与大柴胡汤下之则愈。（408）

讲析

408 条与大柴胡汤下之则愈：病已属少阳兼阳明里实，少阳证不解则不可下，而阳明里实，又不得不下，故用小柴胡汤已无能为力，因其只能和解少阳而不能攻下阳明，唯用大柴胡汤和解与攻下并行，以两解少阳阳明两病之邪。然少阳病本属半表半里证，有汗、吐、下三禁，而本条又谓何可下？因禁下是针对单纯的少阳证而言，叫作常法；可下是阳明少阳并病，叫作变法，即和解少阳枢机兼下阳明里实之法。

注译

以上八味药物，用水一斗二升，煮至留取六升药液为度，滤去药渣，再煎，趁温服下二升，每日服三次。

方释

大柴胡汤，由柴胡、黄芩、芍药、半夏、生姜、枳实、大枣、大黄八味药物组成。方中：①柴胡升清阳而散外邪；②黄芩和解少阳邪热；③芍药敛阴和营，以缓急止痛；④半夏和胃降逆；⑤生姜和胃止呕；⑥枳实下气，以疏肝脾而调气机；⑦大枣和营阴而行津液；⑧大黄意在轻下。总之，大柴胡汤既不悖于少阳禁下的原则，又可和解少阳，内泻热结，使少阳与阳明并病得以双解。

引申

少阳未解，然兼阳明里实，又不得不下，胃肠无燥结成实，非承气攻下之所宜，必以轻缓之品以下之，大柴胡汤和解通下并用，为下之缓剂，是小柴胡汤与小承气汤合方减味而成。里气不虚，则小柴胡汤去补气之人参、甘草，以免缓中，加下药以微利之。

伤寒，十余日，热结在里，复往来寒热者，与大柴胡汤。但结胸，无大热者，此为水结在胸胁也，但头微汗出者，大陷胸汤主之。（446）

讲析

446 条与大柴胡汤：伤寒，十多天不愈，为表邪化热入里之时。若邪热郁结在里，热与气结于胃肠，虽可有痞满而痛，但按之不硬，又伴见往来寒热，反映少阳之邪犹存，而属阳明少阳并病之证，故治宜用大柴胡汤两解阳明少阳之邪。

原文 4

伤寒，发热，汗出不解，心下痞鞕，呕吐而不利者，大柴胡汤主之。（474）

讲析

474 条大柴胡汤主之：大柴胡汤常见有心下拘急、胃脘痞硬，说明病变部位较小柴胡汤更偏于里，其症以呕吐为主，表明病邪未尽入里，而仍未离少阳，因此不用承气剂而仍用大柴胡汤，上疏膈上之郁，下通腑气之闭，又是清内解外，表里两解之例。

原文 5

诸黄，腹满而呕者，宜大柴胡汤。（573）

方药

大柴胡汤 见太阳病中。

讲析

573 条宜大柴胡汤：573 条不是少阳阳明并病引起的发黄，而是在发黄的病变过程中，出现腹满而呕的少阳阳明的症状，大柴胡汤不是治疗发黄的主方，但通过其方的治疗，可使气机通达，消除症状，有助于退黄，说明不论何病，只要邪在少阳阳明而出现少阳阳明的症状，就可使用大柴胡汤。

105 方—409 条
柴胡加芒硝汤

「原方」柴胡加芒硝汤方

柴胡二两十六铢 黄芩一两 人参一两 甘草一两，炙 生姜一两，切 芒硝二两 大枣四枚 半夏二十铢

上八味，以水四升，煮取二升，去滓，内芒硝，更煮微沸，分温再服，不解更作。

原文

伤寒，十三日不解，胸胁满而呕，日晡所发潮热已，而微利，此本柴胡证，下之以不得利，今反利者，知医以丸药下之，非其治也。潮热者，实也，宜先服小柴胡汤以解外，后以柴胡加芒硝汤主之。（409）

讲析

409 条后以柴胡加芒硝汤主之：若因燥热较甚，服小柴胡汤不愈者，再与减量的小柴胡汤加芒硝，即，柴胡加芒硝汤，以和解少阳，泻热润燥，兼治阳明，所以不复用大柴胡汤，因为"医以丸药下之"，不欲重伤其津液的缘故。

注译

以上八味药物，除芒硝外，用水四升，煮至留取二升药液时，滤去药渣，然后加入芒硝，再煮至使其药液轻微沸腾，分两次温服。若病不解，可再煮服一剂。

方释

柴胡加芒硝汤，由柴胡、黄芩、人参、甘草、生姜、芒硝、大枣、半夏八味药物组成。本方用小柴胡汤原方剂量的三分之一，以和解少阳，再加小量的芒硝，以软坚通便。因正气较虚，里实未虚，故不取大柴胡汤的大黄、枳实以荡涤破结，而用人参、甘草、大枣护正达邪，且误下"微利"，正气已伤而阳明燥热未减，则加入芒硝以咸寒润下，清阳明无形之热，故柴胡加芒硝汤为和解兼通下之轻剂。

106 方—411 条
桃核承气汤

「原方」桃核承气汤方

桃仁五十个，去皮尖
大黄四两　桂枝二两
甘草二两，炙　芒硝二
两

上五味，以水七升，
煮四味，取二升，去
滓，内芒硝，更上火
微沸，下火，先食温
服五合，日三服，当
微利。

原文

太阳病不解，热结膀
胱，其人如狂，血自
下，下者愈。其外不
解者，尚未可攻，当
先解外，外解已，但
少腹急结者，乃可攻
之，宜桃核承气汤。
（411）

讲析

411 条宜桃核承气汤：太阳病尚未解除，邪热
入结膀胱部位，血液自行便下，虽然是病情欲
解的表现，若邪热与瘀血相结较深，血不能自
下，则蓄血自成，需要用泻热祛瘀药加以攻
逐，使蓄血尽快排除。若攻逐之前有表证，当
先解表，尚不可攻，以免招致外邪内陷；表解
后，倘有少腹急结症状，才可攻逐，只需桃核
承气汤轻剂攻逐即可。

注解

①微沸：将药液煮到微见沸腾，保持稍短的
时间。
②先食：即饭前。

注译

以上五味药物，用水七升，先煮四味药物，留
取二升药液时，滤去药渣，然后加入芒硝，再
置火上稍稍煮沸，停止煮沸后，每于饭前趁温
服下五合，每日服三次，服药后应当出现轻微
腹泻。

桃核承气汤，由桃仁、大黄、桂枝、甘草、芒硝五味药物组成。方中：①桃仁活血逐瘀；②大黄破瘀泻热；③桂枝通行血脉，助桃仁以散瘀，配寒凉破滞方中，可防止寒凉凝血之弊；④炙甘草调中和药，以缓诸药峻烈之性；⑤芒硝泻热软坚，助大黄下瘀泄热。诸药配合，共奏活血化瘀、通下瘀热之功，适用于血热壅郁，结而不甚者，服后"微利"，使蓄血去，郁热清，诸症自平。

药释

◇**桃仁**

《神农本草经》："主瘀血血闭，癥瘕邪气，杀小虫。"（53）

效应

活血祛瘀：本品祛瘀之力较强，对瘀血阻滞之痛经，血滞经闭，产后瘀滞腹痛，癥瘕，跌打损伤，瘀阻疼痛，均有效。

润肠通便：本品为种仁，含油脂，能润燥滑肠，用于肠燥便秘。

评述

桃仁破血祛瘀，孕妇忌服，便溏者慎用，有毒，过量服用，甚至引起呼吸衰竭而死亡。

107 方—412 条
柴胡加龙骨牡蛎汤

「原方」柴胡加龙骨牡蛎汤

柴胡四两 龙骨一两半 黄芩一两半 生姜一两半 人参一两半 桂枝一两半 茯苓一两半 半夏二合半 大黄二两 牡蛎一两半 大枣六枚，擘 铅丹一两半

上十二味，以水八升，煮取四升，内大黄，切如棋子，更煮一、二沸，温服一升，日三服，夜一服。

原文

伤寒，八九日，下之，胸满烦惊，小便不利，谵语，一身尽重，不可转侧，柴胡加龙骨牡蛎汤主之。（412）

讲析

412 条柴胡加龙骨牡蛎汤主之。412 条病变在气分，由于伤寒误下，兼致正虚，使病邪内陷，弥漫三焦，形成表里俱病，虚实互见的变证。因正气受伤，邪陷少阳，少阳相火上炎，加之胃热上蒸，心气被扰，神明不安，故烦惊乃作。此证虽见三阳证候，病位以少阳为突出，太阳阳明证是由于少阳枢机不利的影响所成，应当用柴胡加龙骨牡蛎汤治疗，以柴胡剂和解少阳为主，并酌加他药以治兼证。

注译

以上十二味药物，后下大黄，用水八升，煮至留取四升药液时，加入切形状如棋子大的大黄再煮沸一二次，滤去药渣，趁温服下一升，一日服三次，夜间服一次。

方释

柴胡加龙骨牡蛎汤，由柴胡、龙骨、黄芩、生姜、人参、桂枝、茯苓、半夏、大黄、牡蛎、大枣、铅丹十二味药物组成。方中：①小柴胡汤用以和解少阳，祛除半表半里之邪，其中去炙甘草者，以其热邪弥漫全身，而不欲其缓故也；②小便不利，加桂枝、茯苓以助太阳气

化而行津液；③谵语加大黄泻阳明之热以和胃气；④以龙骨、牡蛎、铅丹重镇收敛，安浮越之心神以止烦惊；但铅丹有毒，固能镇惊安神，用时须谨慎，若小量而暂时用之尚可，若久服时则以生铁落、磁石代之，较为稳妥，且疗效仍佳。总之，三阳之气畅达，内外气机俱无阻滞，故一身尽重与不可转侧之症状随之得解。

◇**龙骨**

《神农本草经》："主……泄痢脓血，女子漏下……小儿热气惊痫。"（54）

效应

平肝潜阳：本品质重，有较强的平肝益阴，潜敛浮阳作用，用于阴虚阳亢所引起的烦躁易怒，头晕目眩。

镇惊安神：本品有很好的镇惊安神之效，为重镇安神之要药，用于心神不宁，心悸失眠，健忘多梦。

收敛固涩：本品味涩，善于敛汗，固精，止血，涩肠，生肌敛疮，用于多种正虚滑脱之证。

评述

龙骨收敛作用较强，若非滑脱不禁而有湿热积泄者，均不宜用。

◇**铅丹**

效应

重镇收敛，安浮越之心神以止烦惊。

263

108 方—416 条
人参地黄龙骨牡蛎茯苓汤

「原方」人参地黄龙骨
牡蛎茯苓汤

人参三两 地黄半斤
龙骨三两 牡蛎四两
茯苓四两
上五味，以水一斗，
煮取三升，分温三服。

原文

太阳病中风，以火劫
发汗，邪风被火热，
血气流溢，失其常度，
两阳相熏灼，其身发
黄，阳盛则欲衄，阴
虚小便难，阴阳俱虚
竭，身体则枯燥，但
头汗出，剂颈而还，
腹满微喘，口干，咽
烂，或不大便，久则
谵语，甚者至哕，手
足躁扰，捻衣摸床，
小便利者，其人可治，
宜人参地黄龙骨牡蛎
茯苓汤主之。（416）

讲析

416 条宜人参地黄龙骨牡蛎茯苓汤主之：太阳
中风，误用火劫法强发其汗，邪风得火劫相
助，其热炽盛，风热与火热相交燔灼，则手足
躁动不安，捻弄衣被，乱摸床铺，但肾水之未
涸，膀胱尚能化气，小便尚能通利，标志着阴
液尚未尽亡，化源尚未尽竭，其病仍有治疗的
余地，应当用人参地黄龙骨牡蛎茯苓汤治疗，
即有一分津液，便有一分生机。

注译

以上五味药物，用水一升，煮至留取三升药液
为度，分三次温服。

方释

人参地黄龙骨牡蛎茯苓汤，由人参、地黄、龙
骨、牡蛎、茯苓五味药物组成。方中：①人
参、地黄滋津液之枯竭；②龙骨、牡蛎敛神气
之虚浮；③茯苓导心气下行以利水。虽曰可
治，然亦未能十全也。

109方—417条
桂枝去芍药加牡蛎龙骨救逆汤

[原方]桂枝去芍药加
牡蛎龙骨救逆汤

桂枝三两 甘草二两，
炙 生姜二两，切 大
枣十二枚，擘 牡蛎五
两，熬 龙骨四两

上六味，以水一斗二
升，煮取三升，去滓，
温服一升，日三服。

原文

伤寒，脉浮，医以火
迫劫之，亡阳，必惊
狂，卧起不安者，桂
枝去芍药加牡蛎龙骨
救逆汤主之。（417）

讲析

417条桂枝去芍药加牡蛎龙骨救逆汤主之：火
为阳邪，本条用以火迫劫，内迫扰及心神，由
于误火过汗，伤及心之阴液，汗出过多，心阳
随汗外泄，阳虚神不守舍而向外浮越，应当用
桂枝去芍药加牡蛎龙骨救逆汤治疗，以温通心
阳，重镇安神。

方解

①救逆：所有救逆，为病险势急，有急救抢险
之意义。
②熬：炮制方法，指炒干。

注译

以上六味药物，用水一斗二升，煮至留取三升
药液为度，滤去药渣，趁温服下一升，每日服
三次。

方释

桂枝去芍药加牡蛎龙骨救逆汤，由桂枝、甘
草、生姜、大枣、牡蛎、龙骨六味药物组成。
方中：①去芍药之意在于去其酸苦阴柔，非
亡阳所宜，故去之；②桂枝、甘草辛甘相合，
阳气乃生，以温通之品，而急复心阳；③生

姜、大枣补益中焦而调和营卫，又能助桂枝、甘草宣通阳气；④由于病情危急，心阳大有外亡之势，则加牡蛎、龙骨以潜镇心神。诸药共奏温通心阳，重镇安神之功。

110 方—423 条
桂枝加桂汤

「原方」桂枝加桂汤

桂枝五两 芍药三两 生姜三两，切 甘草二两，炙 大枣十二枚，擘

上五味，以水七升，煮取三升，去滓，温服一升，日三服。

原文

烧针令其汗，针处被寒，核起而赤者，必发奔豚，气从少腹上冲心者，灸其核上各一壮，与桂枝加桂汤。

（423）

讲析

423 条与"桂枝加桂汤"：误用烧针法责令强迫病人发汗，针孔处被寒邪所袭，寒邪阻闭不得疏散，劫汗又内伤心阳，阳虚阴乘，下焦水寒之气乘心阳之虚上冲，治疗时应在每个红肿硬块上各灸一壮，以温散针处寒凝之邪，待红肿硬块消散，继服温通心阳、平冲降逆的桂枝加桂汤，因表证未发，故加重桂枝量以散寒，上能保少阴之火脏，下能温少阴之水脏，一物而两扼其要。

注译

以上五味药物，用水七升，煮至留取三升药液为度，滤去药渣，趁温服下一升，每日服三次。

方释

桂枝加桂汤，由加重桂枝量、芍药、生姜、甘草、大枣五味药物组成。方中：①桂枝、甘草辛甘化阳，温通心阳而降冲逆；②芍药、甘草酸甘化阴，以和卫阳；③生姜、大枣能佐桂枝、甘草以化生营卫之气。诸药共奏解肌通阳、平冲降逆之功。因心阳不足，下焦阴寒之气乘机上犯，故加重桂枝的用量，温通心阳，并可促使阴寒之气下降。

比较

423条桂枝加桂汤与366条苓桂枣甘汤同治心阳虚证：①桂枝加桂汤，治心阳不足，下焦水寒之气，沿冲脉上冲，奔豚已作，气从少腹上冲胸咽，治当温通心阳，平冲降逆，因表证未发，故加重桂枝以散寒；②苓桂枣甘汤，治心阳虚，下焦寒水悸动，奔豚将发而未发，脐下悸，小便不利，治当温通心阳，化气行水，因无表证，故重用茯苓以制水。

423条桂枝加桂汤与368条奔豚汤同治气从少腹上冲咽喉，皆名为奔豚，但两者病因有异，故治法不同：①桂枝加桂汤为外感而来，心阳虚损，下焦寒气乘虚上冲，治宜桂枝加桂汤，以温通心阳，平冲降逆；②奔豚汤为七情所伤，肝气郁滞，化热上冲，治宜奔豚汤，以养血平脉，和胃降逆。

111方—424条
桂枝甘草龙骨牡蛎汤

「原方」桂枝甘草龙骨牡蛎汤

桂枝一两 甘草二两，
炙 龙骨二两 牡蛎二
两，熬

上四味，以水五升，
煮取三升，去滓，温
服一升，日三服，甚
者加人参三两。

原文

火逆下之，因烧针烦
躁者，桂枝甘草龙骨
牡蛎汤主之。（424）

讲析

424条桂枝甘草龙骨牡蛎汤方：424条误治烦
躁，因误火、下两法，损伤心阳，心阳虚失于
养神所致，故治以温通心阳、镇静安神之法，
施宜桂枝甘草龙骨牡蛎汤。

注译

以上四味药物，用水五升，煮至留取三升药液
为度，滤去药渣，趁温服下一升，每日服三
次，气虚严重者加人参，同时煮之。

方释

桂枝甘草龙骨牡蛎汤，由桂枝、甘草、龙骨、
牡蛎四味药物组成。方中：①桂枝温通心阳；
②甘草补养心气；③龙骨、牡蛎潜镇安神。甘
草、龙骨、牡蛎都倍于桂枝用量，意在潜镇心
阳，使阴阳协调而烦躁自除，气虚严重，加人
参，以考虑因复下，中气受伤的缘故。

比较

365条桂枝甘草汤、424条桂枝甘草龙骨牡蛎
汤、417条桂枝去芍药加牡蛎龙骨救逆汤，均
治心阳虚，但证情有轻重之分：①桂枝甘草
汤，治发汗过多，损伤心阳，以"心下悸，欲

得按"为主证，属心阳损伤较轻者，故以温通心阳为治；②桂枝甘草龙骨牡蛎汤，乃治火逆下之，一误再误，使心阳受损，心神浮动，以"烦躁"为主证，心阳虚损程度较重，故主以温通心阳，潜镇安神为治；③桂枝去芍药加牡蛎龙骨救逆汤，即桂枝甘草龙骨牡蛎汤加生姜、大枣，乃火迫劫汗，亡失心阳，呈心神浮越，以"惊狂，卧起不安"为主症，其心阳虚损最重，趋向心阳欲亡之势，故治宜补益心阳，镇惊安神之法。

112 方—429 条
抵当汤

「原方」抵当汤方

水蛭三十个，熬 虻虫三十个，去翅、足，熬 桃仁二十个，去皮尖 大黄三两，酒洗

上四味，以水五升，煮取三升，去滓，温服一升。不下，更服。

原文 1

太阳病，六七日，表证仍在，脉微而沉，反不结胸，其人发狂者，以热在下焦，少腹当鞕满，小便自利者，下血乃愈。所以然者，以太阳随经，瘀热在里故也，抵当汤主之。（429）

讲析

429 条抵当汤主之：太阳表邪化热与瘀血搏结于里，病在血分，膀胱气化功能未受影响，水道通调；因有瘀血停蓄，气血壅阻不畅，脉道沉滞不起，若血热互结轻浅而体质壮实者，可有自行下血而病自愈之机；若血热互结深重而无下血自愈之机，属蓄血重证，虽表里同病，因里证为急，必先治其里，施以泻热逐瘀之法，应急投抵当汤以破血逐瘀。此虽有表证存在，因其病势深重，若不急于攻逐瘀血，恐令表邪完全内陷而加重病情，故暂不治其表，而应直攻其里。

注译

以上四味药物，用水五升，煮至留取三升药液为度，滤去药渣，趁温服下一升，若不下血，可再服。

方释

抵当汤，由水蛭、虻虫、桃仁、大黄四味药物组成，方中：①水蛭、虻虫直入血络，破血逐瘀；②桃仁活血化瘀；③大黄泻热导瘀，全方共奏破血逐瘀之功。

药释

◇水蛭

《神农本草经》："逐恶血，瘀血，月闭，破血瘕、积聚，无子，利水道。"（55）

效应

破血逐瘀：水蛭为破血逐瘀之品，作用较为峻猛，用于血滞经闭、干血成劳、癥瘕、积聚、跌打损伤等瘀血阻滞。

评述

水蛭破血逐瘀，能堕胎，孕妇忌用，月经期慎用。

◇虻虫

《神农本草经》："逐瘀血，破血积、坚痞、癥瘕、寒热，通利血脉及九窍。"（56）

效应

破血逐瘀：本品苦泄，性烈有毒，专入肝经血分，能破血消癥，通利血脉，可治血滞经闭，癥瘕积聚，跌打损伤。

评述

虻虫破血堕胎作用峻烈，故孕妇忌用；体虚无瘀及腹泻者慎用。再者，虻虫、䗪虫、水蛭，三者都是破血逐瘀之品，为活血药中力量峻猛者，极易损人之正气，应用时须注意扶正。三药之中，虻虫的破血力最强；水蛭次之；䗪虫则较缓和，所以应视瘀阻程度与正气盛衰而适当选用。

比较

411条桃核承气汤与429条抵当汤，同治蓄血证：①桃核承气汤为邪结较浅，病势较轻的蓄血证，汤方由调胃承气汤加桃仁组成；②抵当汤为邪结较深，病势且急的蓄血重证，汤方中力量峻猛的水蛭、虻虫破血逐瘀，合桃仁、大黄以增其泻热化瘀之力，共同组成泻热逐瘀之峻剂。

引申

抵当汤的命名有三：①古代水蛭，又名至掌，抵当汤又称至掌汤，后来讹作抵当汤，这是以药物的别名命名；②言"抵当"，直抵其当攻之处，这是以药力的峻猛命名；③蓄血，乃死血之属，真气运行而不得入，故草木无力独驱其邪，必以灵活嗜血之虫为之向导，飞者走阳路，潜者走阴络，引领桃仁攻血，大黄下热，毋惧药之险，实为至当不易之汤方，以破无情之血结。

原文 2

太阳病，身黄，脉沉结，少腹鞕，小便不利者，为无血也；小便自利，其人如狂者，血证谛也，抵当汤主之。（430）

讲析

430 条抵当汤主之：430 条对蓄血重证的脉象做了补充，429 条的脉象是言其常，430 条的脉象是言其变，蓄血重证是瘀热在血分，常伴见神志症状，膀胱气化未受影响，仍然应当用抵当汤治疗，以破血逐瘀。

原文 3

阳明病，其人善忘者，必有蓄血，所以然者，本有久瘀血，故令善忘，屎虽鞕，大便反易，其色必黑，宜抵当汤下之。（544）

方药

抵当汤 见太阳病中。

讲析

544 条宜抵当汤下之：胃肠素有的瘀血混杂于粪便之中，又为热邪所熏灼，所以大便黑硬。阳明蓄血的大便黑硬，然其外表与败坏的瘀血相混，并且大便色黑如胶似漆，故大便黑硬，反易排出，适合用抵当汤破其血结，下其瘀血，血去则热不留矣。

病人无表里证，发热七八日，虽脉浮者，可下之，假令已下，脉数不解，合热则消谷善饥，至六七日不大便者，有瘀血也，宜抵当汤；若脉数不解，而下利不止，必协热使脓血也。（564）

讲析

564 条宜抵当汤：阳明瘀血，下之虽能暂缓其势，血分之热不因寒下而减，瘀血终不得除，故脉数仍在，示意在血分之热陷于胃中，肠腑又无躁屎阻塞，故消谷善饥，大便六七天不下，热在血分，乃邪热与瘀血互结，胃热灼津，阻滞大肠，大肠失濡而不大便，此证非燥屎不通，实为瘀血之证，所以适合用抵当汤治疗，以泻热破血逐瘀。

原文 5

妇人时腹痛，经水时行时止，而复行者，抵当汤主之。（952）

讲析

952 条抵当汤主之：因瘀血内结成实，妇女有时腹部刺痛，由于胞络积瘀，故经血不能畅利通行，时而经行，时而经止，经止又复行，因此造成经血闭而不闭、通而不通的现象，欲使其经行通利，必先去其瘀结，适合用破血逐瘀的抵当汤治疗，瘀去血行，则经水自调。

引申

抵当汤亦可治太阳蓄血证及阳明蓄血证，但与妇人腹痛，经水时行时止的瘀结实证相比较，其瘀热内结的机理虽然相同，但因其病变部位不同，则临床表现亦有差别，所以太阳蓄血证，阳明蓄血证中所必具的症状，如发狂、善忘、寒热、大便黑而易解，在 952 条不一定必见。

113方—431条
抵当丸

[原方] 抵当丸

水蛭二十个，熬 虻虫
二十个，去翅足，熬
桃仁二十五个，去皮
尖 大黄三两，酒洗
上四味，捣为末，蜜
合，分四丸，以水一
升，煮一丸，取七合
服之，晬时，当下血，
若不下者，更服。

原文

伤寒有热，小腹满，
应小便不利，今反利
者，为有血也，当下
之，不可余药，宜抵
当丸。（431）

讲析

431条宜抵当丸。蓄血证病情有轻重之分，邪
结有浅深之别，病势有缓急之异，故治法、汤
方各有不同：①邪结轻浅，病势不急，热重于
瘀，为桃核承气汤证，治宜活血化瘀的桃核承
气汤；②邪结深重，病势且急，瘀重于热，为
抵当汤证，治宜峻下瘀血的抵当汤；③邪结虽
深重，而病势较缓，热、瘀介于桃核承气汤证
与抵当汤两者之间，为抵当丸证，治宜缓攻瘀
血的抵当丸。

注解

晬时：一昼夜，为一个晬时。

注译

以上四味药物，捣细末，用蜜合，分作四丸，
用水一升，煮一丸，煮至留取七合药液时，顿
服。服后一昼夜当见大便下血，如果不下血，
可再服。

方释

抵当丸，由水蛭、虻虫、桃仁、大黄四味药物
组成，今丸药水蛭、虻虫之量仅为汤剂的三分
之二，又捣末炼蜜和合为四丸分服，故破瘀之

力不及抵当汤峻猛，变峻攻之剂为缓攻之方，适用于邪结深重，病势较缓的下焦蓄血证，服药时采取以水煮药丸，连汤带药渣同服，其功效缓慢而持久，并非服后短时间内即可泻下，若待一昼夜仍不下血，可再服。

引申

仲景用抵当汤、抵当丸者共6条，其中用抵当汤5条（429条、430条、544条、564条、952条），用抵当丸1条（431条）。①429条指出发狂，少腹硬满，小便自利。②430条指出身黄，少腹硬，小便自利，其人如狂。③431条指出有热，小腹满，小便反利。此三条以小便自利，少腹硬满，说明瘀血蓄结在下焦少腹除膀胱以外的其他部位。④544条指出善忘，屎虽硬，大便反易，其色必黑。⑤564条指出脉数不解，消谷善饥，不大便，此二条邪热与瘀血相结，阻滞胃肠。⑥952条指出妇人时腹痛，经水时行时止，此为经血闭而不闭，通而不通的现象，亦为经血瘀结所致。以上就是抵当汤、抵当丸，在全书主治证候的全貌。

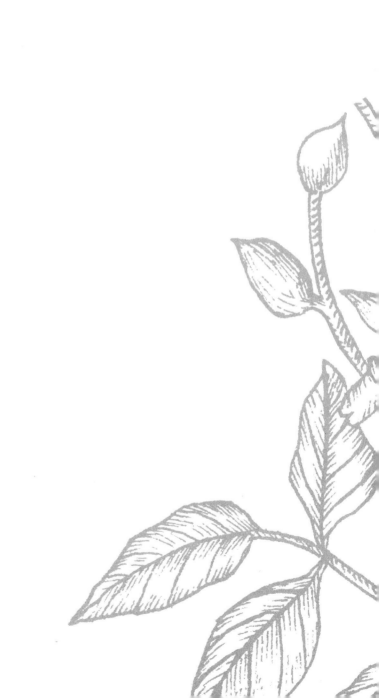

太阳病并治下

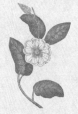

114方—434条
桂枝当归牡丹桃核枳实汤

[原方] 桂枝当归牡丹桃核枳实汤

桂枝三两，去皮 当归二两 牡丹皮三两 桃仁二十枚，去皮尖 枳实二两

上五味，以水八升，煮取三升，去滓，温服一升，日三服。

原文

何谓脏结？师曰：脏结者，五脏各具，寒热攸分，宜求血分，虽有气结，皆血为之，假令肝脏结，则两胁痛而呕，脉沉弦而结者，宜吴茱萸汤；若发热不呕者，此为实，脉当沉弦而急，桂枝当归牡丹桃核枳实汤主之。（434）

方药

吴茱萸汤 见阳明病。

讲析

434条桂枝当归牡丹桃核枳实汤主之：血气之性，逢寒则结，肝为藏血之脏，血结则气阻不通，正邪分争，胁下痛处发热，胃实则降，故不呕吐，这是肝气实，脉呈沉弦而急，这是血阻而气欲强通之象，所以应当用桂枝当归牡丹桃核枳实汤治疗。

注译

以上五味药物，用水八升，煮至留取三升药液为度，滤去药渣，趁温服下一升，每日服三次。

方释

桂枝当归牡丹桃核枳实汤，由桂枝、当归、牡丹、桃仁、枳实五味药物组成，方中：①桂枝、当归和营通脉；②牡丹皮清血瘀化热之邪；③桃仁通血分有形之结；④枳实升降气结，直达下焦，则发热胁痛诸症皆愈。

115 方—435 条
连翘阿胶半夏赤小豆汤

「原方」连翘阿胶半夏赤小豆汤

连翘二两 阿胶一两半 半夏半升，洗 赤小豆三两

上四味，以水四升，先煮三物取二升，去滓，内胶烊消，温服一升，日再服。

原文

心脏结，则心中痛，或在心下，郁郁不乐，脉大而涩，连翘阿胶半夏赤小豆汤主之；若心中热痛而烦，脉大而弦急者，此为实也，黄连阿胶半夏桃核茯苓汤主之。（435）

讲析

435 条连翘阿胶半夏赤小豆汤主之：心脏位于胸中而临于体表，外通心包，其气居中，心气郁结，则血涩而气行中阻，心气结塞不舒，应当用连翘阿胶半夏赤小豆汤治疗。

注译

以上四味药物，用水四升，先煮连翘、半夏、赤小豆三味药物，煮至留取二升药液时，滤去药渣，药液内加入阿胶加温溶化，趁温服下一升，日服两次。

方释

连翘阿胶半夏赤小豆汤，由连翘、阿胶、半夏、赤小豆四味药物组成。方中：①连翘清心气之浮热；②阿胶滋营阴之枯燥；③半夏通液以降气；④赤小豆利湿而行血，血濡气畅，经隧无阻，心气敷布，脏结除矣。

116 方—435 条
黄连阿胶半夏桃核茯苓汤

[原方] 黄连阿胶半夏桃核茯苓汤

黄连三两 阿胶二两
半夏半升，洗 桃核
二十枚，去皮尖 茯苓
三两

上五味，以水五升，
先煮四味取二升，去
滓，内胶烊消，温服
一升，日再服。

原文

心脏结，则心中痛，
或在心下，郁郁不乐，
脉大而涩，连翘阿胶
半夏赤小豆汤主之；
若心中热痛而烦，脉
大而弦急者，此为实
也，黄连阿胶半夏桃
核茯苓汤主之。(435)

讲析

435 条黄连阿胶半夏桃核茯苓汤主之：心脏位
于胸中而临于体表，外通心包，其气居中，血
郁化热，心阳偏盛，气充其血，血凝其气，气
盛而血分更实，有持实击强之兆，故应当用黄
连阿胶半夏桃核茯苓汤治疗。

注译

以上五味药物，用水五升，先煮黄连、半夏、
桃核、茯苓四味药物，煮至留取二升药液时，
滤去药渣，药液内加入阿胶加温溶化，趁温服
下一升，日服两次。

方释

黄连阿胶半夏桃核茯苓汤，由黄连、阿胶、半
夏、桃核、茯苓五味药物组成。方中：①黄连
泻心火以育营阴；②阿胶滋营阴之枯燥；③半
夏、桃核降逆气而通血结；④茯苓利水，导心
气下行。

117 方—436 条
百合贝母茯苓桔梗汤

[原方] 百合贝母茯苓桔梗汤

百合七枚，洗，去沫
贝母三两　茯苓三两
桔梗二两
上四味，以水七升，煮取三升，去滓，温服一升，日三服。

原文

肺脏结，胸中闭塞，喘咳善悲，脉短而涩，百合贝母茯苓桔梗汤主之；若咳而唾血，胸中痛，此为实，葶苈栝蒌桔梗牡丹汤主之。（436）

讲析

436条百合贝母茯苓桔梗汤主之：肺气布于胸，若胸中闭塞，则上焦不通，使肺气不能外布，呼吸促而逆气上，此乃肺家自病之象，肺气郁塞而阴血涩滞，应当用百合贝母茯苓桔梗汤治疗。

注译

以上四味药物，用水七升，煮至留取三升药液为度，滤去药渣，趁温服下一升，每日服三次。

方释

百合贝母茯苓桔梗汤，由百合、贝母、茯苓、桔梗四味药物组成。方中：①百合解肺中浊气及热毒；②贝母利肺中郁结及痰涎；③茯苓利水而除痰；④桔梗排浊而通窍，诸药相伍，除肺家蓄积之腐秽，脏气清而诸症解。

药释

◇贝母

《神农本草经》："主伤寒烦热……喉痹乳难，金疮，风痉。"（57）

效应

化痰止咳：本品清热化痰，润肺止咳，川贝母与浙贝母均可用于痰热咳嗽，但川贝母性凉而甘，兼有润肺之功，用于肺虚久咳，痰少咽燥；浙贝母苦寒较重，开结。本品能清热解郁，化痰散结，用于痰火郁结之瘰疬、疮肿及乳痈，但浙贝母为优。

评述

贝母性寒润，善化热痰、燥痰，属寒湿痰嗽，不宜用，反乌头。

118方—436条
葶苈栝蒌桔梗牡丹汤

「原方」葶苈栝蒌桔梗
牡丹汤

葶苈三两，熬 栝蒌实
大者一枚，捣 桔梗三
两 牡丹皮二两
上四味，以水六升，
煮取三升，去滓，温
服一升，日三服。

原文

肺脏结，胸中闭塞，
喘咳善悲，脉短而涩，
百合贝母茯苓桔梗汤
主之；若咳而唾血，
胸中痛，此为实，葶
苈栝蒌桔梗牡丹汤主
之。（436）

讲析

436条葶苈栝蒌桔梗牡丹汤：肺气布于胸，若
胸中闭塞，使肺气不得外布，肺气郁结之甚，
咳而唾血，胸中痛，此为肺实，乃气血两郁，
应当用葶苈栝蒌桔梗牡丹汤治疗。

注译

以上四味药物，用水六升，煮至留取三升药
液为度，滤去药渣，趁温服下一升，每日服
三次。

方释

葶苈栝蒌桔梗牡丹汤，由葶苈、栝蒌、桔梗、
牡丹皮四味药物组成。方中：①葶苈破肺中之
腐脓；②栝蒌实开肺中之痰结；③桔梗通气而
排瘀浊；④牡丹皮行血而清营热。诸药合用，
则邪退而正自安。

◇葶苈子

《神农本草经》:"主癥瘕积聚,结气,饮食,寒热,破坚逐邪,通利水道。"(58)

效应

泻肺平喘:本品苦降辛散,其性寒凉,功专泻肺气之实,有泻肺、消痰、平喘之效,用于痰涎壅盛,肃降失司,咳喘胸满而不得卧。

利水消肿:本品泻肺之壅闭,而行膀胱之水,以通调水道而利水消肿,用于水肿,悬饮,胸腹积水,小便不利。

评述

葶苈泻肺气而行水,易伤正气,只宜于实证,凡肺虚喘促,脾虚肿满,膀胱气虚,小便不利,均忌用。

119方—437条
白术枳实桃核干姜汤

「原方」白术枳实桃核干姜汤

白术二两　枳实二两
桃核二十枚，去皮尖
干姜一两
上四味，以水五升，
煮取二升，去滓，分
温再服。

原文

脾脏结，腹中满痛，
按之如覆杯，甚则腹
大而坚，脉沉而紧，
白术枳实桃核干姜汤
主之；若腹中胀痛不
可按，大便初溏后鞭，
转失气者，此为实，
大黄厚朴枳实半夏甘
草汤主之。（437）

讲析

437条白术枳实桃核干姜汤：脾气主中而司运
化，外合于腹，由于胃气郁阻于中焦，中气结
塞，升降失常，谷气结于脾络，津液凝结，气
阻不通，则脾脏结实较轻，为腹中满痛，按之
如覆杯之状，甚则腹大而坚硬，应当用白术枳
实桃核干姜汤治疗。

注译

以上四味药物，用水五升，煮至留取二升药液
为度，滤去药渣，分两次温服。

方释

白术枳实桃核干姜汤，由白术、枳实、桃核、
干姜四味药物组成。方中：①白术健运脾气；
②枳实通利气血；③桃仁破结，使之直达病
所；④干姜温运脾阳。诸药合用，邪退正复则
自愈。

120 方—437 条
大黄厚朴枳实半夏甘草汤

「原方」大黄厚朴枳实半夏甘草汤

大黄三两 厚朴三两 枳实三两 半夏一升 甘草一两，炙

上五味，以水六升，煮取三升，去滓，温服一升，日三服。

原文

脾脏结，腹中满痛，按之如覆杯，甚则腹大而坚，脉沉而紧，白术枳实桃核干姜汤主之；若腹中胀痛不可按，大便初溏后鞕，转失气者，此为实，大黄厚朴枳实半夏甘草汤主之。（437）

讲析

437 条大黄厚朴枳实半夏甘草汤主之：脾气主中而司运化，外合于腹，由于胃气郁阻于中焦，谷气结于脾络，津液凝结，则脾脏结实较重，腹中胀满疼痛不可触按，大便初溏后硬，并伴矢气，这是胃实的缘故，腐秽先行，燥化后盛，大便前后矢气极臭，便后痛胀随之减轻，故应当用消除谷气内实的大黄厚朴枳实半夏甘草汤治疗。

注译

以上五味药物，用水六升，煮至留取三升药液为度，滤去药渣，趁温服下一升，每日服三次。

方释

大黄厚朴枳实半夏甘草汤，由大黄、厚朴、枳实、半夏、甘草五味药物组成。方中：①大黄攻坚；②厚朴、枳实双解气血之结；③半夏降湿浊之阻；④甘草缓下。诸药合用，则邪退正复而病愈矣。

121 方—438 条
桂枝茯苓枳实芍药甘草汤

桂枝三两，去皮 茯苓
二两 枳实二两 芍药
三两 甘草一两，炙

上五味，以水六升，
煮取三升，去滓，温
服一升，日三服。

原文

肾脏结，少腹鞕，隐
隐痛，按之如有核，
小便乍清乍浊，脉沉
细而结，宜桂枝茯苓
枳实芍药甘草汤；若
小腹急痛，小便赤数
者，此为实，宜桂枝
茯苓枳实芍药甘草汤。
（438）

方药

桂枝茯苓枳实芍药甘草汤 见太阳病中。

讲析

438 条宜桂枝茯苓枳实芍药甘草汤：肾藏精而
司动气，位居小腹属水脏，司泌尿，而膀胱为
其腑。肾气结实，气强与血瘀相搏，则小腹拘
急疼痛；相火下行，则小便色红而频数，所以
适合用桂枝茯苓枳实芍药甘草汤治疗，以助下
焦之气化，散瘀结，止急痛。

注译

以上五味药物，用水六升，煮至留取三升药
液为度，滤去药渣，趁温服下一升，每日服
三次。

方释

桂枝茯苓枳实芍药甘草汤，由桂枝、茯苓、枳
实、芍药、甘草五味药物组成。方中：①桂
枝、甘草和营通脉；②枳实、芍药并解气血之
结；③茯苓利水，以使水气下行，诸药相伍，
则瘀解痛止矣。

122方—441条
大陷胸丸

「原方」大陷胸丸

大黄半斤 葶苈半斤熬
芒硝半斤 杏仁半升，
去皮，尖熬

上四味，捣筛二味，
内杏仁、芒硝合研如
脂，和散，取如弹丸
一枚；别捣甘遂末一
钱匕，白蜜二合，水
二升，煮取一升，去
滓，温、顿服之。一
宿乃下，如不下，更
服，取下为度，禁忌
如药法。

原文

结胸病，头项强，如
柔痉状者，下之则和，
宜大陷胸丸。（441）

讲析

441条宜大陷胸丸：441条言结胸病，除心下
硬满疼痛外，尚有头项部位俯仰顾盼不柔和，
汗出类似柔痉的症状，此为热与水结，邪结高
位，头项部位经脉受阻津液不布，经脉失其濡
养，则"头项强，如柔痉状"，治宜大陷胸丸
攻下水热之结，水热去，心下硬满疼痛自可消
除，使津液通达，水精四布，则头项强转变为
柔和。

注解

①弹丸：用弹弓发射的丸状物，仲景以喻丸药
的大小。
②钱匕：汉代量取散药的器具，以五铢钱抄
取散药，以不撒落为宜，一钱匕约折合市制
五～六分，折合公制约2.5～3克。
③煮：指将药物加水置火上加热烧开，以取含
有药效成分的汤液。
④顿服：为了使药力集中，力专势猛，攻邪速
去且彻底，扶正易于恢复，即将所煮得的药液
一次服尽，而不分成数份隔时服药。

注译

以上四味药物，大黄、葶苈捣细过筛，加入杏

仁、芒硝，共同研磨成脂膏状和匀后，取出像弹丸大小的一丸；另捣甘遂末一钱匕，用蜂蜜二合，用水二升，煮至留取一升药液时，滤去药渣，连同丸药一枚，趁温一次服下。过一夜必然泻下，若不泻下，再服一次，至出现泻下为见效，注意事项同常用药法。

大陷胸丸，由大黄、葶苈、芒硝、杏仁、甘遂、白蜜六味药物组成。方中：①大黄、芒硝直泻其热结；②葶苈清泄肺中之热结，使气降，则水与热俱降，其上结之势，乃可下趋；③杏仁以降泄胸中之气结；④甘遂直逐其瘀水；⑤白蜜甘缓。故大陷胸丸，小制其剂而为丸，是峻下行之以缓，以攻为和的方剂。

◇甘遂

《神农本草经》："主大腹疝瘕，腹满，面目浮肿，留饮宿食，破癥坚积聚，利水谷道。"（59）

效应

泻水逐饮：本品苦寒性降，善行经隧之水湿，泻水之力颇峻，服后可致连续泻下，使潴留之水饮排出体外，用于身面水肿、胸腹积液。

消肿散结：本品尚有逐瘀痰涎作用，可用于风痰癫痫。

评述

甘遂有效成分不溶于水，宜入丸散剂，每次服0.5～1.0克，即1～2分，醋制可减低毒性，外用可生用适量。本品峻下有毒，体质虚弱及孕妇忌用，反甘草。

123 方—444 条
大陷胸汤

大黄六两 芒硝一升
甘遂一钱匕

上三味，以水六升，先煮大黄，取二升，去滓，内芒硝，煮二沸，内甘遂末，温服一升，得快利，止后服。

原文 1

太阳病，脉浮而动数，浮则为风，数则为热，动则为痛，头痛发热，微盗汗出，而反恶寒者，表未解也。医反下之，动数变迟，膈内拒痛，胃中空虚，客气动膈，短气躁烦，心中懊憹，阳气内陷，心下因鞕，则为结胸，大陷胸汤主之；若不结胸，但头汗出，余处无汗，剂颈而还，小便不利，身必发黄，五苓散主之。（444）

方药

五苓散 见太阳病中。
发黄者，加茵陈蒿十分。

讲析

444 条大陷胸汤主之：表证尚未解除，虽有里实之热亦不可下，误用下法攻里，损伤正气，胃中因误下而空虚，邪热乘误下之虚内陷，水热结于胸膈，阻滞不通，胃脘因而硬满，形成结胸证，应当用大陷胸汤治疗，以清热逐水破结。

注译

以上三味药物，用水六升，先煮大黄，煮至留取二升药液时，滤去药渣，加入芒硝，再煮两沸，然后加入甘遂末，趁温服下一升，服药出现快利，停止服剩余的药液。五苓散汤方，见于太阳病中篇，若发黄者，加入茵陈蒿。

方释

大陷胸汤，由大黄、芒硝、甘遂三味药物组成。方中：①大黄长于荡涤邪热；②芒硝泻热软坚，以破除积结；③甘遂尤善泻水逐饮，泄热散结。药仅三味，力专效宏，为泻热逐水散结之峻剂。本汤方先煮大黄，去滓后，纳芒硝，煮二沸，最后加甘遂末，连末服下，可使大量水液从大便泻下。因甘遂有毒，泻下峻猛，故应中病即止，不可过服，以免过剂损伤正气。由于甘遂的泻下有效成分难溶于水，所以作汤剂水煮服效力较差。本汤方虽用汤剂，但甘遂用末冲服，这一特定要求，发挥了甘遂的药效，应予注意。甘遂的用量，今可酌用一克左右为宜。

比较

441 条大陷胸丸与 444 条大陷胸汤皆治水热互结的大结胸证：①大陷胸丸治邪结部位较高，致使胸中气机受阻，导致项部经脉之气不利，除应见胸痛，短气外，还见项部经脉拘紧不柔和如柔痉状，水热蒸腾又当见汗出；②大陷胸汤治邪结在中或邪结偏下，气血壅滞而见心下痛，按之石硬，从心下至少腹硬满而痛不可近。

引申

444 条大陷胸汤与 514 条大承气汤皆治热实证，两汤方都有大黄、芒硝二药：①大陷胸汤治水热互结于胸膈脘腹的证候，故用大黄、芒硝泄热开结，特用甘遂以泻下逐水；②大承气汤治燥热结滞于阳明胃肠之候，故用大黄、芒硝泻热通便，特用枳实、厚朴行气消满以通畅腑气。即，陷胸者，主水热互结，病在胸膈；承气者，主燥粪结聚，病在胃肠。

原文 2

伤寒，六七日，结胸热实，脉沉紧而实，心下痛，按之石鞕者，大陷胸汤主之。（445）

讲析

445 条大陷胸汤主之。本条"脉沉紧而实，心下痛，按之石鞕者"的证候，虽然不是太阳病误下形成，但传经之邪入里，邪热与痰水相结的机转，却是一致的，治之以泻热、逐水、破结为法，应当用大陷胸汤治疗。本条的论述，未经误下的大结胸证，是对大陷胸汤证的一个补述，说明结胸证的形成不一定要误下才能形成，也有未经误下而致成的。由于素体内有水饮，表邪未解内传入胸膈，表热之邪内传与水饮互结，也可致成结胸证，同样可以用大陷胸汤治疗。

比较

445 条大陷胸汤与 408 条大柴胡汤，皆治心下疼痛之见证：①大陷胸汤证为水热结于心下，心下痛，按之石硬，外无大热，治以泻热逐水破结之法，应当用大陷胸汤治疗；②大柴胡汤证为少阳不和又兼实热内结，心下急，郁郁微烦，或心下痞硬疼痛，并见往来寒热，治以和解少阳兼泻下热结，故应当用大柴胡汤治疗。

原文3

伤寒，十余日，热结在里，复往来寒热者，与大柴胡汤；但结胸，无大热者，此为水结在胸胁也，但头微汗出者，大陷胸汤主之。（446）

讲析

446 条大陷胸汤主之：本证形成的机理，结胸之因，说明结胸必具备内有水而外有热的两个条件，若仅有热而无水，则为栀子豉汤证；若仅有水而无热，则为十枣汤证。只有热与水结于胸胁，才致心下疼痛，按之石硬；又因水与热互结于里，不能向外透达而上蒸，才能周身无汗而头部微微汗出，应当用大陷胸汤治疗，以清热逐水破结为法。

原文4

太阳病，重发汗而复下之，不大便五六日，舌上燥而渴，日晡所小有潮热，从心下至少腹鞕满而痛不可近者，大陷胸汤主之。（447）

讲析

447 条大陷胸汤主之：447 条因太阳病重复发汗而伤津液，复加攻下又使邪热内陷，与胸中水饮搏结，使之气机阻塞不通，从胃脘至少腹部鞕满疼痛而不能近前触摸，邪结范围较广，故可看作大结胸重证，应当用大陷胸汤治疗。

原文5

伤寒，五六日，呕而发热者，柴胡汤证具，而以他药下之，柴胡证仍在者，复与柴胡汤；此虽已下之，不为逆，必蒸蒸而振，却发热汗出而解。若心下满而鞕痛者，此为结胸也，大陷胸汤主之。但满而不痛者，此为痞，柴胡不中与之，宜半夏泻心汤。（459）

讲析

459条大陷胸汤主之：若其人素有水饮，误下后，少阳邪热内陷，与有形实邪之水相结于胸膈，心下胀满硬痛，这就是结胸证，应当用大陷胸汤治疗，以清热逐饮破结。

124 方—448 条
小陷胸汤

「原方」小陷胸汤

黄连一两 半夏半升
栝蒌实大者一枚
上三味，以水六升，
先煮栝蒌，取三升，
内诸药，煮取二升，
去滓，分温三服。

原文1

小结胸病，正在心下，
按之则痛，脉浮滑者，
小陷胸汤主之。（448）

讲析

448条小陷胸汤主之：小结胸病多由表邪入里，
或者表证误下，病关正在胃脘，邪热内陷，与
心下痰邪相结，用手按压该处则有疼痛感，治
当清热化痰开结，以小陷胸汤为主方。

注译

以上三味药物，用水六升，先煮栝蒌，煮至留
取三升药液时，加入黄连、半夏，继续煮至留
取二升药液为度，滤去药渣，分三次温服。

方释

小陷胸汤，由黄连、半夏、栝蒌实三味药物组
成。方中：①黄连清泄心下之热结，则轻于大
黄之泻热破结；②半夏化痰祛饮，则缓于甘遂
之涤痰逐水；③栝蒌实甘寒滑润，清热涤痰，
开结润便，则逊于芒硝之咸寒软坚，泻实破
结。此三药性缓而剂轻，使痰热各自分消，结
滞得以开散，远不如大陷胸汤之峻，故称为小
陷胸汤。

比较

448条小陷胸汤与444条大陷胸汤均由三味药
物组成，惟药物不同，其功效亦异，但皆不离

清热涤痰散结之意：①小陷胸汤用黄连，大陷胸汤用大黄；黄连之下热，轻于大黄，即泻热之力则有轻重之分；②小陷胸汤用半夏，大陷胸汤用甘遂，半夏之破饮，缓于甘遂，即涤痰之效则有大小之别；③小陷胸汤用栝蒌，大陷胸汤用芒硝；栝蒌之润利，和于芒硝，即下结之功则有缓急之殊。总之，黄连清之，半夏散之，栝蒌利之，故服汤后，热祛痰除，大便排出黄色黏液，其病则随之而愈。

引申

关于大小陷胸汤，虽"陷胸"二字相同，但药物组成悬殊，一则治水，一则治痰，但两者均能清泻邪热：①大陷胸汤治热与水结于胸膈，故用甘遂峻攻水饮兼以大黄、芒硝泻热破结；②小陷胸汤则是用黄连清热，半夏、栝蒌实祛痰开结。两汤方功效各异，应悟其底蕴，可见证有轻重缓急之别，药有和缓峻烈之异，所以病分大小结胸，方则有大小陷胸。

原文2

病在阳，应以汗解之，反以冷水潠之，若灌之，其热被劫不得去，弥更益烦，肉上粟起，意欲饮水，反不渴者，服文蛤散；若不差者，与五苓散；寒实结胸，无热证者，与三物小陷胸汤？白散亦可服。
（451）

讲析

451条"与三物小陷胸汤"。关于寒实结胸的治法，仲景指出："无热证者，与三物小陷胸汤"，笔者认为，仲景"与三物小陷胸汤"一语后，应当是问号，是对治疗寒实结胸用小陷胸汤的指疑，用来强调寒实结胸不能用治痰热互结的三物小陷胸汤治疗。

引申

各类结胸均属里实证，由于病证有寒热，邪结有深浅，治法则各不相同：①热实结胸：大结胸邪结深，证情重，当泻热逐水，荡实破结，方用大陷胸汤；高位结胸大陷胸丸；小结胸邪结浅，病情轻，治宜涤痰开结，方用小陷胸汤；②寒实结胸：宜温散寒邪，除痰破结，方用白散。

125 方—451 条
文蛤散

「原方」文蛤散

文蛤五两　麻黄三两
甘草三两　生姜三两
石膏五两　杏仁五十
个，去皮尖　大枣十二
枚，擘

上七味，为散，以沸
汤和一方寸匕，汤用
五合，调服，假令汗
出已，腹中痛者，与
芍药三两。

原文

病在阳，应以汗解之，
反以冷水潠之，若灌
之，其热被劫不得去，
弥更益烦，肉上粟起，
意欲饮水，反不渴者，
服文蛤散；若不差者，
与五苓散；寒实结胸，
无热证者，与三物小
陷胸汤？白散亦可服。
（451）

讲析

451 条服文蛤散：太阳表证，用寒水潠灌，热被
冷激，毛孔闭束，水寒之气客于肌肤，表被寒
郁，邪热内结，津液上承不足，由于热结较轻，
津伤不重，此时治疗应当以解其表寒而泄其郁
热为主，比大青龙汤证为轻，可用文蛤散治疗。

注译

以上七味药物，制成散剂，用开水调和一方寸
匕散剂，用五合开水把调和的散剂服下，假如
汗出，腹中疼痛，再加芍药药液同时服用文
蛤散。

方释

文蛤散，由文蛤、麻黄、甘草、生姜、石膏、
杏仁、大枣七味药物组成，即大青龙汤去桂枝
加文蛤或麻杏石甘汤加文蛤、生姜、大枣组
成。方中：①文蛤咸平无毒，生津止渴利水；
②麻杏石甘汤宣肺泄热解表；③生姜、大枣扶
助正气，合奏解表利水清热之功。

药释

◇文蛤

《神农本草经》："主咳逆上气，喘息烦满，

胸痛寒热。"（60）

效应

清肺化痰：本品苦降清肺热而化稠痰，用于顽固的痰咳喘满，痰火郁结，胸胁疼痛。

软坚散结：本品有软坚散结之功，用于瘿瘤痰核。

制酸止痛：本品有制酸止痛作用，用治胃痛泛酸之证。

评述

文蛤为海蛤壳，即海中诸蛤贝壳之一种，以治热邪痰为主，凡肺虚有寒，中阳不足，当忌用。

126方—451条
白散

「原方」白散

桔梗三分 巴豆一分
贝母三分
上三味为散，更于白
中杵之，以白饮和服，
强人半钱匕，羸者减
之，病在膈上必吐，
在膈下必利，不利进
热粥一杯，利不止，
进冷粥一杯。

原文

病在阳，应以汗解之，
反以冷水潠之，若灌
之，其热被劫不得去，
弥更益烦，肉上粟起，
意欲饮水，反不渴者，
服文蛤散；若不差者，
与五苓散；寒实结胸，
无热证者，与三物小
陷胸汤？白散亦可服。
（451）

讲析

451条白散亦可服：寒痰冷饮结聚于胸膈，这
种寒实凝聚，非热药不足以驱其寒饮，非峻药
不足以破其结滞，所以用白散温下寒实，涤痰
破结。

注译

以上三味药物制成散剂，然后再加入药钵中捣
研，用米汤调和服用，身体壮实一次服半钱
匕，身体虚弱者适当减量，病邪在膈以上者服
药后多见呕吐，病邪在膈以下者服药后多见腹
泻，如果不泻，喝热粥一杯，如果腹泻不止，
则喝冷粥一杯。

方释

白散，由桔梗、巴豆、贝母三味药物组成。方
中：①桔梗开提肺气，载药升浮至胸；②巴豆
大辛大热，散寒逐水破结，以泻下冷积；③贝
母消痰散结。三药配伍，虽量小而力雄，有温
下寒实、祛痰破结之功。

注释

①以白饮和服：因巴豆药性猛烈，故服白散用
米汤送服，以缓巴豆对胃肠道黏膜的刺激。

②强人半钱匕，羸者减之；用汉代五铢钱匕，量取白散药末，满半边的为半钱匕，约今秤十六两为一斤的二分八厘，含巴豆四厘，所以白散较和缓，然巴豆大热有毒，用时要严格炮制，掌握用量，以免出现意外。对体壮者，一次服半钱匕，对体弱者，剂量酌减。

③病在膈上必吐，在膈下必利：巴豆有强烈的泻下与催吐作用，因此病在膈上，服药后寒实邪气可因其势高而呕吐；病在膈下，服药后寒实邪气可因其势低而腹泻。

④不利进热粥一杯，利不止进冷粥一杯：因为巴豆之效得热则行，如果不腹泻，喝热粥一杯，以助巴豆达到泻下之目的；因为巴豆之效遇冷则止，如果腹泻不止，喝冷粥一杯，以解巴豆之热毒而止泻。

药释

◇巴豆

《神农本草经》："主伤寒温疟寒热，破癥瘕积聚坚积，留饮痰癖，大腹水胀，荡练五脏六腑，开通闭塞，利水谷道。"（61）

效应

泻下冷积：本品辛热有毒，泻下猛烈，对寒邪食积，阻塞肠道，突然脘胀腹胀痛，痛如锥刺，大便不通，用之能泻下以开通肠道闭塞。

逐水退肿：本品有强烈泻下作用，可消除腹水，用于大腹水肿。

祛痰利咽：本品能祛除痰涎以利呼吸，用于喉痹，痰涎壅塞气道，呼吸急促。

评述

本品辛热燥烈而有毒，故体虚及孕妇忌用。

比较

444 条大陷胸汤与451 条白散，皆治邪气结滞的结胸证，皆有胸胁胃脘硬满疼痛拒按的实证表现：①大陷胸汤证为热邪与水饮互结的热象，所以用大陷胸汤泄热逐水破结。②白散证为寒邪与痰饮互结的寒象，所以用白散治湿寒涤痰破结。

127 方—456 条
柴胡桂枝汤

方药

方药

柴胡桂枝汤 见太阳病下。

讲析

295 条柴胡桂枝汤主之：风邪中于项则下太阳，甚则入肾之经脉，足太阳与足少阴相表里，应当用柴胡桂枝汤治疗，上焦得通，津液得下，表里调和，诸症得解。

「原方」柴胡桂枝汤

桂枝一两半 黄芩一两半 人参一两半 甘草一两半 芍药一两半 大枣六枚 生姜一两半，切 柴胡四两 半夏二合半

上九味，以水七升，煮取三升，去滓，温服一升，日三服。

原文 1

风病，面目浮肿，脊痛不能正立，隐曲不利，甚则骨痿，脉沉而弦，此风邪乘肾也，柴胡桂枝汤主之。（295）

原文2

伤寒，六七日，发热，微恶寒，肢节烦疼，微呕，心下支结，外证未去者，柴胡桂枝汤主之。（456）

讲析

456 条柴胡桂枝汤主之：原本是一个不典型的太阳病，此时又见"微呕，心下支结"少阳病，太阳少阳先后发病，处于桂枝汤证向柴胡汤证发展的过渡阶段。虽然六七天病尚连表，而柴胡之见证又极轻微，说明表虽虚而不甚，邪已入却不深，两经证情均不重，但对比之下，以太阳证为重，以少阳证为轻，故取柴胡汤、桂枝汤的原方各半剂治之即可，达到双解两经之邪的目的。

注译

以上九味药物，用水七升，煮至留取三升药液为度，滤去药渣，趁温服下一升，每日服三次。

方释

柴胡桂枝汤，由桂枝、黄芩、人参、甘草、芍药、大枣、生姜、柴胡、半夏九味药物组成。方中：①桂枝、芍药调和营卫；②配柴胡疏解表邪；③人参、大枣扶正气、养胃津；④半夏、生姜和胃降逆止呕；⑤黄芩清在里之热；⑥甘草和解诸药。

引申

柴胡桂枝汤系小柴胡汤与桂枝汤之剂量各半的合方，小柴胡汤疏解少阳兼扶正气，以内和少阳之枢机，治"微呕，心下支结"；桂枝汤益营和卫，兼散表邪，以外解太阳之表邪，治"发热，微恶寒，肢节烦痛"，此乃发表与和里兼治之法，故其病属于太少并病的范围。

128 方—457 条
柴胡桂枝干姜汤

「原方」柴胡桂枝干姜汤

柴胡半斤 桂枝三两
干姜二两 栝蒌根四两
黄芩三两 牡蛎二两，
熬 甘草二两，炙
上七味，以水一斗二
升，煮取六升，去滓，
再煎取三升，温服一
升，日三服。初服微
烦，复服汗出便愈。

原文 1

伤寒，五六日，已发
汗而复下之，胸胁满
微结，小便不利，渴
而不呕，但头汗出，
往来寒热，心烦者，
此为未解也，柴胡桂
枝干姜主之。（457）

讲析

457 条柴胡桂枝干姜汤主之：伤寒治疗五六天，虽然经过发汗，但表邪仍未尽解，是汗不得法，又用下法误治，太阳之邪传入少阳，少阳气机有所郁结，复下又挫伤气机，气化不利，三焦水道不畅，津液内停，气不化津，致成邪陷少阳、水饮未化，应当用柴胡桂枝干姜汤治疗，以宣化停饮、透达郁阳。

注译

以上七味药物，用水一斗二升，煮至留取六升药液时，滤去药渣，继续煎至浓缩为三升药液为度，趁温服下一升，每日服三次。第一次服药后可能出现轻微心烦，再服出现汗出，病证就会痊愈。

方释

柴胡桂枝干姜汤，由柴胡、桂枝、干姜、栝蒌根、黄芩、牡蛎、甘草七味药物组成。方中：①柴胡、桂枝和解表邪；②干姜通阳化饮；③栝蒌根生津止渴；④黄芩清肺热；⑤牡蛎化痰饮以开结；⑥甘草调和诸药。本方寒热并用，表里同治，以和解少阳，温化水饮。痰化饮消，气机畅通，阳气外达，汗出则病愈。

同时说明：正气不虚，则不用人参；渴而不呕，则去半夏；痰饮内结，则去大枣之甘腻。

注释

①初服微烦：第一次服药后出现轻微心烦，是痰饮未化，干姜、桂枝反助其热，故令"复服"。

②复服汗出便愈：此处之烦，干姜、桂枝助热是一个方面，另一方面是阳气外达，将欲作汗的佳兆，说明初服正邪相争则微烦，复服正胜邪祛，则汗出而解。

比较

456 条柴胡桂枝汤证与 457 条柴胡桂枝干姜汤证，其病机皆有少阳枢机不利的共同性：①若少阳枢机不利，兼太阳表邪，治宜柴胡桂枝汤；②少阳受邪兼水饮内结，治宜柴胡桂枝干姜汤。

原文 2

疟病，多寒，或但寒不热者，此为牡疟，蜀漆散主之，柴胡桂姜汤亦主之。（801）

方药

柴胡桂姜汤 见太阳病下。

讲析

801 条柴胡桂姜汤亦主之：其因多由素体阳虚，阳气难以外达，或素有痰饮，阳气为阴邪所遏，不能外达于肌表，病疟后，其疟邪留于阴分者多，并于阳分者少，浊阴痰涎，深伏于内，治宜祛痰截疟，助阳镇逆，选方用蜀漆散，柴胡桂姜汤亦可选用。需要说明的是，蜀漆散与柴胡桂姜汤同治寒多热少之疟，但：①蜀漆散为疟邪深伏阴分，复感风寒而发，以发作有时，头项腰脊疼痛，无汗为之别；②柴胡桂姜汤为疟邪伏于营分，少阳受邪兼水饮内停，以胸满，微结，心烦，口渴，不呕，小便不利为之异。

129方—459条
半夏泻心汤

「原方」半夏泻心汤

半夏半升，洗 黄芩三两
干姜三两 人参三两
甘草三两，炙 黄连一
两 大枣十二枚，擘
上七味，以水一斗，
煮取六升，去滓，再
煎，取三升，温服一
升，日三服。

原文

伤寒，五六日，呕而
发热者，柴胡汤证具，
而以他药下之，柴胡
证仍在者，复与柴胡
汤，此虽已下之，不
为逆，必蒸蒸而振，
却发热汗出而解。若
心下满而鞕痛者，此
为结胸也，大陷胸汤
主之；但满而不痛者，
此为痞，柴胡不中与
之，宜半夏泻心汤。

（459）

讲析

459条宜半夏泻心汤：痞之成因，误下少阳后，
脾胃之气受伤，则气机升降失常而受阻不利，
故发生心下胃脘部位有痞塞不通之感。脾胃功
能升降失常，气机痞塞、阴阳不和，寒热错
杂，痞之表现，既非胸闷，也非腹胀，而是自
觉仅在心下痞满堵塞，但按之濡软，因其并无
有形之邪滞结，只不过气机痞塞之故，所以治
疗之法，只宜选用半夏泻心汤和中降逆，消除
痞满。

注译

以上七味药物，用水一斗，煮至留取六升药液
时，滤去药渣，再加热浓缩煎至留取三升药液
为度，趁温服下一升，每日服三次。

方释

半夏泻心汤，由半夏、黄芩、干姜、人参、甘
草、黄连、大枣七味药物组成。方中：①因中
焦寒热错杂气机痞塞为病，故用黄芩、黄连之
苦寒降泄除其热，用半夏、干姜之辛温开结散
其塞；②人参、甘草、大枣之甘温益气补其
虚，七味配合为辛开苦降甘调之法，以寒温并
用，苦辛相投，补泻兼施，具有和阴阳、顺升

降、调虚实之功，使寒祛热清，升降得复，利止呕平，痞满自除，足见半夏泻心汤重在调和胃肠，专为呕利痞满之证而设。

注释

去滓，再煎：滤去药渣，再加热浓缩而煎药液，其目的在于使药性和合，不偏不烈，利于和解，因此，这种比较特殊的煎服方法，只出现在柴胡剂与半夏、生姜、甘草三泻心汤和剂之中。

引申

半夏泻心汤主治心下痞满之证，却又配伍甘温壅滞的人参、甘草、大枣，是因为心下痞满，乃因柴胡证误下，损伤中阳，使脾胃升降失职，气机不通，加之外邪乘虚内陷，遂与寒热错杂之邪结于心下而成。此虚实夹杂之证，若单纯攻邪，使正气更伤，邪也难除。故半夏泻心汤在辛开苦降，寒热并投之时，又取人参、甘草、大枣益气健脾，以复脾胃升清降浊，扶正以祛其邪，使升降有节、邪去正复，则痞满悉平，实属和解治痞之方。

130 方—462 条
十枣汤

「原方」十·枣汤

芫花熬 甘遂 大戟

上三味各等分，别捣为散，以水一升半，先煮大枣肥者十枚，取八合，去滓，内药末，强人服一钱匕，羸人服半钱匕，温服之，平旦服。若下少，病不除者，明日更服，加半钱匕，得快下利后，糜粥自养。

原文 1

太阳中风，下利呕逆，表解者，乃可攻之，若其人漐漐汗出，发作有时，头痛，心下痞满，引胁下痛，干呕短气，汗出不恶寒者，此表解里未和也，十枣汤主之。（462）

讲析

462 条十枣汤主之。462 条是在太阳中风的病程中，引动内里之饮邪所致，其饮邪停于体内的表里内外、三焦上下，无所不及，阻滞气机，使水饮深居于胸腹之间、两胁之下，非一般渗利药所能取效，因属有形饮邪上下攻窜、内外泛滥之实，故当用逐水之剂十枣汤以攻逐水饮，然而十枣汤峻猛，使用时应慎重，应注意在表邪尽解而里有水饮的情况下，否则攻邪伤正，招致表邪内陷的变端。

注译

以上三味药物，各等量，分别捣细制成散剂，用水一升半，先煮果肉肥厚的大枣十枚，煮至留取八合药液时，滤去枣渣，加入药末。体质壮实者，每次服一钱匕，体质虚弱者，每次服半钱匕，趁温服，清晨空腹服用。如果服药后泻下较少，病证不能解除，第二天清晨再服时，再增加半钱匕用量，出现畅快的腹泻后，用稀粥自行调养。

方释

十枣汤，由芫花、甘遂、大戟、大枣四味药物组成。方中：①芫花苦寒泻水有毒，偏除上焦

307

之水；②甘遂苦寒泻水有毒，偏逐中焦之水；③大戟苦寒泻水有毒，偏驱下焦之水；三者合用可谓三焦泻下逐水之大成，其性峻烈迅猛，可直达胁下，使水饮之邪溃泻而下。

本方却不以甘遂等三药为名，反以大枣为名，取名为"十枣汤"，仲景示意祛邪勿忘扶正，保胃气，存津液。因胁下之水非攻不可，所以必用逐水峻药，而正气之伤也不可不顾，故扶正之品，也有所必用，方能达到祛邪不伤正，扶正不留邪的目的。既欲扶正，何不用人参、黄芪之辈？因虑其甘温补气，而碍于攻下；甘草性味虽然甘平，但又与此三味逐水药相反，不可为伍；最为相宜者，则莫过于大枣，大枣既可补养脾胃，益气生津，又能缓和药性，以制诸药之毒。

注释

①强人服一钱匕，羸人服半钱匕：十枣汤药效峻猛，使用时应慎之又慎，用药份量要因人的体质而异，应严格掌握药量，对于正虚实邪者尤当慎用，对于孕妇，则应绝对禁忌。

②若下少，病不除者，明日更服，加半钱匕：用药时，要从病情出发，并考虑病人体质的差异，对药物耐受程度的不同，从小量开始服药，逐渐加大药量，于每日清晨空腹服下，或连续使用，或隔1～2天至数天再用，也可与补益剂交替使用。

③得快下利后，糜粥自养：服药后，出现畅快的腹泻，用稀粥自行调养，以调理善后，巩固疗效。

药释

◇芫花

《神农本草经》："咳逆上气。"（62）

效应

泻水逐饮：本品以花性轻扬，善于理上部胸胁之水，以泻胸胁之水饮积液见长。

祛痰止咳：本品尚能逐痰，用于痰壅气逆、咳嗽痰喘。

评述

甘遂对于体质虚弱者及孕妇忌用，反甘草。

◇大戟

《神农本草经》："蛊毒，十二水，腹满急痛，积聚。"（63）

308

效应

泻水逐饮：本品泻水逐饮峻猛，用于水饮泛滥所致的水肿喘满、胸腹积水及痰饮结聚、胸胁停饮，正气未衰者。

消肿散结：用于热毒壅滞的痈肿疮毒，及痰火凝聚的瘰疬痰核。

评述

大戟对于体质虚弱者及孕妇忌用，反甘草。

引申

大枣在十枣汤的作用有三：①补脾胃，以制水邪；②缓和大戟、甘遂、芫花峻烈之性；③解大戟、甘遂、芫花之毒，使攻下而不伤正。

原文2

咳家，其脉弦者，此为有水，十枣汤主之。（831）

方药

十枣汤 见太阳病下。

讲析

831条十枣汤主之：久咳迁延日久，谓之咳家。咳家脉弦为水饮渍于肺，用十枣汤以峻下其水。方中甘遂善除经隧水湿，大戟善泄脏腑水湿，芫花善攻胸胁癖饮，三药皆有毒，且性峻烈，其逐水虽同，而药作用部位则异，合而用之，直达水饮结聚之处而攻之，其攻逐经隧脏腑积水之力甚著，多损伤正气，故佐大枣以健脾益气，使脾旺可以制水，并能缓和峻药之毒，减少药后反应，使积水去而不伤正。至于兼证，颇难肯定，亦不必肯定，故只提出可以肯定的脉象，其余有待于临床灵活结合。

原文3

悬饮内痛，脉沉而弦者，十枣汤主之。（851）

讲析

851条十枣汤主之：悬饮是饮邪停蓄，饮邪结聚潴留于胸胁之间，所以用逐水峻猛的十枣汤，直达水饮之窠囊而攻之。

131 方—464 条
大黄黄连黄芩泻心汤

[原方] 大黄黄连黄芩泻心汤

大黄二两　黄连一两
黄芩一两
上三味，以麻沸汤二升，渍之须臾，绞去滓，分温再服。

原文1

心下痞，按之濡，其脉关上浮大者，大黄黄连黄芩泻心汤主之。（464）

讲析

464 条大黄黄连黄芩泻心汤主之。本条仅举一证一脉作为辨证：①一证是胃脘部有堵塞满闷之感，按之柔软，不硬不痛，说明此证并无实邪结聚，只不过是气机不畅，痞塞于心下罢了；②一脉是关部见阳热之脉，说明中焦有热，邪热结于心下而痞塞不通，乃成痞证。此虽无实邪，属心下之热痞，故当宜清热消痞为治，应当用大黄黄连黄芩泻心汤治疗。

注解

①麻沸汤：指煮沸的水，泛沫沸泡如麻而得名，用麻沸汤浸渍的目的，在于取其气而薄其味，让轻扬之气，清淡泄热，以除上焦之邪，而不在泻下里实，免致药过病所。
②渍：本意为浸、泡，取其轻扬清淡，以清上焦之邪。
③须臾：指很短的时间，一般认为是"片刻""少顷"之义，究竟指多少时间不必拘泥，可视情况掌握。

注译

以上三味药物，用滚烫的开水三升，浸泡一会儿，绞去药渣，分两次温服。

方释

大黄黄连黄芩泻心汤，由大黄、黄连、黄芩三味药物组成。方中：①大黄苦寒，泻热和胃开结；②黄连苦寒，清心胃之火；③黄芩苦寒，清热泻火，三药相得，既泄热又开结，则心下无形痞满自消。

比较

464条大黄黄连黄芩泻心汤，与444条大陷胸汤、448条小陷胸汤证，均由太阳病误下所致，皆见心下痞满症状。但大、小陷胸汤治有形痰水与邪热相结于胸胁心下，以心下痞满而硬，按之疼痛，甚至从心下至少腹硬满疼痛不可近为主证；大黄黄连黄芩泻心汤为无形邪热结于心下、中焦气机痞塞，并不与有形痰水相结，以心下痞满，按之柔软，无硬痛感为特点。

引申

464条大黄黄连黄芩泻心汤制法特殊，是用沸水浸泡药物片刻，绞汁分服。此汤方不煮而用沸水浸渍，取其气味轻扬，专入气分，以泄无形邪热，而避其泻下里实之力。

原文2

伤寒大下后，复发汗，心下痞，恶寒者，表未解也，不可攻痞，当先解表，后攻其痞。解表，宜桂枝汤；攻痞，宜大黄黄连黄芩泻心汤。（473）

讲析

473条攻痞，宜大黄黄连黄芩泻心汤：伤寒本为表证，既然"大下"，说明当时热象较著，下后"复发汗"，说明其热并未因"大下"而解，证明当时之热并非里热，而是表热，表热用"大下"之清法，自属误治，遂使邪热内陷而气机阻塞于心下，形成痞证。表证未解，又痞证已成，故应法于先表后里的原则，先解表后治痞，治痞适宜用大黄黄连黄芩泻心汤，以清泄痞结。

比较

472条桂枝人参汤与473条大黄黄连黄芩泻心

汤相比较：①桂枝人参汤治表里不解，是脾气虚寒而兼表，用温中益气之品无碍于解表，反能助正祛邪，所以用表里两解之法是适宜的；②大黄黄连黄芩泻心汤治邪热内陷之热痞而兼表，故治痞以祛邪为主，先发汗解表，然后攻痞方为妥当。由此可以体会到，表里同病，里虚者应先扶正，里实者应先解表，体现出虚人伤寒建其中，实人伤寒发其表的治疗原则。

132 方—465 条
附子泻心汤

[原方]附子泻心汤

大黄二两 黄连一两
黄芩一两 附子一枚，
炮，去皮，破，别煮
取汁

上四味，切三味，以
麻沸汤二升，渍之须
臾，绞去滓，内附子
汁，分温再服。

原文

心下痞，而复恶寒
者，附子泻心汤主之。
（465）

讲析

465 条附子泻心汤主之：热痞与阳气不足同时
并见，这是因为在上之阳气被郁而不能下达，
必然导致下焦的阳气不足而生内寒，由于中焦
气机痞塞，阴阳上下不调，所以应当用附子泻
心汤治疗，以泻心下之热，兼顾阳气之虚，取
寒热并用，邪正兼治之法。若单以泻痞，则阳
气更衰；若纯以扶阳，则热痞更甚，皆留弊
滞，故不可取。

注译

以上四味药物，将大黄、黄连、黄芩三味，用
煮沸的开水二升浸泡一会儿，绞去药渣，加入
另外煮好的附子汁，分两次温服。

方释

附子泻心汤，即大黄、黄连、黄芩泻心汤加附
子而成，由大黄、黄连、黄芩、附子四味药物
组成。方中：①将苦寒的三黄用麻沸汤浸泡片
刻，取其轻扬之气，清泻胸中之热，以清热消
痞；②将辛热的附子另煮取汁，取其味厚以扶
阳固表。四药相伍，两者合服，乃生熟有别，
寒热并用，性气不同，清热消痞，扶阳固表，
而兼收补、泄之效。详细说：如果单用苦寒来

治热痞，必然使阳气更伤，而加重阳虚；如果单用辛热来治阳虚，必然使痞满更甚，而加重热痞。当此热痞兼阳虚之际，纯温热，则不利于痞，纯消痞，则有碍于阳，不得已而用清热与温阳兼顾而并行的附子泻心汤，冀求两解而并投，使苦寒药发挥清热理痞的功效，使辛热扶阳药发挥温经护阳的功效。

比较

464条大黄黄连黄芩泻心汤与465条附子泻心汤，同治无形邪热壅滞心下的热痞证，但：①大黄黄连黄芩泻心汤治单纯邪热痞塞于心下，亦有兼表邪不解，以心下痞满，按之柔软，无疼痛感为主证；若兼表不解，还可见发热恶寒，脉浮，无汗，身体疼痛的表证，但当先解表，后攻痞；②附子泻心汤为无形邪热壅滞心下，而且兼有阳气不足，以心下痞满，按之柔软，同时又见恶寒汗出的特征。有、无恶寒汗出，是否与发热、脉浮、身痛并见，是两者区分之点。

133 方—467 条
生姜泻心汤

133 方—467 条

「原方」生姜泻心汤

生姜四两 甘草三两，炙 人参三两 干姜一两 黄芩三两 半夏半升 黄连一两 大枣十二枚，擘

上八味，以水一斗，煮取六升，去滓，再煎，取三升，温服一升，日三服。

原文

伤寒，汗出，解之后，胃中不和，心下痞鞕，干噫食臭，胁下有水气，腹中雷鸣，下利者，生姜泻心汤主之。（467）

讲析

467 条生姜泻心汤主之：伤寒发汗，本属正治，若汗不得法，表证虽可解除，脾胃之气却受损伤，脾胃运化腐熟功能失常，则生水湿痰饮，水蓄不行，则胁下有水气；水走肠间，则腹中肠鸣；水气下趋，则腹泻。由此可知，本证的心下痞满而硬，为脾胃不和，兼夹水饮，称之水痞，应当用生姜泻心汤辛开苦降、和胃消痞、宣散水气。

注译

以上八味药物，用水一升，煮至留取六升药液时，滤去药渣，再煎浓缩至留取三升药液为度，趁温服下一升，每日服三次。

方释

生姜泻心汤为 459 条半夏泻心汤减少干姜剂量另加生姜而成，由生姜、甘草、人参、干姜、黄芩、半夏、黄连、大枣八味药物组成。方中：①重用生姜开胃气，辟秽浊，散水气，功专宣散；②生姜走而不守，干姜守而不走，生姜与干姜相配，散中有敛，守中有走，既能宣散水饮，又能温补脾胃，功专宣散水饮，和胃消痞为长；③半夏与生姜相配，则增强和胃

降逆化饮之功；④辛温的姜、夏与苦寒的芩、连为伍，辛开苦降，平调寒热，以调理脾胃，而复升降之机；⑤参、草、枣补益脾胃，扶正祛邪。诸药相合，斡旋上下，清阳得升，浊阴得降，则痞硬自消，气逆下利并止，诸症皆愈。

134 方—468 条
甘草泻心汤

「原方」甘草泻心汤方

甘草四两，炙 黄芩三两
干姜三两 人参三两
半夏半升 黄连一两
大枣十二枚，擘

上七味，以水一斗，煮取六升，去滓，再煎，取三升，温服一升，日三服。

原文 1

寒病，胸胁支满，膺背肩胛间痛，甚则喜悲，时发眩仆而不知人，此寒邪乘心也，通脉四逆汤主之；其着也，则肘外痛，臂不能伸，甘草泻心汤主之。（299）

方药

通脉四逆汤 见少阴病。
甘草泻心汤 见太阳病下。

讲析

299 条甘草泻心汤主之：若寒留着于经脉而不去，则肘外疼痛，臂不能伸，主之以甘草泻心汤，使外之经脉通舒。

原文 2

伤寒中风，医反下之，其人下利日数十行，谷不化，腹中雷鸣，心下痞鞕而满，干呕，心烦不得安，医见心下痞，谓病不尽，复下之，其痞益甚，此非结热，但以胃中虚，客气逆，故使鞕也，甘草泻心汤主之。（468）

讲析

468 条甘草泻心汤主之：笔者认为，无论是伤寒或中风，只要有表证存在，唯汗法解表为主治，若使用下法则为误治，因损伤脾胃，脾胃虚弱，邪气内陷，升降混乱，气机滞壅，上热下寒，故将散结消痞之法，寓于和胃补虚之中，以甘草泻心汤养胃和中，消痞止呕。重用甘草以补胃益气，使脾胃之气得复；因寒热错杂之证仍存，佐以辛开苦降之品，而升降功能自调，痞证得除。

注译

以上七味药物，用水一斗，煮至留取六升药液时，滤去药渣，再煎至浓缩留取三升药液为度，趁温服下一升，每日服三次。

方释

甘草泻心汤，由甘草、黄芩、干姜、人参、半夏、黄连、大枣七味药物组成。方中：①重用甘草以益中州之大虚，而缓客气之上逆；②黄芩、黄连苦寒清热，解热除烦；③干姜温中散寒；④人参、大枣补中益气之力宏；⑤半夏降逆和胃，消痞止呕。诸药相辅相成，寒热并用，使脾胃之气得复，升降调和，阴阳通达，其痞自愈。

比较

459 条半夏泻心汤、467 条生姜泻心汤、468 条甘草泻心汤，皆治脾胃不和，寒热互结，气机痞塞之证，临床上都有心下痞、呕吐、肠鸣下利的共同症状，所异者：①半夏泻心汤治寒热阻结于中焦，脾胃升降失职，胃中痰气上逆，症见心下痞满，呕逆下利，以呕吐为主要症状，吐出物无食臭，泄泻多为溏泻；②生姜泻心汤治寒热痞结于中焦，并有胃虚食滞，水饮不化，症见心下痞硬，干噫食臭，胁下有水气，肠鸣下利，嗳气有酸腐食臭味，泄泻清稀如水样是其特征；③甘草泻心汤治脾胃虚甚，客气上逆而成，症见痞满而硬，下利频数，清稀如水样，并带有未消化完全的食物，呕而无物，心烦不安为其特点。

引申

半夏、生姜、甘草三泻心汤皆治脾胃虚弱，寒热之邪错杂于中焦，脾胃升降失常，而致气机痞塞，故三方皆用人参、甘草、大枣补脾胃之虚，以黄芩、黄连苦寒清热，以干姜、半夏辛温散寒，黄芩、黄连、干姜、半夏相合，则辛开苦降，平调寒热，散结消痞，但：①半夏泻心汤以逆气偏重，以呕吐、心下痞满突出，其治侧重于和胃降逆、散结消痞；②生姜泻心汤以水气偏重，水饮食滞尤甚，伴见干噫食臭，其治侧重于宣散水气，开结泄痞；③甘草泻心汤因多次误下，而以脾胃虚甚为重点，以下利，谷不化明显，其治侧重于调补和胃，开结泄痞。

原文3

狐惑之为病，状如伤寒，默默欲眠，目不得闭，卧起不安，蚀于喉为惑，蚀于阴为狐，不欲饮食，恶闻食臭，其面目乍赤、乍黑、乍白，蚀于上部则声嗄，甘草泻心汤主之；蚀于下部则咽干，苦参汤洗之；蚀于肛者，雄黄熏之。（793）

方药

甘草泻心汤　见太阳病下。

讲析

793条甘草泻心汤主之：治疗狐惑病，宜清热燥湿之法，一般来说，湿热虫毒，腐蚀上部咽喉，伤及声门，致使声音嘶哑，治宜清热解毒，化湿安中的甘草泻心汤。方中重用甘草，配以苦寒的黄芩、黄连以清热解毒；辅以辛燥的干姜、半夏以宣化内湿；佐以甘温的人参、大枣以和胃安中。苦辛相合，通常认为是治痞之常法，唯此条，取其苦以清热，燥以化湿，辛以杀虫之意，不仅能使中焦健运，湿热清化，且有杀虫解毒的功效。

319

135 方—469 条
赤石脂禹余粮汤

赤石脂一斤，碎　太乙禹余粮一斤，碎

上二味，以水六升，煮取三升，去滓，分温三服。

原文

伤寒，服汤药下之，利不止，心下痞鞕。服泻心汤不已，复以他药下之，利益甚。医以理中与之，利仍不止，理中者，理中焦，此利在下焦故也，赤石脂禹余粮汤主之，复不止者，当利其小便。

讲析

469 条赤石脂禹余粮汤主之：伤寒屡经误下，元气受损，脾肾阳衰，固摄无权，而致久利滑脱，此属病在下焦，门户失约，应当用赤石脂禹余粮汤治疗，以收涩固脱，填补下元，以止下利。

注译

以上二味药物，用水六升，煮至留取三升药液为度，滤去药渣，分三次温服。

方释

赤石脂禹余粮汤，由赤石指、禹余粮二味药物组成。方中：①赤石脂甘涩而温，涩肠止血，固敛其脱；②禹余粮甘涩而平，止血止泻，补脾益胃而厚大肠。二药同为涩肠固脱止利之品，又皆入胃与大肠，互相配伍，其效益彰。

药释

◇赤石脂

《神农本草经》："主泄痢，肠癖脓血，下血赤白。"（64）

效应

涩肠止泻：本品甘温调中，酸涩质重，

善固涩下焦之滑脱，用于虚寒久泻久痢，及滑脱不禁之脱肛。

收敛止血：本品能固崩止带，收敛止血，用于崩漏带下及便血。

评述

赤石脂性收敛固涩，故湿热积滞之泻痢者忌服，孕妇慎用，畏官桂。本品主含有吸附作用的含水硅酸铝，能吸附消化道内的有毒物质、细菌毒素及食物异常发酵的产物，并保护消化道黏膜，止胃肠道出血。

136 方—471 条
旋覆代赭汤

旋覆花三两 人参二两
生姜五两 代赭石一两
甘草三两，炙 半夏半
升，洗 大枣十二枚
上七味，以水一斗，
煮取六升，去滓，再
煎，取三升，温服一
升，日三服。

原文

伤寒发汗，若吐若下，
解后，心下痞鞕，噫
气不除者，旋覆代赭
汤主之。（471）

讲析

471 条旋覆代赭汤主之：本证不仅是胃气不和，
痰气痞塞，同时夹有一定的肝气上逆，即土虚
木乘，应当用旋覆代赭汤治疗，以调和脾胃，
消散痰饮，镇肝降逆，方可取效。

注译

以上七味药物，用水一斗，煮至留取六升药
液，滤去药渣，再加热浓缩至留取三升药液为
度，趁温服下一升，每日服三次。

方释

旋覆代赭汤，由旋覆花、人参、生姜、代赭
石、甘草、半夏、大枣七味药物组成。方中：
①旋覆花消痰下气，软坚散结；②人参、甘
草、大枣补脾益胃以扶正治虚；③生姜、半夏
和胃化痰以消心下痞满；④代赭石平肝镇逆，
与旋覆花同用，镇肝和胃，降逆化浊，为治气
逆的主药。诸药合用，镇肝降逆，和胃化痰，
散饮消痞，使清气得升，浊气得降，中气运
转，诸症悉除。

比较

467 条生姜泻心汤与 471 条旋覆代赭汤皆治

心下痞硬，所异者：①生姜泻心汤主治的心下痞硬，必与干噫食臭并见，乃脾胃虚弱，寒热之邪混杂于中，水饮食滞不化，脾胃升降失常，气机痞塞所致，还可见到肠鸣、下利，舌苔黄白相兼等寒热错杂征象，故治以和胃降逆，宣散水气之法，以生姜泻心汤为主方；②旋覆代赭汤主治的心下痞硬，必与噫气不除并见，系脾胃虚弱，运化失常，痰饮内生，气机痞塞，胃浊气上逆所致，还可见到恶心，呕逆，痰多，舌苔白腻等痰浊内阻的证候，故治以和胃降逆，化痰下气，散饮消痞之法，以旋覆代赭汤为主方。

药释

◇旋覆花

《神农本草经》："主结气胁下满，惊悸，除水。"（65）

效应

消痰行水：本品辛开苦降，有消痰化饮，下气行水之功，用于痰涎壅肺，咳喘痰多，以及水饮蓄结，胸膈痞满。

降逆止呕：本品不仅降肺气，又善于降胃气而止呕噫，治痰浊中阻，胃气上逆而噫气呕吐，胃脘痞硬。

评述

旋覆花温散降逆，所以阴虚劳嗽，风热燥咳者忌用；素体虚弱及大便泄泻者不宜用；又因本品有绒毛，易刺激咽喉作痒，而致呛咳呕吐，所以须布包入煮剂。

◇代赭石

《神农本草经》："主鬼疰贼风……女子赤沃漏下。"（66）

效应

平肝潜阳：本品苦寒质重，故有清肝火、平肝阳之效，用于头目眩晕，目胀耳鸣。

重镇降逆：本品重镇质重，有降逆、止呃、平喘之效，用于胃气虚弱、痰浊内阻、气逆不降所致的反胃呕吐、噫气频作、气逆喘息。

凉血止血：本品苦寒，入心肝血分，有凉血止血之效，用于血热妄行之吐血、衄血、崩漏。

评述

本品苦寒质重，故寒证及孕妇慎用；又因含微量砷，故不宜长期服用。

引申

旋覆代赭汤属和解剂，故煮药时须"去滓再煎"，取其药性之和合，用药剂量注意生姜与代赭石的比例，病变重点在于胃，故重用生姜以健胃祛痰消痞，代赭石的剂量宜小不宜大，以免其质重直走下焦，而影响疗效。仲景对代赭石的用量如此之小，有其特殊意义，代赭石其性重坠，直走下焦，若用量过大，必伤其已伤的中气，噫气不但不除，反会加重，此即仲景之义。

137 方—472 条
桂枝人参汤

「原方」桂枝人参汤

桂枝四两 甘草四两，炙 白术三两 人参三两 干姜三两

上五味，以水九升，先煮四味，取五升，内桂枝，更煮取三升，去滓，温服一升，日再服，夜一服。

原文1

太阳病，外证未除，而数下之，遂协热而利，利下不止，心下痞鞕，表里不解者，桂枝人参汤主之。（472）

讲析

472 条桂枝人参汤主之：太阳病表未解，不用发汗之法，反而频用攻下之剂，表邪不去，又伤太阴脾阳，表邪随之内陷，致里寒协表热而下利，症状为外证未除痞利俱甚，所以应当用桂枝人参汤治疗，即用桂枝加理中汤治疗：①用桂枝以通经而解表热；②用理中汤温补中气，以转升降之机，故治宜温里兼解表之法。

注译

以上五味药物，用水九升，先煮人参、白术、干姜、甘草四味，煮至留取五升药液时，加入桂枝，继续煮至留取三升药液为度，滤去药渣，趁温服下一升，白天服两次，晚间服一次。

方释

桂枝人参汤，即理中加桂枝而易其名，由桂枝、甘草、白术、人参、干姜五味药物组成。方中：①桂枝辛温通阳，发表解肌以祛表邪；②甘草和中；③白术健脾燥湿；④人参补脾益气；⑤干姜温中散寒。诸药相合，内外兼顾，为表里同治，为治虚痞下利之圣法。

比较

471 条旋覆代赭汤治病变在胃，以心下痞硬，噫气不除为主症；472 条病变在脾，以心下痞鞕，下利不止为主症。一在胃，一在脾，病位不同，见证各异，无论胃气不和或脾气不和，都可形成心下痞硬，因此调理脾胃，畅达升降之机，则为治心下痞硬之大法。

333 条葛根汤、335 条葛根黄连黄芩甘草汤、472 条桂枝人参汤，均属表里同病的下利证，都有发热恶寒及下利的临床表现，所异者：①葛根汤为太阳表邪不解，内迫阳明而致的下利，伴见恶寒发热，无汗，头项强痛，脉浮紧；②葛根黄连黄芩甘草汤为太阳之邪内迫阳明，热迫大肠的实热下利，伴见发热重而恶寒轻，汗出，下利恶臭，肛门灼热，下利急迫，脉滑数；③桂枝人参汤为脾胃虚寒，升降失职，清浊移位，兼有表证未解，清阳不得上升的下利，伴见浊阴不能下趋，心下痞硬。

引申

方后注言先煮理中四味，使其发挥温中散寒，补脾益气的效用，然后加入桂枝，气锐先行以解表邪，若辛香的桂枝经火久煮，则气散而力有不及，故须后入桂枝。此乃遵循治里药当先煮，解表药应后入的原则。

原文 2

胸痹，心中痞，留气结在胸，胸满，胁下逆抢心者，枳实薤白桂枝厚朴栝蒌汤主之；桂枝人参汤亦主之。

（916）

方药

桂枝人参汤 见太阳病下。

讲析

916 条桂枝人参汤亦主之：痰浊壅阻，气滞不通，阴寒之邪壅塞胸中，阴寒凝聚，中焦阳气衰弱，无形之气痞结，治宜补中助阳，振奋阳气，应当用桂枝人参汤治疗以温补之，塞因塞用，以补开塞，重在人参，干姜之甘温以扶正，属缓者治其本之法。

138方—475条
瓜蒂散

「原方」瓜蒂散

瓜蒂一分，熬 赤小豆一分

上二味，各别捣筛，为散已，合治之，取一钱匕，以香豉一合，用热汤七合，煮作稀糜，去滓，取汁和散，温顿服之，不吐者，少少加，得快吐，乃止，诸亡血、虚家不可与。

原文 1

病如桂枝证，头不痛，项不强，寸脉微浮，胸中痞鞕，气上冲咽喉，不得息者，此为胸有寒也，当吐之，宜瓜蒂散。（475）

讲析

475条当吐之，宜瓜蒂散：由于痰涎壅塞胸中膈上，阻碍气机，气机被遏，痰随气逆而上冲咽喉，欲吐而不能吐，这是正气驱邪外出的反映，应当因势利导，用瓜蒂散治疗，吐出胸中痰实邪气，则胸阳得伸，其病自愈。

方解

①一分：这里的"分"，是等量之意，不是剂量单位。

②各别捣筛：分别捣细过筛和匀。

注解

①稀糜：清稀的糜粥，烂粥。

②虚家：平素身体虚弱的人。

③不吐者，少少加：服药因药力不足而不吐者，可稍稍加重。

④得快吐，乃止：服药畅快呕吐后，立即停服。

⑤诸亡血，虚家不可与：瓜蒂散势猛，虽能祛邪，也能伤正，容易伤害胃气与津液，故久病、年老、失血、体弱，都不能服用。

以上二味药物，分别捣细过筛，制成散剂后，混合均匀，每次取一钱匕；另用香豉一合，用热水七合，煎煮成稀粥样，去掉豆豉渣，取其汁液调和药粉，趁温一次服下。若服药后不吐，可稍稍增加药量，直到出现畅快的呕吐后，就不用再服药，诸出血、虚证，都不能服瓜蒂散。

方释

瓜蒂散，由瓜蒂、赤小豆、香豉三味药物组成。方中：①瓜蒂极苦，有涌吐作用；②辅佐味酸的赤小豆，互相配合，有酸苦涌泄之功，能增强涌吐作用；③配香豉清轻宣泄，载药上行，以其煮汤合散，为涌吐之峻剂。

原文2

宿食在上脘者，法当吐之，宜瓜蒂散。（591）

方药

瓜蒂散方 见太阳病下。

讲析

宿食停滞在胃上脘，有胸脘痞满，嗳腐吞酸，泛泛欲吐的症状出现，这是饮食停滞，正气驱邪外出的征兆，属暴病新病，应因势利导，当用瓜蒂散之催吐治疗，使实邪从上而越出。瓜蒂味苦，涌吐实邪；赤小豆味酸性泄，两药合用，为酸苦涌泄之峻剂，以催吐胸中实邪，佐以香豉汁轻清宣泄，以开郁结，和胃气，更能增强催吐之力。服药后，得快吐，即宜停服，免伤胃气。

引申

瓜蒂散为实邪郁滞上脘而设，也可用于痰涎壅塞所引起的胸膈痞满。凡病属邪实者，病势迫近胸咽，有泛泛欲吐之感，都可服瓜蒂散，不必只限于宿食。若病人有失血病史，或妇女妊娠期间，以及年老体弱之人，皆不宜使用催吐之法，以免耗伤胃气，劫夺气血，损伤正气。

原文 3

病人手足厥冷，脉乍紧者，邪结在胸中，心下满而烦，饥不能食者，病在胸中，当须吐之，宜瓜蒂散。（693）

方药

瓜蒂散　见太阳病下。

讲析

条首症状为手足厥冷，继则提出忽然出现脉乍紧，因为痰食停滞，有形实邪闭阻胸阳，血脉为之不利，则有时脉见紧象；当痰浊随气机下行，胸阳得通，则脉又不见紧象。又因痰食之类阻塞胃脘，邪郁不伸，顺其病机有从上外越之势，因势利导，故采用瓜蒂散涌吐在上之实邪，使实邪去，胸阳得通，手足厥冷可回，烦满之症自除。

原文 4

胸中满，欲吐不吐，下利时疏，无寒热，腹中绞痛，寸口脉弱而结者，此宿食在上故也，宜瓜蒂散。（746）

方药

瓜蒂散　见太阳病中。

讲析

746 条宜瓜蒂散：胸中满闷而欲吐不吐，为中焦气结、上焦闭塞，胃气郁而不能上达，阻其升降，邪实在上，用药力难下达，当因邪高而越之，法宜涌吐以宣胃脘之阳，故适合用瓜蒂散引吐，而不伤胃气，待宿食吐出，则胃中谷气空虚，必愦乱之邪自愈。

引申

仲景论述瓜蒂散的条文凡四见：① 475 条"此为胸有寒也"，侧重于痰涎塞胸膈，故列在太阳病篇；② 591 条"宿食在上脘者"，侧重于宿食在上脘泛泛欲吐，故列在阳明病篇；

③ 693 条"病在胸中"侧重于痰食致厥之辨，故列在厥阴病篇；④ 746 条"此宿食在上故也"，侧重于宿食停滞在胃上脘，故列在吐利病篇。说明痰食停滞在胸脘部位，属上焦，皆有上越之势，故皆宜瓜蒂散涌吐，不过痰食阻遏阳气的程度有所不同而已。

139方—481条
黄芩汤

[原方] 黄芩汤

黄芩三两 芍药二两 甘草二两，炙 大枣十二枚，擘

上四味，以水一斗，煮取三升，去滓，温服一升，日再服，夜一服。

原文

太阳与少阳合病，自下利者，与黄芩汤；若呕者，黄芩加半夏生姜汤主之。（481）

讲析

481条与黄芩汤：太阳与少阳合病之治，若发汗以解表邪，则有伤津化燥之弊；若泻下以除里热，则又有导致表邪内陷而成结胸之虑；惟宜黄芩汤先清少阳邪热，则胃肠之热方能解除而下利可止。下利止则胃肠之气机反过来又有利于少阳之气的疏泄，少阳枢机畅利，则太阳之邪得以向外宣泄，故里热得清而在表之邪亦得自解。

注译

以上四味药物，用水一斗，煮至留取三升药液为度，滤去药渣，趁温服下一升，白天服两次，晚间服一次。

方释

黄芩汤，由黄芩、芍药、甘草、大枣四味药物组成。方中：①黄芩苦寒，清肝胆之热；②芍药酸寒，养肝胆之阴，黄芩、芍药配伍抑制肝胆之气横逆，可缓急止痛，酸苦相济，可调中存阴以止利；③甘草、大枣合用，和中益气，调和正气。诸药相合，清热止利，为止利方剂之祖。

140 方—481 条
黄芩加半夏生姜汤

「原方」黄芩加半夏生姜汤

黄芩三两 芍药二两 甘草二两，炙 半夏半升，洗 生姜一两半 大枣十二枚，擘

上六味，以水一斗，煮取三升，去滓，温服一升，日再服，夜一服。

原文

太阳与少阳合病，自下利者，与黄芩汤；若呕者，黄芩加半夏生姜汤主之。（481）

讲析

481 条黄芩加半夏生姜汤主之：在太阳与少阳合病下利的病情下，若少阳邪热逆于胃，胃气上逆并夹有痰饮作呕，于黄芩汤中加半夏、生姜和胃降逆，蠲饮止呕。

注译

以上六味药物，用水一斗，煮至留取三升药液为度，滤去药渣，趁温服下一升，白天服两次，晚间服一次。

方释

黄芩加半夏生姜汤，由黄芩、芍药、甘草、半夏、生姜、大枣六味药物组成。方中：①黄芩汤诸药配合，清热止利；②加半夏、生姜以和胃降逆止呕。黄芩加半夏生姜汤亦可看作小柴胡汤去柴胡、人参的变方，因热已不在半表，而入于半里，故去柴胡而用黄芩；证非里虚，故不须人参之补。

141 方—482 条
黄连汤

「原方」黄连汤

黄连三两 甘草三两,炙
干姜三两 桂枝三两
人参二两 半夏半升,
洗 大枣十二枚,擘
上七味,以水一斗,
煮取六升,去滓,温
服一升,日三服,夜
三服。

原文

伤寒,胸中有热,胃
中有邪气,腹中痛,
欲呕者,黄连汤主之。
(482)

讲析

482 黄连汤主之:未经汗吐下治疗而出现胸中
有热,腹中有寒的症状,必是因为素体虚弱,
里气不足,感邪后寒气直接入里之故,故须清
上温下,应当用黄连汤寒热并用治疗,以清热
邪于上焦,以温寒邪于中焦,以扶正祛邪,和
胃降逆为常法。

注译

以上七味药物,用水一斗,煮至留取六升药液
为度,趁温服下一升,白天服三次,晚间服
三次。

方释

黄连汤,由黄连、甘草、干姜、桂枝、人参、
半夏、大枣七味药物组成。方中:①黄连苦
寒,以清在上之热;②干姜辛热,以温在下之
寒;③桂枝辛温散寒,宣通上下的阳气;④人
参、甘草、大枣和中益气,以恢复中州升降之
机;⑤半夏降逆和胃以止呕吐。服药要求"日
三服,夜三服",少量频服,使药效持久,以
交通阴阳,调和脾胃,俾胃气一和,则腹痛欲
呕自除。

引申

482 条黄连汤为 459 条半夏泻心汤，减黄芩加桂枝组成，所以两方同为辛开苦降甘调之剂，其不同之处：①半夏泻心汤有黄芩无桂枝，功偏于清热，多用治脾胃不和，升降失常，气机痞塞，以心下痞为主的病证；②黄连汤用桂枝，功偏于温通，多用治上热下寒，表里不和，而以腹痛为主的病证。即半夏泻心汤主治寒热痞塞于中州，黄连汤主治寒热格拒于上下。

142 方—484 条
炙甘草汤

「原方」炙甘草汤

甘草四两，炙 生姜三两，切 人参二两 地黄半斤 桂枝三两 麦门冬半升 阿胶二两 麻仁半升 大枣十二枚，擘

上九味，以清酒七升，水八升，先煮八味，取三升，去滓，内胶，烊消尽，温服一升，日三服。

原文 1

伤寒，脉结促，心动悸者，炙甘草汤主之。（484）

讲析

484 条炙甘草汤主之：手之太阳与少阴互为表里，经脉相连，脏腑相通，若太阳之邪不解，正气一虚，则心受所累而病邪传入少阴，遂成本证，应当用炙甘草汤治疗，使心用得复，脉气得通，心体得养，脉气得续。

注解

①清酒：指米酒、黄酒。
②烊：消溶。

注译

以上九味药物，用米酒七升、水八升，先煮除阿胶外的八味药物，煮至留取三升药液时，滤去药渣，再加入阿胶烊化至溶解待尽，趁温服下一升，每日服三次。

方释

炙甘草汤，由甘草、生姜、人参、地黄、桂枝、麦门冬、阿胶、麻仁、大枣九味药物组成。方中：①炙甘草通血脉，利气血；②人参、大枣补中气，滋化源，充血脉，以复脉之本；③脉无血则不通，故伍用地黄、麦门冬、阿胶、麻仁润燥补血之品，以养心血滋心阴而

充血脉；④血为阴，不得阳则流而不畅，方中柔阴之品居多，故用生姜、桂枝、清酒辛通之品，宣阳化阴，以助脉道血流通畅。本汤方甘寒养阴与辛温助阳之品相配，阴长阳生，阴阳并补，滋阴养血，通阳复脉，使气血充足，阴阳调和，其脉数，则心悸动自安。

比较

371 条芍药甘草附子汤、372 条茯苓四逆汤、484 条炙甘草汤，三汤方皆有双补阴阳之功，所异者：①芍药甘草附子汤以酸甘化阴、辛甘化阳，侧重于治阴阳两虚的足挛急脚冷，心烦，咽干。②茯苓四逆汤回阳救逆，补气安神，侧重于治足少阴肾阴阳俱虚而致的肢厥寒冷，下利清谷，心烦不宁。③炙甘草汤益阴养血，通阳补气，阴阳并调，气血双补，侧重于治手少阴心阴阳两虚的脉结促，心动悸。

引申

炙甘草汤，又能使断脉复续，所以又称复脉汤。本汤证列于太阳病下篇之末，有较深刻的理论意义，示意伤寒由表及里的病变过程，特别是以少阴虚衰，气血不足的病证结尾，突出反映太阳与少阴的表里关系及病理变化的联系，这一安排不仅体现仲景的辨证思想，而且从一个侧面揭示仲景的辨证论治由阳入阴的理论体系，确实发人深思，值得推敲。

原文2

咳而唾涎沫不止，咽燥口渴，其脉浮细而数者，此为肺痿，炙甘草汤主之。（842）

方药

炙甘草汤 见太阳病下。

讲析

肺叶萎弱，多因热在上焦，虚热伤肺，耗伤津液，津枯则肺燥，清肃之令不行，脾胃上输之津液不能敷布，转从热化，应当用炙甘草汤治疗，以益气生津润燥，使津生热熄，肺气振奋，则肺痿得愈。

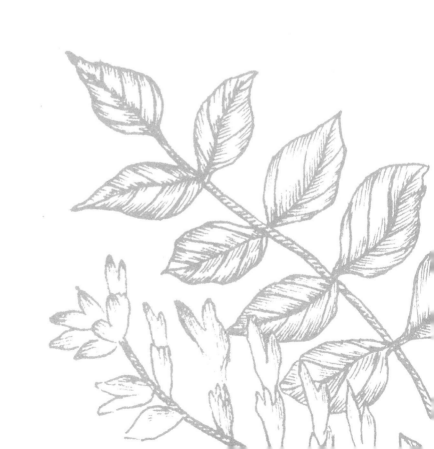

阳明病并治

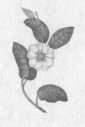

143方—514条
大承气汤

「原方」大承气汤

大黄四两，酒洗 厚朴半斤，炙，去皮 枳实五枚，炙 芒硝三合

上四味，以水一斗，先煮二物，取五升，去滓，内大黄，更煮，取三升，去滓，内芒硝，更上微火一两沸，分温再服，得下，余勿服。

原文 1

阳明病，脉实，虽汗出而不恶热者，其身必重，短气，腹满而喘，有潮热者，此外欲解，可攻里也，手足漐然汗出者，此大便已鞕也，大承气汤主之；若汗多，微发热恶寒者，外未解也，其热不潮者，未可与承气汤；若腹大满不通者，可与小承气汤，微和胃气，勿令至大泄下。（514）

讲析

514条大承气汤主之：手足为胃所主，阳明病，实热聚于胃，不能散发于外，势必热迫津液，旁走四肢，迫津液，则大便已硬，燥屎内结的象征；走四肢，则手足汗出连绵不断。说明痞满燥实俱备，应当用大承气汤治疗。

注解

①先煮二物：指先煮厚朴、枳实二味药物。
②微火：即小火、文火。用微火煮药，一般只是为了使饴糖或芒硝较快溶于药液，所以不必大火煮药或长时间煮药，否则水液过多蒸发，药液浓度过高，反不利于有效成分的溶解。
③去皮：刮去外层的粗栓皮。

注译

以上四味药物，用水一升，先煮厚朴、枳实二味药物，煮至留取五升药液时，滤去药渣，加入大黄，继续煮至留取二升药液为度，再滤去药渣，然后加入芒硝，再置微火上沸腾一两次使之溶解，分两次温服。服第一次药汁时已经泻下大便，剩余的药液不需要再服。

方释

大承气汤，由大黄、厚朴、枳实、芒硝四味药

物组成，方中：①大黄苦寒，既可攻积导滞，又能泻火逐瘀，具有较强的攻下作用，使燥屎与邪热同消；②厚朴行气除满，枳实下气消痞，且助芒硝、大黄推荡之力；③芒硝咸寒，咸能软坚，稀释燥屎，寒能泻热，消除病因，与大黄相须为用，使水增舟行。

注释

得下，余勿服：服大承气汤后，大便得解而通畅，剩余的药可停服，勿使过剂，免得更伤正气；若服大承气汤后不大便而腹反胀大，脉转微弱者，预后不良。

引申

大承气汤方大黄的煮法，颇有深义。先煮枳实、厚朴，后下大黄，再溶芒硝，取其生者气锐而先行，使泻下作用增强，以荡涤胃肠，但乏润燥软坚之功，干结的燥屎仍难速下，故辅宜咸寒软坚之品以泻热通便，又因实热积滞内停，气机阻滞，腑气不通，故佐使行气消痞之品，以助推荡之力。

原文 2

阳明病，潮热，大便微鞭者，可与大承气汤。不鞭者，不可与之。若不大便六七日，恐有燥屎，欲知之法，少与小承气汤，汤入腹中，转失气者，此有燥屎也，乃可攻之；若不转失气者，此但初头鞭，后必溏，不可攻之，攻之必胀满不能食也，欲饮水者，与水则哕。其后发热者，必大便复鞭而少也，以小承气汤和之，不转失气者，慎不可攻也。（515）

讲析

515 条可与大承气汤：514 条仲景言大承气汤证的典型证候为腹满，潮热，手足濈然汗出，大便已硬；515 条仲景又言阳明病证候不典型的情况下：①潮热，反映燥屎已成；②大便微硬，说明腑实初结，大便潜藏着干硬。外有潮热，内有燥屎，这就具备了攻下的条件，可用大承气汤峻下。

引申

阳明病：①潮热，若大便微硬，可用大承气汤；大便不硬，禁用大承气汤；②燥屎测知法，先与小承气汤，转屎气有燥屎，可用大承气汤；不转屎气，初硬后溏，禁用大承气汤；③误攻变证，胀满，不能食，饮水则哕；④攻下后，邪复成实，发热，可与小承气汤和之；⑤末句再次重申，"不转失气者"，说明燥屎尚未全成，应慎用大承气汤。可见仲景对峻下法使用是相当慎重的，也示意要善于审时度势，该大刀阔斧时，则必须大刀阔斧，果断行事；该小心翼翼时，则必须小心翼翼，谨慎应变。

原文3

伤寒，若吐若下后，不解，不大便五六日，上至十余日，日晡所发潮热，不恶寒，独语如见鬼状，若剧者，发则不识人，循衣摸床，微喘直视，脉弦者生，涩者死，微者，但发热谵语者，大承气汤主之。（518）

讲析

518条大承气汤主之：若因循失治，病情发展没有增剧，仅有不大便、潮热、谵语，说明邪热较轻，阴亏不甚，未至热盛生风，心神失养的程度，则可见发热及谵语，而无不识人，循衣摸床，惕而不安，微喘直视的表现，应当用大承气汤治疗，以通腑泻热，急下存阴。

原文4

阳明病，谵语，有潮热，反不能食者，胃中必有燥屎五六枚也，若能食者，但鞭尔，宜大承气汤下之。（522）

讲析

522条宜大承气汤下之：阳明病，燥热内盛，腑气不通，其浊热之气不能下行，反逆之向上，扰乱心神，则谵语；胃热亢盛，与有形的糟粕结为燥屎，肠道不通，胃气壅阻，燥屎壅遏塞滞，秽浊之气上充于胃，则拒食不纳，反映燥屎阻结的严重程度，非用大承气汤峻攻，不足以下其燥结实滞。

原文 5

阳明病，汗出谵语者，以有燥屎在胃中，此为实也，须过经乃可下之；下之若早，语言必乱，以表虚里实故也。下之，宜大承气汤。（524）

讲析

524条宜大承气汤：阳明里热逼迫津液外泄则汗出，阳明实热躁扰心神则谵语，汗出谵语均为阳明里实热证的证候，外有周身汗出，里有燥屎内结，此属阳明经表之邪未罢，而里证初结之际，虽有燥屎，必不为甚，需要等待一段时间，阳明经表之邪过渡到阳明腑，也就是阳明经腑同病，从以经证为主发展到以腑证为主，这才可以使用攻下之法，所以说须"过经"乃可攻下。

原文 6

二阳并病，太阳证罢，但发潮热，手足漐漐汗出，大便难而谵语者，下之则愈，宜大承气汤。（527）

讲析

527条宜大承气汤：太阳病仍在而阳明病续起，追溯其因，是太阳病归并阳明，但邪热未归阳明之经，而归阳明之腑，多因素有宿食郁热，引外邪入腑而化燥成实，邪结燥热耗津，故而大便困难。病情发展到热盛腑实，燥屎内结的程度，故须从阳明论治，用大承气汤通腑泻热以存阴。

原文 7

阳明病，下之，心中懊憹而烦，胃中有燥屎者，可攻；腹微满，大便初鞕，后溏者，不可攻也。若有燥屎者，宜大承气汤。（545）

讲析

545条宜大承气汤：阳明病自属可下证，有一下而愈者，有一下未愈而仍须再下者，有攻之太过、不及而变为他证者。本条属阳明病下后余邪未尽，燥热复有与糟粕相搏为燥屎。燥屎在内虽不可见而证候必显露于外，可以察觉，如不大便，腹满硬痛拒按，绕脐痛，治必"可攻"。因为燥热复聚，胃中有燥屎未尽，积滞内阻，点明有形实邪的存在，此时仍宜大承气汤再行泻下，燥证一去，诸证自愈。

病人烦热，汗出则解，又如疟状，日晡所发热者，属阳明也。脉实者，宜下之；脉浮大者，宜发汗。下之，与大承气汤；发汗，宜桂枝汤。（547）

讲析

547 条与大承气汤：汗出又热如疟状，日晡发热，这是病邪并于阳明的征象，遇此证，应审于脉，若脉实，说明阳明腑实已成，其热为里热炽盛而外蒸之兆，适合用大承气汤以泻下。

原文 9

大下后，六七日不大便，烦不解，腹满痛者，此有燥屎也，所以然者，本有宿食故也，宜大承气汤。（548）

讲析

548 条宜大承气汤：阳明病亦有腑实一下不除，而又再下之法，能否再下，应从辨证以论治。本条大下后燥屎复结，是有前提条件的，宿食为燥屎之因，燥屎为宿食之果。宿食造成燥屎复结成实，这时不问宿食新久，只要没有外邪，仍当用大承气汤下之，即有大承气汤证，便可用大承气汤。

引申

宿食之因有二：①在病阳明之前本有宿食积滞内停，虽经大下而宿食未尽，一次大下不能尽除，燥屎又再次复结，而重新形成腑实；②因六七天不大便，六七天之内所食之物又为宿食，宿食是形成燥屎复结的基础，纳食而不化，糟粕不能排出，加之下后余热未尽，津液未复，数日所进食物之糟粕与除之未尽之邪热复结，形成燥屎。上述两种情况，都适合用大承气汤再行泻下。

病人小便不利，大便
乍难乍易，时有微热，
喘息不能卧者，有燥
屎也，宜大承气汤。
（549）

讲析

549 条宜大承气汤：在腑实形成过程中，若小
便利，津液偏渗膀胱，胃肠干燥，必致燥热与
糟粕结为燥屎，则大便时而困难；若小便不
利，乃津液尚能回流肠中，所结之燥屎，又因
津液还流而有部分得以稍润，则大便时而容
易，且腑实见证尚不因大便乍易而减，并伴阳
明腹满壅塞之气喘，故治疗当以攻下为法，用
大承气汤峻下内实，燥实除，则诸证愈。

得病二三日，脉弱，
无太阳柴胡证，烦躁，
心下鞕，至四五日，
虽能食，以小承气汤
少少与，微和之，令
小安，至六日，与小
承气汤一升，若不大
便六七日，小便少者，
虽不大便，但初头鞕，
后必溏，未定成鞕，
攻之必溏，须小便利，
屎定鞕，乃可攻之，
宜大承气汤。（558）

讲析

558 条宜大承气汤：没有太阳证、少阳证的症
状，烦躁、胃脘硬满，服小承气汤其证仍不减，
很长时间不大便，要考虑是否用大承气汤，但
大承气汤为峻下剂，非阳明燥结不能用，然而
小便少，是津液不渗于前，而还入胃肠，则大
便无燥结，所以不可攻。六七天不大便，因初
硬后溏，是其硬挡住去路，使溏者不能下降，
然终非燥结可比，大便尚未完全变硬，此时妄
用攻下，损伤脾胃之气，以致运化失职，水谷
不别而溏泄不止；若病程已长，小便通利，肠
中燥屎已甚，说明津液渗于前，无以滋润胃燥，
肠胃糟粕因之结为燥屎，阻塞不通，病证即由
此而变，则腹满痛拒按，舌苔黄厚，自在不言
之中，才可用攻下法治疗，适合服用大承气汤。

引申

综观本条烦躁，心下硬，不大便，尚难确诊燥
屎成与不成，审证之法，须动态观察，视病程
之进展，以观变化情况，燥屎是否形成，当视
小便利与不利而辨。若小便利，肯定硬便已形

成，故可攻下，适合用大承气汤。仲景审证如此精细，启发临诊时既要大胆，又要审慎，特别是使用下法，何时峻下，何时缓下，更要细心观察，一旦掌握病情，应不失时机地予以治疗。

原文 12

伤寒六七日，目中不了了，睛不和，无表里证，大便难，身微热者，此为实也，急之下，宜大承气汤。（559）

讲析

559 条宜大承气汤：559 条为阳明急下存阴证之一，大便只是困难，可见其燥热搏结糟粕尚未坚，较不大便为轻，就此而论，大承气汤似乎不必用，急下之更无从谈起，但是病人眼睛视物模糊不清，眼球转动不灵活，明是阳明燥热，既不从肌肉外益，又不和胃肠糟粕相搏，反而循其经脉横冲直上脑与目系劫夺阴精，故脑腑受邪，证情的凶险危殆远比燥热蟠踞胃肠为甚，挽救脑与目系垂绝之阴精，釜底抽薪，刹住燥热上冲，刻不容缓，此时救治之法，扬汤止沸，不如釜底抽薪，急下存阴，宜大承气汤，使病邪除，邪热清，燥屎去，津液复，诸证自愈。

原文 13

阳明病，发热汗多者，急下之，宜大承气汤。（560）

讲析

560 条宜大承气汤：560 条为阳明急下存阴证之二，是否急下，关键不在腑实，而在"发热汗多"，一个"多"字，揭明津液在有形燥实形成后，汗液仍继续大量外越，津液毫无存留的余地，表明燥热炽盛之势未因津液大量外越而稍缓，病势之急，若不迅速釜底抽薪，抑阳存阴，立即会演变成燥热燎原，津液竭绝的危恶结局。本条急下的眼目在"汗多"，揭露热迫津液外亡之虞，此时不急下则热不除，热不除则汗不止，汗不止则津液脱，所以大承气汤虽为夺实之方，实为救阴之法。还应指出，若单纯的发热汗多，则无须以大承气汤急下。

原文 14

发汗不解，腹满痛者，急下之，宜大承气汤。（561）

讲析

561 条宜大承气汤：561 条为阳明急下存阴证之三，本证发展极为迅速，若以一汗之后，旋即腹满硬痛，是里热方炽，腑气阻闭，为时虽短，病情已趋严重。若不急下，则伤津液，种种险恶之候堪虑，故发汗病证不解，又出现腹满疼痛，应急速泻下，适合用大承气汤治疗。

引申

综观阳明三急下，宜大承气汤，其病势发展极为迅速，十分急剧：①559 条"伤寒六七日"燥热循经上冲脑与目系，邪热极盛而津液欲枯于上，使之劫夺阴精，出现眼睛视物模糊不清，眼球转动不灵活，故凶险危殆之象远比燥热蟠踞胃肠为甚；②560 条用一"多"字，揭示阳明有形燥实形成后，烦热炽盛蒸腾，发热汗多而津液逼迫于外，津液急骤大量外越不见稍缓，仍继续发展，故预后可畏；③561 条则"发汗不解"的转瞬之间，热甚而燥屎阻结于内，腑实重证腹满疼痛即已形成，如此急速发展下去，自然不堪设想。这是阳明三急下用大承气汤的机理，而存阴泻实乃是急下的目的，从不同侧面举例叙说急下存阴之法。

原文 15

腹满不减，减不足言，当下之，宜大承气汤。（562）

讲析

562 条宜大承气汤：腹满下后无变化，始终不见减轻，则非妄下，或偶有所减轻而程度甚微，减轻得微不足道，此为下之未尽，所以腹满的症状仍然如故，为实邪阻滞特甚，气机壅滞，腑气不通，仍属阳明腑实，而仍当用大承气汤再次泻下。

仲景所以把本条放在阳明病三急下之后，就是起对比分析的作用，561条言"发汗不解，腹满痛"，是阳明腑实而急下存阴；562条言下后，腹胀满不解，仍"宜大承气汤"下之，不言"急下"，而言"当下"，是对大承气汤辨证的深化。

原文16

阳明少阳合病，必下利，其脉不负者，为顺也；负者，失也，互相克责，名为负也，脉滑而数者，有宿食也，当下之，宜大承气汤。（563）

讲析

563条宜大承气汤：阳明胃主受纳腐熟，少阳胆主疏泄，胃肠的消化功能要借助胆的疏泄作用，今阳明少阳之邪热盛实，宿食不化，直走大肠，逼迫津液旁走而下趋，使传导功能失常而发为下利。证虽已见下利，若脉实大滑数，表明中土虽受木克，但胃气尚旺，少阳木气不胜，内有宿食结滞，治当用大承气汤攻下，则利止，诸证得愈。

比较

凡言合病，虽言其始，其末终有所主之脉证，虽然二经合病，病偏重于某经，仍当从某经论治，书中二阳合病下利有三条：①太阳阳明合病下利，病邪偏重于太阳，治以333条的葛根汤；②太阳少阳合病下利，病邪偏重于少阳，治以481条的黄芩汤；③阳明少阳合病下利，病邪偏重于阳明，因属阳明有宿食内结，故其下利多属热结旁流，治以514条的大承气汤。三条之下利虽同，而脉因证治各异，可见合病的病机转归不同，其治疗之法，非凭其始，而依其脉证为据。

原文 17

问曰：阳明宿食，何以别之。师曰：寸口脉浮而大，按之反涩，尺中亦微而涩，故知其有宿食也，大承气汤主之。（586）

讲析

586 条大承气汤主之：本条从脉象的变化叙述宿食病的治疗，隔宿陈腐的食物停留在胃肠，仲景仅就脉象加以分析：①寸脉轻候便见应指的浮脉，并兼见宽阔满指的大脉，此为宿食停聚，气机阻滞，中焦脾胃之气壅的实象；由于宿食积滞，谷气内盛，充塞于中，胃气充溢，则寸脉浮大；指力稍按，竟出现往来不流利的滞涩之象，此乃宿食阻滞气机之兆，并非气衰血少之候，宿食壅遏胃肠，中焦气机不畅，所以脉稍按而呈滞涩之象。②尺脉呈沉微滞涩之象。这里的微，非微弱之谓，乃沉滞不起之征，为食滞久郁，脾胃不能运化，糟粕停于大肠，下焦气血不得宣通，故尺脉按之微涩。从寸脉、尺脉相互悬殊的脉象来推测，无论脉象如何变化，均为胃肠必有有形之物郁积阻滞，对于这种证情，若不急攻，失去时机，至正气已虚时，攻之则正不胜邪，不攻则积滞难除，故用大承气汤荡涤宿食，使其速去。

原文 18

少阴病，得之二三日，口燥咽干者，急下之，宜大承气汤。（659）

方药

大承气汤 见阳明病。

讲析

659 条宜大承气汤：659 条为少阴急下证之一，少阴得病时间虽然短暂，病人自觉口咽舌面干燥乏津，无疑是热淫于内，灼伤阴液，里热炽盛，必须迅速攻其里热，才能保全其阴。若不急下，津液有枯竭之危，故当与大承气汤急下阳明之燥热，以保存少阴之阴液。

比较

本证用大承气汤，全在于攻其里热，而不是为了下燥屎，实际上即使阳明病的下燥屎，也是针对形成燥屎的邪热原因，而非干燥的大便。不要认为用大承气汤是为了通下燥屎，这种看法，是只看见表面现象，没有看到本质。少阴病是阴阳气血俱不足，正气不充实，即使里热炽盛，也不会出现像阳明病那样外现一派热势亢盛之象。

引申

阳明三急下，人皆易知；少阴三急下，却议论甚多。其实有着内在的联系，是一个问题的两个方面。津液与精为人身的物质基础，阳明主津液，肾主藏精，津液与阴精虽然有不同的形态和功能，但本质都属阴，五脏之阴，非肾阴不能滋润，所以急下存阴，实际就是保肾水。阳明病急下存阴，所存之阴是少阴之肾阴；少阴病急下存阴，也在于急救肾水之竭。当然不同的是，病邪的来路，病情的发展速度和表现形式不同，如阳明三急下的关键在于汗多伤津致燥，继而累及肾阴，以致肾阴欲竭而当急下；少阴三急下则是少阴被燥热所灼，不救肾阴，则有将竭之虑，欲救肾阴，当从急下，以解燃眉之急，故宜大承气汤以釜底抽薪之法为治。

原文 19

少阴病，自利清水色纯青，心下必痛，口干燥者，可下之，宜大承气汤。（660）

讲析

660 条宜大承气汤：660 条为少阴急下证之二，因燥结之甚，所下之物当为青黑色污水，臭秽难闻，为燥热之邪结聚胃肠成实，使之燥实之邪阻滞、津液从旁而下，呈结者自结，下者自下之势，称之"热结旁流"。热结胃腑，肠道阻滞，胃气不通，燥热伤阴，津液不能上承，失治则真阴将致消亡，故自利愈甚，津液愈伤，燥结愈重，若不急下，肾阴有枯涸之虞，故用大承气汤急下，以救阴液。

少阴病，六七日，腹胀，不大便者，急下之，宜大承气汤。（661）

讲析

661 条宜大承气汤：661 条为少阴急下证之三，在外感病中，即使素患少阴病，大便干结，也必由邪热引起，因为邪热能耗伤津液，使大肠干燥，特别在少阴病津液不足的情况下，更容易形成津伤肠燥的病理变化，燥热腑实不解，必灼伤少阴之阴。此时若不泻其燥实邪热，则更伤真阴，故当用大承气汤急下存阴。

引申

综观上述三条，同属少阴热实证，统称少阴三急下，叙证各有侧重：① 559 条言少阴病燥热伤津；② 660 条言少阴病热结旁流；③ 661 条言少阴病里热内实。三条均冠以少阴病，皆为少阴阴虚，三条当联系互参，不可孤立看待，其总的病机皆为阳明燥实，灼烁真阴，有土燥水竭之势，故治当用大承气汤急下阳明之实，以救少阴欲竭之阴。仲景于阳明、少阴分设三急下，示意辨证施治，既要看到邪气，也要顾及正气，体现驱邪而不伤正的原则。阳明与少阴两者均关乎津液病变，但少阴急下仍当审证确切，若误下不仅不能存阴，反而易伤阴。阳明三急下与少阴三急下均为邪热耗津，但相对而言：①阳明为正盛邪实，阳明三急下为正气尚盛，热结邪实，急下之解救将竭之津液；②少阴为正虚邪炽，少阴三急下为正气已虚，气血津液皆不足，又有胃腑热结之邪，至虚有盛疾，非下之不足以救其阴。观急下诸条，均言"宜"大承气汤，含斟酌、推敲之意，示意要随时根据正气与真阴的情况而选用适当的攻下方药，后世的增液承气之法，有时比单用大承气汤急下存阴更为稳妥。

原文 21

痉病，胸满口噤，卧不着席，脚挛急，必介齿，宜大承气汤。（777）

方药

大承气汤 见阳明病。

讲析

777 条宜大承气汤。777 条里热致痉，是热盛耗灼津液，筋脉失于濡养而拘急挛缩：①在上则口噤介齿；②在中则胸满，卧不着席；③在下则脚挛急。此时若阳明里热不除，则津液难存，其筋脉亦难舒缓，治当急泄里热以救其阴，所以适合用大承气汤通腑泄热，急下存阴。因为本证为热甚伤津，病变不在胃腑，而在筋脉，由于里热炽盛，耗灼津液，治宜下其热，救其液，因此痉病服用大承气汤，非下阳明之实，而是泄阳明之热，达到釜底抽薪，泄热存阴的目的。因为里热炽盛灼津致痉，如不从速清泄，邪火焚燃，必使证情危殆。因此用大承气汤泄热存阴，使炎势得折，津液得保，痉挛自止。但攻下之法，虽可泄热，亦可伤阴，应用时应做到适可而止，不可通利太过，以免耗伤津液。

原文 22

病解能食，七八日更发热者，此为胃实，大承气汤主之。（934）

方药

大承气汤 见阳明病。

讲析

934 条大承气汤主之。产后虽然气血多虚，但郁冒已解而转属阳明腑实，亦应攻逐，不可顾虑其虚而贻误病情。本条的发热纯属内伤，乃郁冒之变证，食与热互结，则成胃实，治宜大承气汤荡涤实邪，急下存阴，则食热除。但产后毕竟多虚，大承气汤毕竟是苦寒攻下之品，产后服用，务须辨证准确，否则，妄施攻下，将会滋生他变。

产后七八日，无太阳证，少腹坚痛，此恶露不尽也，若不大便，烦躁，发热，脉微实者，宜和之；若日晡所烦躁，食则谵语，至夜即愈者，大承气汤主之。（938）

讲析

938条大承气汤主之。本证虽为产后瘀阻与热结相兼，示瘀血停留下焦胞宫与热邪结聚中焦胃肠，提示治疗应两者兼顾，既要重视瘀阻胞宫，又不可忽视热结胃肠。若产后瘀血阻滞兼见热结胃肠之重者，治疗宜用大承气汤，不仅可泄热通便，治阳明实热，也可使瘀血随热去便通而下，从而收一攻两得之效。

144方—514条
小承气汤

「原方」小承气汤

大黄四两，酒洗 厚朴二两，炙，去皮 枳实三枚，炙

上三味，以水四升，煮取一升二合，去滓，分温再服，初服更衣者，停后服，不尔者尽饮之。

原文 1

阳明病，脉实，虽汗出而不恶热者，其身必重，短气，腹满而喘，有潮热者，此外欲解，可攻里也，手足濈然汗出者，此大便已鞭也，大承气汤主之；若汗多，微发热恶寒者，外未解也，其热不潮者，未可与承气汤；若腹大满不通者，可与小承气汤微和胃气，勿令大泄下。（514）

讲析

514条可与小承气汤。里实证应当攻下，但有轻重之分：①若腹满，潮热，大便硬等里实重者，可用大承气汤；②若腹大满不通，潮热较轻者，就不能用大承气汤峻下，以防药过病所而损伤胃气，只能用小承气汤轻下以微和。

注解

①初服：第一次服药。
②更衣：古人入厕，称更衣，代指大、小便，此处则专指大便。
③不尔："尔"，指这样，如此，此处指代不入厕之意。

注译

以上三味药物，用水四升，煮至留取一升二合药液为度，滤去药渣，分两次温服。服第一次药已经解出大便，剩下的药液就不予再服，若不解大便，则把剩余的药液全部服完。

方释

小承气汤，由大黄、厚朴、枳实三味药物组成，方中：①大黄泻热荡实，推陈致新；②厚朴、枳实疏通滞气，开泄气分，破滞除满。三药伍用，有泻热通便之功。

比较

514 条小承气汤涤热之力，较大承气汤为轻；通便之力，次于大承气汤，优于调胃承气汤；小承气汤临床用于里热不甚，而其大便已硬，气滞较重，但腹满较甚，而未至大满大实者，故小承气汤的厚朴、枳实用量小于大承气汤的厚朴、枳实用量，又因燥结未甚，故不用大承气汤的芒硝以泻热软坚润燥。

引申

综上所述，本条前后两段证候：①前者言汗出，后者言汗多；②前者言不恶热，后者言微发热恶寒；③前者言有潮热，后者言其热不潮；④前者言外欲解，后者言外未解；⑤前者言可攻里，后者言未可与承气汤；⑥前者言腹满，大便已硬，大承气汤主之，后者言腹大满不通者，可与小承气汤。通过上下文对照，可攻与否既辨表证解与未解，又辨腑实成与未成，至于大、小承气汤的运用，既辨潮热的有无，复辨燥坚的微剧，证候错综复杂，原则不可更易，临床之际，须于规矩中求方圆。

原文 2

阳明病，潮热，大便微鞭者，可与大承气汤；不鞭者，不可与之。若不大便六七日，恐有燥屎，欲知之法，少与小承气汤，汤入腹中，转失气者，此有燥屎也，乃可攻之；若不转失气者，此但初头鞭，后必溏，不可攻之，攻之必胀满不能食也。欲饮水者，与水则哕，其后发热者，必大便复鞭而少也，以小承气汤和之；不转失气者，慎不可攻也。（515）

讲析

515 条少与小承气汤：如果病人六七天不大便，担心肠道是滞有燥屎内结，可先用试探法，少量给病人服小承气汤，屎欲动而气先行，若服药后有矢气外转，说明已有燥屎；若服少量小承气汤不转矢气，说明胃气虚，大便虽开头较硬，随后则是溏便，就不能用峻下法。

原文 3

阳明病，潮热，大便微鞕者，可与大承气汤；不鞕者，不可与之。若不大便六七日，恐有燥屎，欲知之法，少与小承气汤，汤入腹中，转失气者，此有燥屎也，乃可攻之；若不转失气者，此但初头鞕，后必溏，不可攻之，攻之必胀满不能食也，欲饮水者，与水则哕，其后发热者，必大便复鞕而少也，以小承气汤和之；不转失气者，慎不可攻也。（515）

讲析

515条以小承气汤和之：大便硬，与大承气汤攻下，阴津耗伤，邪热复聚，再次化燥成实，因而大便复硬，理应再次攻下，但毕竟是大下后，大便虽硬而量少，所以只能用小承气汤轻下。

原文 4

阳明病，其人多汗，以津液外出，胃中燥，大便必鞕，鞕则谵语，小承气汤主之。（519）

讲析

519条小承气汤主之。津伤燥结，则汗出多，小便利，损伤津液，以致胃肠干燥，津亏不胜其燥热，肠腑宿垢结为燥屎，阻塞肠道，腑气不通，可见燥结由津伤而成，其热稍逊，若峻剂攻下，恐有大下伤阴之弊，故应当用小承气汤治疗，以泻热通便，微和胃气即可。

比较

阳明腑实燥结证，治法同中有异：①有因津

伤而致燥结者：如汗出多，而小便利，损伤津液，以致胃肠干燥，津亏不胜其燥热，则肠腑中宿垢结为燥屎，阻塞肠道，腑气不通，可见燥结由津伤而成，其热稍逊，故宜小承气汤；②有因热盛而致燥结者：多因燥热亢极，津液损伤，故燥实痞满俱重，宜大承气汤。

原文 5

阳明病，谵语，发潮热，脉滑而疾者，小承气汤主之。（520）

讲析

520 条小承气汤主之。脉象不沉实而滑疾：脉滑为流利不定，终未着实；脉疾为数之甚，为燥结未甚。脉证合参，谵语、发潮热虽然属实，但脉有虚象，为阳盛阴竭之兆，说明里热虽盛，而正气尚弱，不能承受峻攻，所以应当用小承气汤治疗，以缓下而微和胃气为宜。

原文 6

太阳病，若吐若下若发汗后，微烦，小便数，大便因鞕者，与小承气汤和之愈。（557）

讲析

557 条与小承气汤和之愈。太阳病误治，邪不解而内陷，徒伤津液，表邪传入胃腑，化热化燥，内结成实，但并非大实，所以服用小承气汤调和胃肠，就可以痊愈。

原文 7

得病二三日，脉弱，无太阳柴胡证，烦躁，心下鞕，至四五日，虽能食，以小承气汤少少与微和之，令小安，至六日，与小承气汤一升。若不大便六七日，小便少者，虽不大便，但初头鞕，后必溏，未定成鞕，攻之必溏，须小便利，屎定鞕，乃可攻之，宜大承气汤。（558）

讲析

558条以小承气汤少少与微和之。得病两三天，脉象弱，说明得病时间短，正气不足，但没有太阳证，也没有少阳证，只见心下硬满，尚无腹胀满痛，到第四五天时，仍能进食，说明胃气尚不甚弱，攻下的条件尚不成熟，应慎重用药，也只能用小承气汤轻微地调和一下胃气，使病证稍微得到缓解。

原文 8

下利，谵语者，有燥屎也，宜小承气汤。（713）

讲析

713条宜小承气汤。下利与谵语并见，是因为肠腑有燥屎阻结，邪热逼迫清水从旁流下；又浊热熏蒸，扰乱心神，而妄言乱语，说明本证是由燥热内结之阳明腑实所致。虽属阳明腑实，但不是大实，无须峻下，只须小承气汤缓下，足以胜任，即以通因通用之法而服小承气汤缓下之。

145方—530条
猪苓汤

猪苓一两，去皮 茯苓一两 泽泻一两 阿胶一两 滑石一两，碎

上五味，以水四升，先煮四味，取二升，去滓，内阿胶烊消，温服七合，
日三服。

原文1

夫病在诸脏，欲攻，
当随其所得而攻之，
如渴者，与猪苓汤，
余仿此。（228）

讲析

228条与猪苓汤。病邪入里，锢结不解，往往
与体内痰、水、瘀血、宿食等有形物质相结
合，因此在治疗时当审因论治，如渴而小便不
利，为热与水结而伤阴之渴，当与猪苓汤育阴
利水，水去热除，渴亦随之而解。

原文2

阳明病，脉浮发热，
渴欲饮水，小便不
利者，猪苓汤主之。
（530）

讲析

530条猪苓汤主之。阳明热证误下后，热不能
除而津液受伤，又，热与水结，蓄于下焦，因
而出现热盛津伤，水热互结，气不化津，热郁
下焦，水蓄不行，则小便不利，津伤与水停并
见，既有热盛伤津的阴虚，也有湿热郁阻下焦
之小便不利，水气停蓄，气不化津，则已伤之
阴愈亏，津液不能正常输布，蓄积之水愈增，
所以应当用猪苓汤淡渗清利，兼以养阴，以清
热邪，养阴液，利小便，则水津四布，诸证
悉除。

①去皮：除去其最外层之粗皮。

②烊消：即熔化消解之意。

以上五味药物，用水四升，先煮猪苓、茯苓、泽泻、滑石四味药，煮至留取二升药液，滤去药渣，加入阿胶熔化消解，趁温服下七合，每日服三次。

猪苓汤，由猪苓、茯苓、泽泻、阿胶、滑石五味药物组成。方中：①猪苓、茯苓、泽泻渗利水湿，使水邪从小便而去；②阿胶滋阴润燥，以复热伤之阴；③滑石清热利水，以祛湿中之热。五药合用，利水清热养阴并进，利水而不伤阴，滋阴而不敛邪，使水湿去，邪热清，阴津复，则诸证悉解。

327条白虎加人参汤、382条栀子豉汤、530条猪苓汤相互印证，联系起来看，都属阳明病里热证，但尚未构成胃家实，可以看出阳明病里热的三个不同的病理层次：①在上的栀子豉汤证为火郁，病变部位较高又偏于外，热郁胸膈，宜栀子豉汤；②在中的白虎加人参汤证为胃燥，病变部位偏里，且热势重，有气津两伤的表现，热伤胃津，宜白虎加人参汤；③在下的猪苓汤证为水热互结，病变部位在下，以阴虚而水热并见为主，热郁膀胱，宜猪苓汤。即是说：栀子豉汤所不及者，白虎加人参汤继之；白虎加人参汤所不及者，猪苓汤继之。

猪苓汤组成特点为利水与养阴配合，治水湿内停兼阴虚之证，但利水药最易伤阴，养阴药常能碍湿，方中五药用量相等，且猪苓、茯苓与泽泻合用，利水而不伤正；阿胶养阴而不滋腻，润燥而不碍湿。

原文 3

阳明病，汗出多而渴者，不可与猪苓汤，以汗多胃中燥，猪苓汤复利其小便故也。（531）

讲析

531 条不可与猪苓汤。猪苓汤的主要症状是渴欲饮水，小便不利，但渴欲饮水，小便不利的，不一定都是下焦湿热阻滞，也有为胃中津液干燥而致的，譬如汗出太多，津液外亡，也能出现渴和小便不利，这是缺水，而不是蓄水，猪苓汤内有渗利药物，所以绝对禁忌。

原文 4

少阴病，下利六七日，咳而呕渴，心烦不得眠者，猪苓汤主之。（658）

方药

猪苓汤 见阳明病。

讲析

658 条猪苓汤主之：少阴属肾，肾主水而司开合，对水液代谢的平衡协调起着重要作用。若肾阴虚，虚热内生，热与水结，使水蓄不行而致病，治宜猪苓汤滋阴清热而利水。

比较

374 条五苓散与 658 条猪苓汤皆治水饮内停，证候都有脉浮，发热，渴欲饮水，小便不利，治疗皆用利水之法，药物同用猪苓、茯苓、泽泻，所异者：①五苓散证系由外邪入里，膀胱气化不行，水道失调，水蓄于内不能化津上承所致，属表里同病，其水主要停于下焦膀胱，脉浮，微热为表邪未尽入里，小便不利，烦渴是其主证，治宜五苓散通阳化气利水，兼以解表；②猪苓汤系阴虚水热互结而成，纯里无表证，其水气既能结于膀胱，又能泛溢上下，脉浮，发热，渴欲饮水为阳明余热犹存，小便不利为水、热结于膀胱，治宜猪苓汤滋阴润燥，清热利水。

146方—539条
白蜜煎

「原方」白蜜煎

人参一两　地黄六两
麻仁一升　白蜜八合
上四味，以水一斗，
先煮三味，取五升，
去滓，内蜜再煎一二
沸，每服一升，日三
夜二。

原文

动作头痛，短气，有
潮热者，属阳明也，
白蜜煎主之。（539）

讲析

539条白蜜煎主之：以方测证，阳明病津竭化
燥，盖燥盛而非热实，胃燥则肠内液枯，则便
难下，虽不更衣，不可荡实，所以不可用泻下
法，应当用润肠通便的白蜜煎治疗。

注译

以上四味药物，用水一斗，先煮人参、地黄、
麻仁三味药物，煮至留取五升药液时，滤去药
渣，加入蜂蜜，再煎一二沸，每次服一升，白
天服三次，夜间服两次。

方释

白蜜煎，由人参、地黄、麻仁、白蜜四味药物
组成，方中：①人参益气生精；②地黄养阴以
滋液；③麻仁、蜂蜜润燥滑肠。诸药合用，津
液内濡，便秘自畅。

147 方—540 条
蜜煎导

[原方] 蜜煎导

食蜜七合

上一味，内铜器中，微火煎之，稍凝如饴状，搅之勿令焦着，可丸时，并手捻作挺，令头锐，大如指，长二寸许，当热时急作，冷则鞕，内谷道中，以手紧抱，欲大便时乃去之。

原文

阳明病，自汗出，若发汗，小便自利者，此为津液内竭，便虽鞕，不可攻之，当须自欲大便，宜蜜煎导而通之，若王瓜根及大猪胆汁，皆可为导。
（540）

讲析

540 条宜蜜煎导而通之：本证之大便干硬，主要由于胃肠津亏，其部位仅在直肠，干结的大便近于肛门，时时有便意下趋，而不能排出，治宜因势利导，以润滑之品，纳入直肠内，就近滋润，用蜜煎导润肠以通便。

注释

①食蜜：即蜂蜜。
②谷道：道，指道路、通道。谷道，即直肠。

注译

以上一味药物放入铜器中，微火煎熬，直到加热浓缩似饴糖的状态，不停搅动，不要使其焦煳干着于器皿内，待煎至可以成型时能够作弹丸的程度，用双手把它捻成长挺，使一头呈尖形，粗如手指，长二寸左右，应当趁其尚热的时候迅速制作，冷了就会变硬，用时将它通过肛门塞入直肠中，并用手迅速抱紧，等到要大便时就可去掉它。

方释

蜜煎导，由蜂蜜组成。蜂蜜味甘质润而能滑肠通便，善治肠燥津亏的便秘，因兼补虚，尤宜老年体虚津亏而致大便干涩难下者，可制成栓剂，在欲大便时外用，以因势利导。因其质润，故便溏或肠滑泄泻者忌服。

148 方—540 条
猪胆汁

「原方」猪胆汁

大猪胆一枚

上一味，泄汁，和醋少许，灌谷道中，如一食顷，当大便出宿食甚多。

附：王瓜根方

已佚

原文

阳明病，自汗出，若发汗，小便自利者，此为津液内竭，便虽鞕，不可攻之，当须自欲大便，宜蜜煎导而通之，若王瓜根及大猪胆汁，皆可为导。（540）

讲析

540 条若王瓜根及大猪胆汁，皆可为导：至于大便干硬，取王瓜根及猪胆汁，纳入直肠内，导之即下。需要说明的是，待自欲大便，大便近于肛门时，用因势利导之法，用含汁液多的王瓜根灌肠导便，或用大猪胆汁灌肠以滋润肠道，则燥结干硬的大便自下。

注解

一食顷：吃一顿饭的时间。

注译

以上一味药物，即用大个的猪胆囊一枚，挤出其中的胆汁，和放少量的食用醋，然后灌入肠道内，大约通过吃一顿饭的时间，就会便出积存已久的许多粪便。

方释

猪胆汁方，由猪胆汁、醋组成，方中：①猪胆汁苦寒清热，既可润肠通便，又可清热解毒，为此灌肠通便，用于津伤便秘而有热者。②醋酸苦益阴，润燥泻便。即是说，猪胆汁与少量的食用醋调和灌入肠道中，不但能导去有形之垢，而且还能涤无形之热。

附：王瓜，一名土瓜，其根气味苦寒无毒，富于汁液，将其捣汁灌肠通便，方书多有记载，可知其具有泻热润肠通便之功。

药释

◇醋

效应

醋，酸苦益阴，纳入肠道中，可润燥泻便。

比较

仲景导法三方，虽皆可为导，但具体应用时又有所不同：①蜂蜜酿百花之精华，有滑利润燥之功，故蜜煎导宜于肠燥之便秘；②王瓜根有宣气润燥之效，故宜于六腑气机壅滞之便秘；③猪胆汁聚苦寒之津，不仅润燥，且能清肠中之热，对于肠燥有热者尤宜。

引申

导法三方，组方各具巧思：①蜜煎导是用蜂蜜入铜器，微火熬成饴糖状，冷却后，做成二寸长的蜜挺纳入肛门内；②王瓜根导，虽已失传，但据《肘后备急方》载，用其捣汁灌肠，即可通便；③猪胆汁导，是取猪胆汁调和少许米醋，用以灌肠，取酸苦涌泄而不伤津之意。总之，对于高龄体弱、产妇、婴幼及素体阳亏血虚而见大便秘结，皆应酌用导法。

149方—543条
茵陈蒿汤

「原方」茵陈蒿汤方

茵陈蒿六两 栀子十四枚，擘 大黄二两，去皮

上三味，以水一斗二升，先煮茵陈减六升，内二味，煮取三升，去滓，分温三服。小便当利，尿如皂荚汁状，色正赤，一宿病减，黄从小便去也。

原文 1

阳明病，发热汗出者，此为热越，不能发黄也。但头汗出，身无汗，剂颈而还，小便不利，渴引水浆者，此为瘀热在里，身必发黄，茵陈蒿汤主之。（543）

讲析

543条茵陈蒿汤主之：湿为阴邪，易阻阳气，其性黏腻，滞着难去，湿与热一旦结合，则胶结难分，热欲外达，而湿却遏制，因而使全身无汗；头为诸阳之会，位居高巅，若湿热郁蒸而全身无汗，则热邪无宣泄之路，而湿热郁蒸于上，故头汗出，颈部以下，阳气渐少，阴气渐多，故汗不得出；湿热交阻，气化不行，热灼津液，故小便不利而渴饮水浆。表明湿邪阻滞，邪热郁遏于里不得散越，热愈聚愈盛，湿越停越多，水湿与热邪相蒸交结，湿热相搏，影响肝胆的疏泄，使胆汁不循常道而溢于肌肤，所以应当用茵陈蒿汤治疗，以清泄湿热。

注解

尿如皂荚汁状：皂荚汁多泡沫，尿如皂荚汁状，谓小便时尿有多量的泡沫，此是黄疸病人尿液的外观特征。

注译

以上三味药物，用水一斗二升，先煮茵陈，煮至药液减少为六升时，加入栀子、大黄二味药物，继续煮至留取三升药液为度，滤去药渣，分作三次温服。服药后小便应当通利，尿

液如皂荚汁状，颜色发赤，过一夜病情减轻，这是黄染从小便排出体外的表现。

茵陈蒿汤，由茵陈蒿、栀子、大黄三味药物组成。方中：①茵陈蒿苦寒，清热利湿，通利小便，疏导肝胆，为退黄之要药；②栀子苦寒清热，既能清三焦之热，又能宣三焦之湿，导湿热下行以从小便排出；③大黄苦寒降下，旨在泄热破瘀，既行气分之滞，又破血分之瘀。三药同煮，以导湿热由小便而去，肝胆不受其熏蒸，则胆液循其常道，而发黄自愈。

注释

①小便当利：小便不利，则湿热无从分消，故郁蒸发黄；小便通利，则湿热得以下泄。

②尿如皂荚汁状：小便时尿液中含有多量的泡沫。

③色正赤：尿的颜色发赤。

④一宿病减，黄从小便去也：服药过一夜，使湿热蕴结之邪从小便排出体外，肝胆不受熏蒸，则发黄自退。

药释

◇茵陈蒿

《神农本草经》："主风湿寒热邪气，热结黄疸。"（67）

效应

利胆退黄：本品苦能泄降，寒能清热，善清利脾胃肝胆湿热，使之从小便排出，凡湿热熏蒸而发黄者，多用为主药。

清利湿热：本品有清热利湿之功，用于湿疮瘙痒。

评述

凡蓄血发黄及血虚萎黄者，均慎用茵陈蒿。

原文 2

伤寒七八日，身黄如橘子色，小便不利，腹微满者，茵陈蒿汤主之。（566）

讲析

566 条茵陈蒿汤主之。在 543 条的基础上，补述了 566 条：①湿热发黄的色泽为黄色鲜明，光亮润泽，身黄如橘子色；②腹诊见证：湿热郁蒸在里，不得外越，则小便不利；胃肠之气壅滞不和，则腹部轻微胀满，543 条言湿之邪内郁之机，566 条言湿热之邪内郁之象。两条合参，治宜茵陈蒿汤以清热利湿退黄为主。

原文 3

阳明病，身热，不能食，食则头眩，心胸不安，久久发黄，此名谷疸，茵陈蒿汤主之。（569）

讲析

569 条茵陈蒿汤主之。湿热内蕴，影响脾胃健运功能，若勉强进食，食入不化，反能助湿生热，迁延日久，湿热郁蒸，壅遏中焦，致使郁热发黄，故治宜利、清、下三法合用的茵陈蒿汤，以清泄湿热为主，即：①利。茵陈蒿清热利湿以退黄；②清：栀子清利三焦之湿热；③大黄荡涤阳明之郁热而消积满。

150 方—550 条
吴茱萸汤

『原方』吴茱萸汤

吴茱萸一升 人参三两 生姜六两，切 大枣十二枚，擘

上四味，以水七升，煮取二升，去滓，温服七合，日三服。

原文 1

何谓脏结？师曰：脏结者，五脏各具，寒热攸分，宜求血分，虽有气结，皆血为之，假令肝脏结，则两胁痛而呕，脉沉弦而结者，宜吴茱萸汤；若发热不呕者，此为实，脉当沉弦而急，桂枝当归牡丹桃核枳实汤主之。（434）

方药

吴茱萸汤 见阳明病。

讲析

434条宜吴茱萸汤：肝胆脏腑络属，升降相因，肝气温升，则胆汁下注助脾司纳精之功，络塞寒凝，则胆阳上格，肝气郁结，脉气结塞，气为血阻，适合用吴茱萸汤治疗。

食谷欲呕者，属阳明也，吴茱萸汤主之；得汤反剧者，属上焦也，小半夏汤主之。（550）

讲析

550 条吴茱萸汤主之：由于中焦虚寒，虚不纳谷，寒则生浊，寒浊犯胃，胃气上逆则呕吐，应当用吴茱萸汤治疗，以温中散寒，降逆止呕。

注译

以上四味药物，用水七升，煮至留取二升药液为度，滤去药渣，趁温服下七合，每日服三次。

方释

吴茱萸汤，由吴茱萸、人参、生姜、大枣四味药物组成。方中：①吴茱萸辛苦大热上可温胃寒，下可暖肝肾，且能下气降逆以止呕；②重用生姜，意在加强温胃散寒，降逆止呕之效；③人参、大枣乃甘温柔和之品，补益脾胃以助健运之功，兼防吴茱萸、生姜燥热伤阴。四药合用，温中补虚，降逆止呕，使寒邪得散，浊阴得降，脾气得补，胃气得和。

药释

◇**吴茱萸**

《神农本草经》："主温中下气，止痛，咳逆寒热，除湿，血痹，逐风邪，开腠理。"（68）

效应

散寒止痛：本品辛散苦泄，燥热祛寒，既散肝经之寒邪，又解肝气之郁滞，为治肝寒气滞之要药，而有良好的止痛作用，用于脘腹冷痛，头痛。

温中止呕：本品有温中散寒，降逆止呕之功，用于胃寒所致的呕吐吞酸。

本品能温脾益肾，助阳止泻，用于虚寒泄泻。

评述

吴茱萸辛热燥烈，易耗气动火，故不宜多用、久服；阴虚有热者忌用；大量服吴茱萸，可引起视力障碍与错觉感应。

原文 3

跌阳脉微而弦，法当腹满，若不满者，必大便难，两胠疼痛，此为虚寒，当温之，宜吴茱萸汤。（580）

讲析

580 条宜吴茱萸汤：腹满、便难、胠痛的发生皆为中阳不足，肝气上逆，阳虚寒凝所致，寒重当温散，适合用吴茱萸汤治疗，使虚寒之邪消除，则腹满、便难、胠痛诸证皆愈。

原文 4

少阴病，吐利，手足逆冷，烦躁欲死者，吴茱萸汤主之。（648）

讲析

本条吴茱萸汤证是以呕吐为主证：下利乃是中焦气机升降失常所致；手足逆冷，乃由呕吐剧烈，气机逆乱，阳气不布所致；烦躁欲死是剧烈呕吐，痛苦难忍的表现，示意虽痛苦不堪，但未至阳衰阴竭，故用吴茱萸汤温胃散寒，降逆止呕。应用本方时，对某些呕吐较重的患者，可采取冷服法，以免格拒不纳。

比较

648 条吴茱萸汤与 744 条理中汤同治中焦虚寒，升降失常之证，临床都有呕吐、下利、手足不温等证：①吴茱萸汤以寒邪犯胃，浊阴上逆为特点，呕甚而利轻，浊阴上逆，阴阳相争多有巅顶头痛，烦躁之证；②理中汤属脾虚寒湿，以脾不升清，寒湿下注为特点，利甚于呕，寒湿不化，气机壅滞，故多胃脘痞硬，腹满时痛而自利亦甚。

原文 5

呕而胸满者，吴茱萸汤主之。（718）

方药

吴茱萸汤 见阳明病。

讲析

718 条吴茱萸汤主之。以方测证，本条属于虚寒所致，胃中虚寒，胸阳不足，阴寒上乘，则干呕；胸中气虚，客寒邪气得以留连，阴寒之邪弥散胸间，则胸满。说明干呕的形成与胸中阳气不足密切相关，治宜温胃补虚，散寒止呕，应当用吴茱萸汤治疗。方中吴茱萸辛烈苦降，配生姜辛温以温胸中之阳，散胃中之寒，人参、大枣补虚和中，诸药同用，使气虚得补，阴寒得消，胃气得和，则呕而胸满可止。

原文 6

干呕，吐涎沫，头痛者，吴茱萸汤主之。（719）

讲析

719 条吴茱萸汤主之。本条干呕、吐涎沫、头痛，皆反映出病情的动态加重，可见寒伤厥阴，肝寒犯胃，胃寒生浊，浊阴之邪循经上犯，清阳被扰，故用吴茱萸汤温肝暖胃，散寒降浊为治。

引申

吴茱萸汤在阳明、少阴、厥阴病中凡六见，三者病机均属阴寒内盛，胃气不降，浊阴上犯所致：①以阳明病为例，若阳明胃中虚冷，寒浊上犯，可见 434 条之"两胁痛而呕"、550 条之"食谷欲呕"、580 条"大便难，两胠疼痛"，治宜吴茱萸汤以温中散寒，降逆止呕；②以少阴病为例，若少阴寒化，肾阳虚衰，阴寒上逆犯胃，可见 648 条之以呕吐为主，兼见下利，手足逆冷，烦躁至极，治宜吴茱萸汤温胃散寒，降逆止呕；③以厥阴病为例，若肝经受寒，寒邪夹浊阴之气横逆犯胃，胃气上逆而干呕，胸满吐涎沫，又肝经与督脉会于巅，阴寒随经上逆，凝滞经脉，则巅顶头痛，可见 718 条之"呕而胸满"，719 条之"干呕，吐涎沫，头痛"，治宜吴茱萸汤温胃散寒，降逆止呕。上述阳明、少阴、厥阴病中的吴茱萸汤证，六条证候虽各具特色，病因虽有来自阳明、少阴、厥阴的不同，但三病的病理均以中阳不足升降失权，寒邪犯胃，浊阴上逆为中心环节，临床表现不相同，然而三病均以气逆呕吐为其主证，因此尽管疾病的成因不同，证候表现各异，但只要主证相同，病理的中心环节相同，异病也可以同治。以上吴茱萸汤三病，厥阴篇为正治法，而阳明篇、少阴篇所列，具有鉴别价值，六条的临床表现不尽相同，然而病机与治疗却是一致的，体现了异病同治的辨证施治思想。

151 方—550 条
小半夏汤

「原方」小半夏汤

半夏一升　生姜半斤
上二味，以水七升，
煮取一升半，去滓，
分温再服。

原文1

食谷欲呕者，属阳明
也，吴茱萸汤主之；
得汤反剧者，属上焦
也，小半夏汤主之。
（550）

讲析

550条小半夏汤主之。服吴茱萸汤呕吐增剧，
知非中焦虚寒，乃属支饮在上焦所致，因吴茱
萸为辛热之品，只能温胃补虚，不能消饮燥
湿，所以以热治胸膈的支饮必拒而不受，反使
病情加剧，使呕吐易甚，自然也就不是吴茱萸
汤证。"属上焦也"，说明病不在阳明胃，而在
胸膈间，治宜小半夏汤散饮降逆以止呕。

注译

以上二味药物，用水七升，煮至留取一升半药
液为度，滤去药滓，分两次温服。

方释

小半夏汤，由半夏、生姜二味药物组成。方
中：①半夏辛燥，辛可散结，燥可逐饮，故有
涤饮行水、降逆止呕之功；②生姜辛散走窜，
温化寒凝，故有蠲饮止呕之效。两药相伍，一
降一散，使饮邪除而呕自止。小半夏汤，方小
效宏，为治呕吐之祖方，药虽简单，蠲饮止
呕，独收奇效。方注煮法："以水七升，煮取
一升半"，乃久煮、浓缩之意，可减缓生半夏
的毒性。

比较

550 条小半夏汤、722 条半夏干姜散、725 条生姜半夏汤，三方均由半夏与姜组成，皆具化饮降逆之功，三方皆治饮邪为患，所不同者，因剂型不同，炮制有别，分量差异，服法各有特点，故作用各有侧重。①小半夏汤中半夏之量倍于生姜，功能化饮降逆，主治胃饮上逆所致的呕吐痰涎，食少不渴，心下痞满；②半夏干姜散中半夏、干姜用量相等，功能温中化饮，降逆止呕，可治寒饮上逆而引起的"干呕，吐逆，吐涎沫"；③生姜半夏汤中生姜汁之量倍于半夏，功能辛散寒饮，蠲饮降逆，擅治饮、寒交阻，主治"胸中似喘不喘，似呕不呕，似哕不哕，彻心中愦愦然无奈"。因此，三方用药虽然相似，病机、功效、主证却迥然不同。

原文 2

黄病，小便色不变，自利，腹满而喘者，不可除热，除热必哕，哕者，小半夏汤主之。（574）

讲析

574 条小半夏汤主之。本证因寒湿内蕴，脾虚失运，治宜温运脾阳，除湿散寒，若误用苦寒清泻之品，则损伤胃阳，胃气不降，湿浊不行，所以发生呕逆的症状，治以小半夏汤，温胃和中，降逆止哕。

原文 3

诸呕谷不得下者，小半夏汤主之。（728）

方药

小半夏汤 见阳明病。

讲析

728 条小半夏汤主之。胃主纳谷，以降为顺，水饮停于胃，胃失和降，胃气上逆，故不能纳谷而呕，治用小半夏汤散饮降逆，和胃止呕，功效颇著，即小半夏汤中的半夏、生姜二味既属化痰涤饮之品，又为降逆止呕之剂，所以用于停饮致呕而不能进饮食者，效果尤佳，若属热性呕吐，又当别论。

原文 4

支饮，口不渴，作呕者，或吐水者，小半夏汤主之。（857）

方药

小半夏汤 见阳明病。

讲析

857 条小半夏汤主之。呕吐后口不渴，是支饮呕吐的特征，也是支饮呕吐的辨证关键，小半夏汤为治支饮呕吐的主方，饮逆"作呕者，或吐水者"，治以小半夏汤散饮降逆，和胃止呕，故呕而不渴，饮停蓄胸膈，则当治饮。

152方—554条
麻子仁丸

「原方」麻子仁丸

麻子仁二升 芍药半斤
枳实半斤，炙 大黄一
斤，去皮 厚朴一斤，
炙 杏仁一升，去皮尖

上六味，蜜为丸，如
梧桐子大，饮服十丸，
日三服，渐加，以知
为度。

原文

跌阳脉浮而涩，浮则
胃气强，涩则小便数，
浮数相搏，大便则鞕，
其脾为约，麻子仁丸
主之。（554）

讲析

554条麻子仁丸主之。跌阳脉由浮涩转为浮数
的病理进程：脉浮为胃气亢强，脉涩为脾不布
津，则脾脏转输敷布津液受到胃的制约，津液
偏渗膀胱，小便增多；这种病理变化，则进一
步产生新的病因，脉呈浮数相搏之象，脉浮为
胃气亢强，脉数为胃热炽盛，约束脾不为胃行
其津液，胃无津液濡润肠道，使肠道津液亏
乏，脾受胃热制约，大便因之变硬，故应当用
麻子仁丸治疗，宜泻下药与润肠药同用，以泻
其胃热，润其肠燥，使邪热轻而津液亏的便秘
得解。

注解

渐加，以知为度：服药的量逐渐增加，至产生
疗效为止。

注译

以上六味药物，用蜂蜜调和成丸，如梧桐子大
小，用白开水冲服十丸，每日服三次，逐渐增
加每次药的药量，至感到有效为止。

麻子仁丸，由麻子仁、芍药、枳实、大黄、厚朴、杏仁六味药物组成。方中：①麻子仁润燥滑肠，可除脾胃之干燥；②芍药养血敛阴，缓急止痛；③枳实、大黄、厚朴，即小承气汤，以轻下热结，除胃肠燥热，使胃热衰减，脾不受制，可望恢复运转而行津液；④杏仁润燥，上肃肺气，下润大肠；⑤蜂蜜甘缓，既助麻子仁润肠通便，又可缓和小承气汤攻下之力，使之下而不伤正。麻子仁丸虽然以润肠与泻下并举，但以润肠缓下为主，使胃气不亢，津不偏渗，肠道得润，则大便遂通。麻子仁丸虽为润肠缓下之剂，但含有攻下破滞之品，所以年老体虚，津亏血少者不宜久服，孕妇慎用。

注释

①蜜和丸：用蜂蜜调和为丸是取润下缓行之意。
②如梧桐子大，饮服十丸，日三服：知药量甚小，是缓而又缓也。
③渐加，以知为度：素体禀赋有厚薄，病情有轻重，故投药量多少，可审情度势而定，然投药量多少之间，必至感到有效为止，是不使太过，不及之意。

153方—567条
栀子柏皮汤

[原方] 栀子柏皮汤

栀子十五枚，擘 甘草一两，炙 黄柏二两
上三味，以水四升，煮取一升半，去滓，分温再服。

原文

伤寒，身黄，发热者，栀子柏皮汤主之。（567）

讲析

567条栀子柏皮汤主之。本条为湿热蕴结中焦，肝胆受其熏蒸，胆热液泄所致。因湿热熏蒸之邪阻滞三焦气机，热不得外越，湿不得下行而郁蒸外发，热又不得外越，因此身黄发热并见，既没有可汗之表证，又没有可下之里证，故惟宜以栀子柏皮汤清之。

注译

以上三味药物，用水四升，煮至留取一升半药液为度，滤去药渣，分两次温服。

方释

栀子柏皮汤，由栀子、甘草、黄柏三味药物组成。方中：①栀子苦寒而质轻，清利之中又有宣透作用，清泄三焦之热而通调水道，利小便，除烦热，以开湿热之凝结，使湿热从小便排出；②甘草甘缓和中以缓苦寒之性，既可防止栀子、黄柏苦寒伤胃之弊，又能使药力缓缓留中而获去"黄"之效；③黄柏苦寒清热燥湿，兼能退黄。三药相伍，既可使湿热从小便而出，又可达驱邪扶正之妙。

154 方—568 条
麻黄连轺赤小豆汤

麻黄二两 连轺二两
杏仁四十个，去皮尖
赤小豆一升 大枣十二
枚 生梓白皮一斤，切
生姜二两，切 甘草二
两，炙
上八味，以潦水一斗，
先煮麻黄，再沸，去
上沫，内诸药，煮取
三升，去滓分温三服，
半日服尽。

原文

伤寒，瘀热在里，其
身必黄，麻黄连轺赤
小豆汤主之。（568）

讲析

568 条麻黄连轺赤小豆汤主之。外有寒邪束
表，内有湿热蕴郁，表邪不解，使蕴郁于里的
湿热之邪难以外越；湿热内蕴，又阻碍表邪之
外解，从而形成寒邪束表而湿热蕴郁发黄的证
候，应当用麻黄连轺赤小豆汤治疗，以解表散
邪，清热湿热。

方解

①连轺：连翘根，今人不采，故以连翘代之。
②赤小豆：红饭豆。

注解

①潦水：下雨时接的雨水，取其味薄而不助湿
之意。
②再沸：沸腾两次。

注译

以上八味药物，用下雨时接的雨水一斗，先煮
麻黄，待沸腾两次后，除去上浮的泡沫，加入
其余各药，煮至留取三升药液为度，滤去药
渣，分三次温服，半日内服完。

麻黄连轺赤小豆汤，由麻黄、连轺、杏仁、赤小豆、大枣、生梓白皮、生姜、甘草八味药物组成。方中：①麻黄、生姜辛温发汗，宣散表邪；杏仁苦温利肺，以肺合皮毛，有利于表邪之疏散。上述三药均为辛温之品，不宜久服，表邪一解，应当减之。②连轺、生梓白皮，性味苦寒，清利湿热；赤小豆清热除湿，通利小便。三药合用有清热利湿退黄之功。③甘草、大枣益中洲而和脾胃以助运化，行津液以资干源。

药释

◇连轺

效应

连轺为连翘根，今人不采，所以以连翘代之，有清利湿热之功。

◇生梓白皮

《神农本草经》："梓白皮，味苦寒，主热，去三虫。"（69）

效应

本品苦寒，能清利湿热。

评述

生梓白皮一般不备，今人多以桑白皮代之。

比较

566 条的泻热剂茵陈蒿汤、567 条的清热剂栀子柏皮汤、568 条的散热剂麻黄连轺赤小豆汤，为仲景治黄三方。①湿热兼里发黄：湿热熏蒸中焦，影响肝胆疏泄，胆汁不循常道而外溢肌肤，治宜茵陈蒿汤清利湿热以退黄；②湿热郁蒸发黄：本证热重湿轻，郁蒸于内，影响肝胆疏泄，肝汁不循常道而外溢肌肤，治宜栀子柏皮汤清解里热，兼以利湿；③湿热兼表发黄：本证湿热熏蒸，复感外邪，影响肝胆疏泄，胆汁外溢肌肤，治宜麻黄连轺赤小豆汤以解表散邪，清利湿热。

155 方—570 条
栀子大黄汤

「原方」栀子大黄汤

栀子十四枚 大黄一两
枳实五枚 豉一升
上四味，以水六升，
煮取三升，去滓，温
服一升，日二服。

原文

阳明病，身热，发黄，
心中懊憹或热痛，因
于酒食者，此名酒
疸，栀子大黄汤主之。
（570）

讲析

570 条栀子大黄汤主之：嗜酒过度，湿
热之邪熏蒸于肌肤，则身热发黄；湿热蕴胃，热盛于
湿，胃热炽盛，则心中懊憹；湿热阻滞，气机
不通，则心中灼热刺痛，这是嗜酒过度和饮食
所伤之故，应以清泄热盛为重，热散则湿不
留，用栀子大黄汤治疗，因燥可耗津，利可竭
其液，故不可过用燥、利之品。

注译

以上四味药物，用水六升，煮至留取三升药
液为度，滤去药渣，趁温服下一升，每日服
两次。

方释

栀子大黄汤，由栀子、大黄、枳实、豆豉四味
药物组成。方中：①栀子清三焦之热；②豆豉
开宣于上；③枳实行气于中；④大黄攻积于
下。此乃上、中、下分消之法，使湿热得下，
壅郁得行，则酒疸可愈。

比较

566 条茵陈蒿汤与 570 条栀子大黄汤，均是治疗阳黄的有效方剂。两方均用栀子、大黄，其作用相类似，所异者：①茵陈蒿汤有茵陈蒿，利湿通便退黄为优，以治腹满为著，病的重点在腹部；②栀子大黄汤有枳实、豆豉，和胃除烦为胜，以治心中懊憹为著，病的重点在胃部。

156 方—571 条
猪膏发煎

猪膏半斤 乱发如鸡子
大三枚
上二味，和膏煎之，
发消药成，分再服，
病从小便出。

原文1

阳明病，身黄，津液
枯燥，色暗不明者，
此热于血分也，猪膏
发煎主之。（571）

讲析

571 条猪膏发煎主之：素体阴虚阳盛，若病久
过服温燥之品，使湿热化燥，燥热伤及阴血，
其血必瘀，瘀血停留，形成阴虚血燥，燥结
于胃肠，则大便秘结，故应当用猪膏发煎治
疗，以养血润燥，即用润燥而利大肠的猪膏，
配以血余补阴消瘀而利小便，二味血肉有情
之品合用，则胃肠津液充足，气血畅利而消
瘀滞。

方解

①猪膏：猪脂。
②发：指头发，又称血余。

注译

以上二味药物，将猪脂煎化，加入血余，待
血余焦化即成，分两次温服，使病邪从小便
排除。

方释

猪膏发煎，由猪膏、乱发二味药物组成，方
中：①猪膏润燥而利大肠；②乱发补阴化瘀而
利小便。两者合用，以通利二便为主，可收
利、下而不伤阴血之效，故适用于黄疸、阴吹

而阴血不足，二便不利者；若二便通调，则非本方所宜。

病从小便出：因兼有瘀血者必有气滞，气滞则不能行水，故可致少量水湿停留，服猪膏发煎，燥得润，瘀得消，气得行，则水湿下趋。

◇猪膏

效应

猪膏，即猪脂，为血肉有情之品，可畅利气血而消瘀滞。

◇乱发

《神农本草经》："主治五癃，关格不通，利小便水道。"（70）

效应

止血消瘀：本品有收涩止血之功，且能消瘀，故不致留瘀为患。

补阴利尿：本品入下焦血分，逐瘀利窍，遇血则能止，遇水则能通，有补阴利水之功，用于小便不通，有利尿之效。

评述

人之头发，古谓发为血之余，《神农本草经》为"发髲"，《名医别录》又出"乱发"一条，实两者皆为人之发，据李时珍考证："发髲乃煎髢下发也，乱发乃梳枇下发也"，今之血余炭所用者，即为无杂质人发的炭化物。本品气浊，有令人恶哕的副作用，故胃弱者不宜服。

胃气下泄，阴吹而喧
如失气者，此谷道实
也，猪膏发煎主之。
（959）

方药

猪膏发煎 见阳明病。

讲析

959 条猪膏发煎主之：妇女前阴有气体频频逸
出，而频繁的簌簌声音连续不断，犹如后阴矢
气状，这是由于胃肠燥结的缘故，即胃津不
足，肠道失润，致成胃肠燥结，腑气不畅，使
之大便不通，小便不利，迫使阴道受压变窄，
胃肠下行之气通过狭窄之处而发出连续的声
响，故以猪膏发煎润肠通便为治，使大便得
通，小便得利，受压变窄的阴道局部恢复常
态，浊气下泄顺于肠道，水气下行出于膀胱，
胃气循于常道而畅通，则阴吹可愈。

157 方—572 条
大黄硝石汤

「原方」大黄硝石汤

大黄四两 黄柏四两 芒硝四两 栀子十五枚
上四味，以水六升，先煮三味，取二升，去滓，内硝，更煮取一升，顿服。

原文

黄疸，腹满，小便不利而赤，自汗出，此为表和里实，当下之，宜大黄硝石汤。（572）

讲析

572 条宜大黄硝石汤：黄疸湿热壅盛，结聚于里，里热成实，则腹部胀满；湿热阻滞，膀胱气化不行，则小便不利而颜色发红；里热熏蒸，逼津外泄，则自汗出。既然肌表无病，里热炽盛而致实邪阻滞，故法当攻下，以通腑泄热，适合用大黄硝石汤治疗。

注译

以上四味药物，用水六升，先煮大黄、黄柏、栀子三味药，煮至留取二升药液时，滤去药渣，药液内加入芒硝，继续煮至留取一升药液为度，一次服下。

方释

大黄硝石汤，由大黄、黄柏、芒硝、栀子四味药物组成。方中：①大黄泻中焦湿热；②黄柏清下焦湿热；③芒硝苦寒泻热，燥烈发散，使药力无所不至，而湿热悉消散矣；④栀子清上焦湿热。四药配合，具有清泻实热而退黄的作用。

比较

仲景对于湿热黄疸，立法颇详：①湿热并重。主之以 543 条的茵陈蒿汤。②湿多热少。主之以 575 条的茵陈五苓散。③热多湿少。主之以 570 条的栀子大黄汤与 572 条的大黄硝石汤。栀子大黄汤：热势较轻，而邪热偏于中、上焦，故证见心中懊恼或热痛。大黄硝石汤：热势较重，而邪热偏于中、下焦，故证见腹满，小便不利而赤。

引申

543 条的茵陈蒿汤与 572 条的大黄硝石汤均用大黄、栀子，似乎清热通便相同，但两者的病机以及药物的用量确有差异：①茵陈蒿汤。治湿热两盛，大黄量轻，其性缓，以清泄瘀结之湿热，湿重的以利小便为主，使邪从前阴而去。②大黄硝石汤。治热盛里实，大黄量重，硝、黄同用，其性猛，取其急下以存阴，热重的以通大便为主，使邪由后阴而出。

158 方—575 条
五苓散加茵陈蒿方

[原方]五苓散加茵陈蒿

即五苓散加茵陈蒿十分，同末。

原文

诸黄家，但利其小便，五苓散加茵陈蒿主之；假令脉浮，当以汗解者，宜桂枝加黄芪汤。（575）

讲析

575 条五苓散加茵陈蒿主之：发黄多为湿热郁蒸，气化失职，湿热不去而成，治宜清利湿热，通利小便，方能达到退黄的目的，故应当用五苓散加茵陈蒿治疗，即：①五苓散功专发汗利水，助脾转输水湿；②茵陈蒿功专治湿退黄。两者合用，五苓散利水湿以行气利湿，茵陈蒿散结热以清热退黄，表里两解，乃治黄之良剂。

注译

五苓散加茵陈蒿，制作散剂，药力较缓，可知本方主治黄疸之轻证。

方释

五苓散加茵陈蒿，由五苓散、茵陈蒿组成，方中：①五苓散发汗利小便以除湿；②茵陈蒿倍于五苓散，重在分利湿热以退黄。两者相协，利湿清热，即茵陈蒿散热结，五苓散利水湿。

注释

有的医家认为五苓散中的桂枝辛温、白术甘温，有燥血之弊。笔者认为：五苓散加茵陈蒿方的药物组成，茵陈蒿的用量是五苓散用量的两倍，主要是用其茵陈蒿利湿退黄，佐五苓散在于助其气化，气化一行，则湿有出路，黄亦速退。

159方—575条
桂枝加黄芪汤

「原方」桂枝加黄芪汤

桂枝三两 芍药三两
甘草二两，炙 生姜三
两切 大枣十五枚 黄
芪二两

上六味，以水八升，
煮取三升，去滓，温
服一升，日三服。

原文 1

诸黄家，但利其小便，
五苓散加茵陈蒿主之；
假令脉浮，当以汗解
者，宜桂枝加黄芪汤。
（575）

讲析

575条宜桂枝加黄芪汤：虽然治疗黄疸应当以
利小便为主，但也有内热不盛，表虚夹湿，寒
湿外束，阳气不伸，湿邪内郁，而成黄疸者，
常见脉浮汗出，即：①脉浮说明邪近于表，用
汗解，宜桂枝发散；②无外风而欲汗出，宜黄
芪固表。可用桂枝加黄芪汤治疗，以发汗祛
邪，解郁退黄，则祛邪气而表不伤，助正气以
逐邪气。

注译

以上六味药物，用水八升，煮至留取三升药
液为度，滤去药渣，趁温服下一升，每日服
三次。

方释

桂枝加黄芪汤，由桂枝、芍药、甘草、生姜、
大枣、黄芪六味药物组成。方中：①桂枝温阳
行水；②芍药泄心火，敛阴气；③甘草、生
姜、大枣调和营卫；④黄芪伸展阳气，固表敛
阴。诸药合用，解表透邪，调和营卫，舒展阳
气，益卫以行表湿；加之饮热稀粥以助药力，
取微微汗出，湿邪渐渐散去。

黄汗之病，两胫自冷，假令发热，此属历节。食已汗出，暮盗汗，此营气热也，若汗出已反发热者，久久身必甲错；若发热不止者，久久必生恶疮；若身重，汗出已辄轻者，久久必身眴，眴即胸中痛，又从腰以上汗出，以下无汗，腰髋弛痛，如有物在皮中状，剧者不能食，身疼重，烦躁，小便不利，此为黄汗，桂枝加黄芪汤主之。（882）

方药

桂枝加黄芪汤　见阳明篇。

讲析

882条桂枝加黄芪汤主之：黄汗病由湿热郁遏致成，但详分之，有偏热与偏湿两种病情。①黄汗病热盛证：素体阳盛或黄汗病初期，病情多偏实热；②黄汗病湿盛证：素体阳虚或黄汗病晚期，病情多偏虚寒。湿盛阳微、病变渐次深入，应当用桂枝加黄芪汤治疗，以调畅营卫，宣阳逐湿。方中桂枝汤既能解肌和营卫，祛散外湿，又能化气调阴阳，恢复脏腑之气化；加黄芪以增强补气达表逐湿之力，而使营卫之气内外通畅，则湿邪缓缓而去，使阳郁得伸，热可外达，营卫调和，水湿从汗而解，黄汗可愈。

比较

881条黄芪芍药桂枝汤与882条桂枝加黄芪汤，均治黄汗病，皆具宣达阳气，排除水湿的作用，其主要区别在于汗出之多少及透与不透：①黄芪芍药桂枝汤系热重表虚，湿热互结，营血郁热，为黄汗初期，发热，周身汗出如柏汁，故重用黄芪扶表实卫，为黄汗病正治之法；②桂枝加黄芪汤系湿邪较盛，湿郁肌表，郁热不甚，为黄汗晚期，汗出不透而色黄，腰以上汗出，腰以下无汗，故轻用黄芪助表达邪，为黄汗病变治之法。

160 方—582 条
厚朴七物汤

「原方」厚朴七物汤

厚朴半斤　甘草三两
大黄三两　枳实五枚
桂枝二两　生姜五两
大枣十枚
上七味，以水一斗，
煮取四升，去滓，温
服八合，日三服。

原文

阳明病，发热十余日，
脉浮而数，腹满，饮
食如故者，厚朴七物
汤主之。（582）

讲析

582 条厚朴七物汤主之：本证属于表里同病，
表邪轻而里实重，病位在肠而胃气未伤，证系
太阳表邪未尽全解而已趋向于里，兼见阳明腑
实，所以用表里双解的厚朴七物汤进行治疗。
然而这种治疗方法在临床具体运用时，还须分
析表里证孰多孰少，孰重孰轻，孰急孰缓，而
决定不同的治疗方法。表里同病：①若病情以
表证为主，则治疗偏重于表，如表实而兼有内
热烦躁的大青龙汤证；②若病情以里证为主，
则治疗偏重于里，如腹满而兼有发热，如外寒
内饮的小青龙汤证。

注译

以上七味药物，用水一斗，煮至留取四升药
液为度，滤去药渣，趁温服下八合，每日服
三次。

方释

厚朴七物汤，即小承气汤合桂枝去芍药汤而
成，由厚朴、甘草、大黄、枳实、桂枝、生
姜、大枣七味药物组成，方中：①厚朴重用，
行气除满；枳实行气消痞，大黄泻热通便，三
药合用，使气行则腹满得消，气下则积滞得

除；②桂枝、生姜、大枣调和营卫，散解表热；③甘草顾护胃气，诸药合用，共奏泄满散热，表里双解之效。

比较

480条大柴胡汤与582条厚朴七物汤同为解表攻里之方，大柴胡汤主治少阳与阳明合病而以少阳证为主者，厚朴七物汤主治太阳与阳明合病而以阳明证为主者，两者所治之证同是腹满实证兼有表邪者，所异之处：①大柴胡汤为邪在少阳及阳明，胆胃郁阻，则胆胃滞阻，病位偏高，故腹满在胃脘，按之作痛，治宜疏解少阳以解表邪，通腑导滞以除里实；②厚朴七物汤为邪在太阳及阳明，腑气壅滞，则肠中气滞，病位偏低，故腹满在腹中，胀满疼痛，治宜外解表邪以和营卫，内行气滞以除实满。

161方—583条
附子粳米汤

「原方」附子粳米汤

附子一枚，炮 半夏半升 甘草一两 大枣十枚 粳米半升

上五味，以水八升，煮米熟汤成，温服一升，日三服。

原文

阳明病，腹中切痛，雷鸣，逆满，呕吐者，此虚寒也，附子粳米汤主之。（583）

讲析

583条附子粳米汤主之：胃肠阳虚寒盛，脏腑失煦，寒性收引拘急，则腹部如刀切样的剧烈疼痛；阳虚阴盛，水湿内停，寒邪水湿流注肠中，搏击肠间，肠鸣音响亮如雷；脾胃阳虚，阴寒内盛，寒气上逆，阳气阻滞，则胸胁逆满；寒邪犯胃，胃气上逆，胃腑逆于和降，则呕吐。从上可知，由于一派脾胃阳虚寒盛之象，治宜附子粳米汤。因为：①腹中寒气，非附子辛热不足以温之；②雷鸣切痛，非甘草、大枣、粳米之甘不足以和之；③逆满呕吐，非半夏之辛不足以散之。五物相须，则散寒降逆，温中止痛。

注译

以上五味药物，用水八升，煮至米熟汤成，留取三升药液为度，滤去药渣，趁温服下一升，每日服三次。

方释

附子粳米汤，由附子、半夏、甘草、大枣、粳米五味药物组成。方中：①附子大辛大热，温中以散寒；②半夏辛温燥湿，降逆以止呕；③甘草、大枣、粳米甘温益气，补中以缓急。

诸药同用，共奏温中祛寒，降逆止痛之效，使寒气得散，气逆得降，则腹痛、肠鸣、胀满、呕吐诸证自解。

比较

583条附子粳米汤与744条理中汤均治中焦虚寒证。①附子粳米汤证属脾胃阳虚，寒饮上逆，以呕吐水饮或清稀痰涎、腹中切痛为主证；②理中汤证阳虚气陷，以下利，利下清彻稀薄，甚至水谷杂下为主证。两者在证候上各有侧重，临床上当详辨。

引申

需要提及的是，附子贵在煮透，不在制透，必须用水以文火煮至不麻口为准，服用含附子的药液时，应服药后3~4小时内忌食生冷，并避风雨。总之，本品为治阴寒内结，寒气上逆之虚寒腹满痛，实热腹满痛忌服。

162 方—584 条
大建中汤

「原方」大建中汤

蜀椒二合，去目，汗
干姜四两 人参一两
胶饴一升

上四味，以水四升，煮三味，取二升，去滓，内胶饴，微火煮取一升半，分温再服，如一炊顷可饮粥二升，后更服，当一日食糜粥，温复之。

原文

阳明病，腹中寒痛，呕不能食，有物突起，如见头足，痛不可近者，大建中汤主之。（584）

讲析

584 条大建中汤主之：中阳不足，腹中偶感寒凉，或恣食生冷，使中焦失煦，中阳虚衰，阴寒盛极，气机凝滞，则腹中寒盛而剧烈疼痛；阳虚阴盛，寒邪犯胃，胃气当降不降，应纳不纳，胃气失和，则呕不能食；腹中阴寒之邪凝聚，阻碍气机不得通畅，寒邪与腹中浊气相搏结，壅滞撑胀向外攻冲皮肤，故腹壁隆起，邪聚之处结成高低不平的似有头足的块状物；疼痛窜动无定处，随遇寒或得温而有所增减，与疼痛不移、痛而不减的实证有别，属阳虚寒盛之证，故应当用大建中汤治疗。

方解

去目，汗：蜀椒，即花椒；花椒的种子，名椒目。"去目"，指除去蜀椒的种子椒目；为了减其毒性，炒之油出，称之"汗"；"去目，汗"，即去掉蜀椒的种子和果实的油脂。

注解

①炊顷：相当于做一顿饭的时间。
②当一日食糜粥，温复之：当天的时间，只能吃易于消化的稀粥，使之微微似有汗出。

以上四味药物，用水四升，先煮蜀椒、干姜、人参三味药物，滤出二升药液时，去掉药渣，加入饴糖，用文火加热，煮至留取一升半药液为度，分两次温服。服第一次药，待30分钟后，可吃稀粥二升，吃完稀粥后再服第二次药，服药的当天，只许吃易消化的稀粥，并使之微微似有汗出。

方释

大建中汤，由蜀椒、干姜、人参、胶饴四味药物组成。方中：①蜀椒大辛大热，温中散寒；②干姜亦大辛大热，温中散寒，和胃止呕；③人参甘温，补益脾胃，扶正祛邪；④饴糖建中补虚，缓急止痛，并能缓蜀椒、干姜之烈性。四药相伍，以奏温中补虚，降逆止痛之功。本方既大热，又大补，使之阴寒之邪得散，中阳之气建，这就是汤方名取建中的含义。

注释

大建中汤所治，是中阳虚极生寒，以腹中寒痛，呕不能食，有物突起，痛不可近为特征，方中蜀椒、干姜祛寒，人参、胶饴补虚，惟胃气大虚难受骤补，故服第一次药，待30分钟后吃稀粥以养胃气，吃完稀粥后再服第二次药，服药的当天，只能吃易消化的稀粥，以顾护胃气。仲景制方，不惟药补，亦用食补，温运中阳，使中阳恢复，如同离空当照，阴霾自散，故治宜大建中汤以温中散寒，建立中气，使中阳得运，阴寒得散，诸证得消。但大建中汤大辛大热，凡热性腹痛，或阴虚火旺，湿热内蕴者，均忌用。

比较

583条附子粳米汤与584条大建中汤，皆治脾胃虚寒，均以散寒止痛为宜，所异者：①附子粳米汤属脾胃阳虚，寒饮内停，腹痛以切痛雷鸣为重，病情较轻，偏于水湿内停，故重用半夏以化水湿；②大建中汤属脾胃阳衰，阴寒内盛，腹痛以攻冲之势为甚，病情较重，偏于寒甚，故重用蜀椒、干姜以温中散寒。

从药物性能分析：治虚寒性腹痛，附子不如干姜；治虚寒性呕吐，半夏不如蜀椒；温养脾胃，甘草、大枣、粳米，不如人参、饴糖。

163 方—585 条
大黄附子细辛汤

「原方」大黄附子细
辛汤

大黄三两 附子三两
细辛二两
上三味，以水五升，煮
取二升，去滓，分温三
服，一服后，如人行
四五里，再进一服。

原文

阳明病，腹满，胁下
偏痛，发热，其脉弦
紧者，当以温药下之，
宜大黄附子细辛汤。
（585）

讲析

585 条宜大黄附子细辛汤：阳虚寒盛，复感寒
邪，阴寒凝滞，寒实内结于阳明胃肠，腑气不
行，则脘腹胀满；胁下为厥阴所属，阴寒之邪
乘虚客之，阳气虚不能温化阴凝之邪，故聚于
胁下某一局部而偏痛；寒实内结，阳气被郁，
郁而欲伸，故有可能发热在某一局部出现，因
此用温经散寒，攻下寒积的大黄附子细辛汤治
疗，使之温阳祛寒以散结，通便行滞以除积，
但非寒结成实者，不可妄投。

注译

以上三味药物，用水五升，煮至留取二升药液
为度，滤去药渣，分三次温服。第一次药服过
后，第二、三次药液的服法，经过步行四五里
路的时间，再服另一次。

方释

大黄附子细辛汤，由大黄、附子、细辛三味药
物组成。方中：①辛热之附子温经祛寒，祛脏
腑之沉冷；②配以辛香走窜的细辛散寒止痛，
两药相伍，温散寒邪，使驱寒之力更著；③寒
实凝聚于里，非温不能散其寒，非下不能除其
实，仲景独辟蹊径，又配苦寒的大黄泻下通

便。辛热的附子、细辛，同苦寒的大黄同用，可制大黄之寒凉，使其独具走泄之力，而无清降之功，以泻内结之寒实。诸药配伍，共奏祛寒开结，通便止痛之效，此乃仲景开温下法之先河。

比较

514条大承气汤与585条大黄附子细辛汤，同属泻下剂，但配伍不同，所治腹满痛也不同：①大承气汤峻下热结，属于寒下之剂，方中取大黄荡涤实热积滞，配芒硝软坚润燥，伍枳实、厚朴消痞除满，适用于实热积滞壅阻胃肠的腹满痛；②大黄附子细辛汤，温阳散寒，攻下寒积，属于温下之剂，方中取大黄苦寒泻下通便，配附子、细辛温经散寒止痛，适用于寒实内结的腹满痛。

引申

585条大黄附子细辛汤与639条麻黄附子细辛汤同治寒证：①大黄附子细辛汤治寒实内结，气滞凝聚的胁腹疼痛，配大黄侧重于治寒实积聚于里，使实邪从下而去，属温阳通便法；②麻黄附子细辛汤治少阴本虚又外感寒邪的太少两感证，配麻黄侧重于温散寒邪，使寒邪从表而解，属温经解表法。

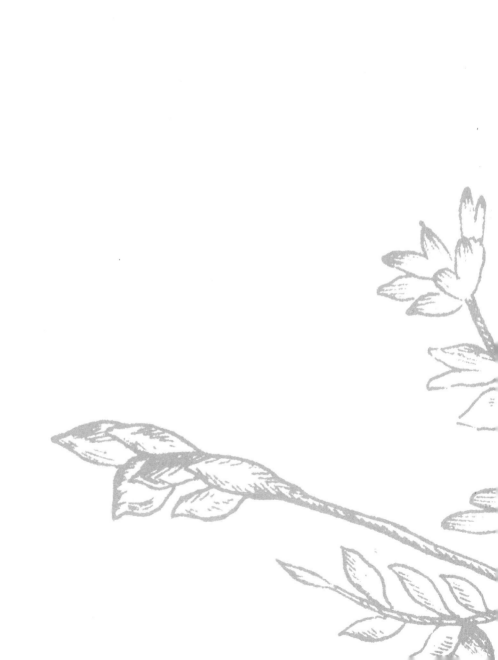

太阴病并治

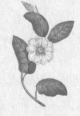

164方—608条
桂枝加芍药汤

「原方」桂枝加芍药汤

桂枝三两 芍药六两
甘草二两，炙 生姜三
两，切 大枣十二枚，
擘

上五味，以水七升，
煮取三升，去滓，温
分三服。

原文

本太阳病，医反下之，
因尔腹满时痛者，属
太阴也，桂枝加芍药
汤主之；大实痛者，
桂枝加大黄汤主之。
（608）

讲析

608条桂枝加芍药汤主之：太阳表邪误下，外
邪乘虚而入，邪陷太阴，使脾之气血凝滞，脾
伤气滞络瘀，故轻者腹部胀满且时有疼痛，应
当用桂枝加芍药汤治疗，以温阳通络，和中
止痛。

注译

以上五味药物，用水七升，煮至留取三升药液
为度，滤去药渣，分三次温服。

方释

桂枝加芍药汤，是桂枝汤加重芍药量而成，已
不存在解表作用，由桂枝、芍药、甘草、生
姜、大枣五味药物组成。方中：①桂枝与倍量
芍药相伍，不再是达于太阳之表而调和营卫，
而是芍药引领桂枝潜行于内，活血通络，缓急
止痛；②其妙就是用太阳之方治太阴之病，佐
以甘草，将三倍于甘草量的芍药与之相合，酸
甘相辅，恰合太阴之主药，且加量芍药又能监
桂枝深入阴分，升举其阳，解太阳陷入太阴之
邪；③复用生姜、大枣为之调和，则太阳之阳
邪不留滞于太阴。

313 条桂枝汤、423 条桂枝加桂汤、608 条桂枝加芍药汤，三汤方药味相同，但桂枝、芍药之量各异，故主治亦有所区别，集中反映桂枝配芍药的应用规律：①桂枝汤中桂枝与芍药等量，散收相得，开合相需，相辅相成，重在发汗解肌；②桂枝加桂汤中似乎桂枝倍于芍药之量，重在平冲降逆以治奔豚气；③桂枝加芍药汤中芍药倍于桂枝，重在缓中，以治腹满时痛。

165方—608条
桂枝加大黄汤

[原方] 桂枝加大黄汤

桂枝三两 大黄二两
芍药六两 甘草二两,
炙 生姜三两,切 大
枣十二枚,擘
上六味,以水七升,
煮取三升,去滓,温
服一升,日三服。

原文

本太阳病,医反下之,
因尔腹满时痛者,属
太阴也,桂枝加芍药
汤主之;大实痛者,
桂枝加大黄汤主之。
(608)

讲析

608条桂枝加大黄汤主之:太阳表邪误下,外
邪乘虚而入,邪陷太阴,使脾之气血凝滞,脾
伤气滞络瘀,故重者腹部疼痛较甚而无减轻之
时,应当用桂枝加大黄汤治疗,以温阳泻实,
活血止痛。

注译

以上六味药物,用水七升,煮至留取三升药
液为度,滤去药渣,趁温服下一升,每日服
三次。

方释

桂枝加大黄汤,即桂枝加芍药汤,再加大黄,
由桂枝、大黄、芍药、甘草、生姜、大枣六味
药物组成,因太阳病误下,表邪内陷,气血凝
滞于脾络而重者,腹部持续作痛而拒按,应当
用桂枝加大黄汤治疗。方中:①桂枝汤畅血
行;②倍增芍药以破阴结,通脾络;③再加小
量大黄以协同芍药增行瘀通络之力,泄其壅
滞,以补芍药破泄之不逮。本方虽然芍药、大
黄之性寒,但从组方的药物性味来看,仍然偏
温,与三承气汤的寒下不同,应区别看待。

166 方—610 条
白术枳实干姜白蜜汤

「原方」白术枳实干姜白蜜汤

白术三两　枳实一两半
干姜一两　白蜜二两
上四味，以水六升，
先煮三味，去滓，取
三升，内白蜜烊消，
温服一升，日三服。

原文

太阴病，大便反鞭，
腹中胀满者，此脾气
不转也，宜白术枳实
干姜白蜜汤；若不胀
满，反短气者，黄芪
五物汤加干姜半夏主
之。（610）

讲析

610 条宜白术枳实干姜白蜜汤：太阴病，津凝
气结，颇似胃实之象，然而腹中胀满，便反
硬，说明胃气虚逆，津不下行，脾气不濡，肠
结不润，此为气郁不能散津之故，乃脾家自
病，并非他病之传变，适合用白术枳实干姜白
蜜汤治疗。

注译

以上四味药物，用水六升，先煮白术、枳实、
干姜三味药物，滤去药渣，留取三升药液为
度，加入白蜜烊消，趁温服下一升，每日服
三次。

方释

白术枳实干姜白蜜汤，由白术、枳实、干姜、
白蜜四味药物组成。方中：①白术以散脾精；
②枳实以降气结；③干姜以温胃阳；④白蜜以
滋肠燥。胃阳转运，气布津行，脾复转输之
职，则大便反硬得解，腹中胀满自愈。

167方—610条
黄芪五物加干姜半夏汤

黄芪三两　桂枝三两
芍药三两　生姜六两，
切　大枣十二枚，擘　干
姜三两　半夏半升，洗
上七味，以水一斗，
煮取五升，去滓，再
煎取三升，分温三服。

原文

太阴病，大便反鞕，
腹中胀满者，此脾气
不转也，宜白术枳实
干姜白蜜汤；若不胀
满，反短气者，黄芪
五物汤加干姜半夏主
之。（610）

讲析

610条黄芪五物汤加干姜半夏主之：太阴病，
若气虚津陷，属手足太阴之气俱陷，脾阳虚
陷，则腹中不胀满；肺气虚陷，则短气，故呈
不胀满反短气之候，应当用黄芪五物加干姜半
夏汤治疗。

注译

以上七味药物，用水一斗，煮至留取五升药液
为度，滤去药渣，再煎至浓缩成三升药液，分
三次温服。

方释

黄芪五物加干姜半夏汤，由黄芪、桂枝、芍
药、生姜、大枣、干姜、半夏七味药物组成。
方中：①黄芪升气陷；②桂枝、芍药解营郁；
③生姜、大枣补中益胃；④干姜、半夏降逆温
脾，大气一转，液道自通，而便硬短气诸证自
解；若津枯肠燥而脾约便难，又非本方所宜。

168 方—611 条
半夏茯苓汤

【原方】半夏茯苓汤

半夏一升　茯苓四两
泽泻二两　干姜一两
上四味，以水四升，
煮取三升，去滓，分
温再服，小便利则愈。

原文

太阴病，渴欲饮水，
饮水即吐者，此为水
在膈上，宜半夏茯苓
汤。（611）

讲析

611 条宜半夏茯苓汤：太阴不开，脾不纳津，
胃腑不能消水，脾津不能上散于肺，津少而肺
燥，则渴欲饮水；脾寒津液不输，胃阳内衰，
水下入肠不纳而上逆，故饮水即吐，这是水在
膈上的缘故，适合用半夏茯苓汤治疗。

注译

以上四味药物，用水四升，煮至留取三升药液
为度，滤去药渣，分两次温服，小便通利则病
自愈。

方释

半夏茯苓汤，由半夏、茯苓、泽泻、干姜四
味药物组成。方中：①半夏、干姜温脾降逆；
②茯苓、泽泻清燥利水，寒热并行而上燥下寒
俱解，水能化气而渴亦自愈。

169 方—612 条
人参白术芍药甘草汤

「原方」人参白术芍药甘草汤

人参三两 白术三两 芍药三两 甘草二两,炙

上四味,以水五升,煮取三升,去滓,温服一升,日三服。

原文

太阴病,下利口渴,脉虚而微数者,此津液伤也,宜人参白术芍药甘草汤。(612)

讲析

612 条宜人参白术芍药甘草汤:太阴病,当下利不渴,今下利口渴,知脾阴已伤,阴伤则阳不内秘,故下利;气泄则津不上承,故口渴,这是津液内伤的缘故,适合用人参白术芍药甘草汤治疗。

注译

以上四味药物,用水五升,煮至留取三升药液为度,滤去药渣,趁温服下一升,每日服三次。

方释

人参白术芍药甘草汤,由人参、白术、芍药、甘草四味药物组成。方中:①人参、白术救津液之脱,以运脾阳;②芍药、甘草缓中焦之急,专滋脾液。不用辛温燥烈之品,恐阴尽而阳亦随之而亡。

170方—613条
厚朴四物汤

「原方」厚朴四物汤

厚朴二两，炙 枳实三枚，炙 半夏半升，洗 橘皮一两

上四味，以水五升，煮取三升，去滓，温服一升，日三服。

原文

太阴病，不下利吐逆，但苦腹大而胀者，此脾气实也，厚朴四物汤主之。（613）

讲析

613条厚朴四物汤主之：邪不在肠部，则不下利，邪不在胃脘，则不吐逆。腹为太阴脾气运化之所，但痛苦之处在于腹部胀大，无疼痛拒按与无燥屎内结之情，知非胃实，乃脾络壅塞而气结，这是脾气实的缘故，故用攻邪之剂的厚朴四物汤治疗。

注译

以上四味药物，用水五升，煮至留取三升药液为度，滤去药渣，趁温服下一升，每日服三次。

方释

厚朴四逆汤，由厚朴、枳实、半夏、橘皮四味药物组成，方中：①枳实、厚朴降气结；②橘皮、半夏通液道之阻，诸药配伍，则脾气实除矣。

171 方—614 条
理中加黄芪汤

「原方」理中加黄芪汤

人参三两 白术三两
干姜三两 甘草三两,
炙 黄芪三两
上五味,以水八升,
煮取三升,去滓,温
服一升,日三服。

原文

太阴病,不吐,不满,
但遗矢无度者,虚故
也,理中加黄芪汤主
之。(614)

讲析

614 条理中加黄芪汤主之:邪不逆于胃腑,则
不吐逆;气不郁于中焦,则不胀满,但遗矢无
度,这是脾阳虚衰,中气下陷的缘故,应当用
理中加黄芪汤治疗。

注译

以上五味药物,用水八升,煮至留取三升药
液为度,滤去药渣,趁温服下一升,每日服
三次。

方释

理中加黄芪汤,由人参、白术、干姜、甘草、
黄芪五味药物组成,方中:①理中汤以补脾阳
之虚;②加黄芪以升中气之陷,脾阳复,中气
升,则遗矢无度得愈。

172方—615条
桂枝去芍药加茯苓白术汤

「原方」桂枝去芍药加茯苓白术汤

桂枝三两 甘草二两,炙 茯苓三两 白术三两 生姜三两,切 大枣十二枚,擘

上六味,以水八升,煮取三升,去滓,温服一升,日三服。

原文

太阴病,欲吐不吐,下利时甚时疏,脉浮涩者,桂枝去芍药加茯苓白术汤主之。
(615)

讲析

615条桂枝去芍药加茯苓白术汤主之:太阴中风,病在脾,不在胃,则欲吐不吐;脾气之湿夹风邪下注于肠,则下利时重时轻;风邪外袭,湿气内郁,则脉呈浮涩之象,应当用桂枝去芍药加茯苓白术汤治疗。

注译

以上六味药物,用水八升,煮至留取三升药液为度,滤去药渣,趁温服下一升,每日服三次。

方释

桂枝去芍药加茯苓白术汤,由桂枝、甘草、茯苓、白术、生姜、大枣六味药物组成。方中:①脉浮为风邪外袭,故用桂枝汤;②脉按之涩,为血少而湿气内郁,故去芍药;③若健脾渗湿止利,故加茯苓、白术。

173方—616条
小柴胡加茯苓白术汤

「原方」小柴胡加茯苓
白术汤

柴胡半斤 黄芩三两 人
参三两 半夏半升，洗
甘草三两，炙 生姜三
两，切 大枣十二枚，
擘 茯苓三两 白术三
两

上九味，以水一斗二
升，煮取六升，去渣，
再煎取三升，温服一
升，日三服。

原文

太阴病，吐逆，腹中
冷痛，雷鸣下利，脉
沉紧者，小柴胡加茯
苓白术汤主之。（616）

讲析

616条小柴胡加茯苓白术汤主太阴中寒，以致
三焦不和：①上焦不和，则吐逆；②中焦不
和，则腹中冷痛；③下焦不和，则肠鸣下利；
④沉紧，似含弦象，知里不虚，故用小柴胡加
茯苓白术汤治疗。

注译

以上九味药物，用水一斗二升，煮至留取六升
药液时，滤去药渣，再煎至浓缩留取三升药
液，趁温服下一升，每日服三次。

方释

小柴胡加茯苓白术汤，由柴胡、黄芩、人参、
半夏、甘草、生姜、大枣、茯苓、白术九味
药物组成。方中：①小柴胡汤调和三焦之气；
②茯苓、白术温脾除湿，以止下利。此与468
条甘草泻心汤证："其人下利日数十行，谷不
化，腹中雷鸣，心下痞鞕而满，干呕"相似，
惟心下不痞硬，故用小柴胡而不用泻心也。

174方—617条
厚朴枳实白术甘草汤

厚朴三两 枳实三两
白术二两 甘草二两
上四味，以水六升，
煮取三升，去滓，温
服一升，日三服。

原文

太阴病，有宿食，脉
滑而实者，可下之，
宜承气辈；若大便溏
者，宜厚朴枳实白术
甘草汤。（617）

讲析

617条宜厚朴枳实白术甘草汤：宿食病，本属
阳明，但阳明与太阴相络属互为表里，胃有宿
食源于脾阳虚弱，脾失健运之常，如果大便溏
泻，知胃气素弱，宜消导之剂厚朴枳实白术甘
草汤治疗。

注译

以上四味药物，用水六升，煮至留取三升药
液为度，滤去药渣，趁温服下一升，每日服
三次。

方释

厚朴枳实白术甘草汤，由厚朴、枳实、白术、
甘草四味药物组成。方中：①枳实、厚朴以行
宿食而消腹满；②白术、甘草以除湿滞而止便
溏，诚良方也。

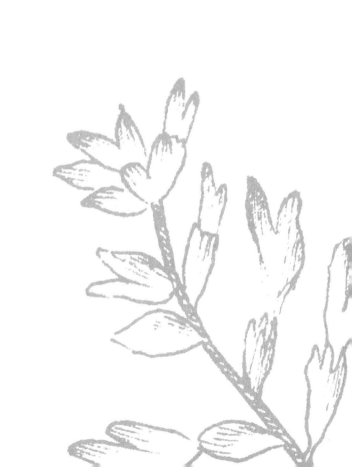

少阴病并治

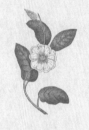

175方—639条
麻黄附子细辛汤

[原方] 麻黄附子细辛汤

麻黄二两 附子一枚，炮去皮，破八片 细辛二两

上三味，以水一斗，先煮麻黄，减二升，去上沫，内诸药，煮取三升，去滓，温服一升，日三服。

原文

少阴病，始得之，反发热，脉沉者，麻黄附子细辛汤主之。（639）

讲析

639条麻黄附子细辛汤主之：本条仅举一证一脉为例，论述少阴病表证，其病机为少阴素虚，复感风寒，故脉不浮而脉沉；少阴虽虚而不甚，仍能抗邪外出，未全陷入少阴，故反发热。因为里虚，表证之热亦轻，所以治宜用麻黄附子细辛汤温阳发汗。

注译

以上三味药物，用水一斗，先煮麻黄，煮至药液减少二升时，去掉浮在药液表面的泡沫，再加入其余药物，继续煮至留取三升药液为度，滤去药渣，趁温服下一升，每日服三次。

方释

麻黄附子细辛汤，由麻黄、附子、细辛三味药物组成。方中：①麻黄发汗以解在表之寒邪；②附子辛热扶阳而温少阴之里寒；③细辛辛温雄烈，外助麻黄以发散在表之寒，内助附子以散少阴之邪。麻黄、附子相伍，附子护阳，免麻黄过汗伤阴；麻黄走而不守，又助附子温通阳气而无不到之处；细辛尤能散少阴之邪。三药配伍，温散兼施，发汗而不伤阴，温经而不损阳，具有温阳发汗之效。

176方—640条
麻黄附子甘草汤

「原方」麻黄附子甘草汤

麻黄二两 附子一枚，炮去皮，破八片 甘草二两，炙

上三味，以水七升，先煮麻黄一二沸，去上沫，内诸药，煮取三升，去滓，温服一升，日三服。

原文1

少阴病，得之二三日，麻黄附子甘草汤微发汗，以二三日无里证，故微发汗也。（640）

讲析

640条麻黄附子甘草汤微发汗：少阴病表证偏虚，寒邪轻轻，病势略缓，病程稍长，正虚较甚，即只有在无里证的情况下，才能温阳微汗并用，说明寒邪尚未入里，寒邪在表，正气较虚，宜用麻黄附子甘草汤温阳微汗。

注译

以上三味药物，用水七升，先煮麻黄，待沸腾一两次后，去掉浮在药液表面的泡沫，再加入附子、甘草，继续煮至留取三升药液为度，滤去药渣，趁温服下一升，每日服三次。

方释

麻黄附子甘草汤，由麻黄、附子、甘草三味药物组成，即麻黄附子细辛汤去细辛加甘草组成，因本证邪轻势缓，去细辛之辛烈，以防辛散太过；加甘草甘温补中，缓麻黄发汗之力，以达微发汗而解表邪，因是温阳发汗轻剂，故不但煮药用水量减少，而且麻黄煮的时间亦缩短，故少阴无里证，欲发汗，当以熟附子固肾，不使麻黄深入肾经劫液为汗，更妙在甘草缓麻黄于中焦，取水谷之津为汗，则内不伤阴，邪从表散，必无过汗亡阳之虑。

比较

本条表里证较均衡，治疗时应表里同治，采取温经解表，扶正祛邪的治则：①若"始得之"证重势急，投以639条的麻黄附子细辛汤，以附子温经扶阳，麻黄发汗解表，细辛辛散少阴经络之寒，则温经扶阳、发汗解表，诸证俱解；②"以二三日无里证"证轻势缓，仅少阴阳虚，而少阴经络尚未受寒，则投以640条的麻黄附子甘草汤，以甘缓调和诸药的炙甘草，易辛散走窜的细辛，则发汗力更微，仅扶阳微汗解表为治。

引申

仲景辨少阴表证所述，可以看出其论治分三个阶段：①第一个阶段，风寒之邪初客少阴，反发热脉沉，用639条的麻黄附子细辛汤温阳发汗；②第二阶段，邪客少阴，病程稍长，正气较弱，但又未出现下利清谷，四肢逆冷的虚寒里证，则用640条的麻黄附子甘草汤微发汗；③第三阶段，如果服用麻黄附子细辛汤和麻黄附子甘草汤后，病不解，仍见周身疼痛，脉沉，甚则下利清谷、四肢厥冷的里虚寒重证，当用330条的四逆汤，以温阳祛寒，急救其里，不可再用麻黄之类以攻其表。

原文 2

水之为病，其脉沉小者，属少阴，为石水；沉迟者，属少阴，为正水；浮而恶风者，为风水，属太阳；浮而不恶风者，为皮水，属太阳；虚肿者，属气分，发其汗即已，脉沉者，麻黄附子甘草汤主之；脉浮者，麻黄加术汤主之。
（876）

方药

麻黄附子甘草汤 见少阴病。
麻黄加术汤 见湿病。

讲析

876条麻黄附子甘草汤主之：少阴肾为水脏，因命火衰微，气化不行，则壅塞之水邪泛溢，乘正气之虚，袭于内外皮腠间，使停蓄之水不散。言水邪为病，脉见沉而兼小，或兼迟，因脉沉主里，兼脉小为正气不足，兼脉迟为阳虚有寒，示意水肿是肾阳不足，不能化气行水，属少阴肾脏为病，其治须兼顾肾阳，助阳发汗，故用麻黄附子甘草汤治疗，使停蓄之水，由皮毛而外散，则肿自已。

177 方—641 条
黄连阿胶汤

「原方」黄连阿胶汤方

黄连四两　黄芩二两
芍药二两　阿胶三两
鸡子黄一枚
上五味，以水六升，先
煮三味，取二升，去
滓，内胶烊尽，小冷，
内鸡子黄，搅令相得，
温服七合，日三服。

原文 1

风湿者，因其人素有
热，更伤于风而为病
也，脉浮弦而数，若头
不痛者，桂枝去桂加黄
芩牡丹汤主之；若伏气
病温误发其汗，则大热
烦冤，唇焦目赤，或衄
或吐，耳聋，脉大而数
者，宜白虎汤；大实
者，宜承气辈；若至十
余日则入于里，宜黄连
阿胶汤，何以知其入
里，以脉沉而数，心烦
不卧，故知之也。(248)

方药

黄连阿胶汤　见少阴病。

讲析

248 条宜黄连阿胶汤：若风温病，其人营气素
虚，迁延失治，十余日不解，温热之邪入里，
内陷血分，循脉干心，当心烦不得卧寐；邪陷
少阴，则脉象沉数，适合用黄连阿胶汤治疗，
以清营养血，滋液除烦。

少阴病，得之二三日以上，心中烦，不得卧者，黄连阿胶汤主之。（641）

讲析

641 条黄连阿胶汤主之：手少阴心属火居上，足少阴肾属水居下，在正常情况下，心火下降于肾，以温肾阳，使肾水不寒；肾水上济于心，以滋心阴，使心火不亢，保持人体阴阳的相对平衡，即心肾水火交通既济。若素体阴虚，肾水亏损，邪犯少阴，郁而化热，肾水不能上济于心，心火无水制而上亢，则心火独亢，致成阴虚火旺，肾阴愈虚，则心火愈旺；心火愈旺，则愈耗伤肾阴，故应当用黄连阿胶汤治疗，以上清心火，下滋肾水。

注解

①三味：指黄连、黄芩、芍药。
②小：稍微。

注译

以上五味药物，用水六升，先煮黄连、黄芩、芍药三味药物，煮至留取二升药液时，滤去药渣，加入阿胶烊化乃至全部消解，稍稍冷却后加入鸡子黄，搅拌调均，趁温服下七合，每日服三次。

方释

黄连阿胶汤，由黄连、黄芩、芍药、阿胶、鸡子黄五味药物组成。方中：①黄连、黄芩泻心火以除心烦；②阿胶、鸡子黄滋心肾之阴；③芍药配黄连、黄芩，酸苦清热以泻心火；芍药伍阿胶、鸡子黄，酸甘化阴以滋肾水。诸药配伍滋阴降火，清热除烦，敛阴和阳，用于邪实正虚，阴虚阳亢之证，其效尤著。

内胶烊尽，小冷，内鸡子黄，搅令相得：在煮药方法上，再加阿胶烊化于药液中，至阿胶全部消解；鸡子黄不可与诸药同煮，应在汤药煮好滤去药渣，稍稍冷却后，加入鸡子黄，搅拌均匀，待备服用。

药释

◇鸡子黄

效应

安定作用较强。

比较

330 条四逆汤与 641 条黄连阿胶汤都是治疗少阴全身性里虚证的主方：①四逆汤主治少阴寒化中的阳衰阴盛证，其病机为少阴心肾阳气虚衰，病从寒化，阴寒内盛，当素体心肾阴血俱虚，正不胜邪反为邪困，呈阳衰寒盛之象，治宜回阳救逆，扶阳祛寒之法，以四逆汤主之；②黄连阿胶汤主治少阴热化中的阴虚火旺证，其病机为少阴心肾阴血亏虚，外邪入侵，容易从阳化热，呈阴虚阳亢之象，治宜育阴为主，佐以清心火之品，以交通心肾，故以黄连阿胶汤治之。

引申

530 条猪苓汤与 641 条黄连阿胶汤均治心烦不得眠，但猪苓汤证有咳而呕渴，小便不利，不但阴虚有热，更重要的是夹水气不化，即阴虚水热互结，治以猪苓汤滋阴清热利水；黄连阿胶汤证只是单纯阴虚火旺，而无水气之邪，治以黄连阿胶汤滋阴降火。

178方—642条
附子汤

「原方」**附子汤方**

附子二枚，炮去皮，破八片 茯苓三两 人参二两 白术四两 芍药三两

上五味，以水八升，煮取三升，去滓，温服一升，日三服。

原文 1

少阴病，得之一二日，口中和，其背恶寒者，当灸之，附子汤主之。（642）

讲析

642条附子汤主之：少阴病得之一二日，无疑是少阴病初起，从寒化则阳虚加重；无热象反映于口，则口味调和；因阳虚寒凝，胸阳不衰，恶寒只集中于背部而不是全身，故以温通胸阳为法，用附子汤温补元阳，以散寒邪。

注译

以上五味药物，用水八升，煮至留取三升药液为度，滤去药渣，趁温服下一升，每日服三次。

方释

附子汤，由附子、茯苓、人参、白术、芍药五味药物组成。方中：①附子温肾以扶先天真阳；②人参大补元气以培后天之虚；③茯苓、白术健脾利水化湿，且有利于阳气之宣通；④上四药多温燥，实有伤阴之虑，故用芍药以制白术、附子之温燥而护阴，且配茯苓、白术助疏泄以利水，同时又有缓急止痛之功，从而共奏温经扶阳，除湿止痛之效。但附子有毒，经加热水煮易被水解，以减轻毒性，故应用时须长时间水煮，谨防中毒。

比较

642条的附子汤与655条的真武汤，同治肾阳虚兼水湿之邪，所异者：①附子汤治阳虚较甚，寒湿之邪凝滞于肌肤及骨节之间，以身体痛、骨节痛为主证；②真武汤治阳虚水泛，水湿之邪浸渍内外，以头眩、心悸，身瞤动为主证。两方的药味大致相同，皆用白术、附子、茯苓、芍药，所不同处：①附子汤白术、附子倍用，并配人参，重在温补元阳；除寒湿而止痛；②真武汤白术、附子半量，佐以生姜温散水气，重在温阳化气，以散水饮。

引申

太阳表证恶寒、阳明白虎加人参汤证背微恶寒、少阴背恶寒，三者有别：①太阳病的恶寒是由风寒袭表，卫阳被郁，里气不虚，故伴有发热、头痛、脉浮之表证；②阳明病的背微恶寒因内热炽盛，汗出太多，肌腠疏松，气阴两伤，故伴有心烦，口燥渴之里热证；③少阴病的背恶寒属少阴阳虚寒盛，背部失于温煦，故伴有口中和、脉沉。三者虽都有恶寒症状，但性质不同，即表证、热证、寒证，故治法各异，须详加鉴别。

原文2

少阴病，身体痛，手足寒，骨节痛，脉沉者，附子汤主之。
（643）

讲析

643条附子汤主之：因为"身体痛，手足寒"是反映于外的症状，太阳表实的身体疼痛，必伴有发热脉浮，且手足不寒；"骨节痛，脉沉"是反映于内的症状，少阴阳虚寒盛的身体疼痛，必伴有无热脉沉，且手足寒冷。先提"身体痛"继而提"手足寒"是排除太阳身体痛的可能，再提"骨节痛"继而提"脉沉"，因肾主骨，脉沉主里，是肯定少阴阳虚寒盛，不可因身体痛，骨节痛而误认为太阳表实，故应当用附子汤治疗，以温阳散寒，健脾祛湿，使里阳充，脾气健，则肌表寒湿自化。

原文3

妇人怀孕六七月，脉弦发热，其胎愈胀，腹痛恶寒，少腹如扇，所以然者，子脏开故也，当以附子汤温之。（923）

方药

附子汤 见少阴病。

讲析

923条当以附子汤温之：本证虽系妊娠腹痛，仲景仍用附子汤治疗。①因附子能温阳以散风寒，暖子户而来束胎；②芍药和阴以泄风木，退肌热而定痛；③人参能壮肺，白术能健胃，使金土复旺，风木自平，则肺胃自盛，肝胃自和，自然诸证悉平；④茯苓化水湿，为补土泄木之用，尤为卓著。所以用附子汤温暖胞宫，以奏温阳散寒，暖宫安胎之效。

179 方—644 条
当归四逆汤

[原方] 当归四逆汤

当归三两 芍药三两
桂枝三两 细辛三两
木通三两 甘草二两，
炙大枣二十五枚，擘
上七味，以水八升，
煮取三升，去滓，温
服一升，日三服。

原文

少阴病，脉微而弱，
身痛如掣者，此营卫
不和故也，当归四逆
汤主之。（644）

讲析

644 条当归四逆汤主之：少阴病，脉微而弱，
为阳气衰阴血虚；太阳之里少阴营卫不调和，
气凝血滞，脉络痹阻，则挛急性身体疼痛。宜
补血通脉，温经散寒，应当用当归四逆汤治
疗，则身痛如掣得愈。

注译

以上七味药物，用水八升，煮至留取三升药
液为度，滤去药渣，趁温服下一升，每日服
三次。

方释

当归四逆汤，由当归、芍药、桂枝、细辛、木
通、甘草、大枣七味药物组成。方中：①当归
辛甘性温，养血和血，补而兼行；②合芍药以
补营血之虚，且桂枝、芍药合用，犹能调和营
卫；③配桂枝、细辛、木通温经散寒而通血
脉；④甘草、大枣益气健脾而资化源，既助当
归、芍药补血，又助细辛、木通、桂枝通阳。
诸药相伍，使营血充，阳气振，客寒除，则身
痛得愈。

◇木通

《神农本草经》："主除脾胃寒热，通利九窍血脉关节，令人不忘，去恶虫。"（71）

效应

利水通淋：本品降心火，通小肠，为泄热利水之品，用于小便淋沥涩痛，使湿热之邪下行从小便排出。

下乳通经：本品通利血脉而通经下乳，用于湿热痹痛、产后乳汁不多。

评述

木通通利滑窍，凡精滑气弱，小便频数，内无湿热，温病伤津及孕妇均忌用；用量不宜大，免致急性肾衰竭。

180方—645条
桃花汤

「原方」桃花汤

赤石脂一斤，一半全
用一半筛末 干姜一两
粳米一升

上三味，以水七升，
煮米令熟，去滓，温
服七合，内赤石脂末
方寸匕，日三服，若
一服愈，余勿服。

原文 1

少阴病，下利，便脓
血者，桃花汤主之。
（645）

讲析

645 条桃花汤主之：少阴病，本为下焦虚寒，
脾肾阳虚，统摄无权，大肠滑脱，故下利；虚
寒久利，气血不摄，则大便杂下赤白脓血。应
当用桃花汤治疗，以温阳散寒，涩肠固脱。

方解

一半全用，一半筛末：将赤石脂一半原样使
用，一半研成细粉。

注译

以上三味药物，用水七升，煮至米熟为度，滤
去药渣，趁温七合药液中加入赤石脂末一方寸
匕同服，每日服三次。若服第一次药液，病证
痊愈，剩余的药液停服。

方释

桃花汤，由赤石脂、干姜、粳米三味药液组
成。方中：①赤石脂之重涩，入下焦血分而温
涩固脱；②干姜之辛温，暖下焦气分而补虚；
③粳米之甘温，益脾胃，佐赤石脂、干姜而润
胃肠。三药合用，以奏涩肠固脱之效。赤石脂
"一半全用"入煮，取其温涩之气；"一半为
末"，并以小量粉末冲服，取其直接留着肠中，

更有收敛作用。

比较

645 条桃花汤证与 709 条白头翁汤证，均有腹痛、下利、便脓血，所异者：①桃花汤证为脾肾阳虚，寒凝血腐，下焦滑脱不固，症见肛门坠胀，但无灼热感，故宜桃花汤以治少阴寒利；②白头翁汤证为肝热下迫，肠络受伤，症见里急后重，肛门灼热，故宜白头翁汤以治厥阴热利。

引申

桃花汤对属纯虚无邪，滑脱不禁之证，皆可应用，但不一定便脓血，对实邪未尽者，则当禁用，以免留邪为患。

原文 2

少阴病，二三日至四五日，腹痛，小便不利，下利不止，便脓血者，桃花汤主之。（646）

讲析

646 条桃花汤主之：646 条是 645 条病证的加重和桃花汤的扩大运用，感寒较久，病程较长，虚寒更甚，阳虚阴盛，寒凝不解，则腹痛；寒湿内淫，小肠不能泌别清浊，水谷不别，水走大肠，水液从大便而去，则小便不利；脾肾阳虚，中阳不运，失于温化，统摄无权，则下利不止；寒邪干肠，肠络受损，则便脓血。因证属脾肾阳衰，滑脱不禁，故仍治以桃花汤温阳散寒，涩肠止利。

引申

笔者认为，仲景论述下利之文甚多，桃花汤放在"少阴篇"，且以两条互为补充以叙其证，不应怀疑为热邪所致。理由是：①桃花证 645、646 条的两条原文虽然既未言热，也未言寒，但从以方测证的惯例加以考察，赤石脂固涩下焦滑脱之利，干姜辛热温中散寒，属寒是无疑的，若系热邪何不用黄芩、黄连。②从桃花汤证的叙证来看，只有腹痛、小便不利、下利不止、便脓血，并无口渴欲饮水，烦躁，四肢自温，说明下焦虚寒所致的下利可能性大。③ 646条桃花汤证若与649条赤石脂禹余粮汤证、709条白头翁汤证相鉴别的话，则可知仲景布局之慎重："太阳篇"提出赤石脂禹余粮汤，是因为只见下焦滑脱不禁，但不是因为寒邪所致，只重在固脱。"厥阴篇"白头翁汤，则治厥阴热利，故一派苦寒之品以泻火清热。"少阴篇"桃花汤，乃温少阴之寒，涩肠固脱并重，所以说，因阳虚寒凝而滑脱不禁的下利，才是桃花汤证较确切的病机。

181 方—649 条
猪肤汤

[原方] 猪肤汤

猪肤一斤

上一味，以水一斗，煮取五升，去滓，加白蜜一升，白粉五合，熬香和，令相得，分温六服，白粉即米粉。

原文

少阴病，下利，咽痛，胸满，心烦者，猪肤汤主之。（649）

讲析

649条猪肤汤主之：素体肾阴亏损，脾虚不运，久利伤阴，继而虚火循经上炎，水火不济，则呈咽痛、胸满、心烦。本证的咽痛属热寒均不确当，既非传经之热，故不宜苦寒清热；亦非阳虚寒盛，故不宜温热回阳；乃为阴伤而虚火上扰，故局部多无红肿，痛势不剧，干涩不适，凉润则缓的特点，所以用猪肤汤滋阴润燥，除烦利咽。

注解

熬香：将白粉在锅中炒香。

注译

以上一味药，用水一斗，煮至留取五升药液时，滤去药渣，加入白蜜一升，白粉五合，搅和均匀，分作六次温服。白粉即炒香的白米粉。

方释

猪肤汤，由猪肤一味组成，再附加蜂蜜、米粉。①猪肤甘寒，滋养肺肾之阴而润燥，但无滑肠之弊；②蜂蜜甘寒生津润燥，以清上炎之虚火；③米粉能醒脾和胃，以补下利之虚。三味合用，有滋肾、润肺、补脾之用，清热而不伤阴，润燥而不滞腻，对治疗阴虚而热不甚的下利、咽痛最为适宜。

药释

◇猪肤

效应

猪肤，为猪皮刮去外垢及内脂者，其味甘寒，有养阴润燥之效，可滋肺肾，清少阴之虚火，此物虽润，但无滑肠之弊。

◇白粉

效应

白粉为炒香的米粉，能醒脾和胃，以补下利之虚。

比较

530 条猪苓汤，与 649 条猪肤汤，同治少阴阴津受损证，所异者：①猪苓汤证属少阴阴虚，水热互结于下焦，以发热、渴欲饮水、小便不利为主；②猪肤汤证属下利伤阴，虚火上炎，以下利、咽痛、胸满、心烦为主。

182 方—650 条
甘草汤

[原方] 甘草汤

甘草三两
上一味，以水三升，
煮取一升半，去滓，
温服七合，日二服。

原文

少阴病，二三日，咽中痛者，可与甘草汤；不差，与桔梗汤。（650）

讲析

650 条可与甘草汤：少阴阴阳俱虚的时间不长，没有阳衰的虚寒征象，仅咽痛，说明既非残阳上越，亦非虚热熏蒸，而是邪犯少阴，客于咽部，邪热郁于咽部而呈轻度红肿疼痛，因其病轻浅，不兼其他症状，故只用生甘草一味清热解毒，缓急止痛，以泻少阴客热。

注译

以上一味药物，用水三升，煮至留取一升半药液为度，滤去药渣，趁温服下七合，每日服两次。

方释

甘草汤，仅生甘草一味，以清热解毒，利咽止痛，轻者服之即愈。

比较

649 条猪肤汤与 650 条甘草汤同治热性咽痛，但一为虚热，一为实热，各有不同：①猪肤汤证为下利伤阴，虚热内生而上扰，故除咽痛外，伴见下利、胸满、心烦；②甘草汤证为邪热客于少阴之经，症见咽痛，局部轻度红肿。

183 方—650 条
桔梗汤

桔梗一两 甘草二两
上二味,以水三升,
煮取一升,去滓,温
分再服。

原文 1

少阴病,二三日,咽
中痛者,可与甘草
汤;不差,与桔梗
汤。(650)

讲析

650 条与桔梗汤:若服甘草汤咽痛不见好转,
是肺气不宣,客热不解,故加桔梗,即桔梗
汤,辛开苦降,以宣肺豁痰,肺气宣,客热
去,咽痛自止,说明桔梗汤能开提肺气,不使
火气壅遏于会厌狭隘之处。

注译

以上二味药物,用水三升,煮至留取一升药液
为度,滤去药渣,分两次温服。

方释

桔梗汤,由桔梗、甘草二味药物组成。方中:
①桔梗宣肺豁痰;②甘草清热缓急止痛。咽痛
服甘草汤不愈,可加桔梗宣肺开结,利咽止
痛。后人用此二味,通治咽痛,皆源于此。

比较

本条两方甘草汤与桔梗汤同治因热邪犯及少
阴经输所致的咽痛,但两者程度有轻重之分。
①甘草汤:感邪轻微,咽部肿痛较轻,可服甘
草汤;②桔梗汤:热邪较盛,咽部肿痛明显,
甚则热毒深入,犯及肺脏则咳嗽胸满,咯脓
痰,味腥臭,发热振寒,可服桔梗汤。

咳而胸满，振寒，脉数，咽干不渴，时出浊唾腥臭，久久吐脓如米粥者，此为肺痈，桔梗汤主之。（838）

方药

桔梗汤　见少阴病。

讲析

838条桔梗汤主之：桔梗汤为治肺痈溃脓的主方，若郁热壅肺，灼津炼痰，痰热郁遏，肺气壅滞不利，热入营血，邪热内盛，卫阳不宣达于表，邪热熏蒸，灼伤肺络，瘀浊腐败，化而为脓，病势逐渐转虚，故用苦甘而寒的桔梗汤，以扶正解毒，清热排脓，徐图缓解。此汤方若桔梗倍于生甘草，不仅失去缓解之效，反而招致升提之险，故生甘草倍于桔梗，才能疗效卓著。

原文3

膈间停留瘀血，若吐血色黑者，桔梗汤主之。（897）

方药

桔梗汤　见少阴病。

讲析

897条桔梗汤主之：胸膈间停留瘀血，呕吐出来的血色不鲜红而呈黑色，可知停血的时间已久，故宜桔梗汤清热解毒、散结消脓为治，即用桔梗苦辛清肺，用甘草甘温泻火，使内漏补，脓血排，则胸膈瘀血得除。

184方—651条
苦酒汤

[原方] 苦酒汤

半夏十四枚，洗，破如枣核 鸡子一枚，去黄 内上苦酒着鸡子壳中

上三味，内半夏着苦酒中，以鸡子壳置刀环中，安火上，令三沸，去滓，少少含咽之，不差，更作三剂。

原文

少阴病，咽中伤，生疮，痛引喉旁，不能语言，声不出者，苦酒汤主之。（651）

讲析

651条苦酒汤主之：无论咽喉部受到外来创伤或发生溃破，总的说来，绝不是单纯的红肿疼痛。由于咽中创伤溃破，进一步可发展为溃疡糜烂，致成痰热浊邪包括脓性分泌物塞于咽喉，使声门不利，局部肿胀疼痛，发声困难，语言受到影响，属少阴咽痛重证，故治宜苦酒汤频频少量含咽，以涤痰消肿，敛疮止痛，利窍通声。苦酒汤实为应急而设，待脓、痰排出后，仍需随证调治。

方解

苦酒：即米醋。

注解

①内：纳也。
②刀环：古钱形狭长如刀，柄端有环，中空，名刀环。便于架蛋壳放火上，今可用铁丝做圆环代之，以置蛋壳。
③安：安放、安置。

注译

以上三味药物，先将米醋加入鸡蛋壳内，再把半夏加入米醋中，将鸡蛋壳置于刀环中，安放

于火上，使之煮沸三次，滤去药渣，适温中混合鸡蛋白调均，频频小量含咽。如果病证不愈，再作三剂服用。

苦酒汤，由半夏、鸡子白、米醋三味药物组成。方中：①半夏辛滑利窍，涤痰散结；②鸡子白甘寒，润燥止痛；③米醋入阴分，摄阴敛疮。三药配伍，散瘀解毒，消肿敛疮，治少阴水亏，虚火上炎之咽中疮，声不出有较好疗效。

◇鸡子白

效应

本品润凉滑利，有利窍通声之功，无燥津涸液之虞。

◇苦酒

效应

苦酒，又称米醋，味酸性敛，专入阴分，劫涩敛疮，使阴中热淫之气敛降，如雾敛云收，则天青气朗，而清明如故。

苦酒汤的煮服法，均有独特含意。①煮法："内半夏着苦酒中，以鸡子壳置刀环中，安火上，令三沸，去滓"，"鸡子一枚去黄，内上苦酒着鸡子壳中"。这种煮法，说明此药不宜久煮，半夏得苦酒，辛开苦降，有增强劫液敛疮之功。至于鸡蛋白的用法，仲景未明言，笔者认为，应借鉴 641 条黄连阿胶汤方之注："小冷，内鸡子黄，搅令相得。"故苦酒汤的煮法：先将米醋加入鸡蛋壳内，再把半夏加入米醋中，将鸡蛋壳置于刀环中安放于火上，使之煮沸三次，滤去药渣，待药液稍稍冷却后加入鸡子白于鸡蛋壳中，搅拌均匀，称为"搅令相得"。②服法："少少含咽之"，即频频少量含咽，使药物不仅内服，还直接持续作用于患部以提高疗效，这种服法，实为今之口含剂之先河。

185 方—652 条
半夏散

半夏散

半夏，洗 桂枝 甘草，炙

上三味，等分，各别捣筛已，合治之，白饮和服方寸匕，日三服；若不能散服者，以水一升，煎七沸，内散两方寸匕，更煎三沸，下火令小冷，少少咽之。

原文

少阴病，咽中痛，脉反浮者，半夏散及汤主之。（652）

讲析

652 条半夏散及汤主之：本条叙证过简，只言一证"咽中痛"、一脉"脉反浮"，此"咽中痛"为阴寒外束，阳邪郁聚，风寒客于少阴经脉，兼痰湿阻络，阳气郁滞不伸，故咽中痛；在少阴病阴阳两虚的基础上，阴虚则火旺，故脉反浮，应当用半夏散及汤治疗，以涤痰开痹，温经散寒以止痛。

注译

以上三味药物，用相等分量，分别捣细过筛后，混合一起搅拌均匀，每次用白开水调服一方寸匕，每日服三次。如果不能服用散剂，用水一升，煎沸七次，再加入两方寸匕散剂药，再煎沸三次，移出火外，稍稍冷却，频频少量咽下。

方释

半夏散及汤，由半夏、桂枝、甘草三味药物组成，可做散剂服，若不能服散剂，也可以做汤剂服，故名半夏散及汤。方中：①半夏辛温涤痰开结；②桂枝疏风散寒；③甘草和中止痛。三药合用，散风寒，化痰湿，止咽痛，凡由风寒外束，痰湿阻络所致的咽痛，均可用之。

注释

①白饮和服：服散剂用"白饮和服"，取其保胃存津，以防半夏、桂枝辛燥劫阴，有桂枝汤啜热稀粥之意；②少少咽之：服汤剂时"少少咽之"，目的是使药效能持续作用于咽部，与651条苦酒汤服法"少少含咽之"之义相同。

比较

649条猪肤汤，650条甘草汤、桔梗汤，651条苦酒汤，都是言少阴病阴虚有热，邪客于咽部的咽痛；652条半夏散及汤，则言少阴病阴寒外束，阳邪郁聚的咽痛。分述如下：①猪肤汤证属虚热型：因下利伤阴，虚火上扰所致，以咽痛而不甚红肿，伴见下利，胸满，心烦，舌红苔少，脉细数为特点，故用猪肤汤治疗；②甘草汤证和桔梗汤证属客热型：因痰热互结，郁阻咽喉所致，咽喉轻度红肿疼痛，用甘草汤治疗；若服甘草汤咽痛不见好转，是肺气不宣，客热不解，则用桔梗汤治疗；③苦酒汤证属糜烂型：因咽中创伤或溃破，痰热浊邪壅塞咽喉所致，以咽喉部溃烂疼痛，不能言语，声音不出为特征，故用苦酒汤治疗；④半夏散及汤证属客寒型：为寒痰客于少阴经输所致，以咽中痛，脉反浮为特点，故用半夏散及汤治疗。

引申

半夏散及汤治慢性咽炎痰郁者有较好的疗效，目前临床治疗咽喉疾患多用寒凉药，其实咽喉疾患初期，很多需用辛温发散药，尤其气结喉痹初期，误用寒凉之品，其肿痛不但不能减轻，反而会使肿痛加剧，所以对咽喉疾患，也应辨证论治，不可存有偏见。

186 方—653 条
白通汤

葱白四茎 干姜一两
附子一枚，生用去皮
破八片
上三味，以水三升，
煮取一升，去滓，分
温再服。

原文 1

少阴病，下利，白通
汤主之。（653）

讲析

653 条白通汤主之：少阴病，阳衰阴盛，虚寒
性下利，当首选四逆汤温经回阳以止利，而本
条少阴病下利为何先选用白通汤呢？有两方面
原因：①已用四逆汤，因病重药轻无效而改用
白通汤；②少阴虚寒下利，阳气衰微，阴寒内
盛，寒邪困阳，阳虚且郁，已见格阳先兆，非
四逆汤所能奏效，所以需要用白通汤破阴回
阳。因本证的病情较 656 条通脉四逆汤为轻，
故不用大剂量的通脉四逆汤，而用小剂量的白
通汤以治之。

注译

以上三味药物，用水三升，煮至留取一升药液
为度，滤去药渣，分两次温服。

方释

白通汤，由葱白、干姜、附子三味药物组成。
方中：①葱白辛温发散，急通上下之阳以破阴
而解阴阳格拒之势，旨在欲其迅速发挥通阳的
作用；②干姜温中焦之阳，以暖其中；③附子
温下焦之阳，以固其本。三药合用，共奏破阴
回阳，宣通上下之效。

药释

◇葱白

《神农本草经》："主伤寒寒热，出汗，中风，面目肿。"（72）

效应

发汗解表：本品辛散温通，其性走窜，能散在表之风寒，但发汗力较弱，用于感冒风寒较轻者。

散寒通阳：本品宣通阳气，解散寒凝，用于阴寒内盛，格阳于外之证。

解毒散结：本品能解毒散结，外用于疮痈疔毒。

评述

凡虚多汗者忌用，不宜与蜂蜜同服。

原文2

少阴病，下利，脉微者，与白通汤；利不止，厥逆，无脉，干呕，烦者，白通加猪胆汁汤主之。服汤后，脉暴出者死，微续者生。（654）

讲析

654条与白通汤：本条是承653条而来，仅补述了"脉微"，这里的脉微是强调阴寒盛而阳气虚的机理，说明653条用白通汤是因为"下利"而"脉微"。

187 方—654 条
白通加猪胆汁汤

葱白四茎 干姜一两 附子一枚，生用，去皮破八片 人尿五合 猪胆汁一合

上五味，以水五升，先煮三物，取一升，去滓，内人尿、猪胆汁，和令相得，分温再服。若无胆汁，亦可用。

原文

少阴病，下利，脉微者，与白通汤；利不止，厥逆，无脉，干呕，烦者，白通加猪胆汁汤主之。服汤后，脉暴出者死，微续者生。（654）

讲析

654 条白通加猪胆汁主之：少阴病，阴寒内盛，利不止，真寒之厥逆无脉与假热之干呕心烦并见，服辛热之品出现寒热格拒之象，说明病情较白通汤为甚，若单用白通汤治疗，阳热之品会进一步伤阴，药后不但无效，反而使病情加重。人尿、猪胆汁乃生物体内的产物，易被吸收而直接为人所用，两药同用，既能续已竭之阴，又有滋将涸之液，既不损阴，也不碍阳，所以白通加猪胆汁汤，是在白通汤的基础上，加入人尿，猪胆汁，一方面是借其性寒反佐，引阳药直入阴分，使热药不致被阴寒所格拒；另一方面用其补津血，增体液，补充人体阴分的不足，以奠定阳气来复的物质基础，达到阴阳自和的目的，诸证自愈。

注译

以上五味药物，用水五升，先煮葱白、干姜、附子三味药物，煮至留取一升药液为度，滤去药渣，加入人尿、猪胆汁，调和使其相溶，分两次温服。如果找不到猪胆汁，也可以服用。

方释

白通加猪胆汁汤，即白通汤，加人尿、猪胆

汁，由葱白、干姜、附子、人尿、猪胆汁五味药物组成。方中：①葱白通被格拒于上之阳以下交于肾；②干姜温中土之阳以通上下，用量较轻，欲其迅速发挥通阳作用；③附子启下焦之阳以上承于心；④加咸寒之人尿、苦寒之猪胆汁作为反佐，意在引阳入阴，消除格拒，使热药入阴而直达病所，同时两者有养阴护液的作用，使白通汤破寒而不伤阴，以达阳通阴和之目的。

注释

若无胆汁，亦可用：猪胆汁在白通加猪胆汁汤中是必用之品，是绝对不可忽视的，但猪胆汁并非常备之物，有时难以取到，当病势急，又不宜久等，故言："若无胆汁，亦可用"，说明找不到猪胆汁，也可以服用其余诸药。

药释

◇人尿

效应

本品咸寒，引阳入阴，使热药入阴而直达病所，有养阴护液之效。

比较

本条白通汤与白通加猪胆汁汤同治阴寒盛而阳气虚，但白通汤治阴寒内盛，以下利脉微为主；而白通加猪胆汁汤治阴盛格阳，利不止，真寒之厥逆无脉与假热之干呕心烦并见的证候。

188 方—655 条
真武汤

「原方」真武汤

茯苓三两 芍药三两 白术二两 生姜三两，切 附子一枚，炮去皮，破八片

上五味，以水八升，煮取三升，去滓，温服七合，日三服。

若咳者，加五味子半升，细辛、干姜各一两；若小便不利者，加茯苓一两；若下利者，去芍药，加干姜二两；若呕者，去附子加生姜足前成半斤。

原文 1

太阳病，发汗，汗出不解，其人仍发热，心下悸，头眩，身𥆧动，振振欲擗地者，真武汤主之。(387)

方药

真武汤 见少阴篇。

讲析

387 条真武汤主之：发汗汗出不解，不是表邪不解，而是误汗阳虚，表邪虽解，病未向愈，变生阳虚水泛。肾主水液，肾阳虚衰，不能制水，水气泛溢，则应当用真武汤治疗，以温阳化水，诸证得愈。

比较

366 条苓桂枣甘汤、370 条苓桂术甘汤、376 条茯苓甘草汤、387 条真武汤，同治阳虚水泛，但病情悬殊：①苓桂枣甘汤证属心阳虚，水停下焦，以心下悸、欲作奔豚为特征；②苓桂术甘汤证属脾阳虚，水停中焦，以腹满，心悸，头眩为主证；③茯苓甘草汤证属胃阳虚，水停中焦，以厥而心下悸，口不渴为特征；④真武汤证属肾阳虚，水邪泛滥，以脉沉，浮肿，小便不利为主证。

引申

341 条小青龙汤、370 条苓桂术甘汤、387 条真武汤，同为治水剂，但：①小青龙汤证为表

寒里饮，重点在肺，故治宜小青龙汤温肺化饮；②苓桂术甘汤证为水停于中，重点在脾，故治宜苓桂术甘汤健脾行水；③真武汤证为阳虚水泛，重点在肾，故治宜温肾制水。再则，五苓散列在栀子豉汤之前，真武汤又列在栀子豉汤之后，反映仲景论水证、火证、水证，以资对比，而加深强化辨证之义，可见仲景设证之精。

少阴病，二三日不已，至四五日，腹痛，小便不利，四肢沉重疼痛，自下利者，此为有水气，其人或咳，或小便不利，或下利，或呕者，真武汤主之。（655）

讲析

655条真武汤主之：本条系少阴病阳虚阴盛，水气泛滥为患，水湿干下干里，以少阴肾之水脏为病变重心，治用真武汤以温阳驱寒，化气行水。

注译

以上五味药物，用水八升，煮至留取三升药液为度，滤去药渣，趁温服下七合，每日服三次。如果兼咳嗽，加五味子、细辛、干姜；如果兼小便不利，加茯苓；如果兼下利，减芍药，加干姜；如果兼呕吐，减附子，加生姜的药量。

方释

真武汤，由茯苓、芍药、白术、生姜、附子五味药物组成。方中：①茯苓，松树之余气，潜伏于根，淡渗利水，佐白术健脾，于制水之中寓利水之用，故能归伏心神而止悸；②芍药苦酸性寒，活血脉，利水气，又可滋养营血，敛阴和营，制生姜、附子刚燥之性，使之温经散寒而无伤阴之虞；③白术资补中土而燥湿健脾，使水有所制；④生姜辛温宣散，佐附子助阳，于主水之中寓散水之意；⑤附子辛热以壮肾阳，使水有所主，启下焦之生阳，上循于头而止眩。诸药合用，温肾阳以消阴翳，利水道以除水邪。

注释

兼咳嗽，系水寒犯肺，加五味子以敛肺气；加细辛、干姜以散水寒。

兼小便不利，须利水，故加重茯苓之量。

兼下利甚，是阴盛阳衰，故减苦泄的芍药，加温里的干姜。

兼呕吐，是水寒犯胃，故减壮肾阳的附子、加重生姜的用量以和胃降逆。

比较

374 条五苓散与 655 条真武汤均治动水证。五苓散证为太阳水腑气化失常而水液停蓄；真武汤证为少阴水脏阳衰，司水无权而水邪泛滥。一在太阳水腑，一在少阴水脏，一腑一脏，病位不同，证有轻重之殊，故论治有用五苓散与真武汤之别。

再者，肾对水液代谢起着重要作用：一是，肾阳虚则易致动水之变。阳虚寒盛，不能制水，水气泛滥，则导致气化不行而上泛为患，治宜真武汤温补肾阳，化气利水。二是，肾阴虚易致动水之变。阴虚内热，水气不利，则热与水结，使水蓄不行而致病，治宜 658 条猪苓汤滋阴润燥，清热利水。

引申

至于附子的用法，白通诸汤、通脉四逆汤、真武汤，皆为少阴下利而设：①白通诸汤、通脉四逆汤，则方中附子皆生用，以温经散寒，重在通阳；②唯真武汤，则方中附子熟用，以温经去饮，重在益阳，故用附子有生熟之殊，干姜能助生附子以温经，生姜能资熟附子以散饮。

189方—656条
通脉四逆汤

「原方」通脉四逆汤

甘草二两，炙 附子大者一枚，生用，去皮破八片 干姜三两 人参一两

上四味，以水三升，煮取一升二合，去滓，分温再服，其脉即出者愈，面色赤者，加葱九茎；腹中痛者，去葱，加芍药二两；呕者，加生姜二两；咽痛者，去芍药，加桔梗一两；利止脉不出者，去桔梗，加人参二两。

原文1

寒病，胸胁支满，膺背肩胛间痛，甚则喜悲，时发眩仆而不知人，此寒邪乘心也，通脉四逆汤主之；其着也，则肘外痛，臂不能伸，甘草泻心汤主之。（299）

方药

通脉四逆汤 见少阴病。
甘草泻心汤 见太阳病下。

讲析

299条通脉四逆汤主之：手少阴经，起于心中，出属于心脏与它相联系的脉络，心藏神，脏中寒则神明失守，两手脉呈微弱或无脉之象，故知此为寒邪乘心，应当用通脉四逆汤治疗，宜驱除寒邪以挽回绝阳。

原文2

少阴病，下利清谷，里寒外热，手足厥逆，脉微欲绝，身反不恶寒，其人面色赤，或腹痛，或干呕，或咽痛，或利止脉不出者，通脉四逆汤主之。（656）

讲析

656条通脉四逆汤主之。本条用"里寒外热"四字概述少阴病内真寒而外假热的阴盛格阳的病机。

所谓内真寒，为阳气大虚，阴寒内盛。少阴病阴寒盛于内，里之阳气大虚，胃肠功能极度衰弱，已丧失腐熟水谷的能力，故下利清谷；阴寒内盛，阳气衰微，而不能温煦四末，则手足厥逆；阳气虚衰，无力鼓动血脉，则脉微欲绝；阴寒太盛，将虚阳格拒于外，则身反不恶寒。

所谓外假热，为虚阳被阴寒之邪格拒于上，则面色嫩红如妆，多由阴盛于内，逼阳越于上所致，故应当用通脉四逆汤治疗，以回阳、通脉、救逆。因本证较四逆汤更为严重，不仅有下利厥逆，而且脉微欲绝，可见阳气衰微已极，由于里寒太甚，阳气被格拒于外，或阳气被格拒于上，而成阴阳格拒之势，恐四逆汤药力不足，所以于四逆汤中加入人参以益气生津，扶正固脱而复脉，倍用干姜，并加重附子用量，以便速破在内之阴寒，急回外越之虚阳，以解阴阳格拒之势。

注译

以上四味药物，用水三升，煮至留取一升二合药液为度，滤去药渣，分两次温服。服药后脉搏恢复，预后良好；面色嫩红如妆，加葱白；腹中疼痛，减葱白，加芍药；呕吐，加生姜；咽中疼痛，减芍药，加桔梗；下利停止，脉搏摸不到，减桔梗，加人参的量。

通脉四逆汤与330条四逆汤相较，药味相同而药量相异，由甘草、附子、干姜、人参四味药物组成。方中：①生用附子、倍用干姜，以大剂辛热之品，振奋阳气，急驱在里之阴寒，意在破阴回阳，以通行十二经脉；②加甘草、人参减半，协干姜、附子驱寒之力强，以复脉救逆，既解生附子之毒，又缓干姜、附子之峻，更有护阴之义，使回阳逐寒而无重劫阴液和致虚阳暴散之虞。诸药合用，以破阴回阳，消除格拒之势。

注释

①面色赤者，加葱：面色嫩红如妆，为虚阳逼浮于上，故加葱白，以宣通其阳，引阳入阴。

②腹中痛者，去葱，加芍药：阳衰阴盛，寒凝气滞，则腹中疼痛；寒凝于内，故减辛散之葱白，加芍药以通络缓急而止痛。

③呕者，加生姜：寒邪犯胃，胃失和降，则呕，加生姜和胃降逆止呕。

④咽痛者，去芍药，加桔梗：虚阳上浮，郁蒸咽部，则咽中疼痛，故减苦泄之芍药，加桔梗以利咽止痛。

⑤利止脉不出者，去桔梗，加人参量：阳衰阴竭，化源已劫，故可见下利停止，脉搏摸不到的危候，所以减宣散的桔梗，加人参量，以益气生津而复脉。

比较

653条白通汤与656条通脉四逆汤，均治阳气虚衰，阴寒内盛证，所异者：①白通汤治阴寒下盛、格阳于上的阴盛戴阳证，以下利、面赤、脉微为特征。故戴阳证是阴盛于下，格阳于上，需要宣通上下的阳气，因此用味辛气雄的葱白温通上下，招纳阳气，返归于下，治宜白通汤，以破阴回阳、宣通上下。②通脉四逆汤治阴寒内盛、格阳于外的阴盛格阳证，以下利清谷、手足厥逆、身反不恶寒为特征。故格阳证阴盛于内，格阳于外，需要变通内外的阳气，因此用炙甘草通利血脉，以利虚阳，返归体内，治宜通脉四逆汤以破阴回阳，通达内外。两证同中有异，常兼互见，只是有主有次而已。在下、在内同属于阴，在上、在外同属于阳，性质一致，所以戴阳于上与格阳于外，都是阴盛阳衰的危候，有关症状往往可以在一个病人身上同时出现，难以截然划分。

引申

从 656 条通脉四逆汤中加减法看出，仲景用药的原则性及灵活性，示意处方选药，必须符合病机，兼证不同，当随证化裁，才能收到预期效果。通脉四逆汤证为内真寒而外假热，治宜破阴回阳，所以主方始终不变，这是基本法则而不可更移；兼证千变万化，加减可随之而变，但都不离破阴回阳的主攻方向。

原文 3

下利清谷，里寒外热，汗出而厥者，通脉四逆汤主之。（708）

方药

通脉四逆汤　见少阴病。

讲析

708 条通脉四逆汤主之。本证为阴寒内盛，格阳于外：①里寒。阴寒内盛，肾阳衰微，不能温煦脾阳，脾阳衰微而无力腐熟食物，致脾肾阳衰，则下利清谷，伴有阳虚不温四末的手足厥冷。②外热。里之阴寒盛，虚阳被格拒于外，逼虚阳外越，则外热兼伴汗出，即身微热伴有虚阳外越的汗出。由于里真寒而外假热，阴从下利肢厥而下竭，阳从身热汗出而上脱，阴阳之气不相顺接，故有"汗出而厥"之危兆，可见本证呈阴阳离决之势，非四逆之力所能挽回，若不急大温之剂，难以招纳外亡之阳于顷刻，故治宜通脉四逆汤回阳救逆，以挽回欲脱之阳。本方即四逆汤倍增干姜之量，以加强温经回阳之力。

190 方—657 条
四逆散

「原方」四逆散

甘草二两，炙 附子大者一枚 干姜一两半 人参二两

上四味，捣筛，白饮和服方寸匕。咳者，去人参，加五味子、干姜各五分，并主下利；悸者，加桂枝五分；小便不利者，加茯苓五分；泄利下重者，先以水五升，煮薤白三两，取三升，去滓，以散三方寸匕内汤中，煮取一升半，分温再服。

原文

少阴病，四逆，其人或咳，或悸，或小便不利，或腹中痛，或泄利下重者，四逆散主之。（657）

讲析

657条四逆散主之。少阴病进展到四逆的程度，则肾胃之阳俱亡，法当吐利，但三焦尽属寒邪，水隔在上，得汤不受而吐，脉沉滑而微，故改汤为散。四逆散即四逆汤四味为散，白水和煎数沸，并渣服下，则虽呕而不得尽出，药力达胃，必呕吐逐渐减缓，仍可以汤法继之。

注译

以上四味药物，捣细过筛，每次用白开水调和服下一方寸匕。咳嗽，减人参，加五味子、干姜，并主治下利；心悸，加桂枝；小便不利，加茯苓；泄利并有里急后重感，先用五升水煮薤白，煮至留取三升药液时，滤去药渣，再加入三方寸匕散剂药于此药液中，煮至留取一升半药液为度，分两次温服。

方释

四逆散，由甘草、附子、干姜、人参四味药物组成，即四逆散的药味与330条四逆汤、656条通脉四逆汤的药味相同，只是改汤为散。其药量：①四逆散与四逆汤药量相同；②所异者，四逆散的干姜用量只是通脉四逆汤的干姜用量之一半；而人参用量又倍于通脉四逆汤的人参用量。

注释

四逆散方后注的药物加味，却无一味宣通之品，含阳虚水停的不同程度而随证加减之意。①咳者，去人参，加五味子、干姜，并主下利。水寒射肺，则咳，故减人参，加五味子、干姜；温化水饮以保肺气，肺与大肠相表里，敛肺气大肠自收摄，肺气复以肃降，大肠功能得司，则下利自止。②悸者，加桂枝。水气凌心，则心悸，加桂枝助心阳以化水气，降冲气使心阳得以下行。③小便不利者，加茯苓。水气不化的小便不利，加茯苓以淡渗利水。④泄利下重者，煮薤白。水气下迫肠道，而见泄利下重，加薤白取其温通滑利，通阳行滞。

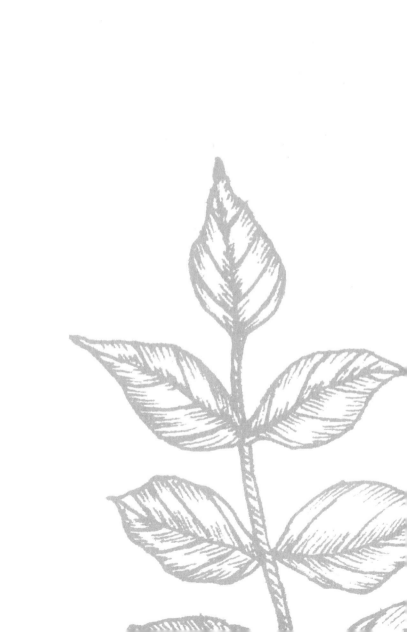

厥阴病并治

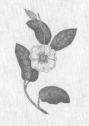

191 方—677 条
乌梅丸

「原方」乌梅丸

乌梅三百枚 细辛六两
干姜十两 黄连十六两
当归四两 附子六两，
炮去皮 蜀椒四两，出
汗 桂枝六两，去皮 人
参六两 黄柏六两
上十味，异捣筛，合
治之，以苦酒渍乌梅
一宿，去核，蒸之五
斗米下，饭熟捣成泥，
和药令相得，内臼中，
与蜜杵二千下，丸如
梧桐子大，先食，饮
服十丸，日三服，稍
加至二十丸。禁生冷，
滑物，臭食等。

原文 1

传厥阴，脉沉弦而急，
发热时悚，心烦呕逆，
宜桂枝当归汤；吐蚘
者，宜乌梅丸。（158）

方药

乌梅丸 见厥阴病。

讲析

158 条宜乌梅丸：邪传足厥阴，若邪热干胃而
吐蛔者，适合用乌梅丸以敛热杀虫而自愈。

伤寒，脉微而厥，至七八日，肤冷，其人躁，无暂安时者，此为脏厥，非蛔厥也。蛔厥者，其人当吐蛔。今病者静，而复时烦，此为脏寒，蛔上入其膈，故烦，须臾复止，得食而呕又烦者，蛔闻食臭出，其人当自吐蛔。蛔厥者，乌梅丸主之，又主久利。（677）

讲析

677条乌梅丸主之：素有蛔虫史或有吐蛔的既往史，病人时静时烦，食后呕而复烦，烦乃因肠中虚寒，蛔虫不安而窜扰，窜胃入膈引起疼痛，当蛔虫安静时，疼痛减轻或消失，则烦止而安静，当进食时，蛔闻食香而又窜动，于是发烦又作，胃气上逆，则可吐出蛔虫。由蛔虫窜动，气机紊乱，阳气不能通达四末而厥冷，称之蛔厥，治宜温清并用，安蛔止痛，方用乌梅丸。乌梅丸还可治寒热错杂的久利。

方解

出汗：将药炒至油质渗出，为出汗。

注解

①异捣筛：分别捣细过筛。
②五斗：斗，容量单位之一，十升为一斗，合今之180～300克，600～1 000毫升。五斗，计1 500克，即1.5公斤。
③梧桐子：即梧桐树之籽，用作丸药剂量单位，梧桐子直径5～7毫米，重0.3～0.4克。
④先食：即饭前。
⑤生冷：指不熟不热的食物，生冷饮食寒凉，有碍阳气运行，故中焦有寒者忌用。
⑥滑物：指滑利肠道通便的食物。
⑦臭食：腐败变质而有难闻气味的食物。

注译

以上十味药物，先将其中九味药物分别捣细过筛，然后合为一处调匀。另用米醋把乌梅浸泡一夜，除去乌梅的核，放到五斗米的下面，用火蒸到米饭熟后，共同捣成泥状，与先前捣细的药粉混合搅拌调匀，再放入石臼中，加入蜂蜜，杵捣两千次，做成如同梧桐子似的药丸，在饭前用开水冲服十丸，每天服三次，逐渐增加到每次服二十丸，服药期间禁止食用生冷滑肠之物，及一切气味难闻的食品。

乌梅丸，由乌梅、细辛、干姜、黄连、当归、附子、蜀椒、桂枝、人参、黄柏十叶药物组成，并以苦酒渍乌梅，合饭泥，蜂蜜为丸。方中：①重用乌梅，取其酸能收敛，制蛔虫蠕动以安蛔，一经醋渍，酸味愈浓，则安蛔之力更强；②细辛、蜀椒辛温，辛可伏虫，温可化寒；③干姜、附子、桂枝辛热，温脏以祛下寒；④黄连、黄柏苦寒，苦可下蛔，寒清上热；⑤病久气血俱惫，用人参、当归益气养血，使祛邪而不伤正，扶正而有助祛邪；⑥以米饭蒸乌梅，沾其谷气以养胃，再合蜂蜜为丸而缓图之，且服的量渐增，以益驱蛔之力。蛔得甘则动，得酸则静，得辛则伏，得苦则下，故酸辛苦合用，寒热并施，涩、清、温、补之法同用，温下清上，调平下寒上热，则蛔虫自伏而下行，排出体外，诸证悉除。

药释

◇乌梅

《神农本草经》："下气，除热烦满，安心，止肢体痛，偏枯不仁。"（73）

效应

敛肺止咳：本品味酸，能收敛肺气之耗散，有敛肺止咳之功，用于肺虚久咳痰少。

涩肠止泻：本品酸涩收敛，有涩肠止泻之效，用于久痢滑泄。

生津止渴：酸能生津，有生津止渴之效，用于虚热口渴。

和胃安蛔：蛔得酸则状，故有和胃安蛔之功，用于蛔虫为患所致的呕吐。

评述

乌梅酸涩收敛，凡表邪未解，内有实热积滞者不宜服。

192方—690条
当归四逆加人参附子汤

「原方」当归四逆加人参附子汤

当归三两 桂枝三两,去皮 芍药三两 细辛三两 甘草二两,炙 木通二两 大枣二十五枚,擘 人参三两 附子一枚,炮,去皮,破八片

上九味,以水八升,煮取三升,去滓,温服一升,日三服。

原文

伤寒,手足厥逆,脉细欲绝者,当归四逆加人参附子汤主之;若其人内有久寒者,当归四逆加吴茱萸生姜附子汤主之。(690)

讲析

690条当归四逆加人参附子汤主之。素体血虚,复感寒邪,寒凝血滞,气血运行不畅,四末失其温养,则手足发凉,阴血虚少,寒滞血脉运行不畅,则脉细欲绝。这种病情,无疑当用养血散寒,温通经脉之法,宜用当归四逆加人参附子汤治之,以改善毛细血管循环的作用,解寒邪凝滞经络之疗效。

注译

以上九味药物,用水八升,煮至留取三升药液为度,滤去药渣,趁温服下一升,每日服三次。

方释

当归四逆加人参附子汤,由当归、桂枝、芍药、细辛、甘草、木通、大枣、人参、附子九味药物组成,即644条当归四逆汤,再加人参、附子组成。方中:①当归辛甘性温,养血和血,补而兼行;②合芍药以补营血之虚;③配桂枝、细辛、附子温经散寒而通血脉;④木通通利阴阳以利血脉;⑤甘草、大枣、人参益气健脾而资化源,既助当归、芍药益血,又助桂枝、细辛、附子助阳,诸药相伍,使营血充,阳气振,阴寒除,则手足自温,其脉得复。

193 方—690 条
当归四逆加吴茱萸生姜附子汤

吴茱萸二升 生姜半斤
附子一枚，炮，去皮，
破八片 当归三两 桂
枝三两，去皮 芍药三
两 细辛二两 甘草二
两，炙 木通二两 大
枣二十五枚，擘

上十味，以水六升，
清酒六升，和煮取三
升，温服一升，日三
服。

原文

伤寒，手足厥逆，脉
细欲绝者，当归四逆
加人参附子汤主之；
若其人内有久寒者，
当归四逆加吴茱萸生
姜附子汤主之。（690）

讲析

690 条当归四逆加吴茱萸生姜附子汤主之。若
素有久寒痼冷之人，可用当归四逆加吴茱萸生
姜附子汤温中散寒，降逆和胃，并以水与清酒
各半同煮其药，更助温中散寒之力，以提高
疗效。

注译

以上十味药物，用水与清酒各六升混合同煮，
煮至留取三升药液为度，滤去药渣，趁温服下
一升，每日服三次。

方释

当归四逆加吴茱萸生姜附子汤，由吴茱萸、生
姜、附子、当归、桂枝、芍药、细辛、甘草、
木通、大枣十味药物组成。方中：①当归四逆
汤七味药物相伍，使营血充，阳气振；②加入
吴茱萸、生姜、附子以温肝和胃，通阳散寒；
③并以水与清酒同煮其药，加强其活血散寒之
效，则陈寒痼冷可除，其证得愈。本汤方属散
寒而不助火、养营血而不滞邪，诚为治疗厥阴
营血不足，内有久寒之良方。

◇清酒

<u>效应</u>

本品活血散寒，用于陈寒痼冷。

194 方—695 条
人参附子汤

人参附子汤方

人参二两 附子一枚
干姜二两,炮 半夏半斤
阿胶二两 柏叶三两
上六味,以水六升,
煮取二升,去滓,内
胶烊消,温服一升,
日再服。

原文

伤寒,六七日,大下
后,寸脉沉而迟,手
足厥逆,下部脉不至,
咽喉不利,唾脓血,
泄利不止者,为难治,
人参附子汤主之;不
差,复以人参干姜汤
与之。(695)

讲析

695 条人参附子汤主之:表邪未尽,不能误用
攻下之法。若误用攻下之法,不但中气伤损,
阳气不能达于四末,糟粕虽然排出,阴液也随
之泻出;而且未能除热,又大伤阴液,邪热乘
虚内陷,上郁结于咽喉,致成上热下寒,这种
证情,比较难治,但难治并非不治,应积极设
法施治,仲景用人参附子汤以育阴清热,温经
回阳。

注译

以上六味药物,用水六升,煮人参、附子、干
姜、半夏、柏叶五味药物,煮至留取二升药液
为度,滤去药渣,再内加阿胶烊化,趁温服下
一升,每日服两次。

方释

人参附子汤,由人参、附子、干姜、半夏、阿
胶、柏叶六味药物组成。方中:①人参、阿胶
滋真精而救阴;②附子、干姜温脏回阳;③半
夏降逆以通液阻;④柏叶清营而止血溢。诸药
合用,回阳滋阴,水升火降,则上下交而寒热
错杂之证情得愈。

195 方—695 条
人参干姜汤

[原方] 人参干姜汤方

人参二两 附子一枚
干姜三两 桂枝二两，
去皮 甘草二两，炙
上五味，以水二升，
煮取一升，去滓，温
顿服之。

原文

伤寒，六七日，大下
后，寸脉沉而迟，手
足厥逆，下部脉不至，
咽喉不利，唾脓血，
泄利不止者，为难治，
人参附子汤主之；不
差，复以人参干姜汤
与之。（695）

讲析

695 条复以人参干姜汤与之。若"咽喉不利，唾脓血"之上热，"手足厥逆""泄利不止"之下寒，这种证情，用人参附子汤治之不愈，再用人参干姜汤，以增加回阳救逆的力度。

注译

以上五味药物，用水二升，煮至留取一升药液为度，滤去药渣，趁温一次服。

方释

人参干姜汤，由人参、附子、干姜、桂枝、甘草五味药物组成。本方即四逆汤倍干姜加桂枝，方中：①手足厥逆，泄利不止，寸脉沉而迟，下部脉不至，皆四逆汤之本证；②咽喉不利，唾脓血，根据《神农本草经》桂枝治"结气喉痹"、干姜治"肠澼下痢"，故仲景加桂枝倍干姜。

196 方—697 条
麻黄升麻汤

「原方」麻黄升麻汤方

麻黄二两半，去节 升麻一两 知母一两 黄芩一两半 桂枝二两 白术一两 甘草一两，炙

上七味，以水一斗，先煮麻黄，去上沫，内诸药，煮取三升，去滓，温服一升，日三服。

原文

伤寒本自寒，下医复吐下之，寒格更逆吐下，麻黄升麻汤主之；若食入口即吐，干姜黄芩黄连人参汤主之。（697）

讲析

697 条麻黄升麻汤主之。素体中阳不足，感受寒邪，误用吐下之法重虚其里，即误吐而虚其上，误下而下寒更增，使热格于上而寒盛于下的格拒之变，阻碍阴阳升降之机，更逆呕吐下利，而成上热下寒之证，故应当用麻黄升麻汤解除相互之格拒。

注译

以上七味药物，用水一斗，先煮沸麻黄，去掉药液表面的浮沫，加入汤方内的其他药物，煮至留取三升药液为度，滤去药渣，趁温服下一升，每日服三次。

方释

麻黄升麻汤，由麻黄、升麻、知母、黄芩、桂枝、白术、甘草七味药物组成。方中：①麻黄、桂枝治其本寒；②知母、黄芩清上焦之热；③白术、甘草补中土之虚；④其功用，全借升麻以交通表里，启在下之阴，通在上之阳，使阳气下行，阴气上升，阴阳和则吐利止。

◇升麻

《神农本草经》："辟瘟疫瘴气，邪气蛊毒，入口皆吐出，中恶腹痛，时气毒疬，头痛寒热，风肿诸毒，喉痛口疮。"（74）

效应

发表透疹：本品能疏散风热，解毒透疹，用于风热所致的头痛、咽痛以及斑疹初期透发不畅。

清热解毒：本品甘寒，善解阳明热毒，用于胃热齿痛、口舌生疮，皮肤痒疮。

升举阳气：本品善引清阳之气上升，而为升阳举陷之要药，用于气虚下陷、久泻脱肛、胃及子宫下垂。

评述

本品凡热盛火炎，阴虚火旺，麻疹已透及喘满气逆，皆忌用。

197方—697条
干姜黄芩黄连人参汤

[原方] 干姜黄芩黄连人参汤

干姜三两　黄芩三两
黄连三两　人参三两
上四味，以水六升，煮取二升，去滓，分温再服。

原文

伤寒本自寒，下医复吐下之，寒格更逆吐下，麻黄升麻汤主之；若食入口即吐，干姜黄芩黄连人参汤主之。（697）

讲析

697条干姜黄芩黄连人参汤主之：本属胃热脾寒之体，上热下寒相格拒，又误行吐下之法，使脾胃更伤，寒热格拒更甚，从而引起饮食入口就呕吐，说明其证不仅胃热气逆，而且有脾寒相格，所以治取苦寒重于辛温的干姜黄芩黄连人参汤为宜，从而体现了辛温通阳、苦寒泄降之法，使寒热各不相碍也，上热下寒之格拒可除。

注译

以上四味药物，用水六升，煮至留取二升药液为度，滤去药渣，分两次温服。

方释

干姜黄芩黄连人参汤，由干姜、黄芩、黄连、人参四味药物组成。方中：①并用黄芩、黄连之苦寒泻火以清上热，热清则吐自止；②配干姜辛温以祛下寒，并有反佐作用，防止格拒不入，从而有助黄芩、黄连的苦寒泄降；③佐人参甘温以补益中气，既能增强苦泄辛开作用，又可防止苦寒伤胃。四药如此配伍，使清热祛寒各得其所，热得清，寒得温，虚得补，阴阳调和，格拒得消，吐利自止。

198 方—701 条
柏叶阿胶汤

柏叶三两　阿胶二两
干姜二两，炮　牡丹皮
三两
上四味，以水三升，
先煮三味，取二升，
去滓，内胶烊消，温
服一升，日再服。

原文

下利，寸脉反浮数，
尺中自涩者，必圊脓
血，柏叶阿胶汤主之。
（701）

讲析

701 条柏叶阿胶汤主之：热利为阳热气盛之
证，若素体阴血虚损不足，势必导致热盛灼伤
营血，血为热蒸，灼伤血络，血腐为脓，故下
利脓血，应当用柏叶阿胶汤治疗，以清营凉血
和络。

注译

以上四味药物，用水三升，先煮柏叶、炮姜、
牡丹皮三味药物，煮至留取二升药液为度，滤
去药渣，再加入阿胶烊化至全部溶解，趁温服
下一升，每日服两次。

方释

柏叶阿胶汤，由柏叶、阿胶、炮姜、牡丹皮四
味药物组成。方中：①柏叶敛营气之溢；②阿
胶滋水以润燥；③炮干姜温脾而止血；④牡丹
皮通血痹之阻。四药合用，清营凉血和络，则
下利脓血自解。

199 方—709 条
白头翁汤

[原方] 白头翁汤

白头翁二两 黄连 黄
柏 秦皮各三两
上四味,以水七升,
煮取二升,去滓,温
服一升,不愈,更服
一升。

原文 1

热利下重者,白头翁
汤主之。(709)

讲析

709 条白头翁汤主之。本条"热利"点明下利
属湿热性质;"下重"则点出下利的特征:是
因湿热下迫大肠,秽浊之物郁滞壅塞魄门,欲
出不得,故腹中急迫,肛门重坠;湿热郁滞大
肠,损伤脉络,多有下利脓血,故应当用白头
翁汤治疗,以清热解毒,凉血止痢。只要属于
湿热下利,呈里急后重,便脓血,无论病程长
短,只要用白头翁汤治疗,均能取得满意的疗
效,但虚寒下利,寒湿下利,则白头翁汤切不
可用。

注译

以上四味药物,用水七升,煮至留取二升药液
为度,滤去药渣,趁温服下一升,若不愈,再
服一升。

方释

白头翁汤,由白头翁、黄连、黄柏、秦皮四味
药物组成。方中:①白头翁清热凉血;②黄
连、黄柏清热燥湿,坚阴厚肠;③秦皮泻热涩
肠。四药相合,共奏清热解毒,凉血止痢之
功,为治湿热下利良方。随着临床研究的深
入,越来越显示出治疗作用,结合病因治疗,

随证化裁，均能取得卓效。

药释

◇白头翁

《神农本草经》："主温疟狂易寒热，癥瘕积聚，瘿气，逐血止痛，疗金疮。"（75）

效应

清热解毒，凉血止痢：本品苦寒降泄，清热解毒，凉血止痢，尤善于清胃肠湿热及血分热毒，为治热毒血痢的良药。

评述

本品虚寒下利忌用。

比较

335 条葛根黄连黄芩甘草汤、481 条黄芩汤、709 条白头翁汤，同治热利，皆有清热止痢之效，所异者：①葛根黄连黄芩甘草汤为阳热下迫，表里俱热，泻下恶臭水浊样便，伴见汗出而喘，故宜葛根黄连黄芩甘草汤以清热止痢、表里双解；②黄芩汤证乃胆火下迫，下利黏液样便，伴见口苦、咽干、目眩，故宜黄芩汤以清热止痢；③白头翁汤证为湿热下迫，肠络受损，气滞血瘀，呈里急后重，故宜白头翁汤以清热解毒，凉血止痢。尽管上述三汤都具有清热止痢作用，但各有特点和侧重，要同中求异，才能有效地用于临床。同时，645 条桃花汤与 709 条白头汤，均治下利便脓血，但两者有虚寒与实热之异：①桃花汤用于虚寒滑脱，气血下陷之久利，以下利不止，滑脱不禁，所下脓血色泽晦暗为特征，故宜温中涩肠以固脱；②白头翁汤用于湿热蕴结，气机阻滞之初利，以里急后重，滞下不爽，所下脓血色泽鲜明为特征，故宜清热凉血以止痢。

引申

值得注意的是，由于白头翁汤在厥阴篇中，一些注家在方释中硬与肝联系在一起，使用者有疑。因为厥阴篇并非都是厥阴病，厥阴病并非都是肝的病变，本条文仲景并未冠以厥阴病，并未涉及肝。白头翁汤四味药性均苦寒，皆入大肠经，所异者，仅秦皮兼入肝、胆经，黄连兼入心、肝、胃经，黄芩兼入肺、胆、胃经，若言白头翁汤治肝，乃是费解。本条热痢，就是指大肠湿热痢疾，硬要加上"厥阴"和"肝"，不但造成了概念上的混乱，同时曲解了仲景的原意，这说明白头翁汤在事实上不必受伤寒病厥阴之限，应该参考杂病下利中有关并治的论述，不仅能给予启发，而且补仲景之未备。

下利，欲饮水者，以有热故也，白头翁汤主之。（712）

712条白头翁汤主之：本条是热利的补充说明，以下利而渴，饮水因有热，当伴有里急后重，大便脓血，故应当用白头翁汤治疗，以凉血止痢。

200方—710条
白头翁加阿胶甘草汤

白头翁二两 甘草二两
阿胶二两 黄连三两
黄柏三两 秦皮三两
上六味，以水七升，
煮取二升半，去滓，
内胶烊消，分温三服。

原文1

下利，其人虚极者，
白头翁加阿胶甘草汤
主之。（710）

讲析

710条白头翁加阿胶甘草汤主之：其人素体已虚，更兼热利下重伤阴，故用白头翁加阿胶甘草汤治疗，即：①用白头翁汤大清湿热，祛邪存正，以间接补虚；②加阿胶滋冲任之血，加甘草养脾胃之阴，以直接补虚。则标本皆解，虚极得复。

注译

以上六味药物，用水七升，先煮五味，煮至留取二升半药液为度，滤去药渣，再加入阿胶使之溶化消解，分三次温服。

方释

白头翁加阿胶甘草汤，由白头翁、甘草、阿胶、黄连、黄柏、秦皮六味药物组成。方中：①白头翁汤清热解毒，凉血止痢；②阿胶滋阴养血；③甘草补中生津。诸药合用，具有清热解毒，养血止痢之功。

比较

709条白头翁汤与710条白头翁加阿胶甘草汤，同治湿热痢疾。①白头翁汤：为湿热下注于肠，以下利赤白黏胨、肛门灼热、里急后重为主，属实证；②白头翁加阿胶甘草汤：为阴虚气弱，湿热下注于肠，以下利赤白粗胨，发热腹满，里急后重，气短乏力为主，属虚实夹杂证。

引申

临床应用白头翁加阿胶甘草汤须具备两个条件：一是湿热下利，二是阴液损伤，两者缺一不可。①若仅为湿热下利，则不可加阿胶、甘草，因此为甘缓滋腻之品，有滞邪之弊；②若仅为血虚阴伤，又不宜用苦寒的白头翁汤，因苦能化燥，则更损其阴。故白头翁加阿胶甘草汤的临床应用，不拘于阴虚之体的热痢，亦可用于久痢伤阴，或产后下利。

原文2

产后下利，脉虚极者，白头翁加甘草阿胶汤主之。（942）

方药

白头翁加甘草阿胶汤 见厥阴病。

讲析

942条白头翁加甘草阿胶汤主之：产后体质已虚，营阴不足，又兼下利，更损阴血，脉呈极虚弱之象，应当用白头翁加甘草阿胶汤治疗，以清热止痢，养血滋阴，两者兼顾。

201 方—715 条
紫参汤

「原方」紫参汤方

紫参半斤 甘草三两
上二味，以水五升，
先煮紫参，取二升，
内甘草，煮取一升半，
去滓，分温再服。

原文

下利腹痛，若胸痛者，
紫参汤主之。（715）

讲析

由于湿热浊气郁滞于胃肠，气机不畅，升降失常，湿浊迫于下，则下利腹部疼痛；湿秽热浊之气上逆，壅塞胸膈，因肺居胸中，与大肠互为表里，大肠不利，则肺气失和，故兼胸部疼痛，应当用紫参汤治疗，以清利湿热，使湿热去，大肠和，肺气利，则下利愈，诸痛止。

注译

以上二味药物，用水五升，先煮紫参留存二升药液时，再加入甘草，煮至留取一升半药液为度，滤去药渣，分两次温服。

方释

紫参汤，由紫参、甘草二味药物组成。方中：①紫参味苦辛寒，除胸腹郁滞，通窍清热以降肺浊而止胸痛，通利肠道以除肠垢而止下利；②甘草和中调气，缓中定痛，制紫参之苦寒，以顾护脾胃之液。两药相须，使郁滞消除，气机宣畅，气通则痛愈，邪去而利止。

470

药释

◇ **紫参**

效应

　　本品味辛苦性寒，除胸腹郁滞，通窍清热以降肺浊而止胸满，通利肠道以除肠垢而止下利。

202 方—716 条
诃黎勒散

诃黎勒十枚，煨

上一味，为散，粥饮
和，顿服之。

原文

气利，诃黎勒散主之。
（716）

讲析

716 条诃黎勒散主之：中气下陷，气虚不固，
下利滑脱，稀便随矢气而流出，矢气不臭秽，
泄泻不稠黏，应当用诃黎勒散治疗，或佐以益
气升提之品，以温涩固脱。

注解

粥饮和：用稀的饭米汤调和饮服。

注译

以上一味药物，捣为散剂，用稀的饭米汤调和
一次饮服。

方释

诃黎勒散，由诃黎勒一味药物组成，方中诃黎
勒苦温酸涩，有敛肺涩肠、止利固脱之功。

注释

粥饮和，顿服之：诃黎勒煨后为散，专以温涩
固脱，并用稀的饭米汤调和一次饮服，取其益
胃肠而健中气，则滑泄止而矢气除。

◇ **诃黎勒**

效应

涩肠止泻：本品借酸以收固涩作用，以制止腹泻，且兼苦泄，又有下气消胀之效，用于泄泻、痢疾之邪气已衰而久泄不止者。

敛肺利咽：本品能敛肺下气止咳，又能清肺利咽开音，用于肺虚喘咳而久咳失音。

评述

本品酸涩收敛，凡外有表邪，痰嗽泻痢初起，内有湿热积滞者忌服。

203 方—722 条
半夏干姜散

「原方」半夏干姜散

半夏 干姜各等分

上二味，杵为散，取
方寸匕，浆水一升，
煮取七合，顿服之。

原文

干呕，吐逆，半夏干
姜散主之。（722）

讲析

722 半夏干姜散主之：胃有寒邪郁遏，不能降
浊，失于和降而胃浊上逆，则干呕吐逆；寒邪
郁遏，胃阳不伸，使津液不能布散而凝聚为清
稀涎沫，随寒邪上逆而吐出黏液和白沫，故应
当用半夏干姜散治疗，以温胃降逆止呕。

注译

以上二味药物，捣为散剂，取方寸匕，酸浆水
一升半，煮至留取七合，一次服下。

方释

半夏干姜散，由半夏、干姜两味药物组成。方
中：①半夏辛燥，长于降逆止呕；②干姜辛
热，善能温中祛寒。二药合用，温胃降逆；以
浆水煮服，取其甘酸调中止呕；顿服的目的在
于集中药力，速取温中止呕之效。

比较

550 条小半夏汤与 722 条半夏干姜汤，均用半
夏降逆止呕。所异者：①小半夏汤配生姜以宣
散化饮，宜治停饮，因生姜辛温，重在散寒
"走而不守"，主治饮盛抑阳的呕逆；②半夏干
姜散配干姜以温中散寒，宜治胃寒，因干姜辛
温，重在温阳"守而不走"，主治阳虚寒饮呕
逆。所以说小半夏汤与半夏干姜散两者均是以
半夏为主的化饮止呕之剂。

204 方—725 条
生姜半夏汤

「原方」生姜半夏汤

生姜汁一斤 半夏半升
上二味，以水三升，
先煮半夏取二升，内
生姜汁，煮取一升，
小冷，分四服，日三
夜一，呕止，停后服。

原文

病人胸中似喘不喘，
似呕不呕，似哕不哕，
彻心中愦愦然无奈
者，生姜半夏汤主之。
（725）

讲析

725 条生姜半夏汤主之：由于寒饮搏结胸中，
气机升降出入受阻，影响到肺胃，凌迫于心，
故有诸多症状。①寒饮及肺，则清气不布，肺
气被郁，但并非肺脏自病，故"似喘不喘"；
②寒饮及胃，胃气受阻，但并非胃腑自病，只
有欲呕之势，故"似呕不呕"；寒饮上逆至胸，
胸阳不布，气机升降不利，故"似哕不哕"；
③胸中阳气受阻，逼迫于心，心阳被郁，气血
不能温通畅行，心中感到烦闷懊恼，有难于忍
受之苦。这虽是客观的自觉症状，却反映了寒
饮搏结于胸膈，影响于肺胃，凌迫于心的病变
特点，治当辛温化饮，开郁散结，故应当用生
姜半夏汤治疗，以舒胸阳，则诸证得解。

注解

①小冷：恐寒冷固结于中，拒热药而不纳，反
致呕吐，故待稍凉之时服用。
②分四服：分四次服用，通过药力的持续作
用，逐渐消散胸胃寒饮邪气，以避免一次大剂
量服用，可能引起不必要的呕吐。

注译

以上二味药物，用水三升，先煮半夏取二升药

液，再加入生姜汁，煮至留取一升药液为度，待药液稍凉时分四次服用，白天服三次，夜间服一次，症状消失后停止服用。

方释

生姜半夏汤，由生姜汁、半夏二味药物组成。方中：①生姜汁之力迅速而猛，意在宣通阳气以散饮；②半夏属至捷之品，开郁散结以降逆。两者同用，为蠲饮极著效验之剂。

注释

小冷，分四服：姜汁辛烈之气较强，且用量较大，为了避免寒饮固结于中，拒热药而不纳，反致呕逆，故需热药冷服，待药下咽后，冷气即消，药性便发，以免格拒为患；又因寒饮内结，难以骤消，所以多次服用，以持续发挥药效，使胸中邪气缓缓消散。

205 方—726 条
橘皮汤

「原方」橘皮汤

橘皮四两　生姜半斤
上二味，以水七升，
煮取三升，温服一升，
下咽即愈。

原文

干呕哕，若手足厥者，
橘皮汤主之。（726）

讲析

胃气以和降为顺，寒邪袭胃，其气上逆，则干呕；寒邪动膈，则哕逆作声；胃为寒邪所阻，胃阳被遏，阳气不能温煦通达四末，则手足有轻度的寒冷感，说明是暂时性的胃寒气闭，并非阳气虚衰而是阳气不能达于四末，待寒消则手足发凉得解，应当用橘皮汤治疗，以通阳和胃，宣通胃阳，则寒邪得散，胃气和顺，诸证得愈。

注译

以上二味药物，用水七升，煮至留取三升药液为度，趁温服下一升，咽下药液后，即可痊愈。

方释

橘皮汤，由橘皮、生姜二味药物组成。方中：①橘皮理气和胃，理胸膈间壅滞之逆，并通胃络；②生姜散寒止呕，即散寒而宣阳气，促使上焦之阳开朗、气机调达。二药合用，祛邪通阳，则诸证得除。

206 方—727 条
橘皮竹茹汤

「原方」橘皮竹茹汤

橘皮二斤 竹茹二升
人参一两 甘草五两
生姜半斤 大枣三十枚
上六味，以水一斗，
煮取三升，温服一升，
日三服。

原文

哕逆，其人虚者，橘
皮竹茹汤主之。（727）

讲析

727 条橘皮竹茹汤主之：素体虚弱，胃虚有寒，
胃失和降，虚寒动膈，气逆上冲则哕逆，应当
用橘皮竹茹汤治疗，以补虚祛寒，降逆和胃，
若属于胃中实热或胃中湿热所致的哕逆，皆非
本方所宜。

注译

以上六味药物，用水一升，煮至留取三升药液
为度，趁温服下一升，每日服三次。

方释

橘皮竹茹汤，由橘皮、竹茹、人参、甘草、生
姜、大枣六味药物组成。方中：①橘皮理气和
胃；②竹茹除烦止呕；③生姜降逆开胃；④人
参、甘草、大枣补虚和中，诸药合用，组成补
虚祛寒，降逆和胃之方，使虚寒得除，胃气得
和，则哕逆得愈。

207 方—729 条
黄连茯苓汤

黄连二两　茯苓三两
阿胶一两半　芍药三两
黄芩三两　半夏一升
上六味，以水一斗，先煮五味，取三升，去滓，内胶烊消，分温三服。若胸中热甚者，加黄连一两，合前成三两；腹满者，加厚朴二两；虚者，加甘草二两；渴者，去半夏，加栝蒌根二两。

原文

便脓血，相传为病，此名疫利，其原因，于夏而发，于秋热、燥相搏，遂伤气血，流于肠间，其后乃重，脉洪变数，黄连茯苓汤主之。（729）

讲析

729 条黄连茯苓汤主之：由于夏季热时过食冷食，潜伏热邪于内，到秋季与燥邪相搏结，遂伤气血，直犯胃肠，流于肠间，乃便脓血，应当用黄连茯苓汤治疗，以清热润燥。

注译

以上六味药物，用水一斗，先煮其中五味药物，煮至留取三升药液时，滤去药渣，再加入阿胶烊化溶解，分三次温服。若胸热，加重黄连量；腹满，加厚朴；虚弱，加甘草；口渴，减半夏，加栝蒌根。

方释

黄连茯苓汤，由黄连、茯苓、阿胶、芍药、黄芩、半夏六味药物组成。方中：①黄连清脏热坚肠止利；②茯苓利水道，通三焦之气；③阿胶、黄芩滋阴，润血燥；④芍药清热祛瘀而行血痹；⑤半夏通液而降胃逆。诸药合用，清热润燥。

注释

①胸热：心火甚，加黄连的量以泻心火。

②腹满：脾气结，加厚朴以行气滞。

③虚弱：正气亏虚，加甘草以补中益气。

④口渴：津液耗，减半夏之燥，加栝蒌根以生津止渴。

208 方—730 条
甘草粉蜜汤

「原方」甘草粉蜜汤

甘草二两 白粉一两即
铅粉 蜜四两
上三味，以水三升，
先煮甘草，取二升，
去滓，内粉蜜，搅令
和，煎如薄粥，温服
一升，差，止后服。

原文

病人呕吐涎沫，心痛，
若腹痛，发作有时，
其脉皮洪大者，此虫
之为病也，甘草粉蜜
汤主之。（730）

讲析

730 条甘草粉蜜汤主之：蛔虫寄生于肠部，脘
腹疼痛是因蛔虫窜扰于肠胃，气机逆乱所致，
蛔虫窜扰脘腹，则嘈杂且脘腹疼痛。空腹时则
蛔虫欲食而扰动，故痛时多在清晨或空腹饥饿
时；蛔虫得食稍安，因而食后痛减。当今验证
蛔虫以结合检查粪便有无虫卵，才可确诊为蛔
虫的有无。在治疗方面，对于使用一般杀虫药
物无效的蛔虫腹痛，宜选用甘草粉蜜汤，乃是
用甘味药投虫所好于先，继之铅粉杀虫于后，
况甘草、蜂蜜又养胃和中，缓急止痛，以防铅
粉中毒。铅粉毒性甚剧，用时宜慎，不可多服。

注译

以上三味药物，用水三升，先煮甘草，煮至留
取二升药液时，滤去药渣，再加入铅粉、蜂
蜜，搅拌调均，煎至呈稀薄的粥状，趁温服下
一升，病愈止服。

方释

甘草粉蜜汤，由甘草、铅粉、蜂蜜三味药物组
成。蛔虫病已用过一般杀虫药而未取得疗效，
所以用铅粉峻药杀虫，与甘草、蜂蜜同服，诱
使虫食，甘味既尽，药效始发，而虫患乃除。

药释

◇铅粉

效应

铅粉，又称白粉，不溶于水，能杀虫，有剧毒。

评述

用铅粉杀虫时，应注意药物用量，用法及服法，以避免中毒。

用量：甘草6克，铅粉1.5克，蜂蜜30克。

用法：先煮甘草，取汁去渣，加入铅粉、蜂蜜，再合煎10分钟即可。

服法：宜空腹一次服，不可一日再服。由此可见，使用甘草粉蜜汤驱虫时，既要严格掌握药物剂量及其比例，又要注意煮煎法及服法。

209 方—731 条
大乌头煎

「原方」大乌头煎

乌头大者 五枚，熬去皮

上一味，以水三升，煮以一升，去滓，内蜜二升，煎令水气尽，取二升，强人服七合，弱人服五合，不差，明日更服。

原文

厥阴病，脉弦而紧，弦则卫气不行，紧则不欲食，邪正相搏，即为寒疝，绕脐而痛，手足厥冷，是其候也，脉沉紧者，大乌头煎主之。(731)

讲析

731 条大乌头煎主之：寒疝是一种阴寒性脐部周围疼痛的疾病，素体阳虚阴盛是发病的根据，外感寒邪是发病的诱因，其特点为内外皆寒。①由于阳虚则脉微，阴寒偏盛则脉弦，阳虚寒盛，脏腑失煦，气机凝聚，因而腹部疼痛，形成寒疝，可见寒疝脉呈微弦之象，是阳虚内寒，病证较轻。②若寒疝呈弦紧之象，因为脉弦为里阳不足，阴寒偏盛；脉紧为外感风冷，里阳不足，御邪无力，风寒直中，两寒相搏，则脉呈弦紧之象，见绕脐疼痛，此时说明阳虚寒甚。③若邪正相搏，寒邪凝聚不散，阳气内闭，不但绕脐疼痛，而且脉象也由弦紧转为沉紧，应当用大乌头煎治疗，以温阳散寒解痛。同时，说明寒疝虽以弦脉为主，但随阳气的盛衰，寒邪的轻重，而出现不同的兼脉。

注解

①煮：用火把水中的药物煮出有效成分。
②煎：用火把药汁熬干或部分熬干。

注译

以上一味药物，用水三升，煮至留取一升药液时，滤去药渣，加入蜂蜜二升，煎至水分尽去，留取二升，强壮之人服七合，体弱之人服五合，若疗效不著，剩余的药第二天再服。

方释

大乌头煎由乌头一味药物组成。方中乌头壮阳以驱阴寒，用蜜煎，缓急以止疼痛，令水尽已成膏状，乌头气味尽入蜜中，既可减轻乌头之毒性，又可延长乌头之药效。详述大乌头煎只用乌头一味，大辛大热有毒，为复阳散阴之峻剂，由于阴寒内结，寒气极盛，故用大乌头煎破积散寒止痛。制方中令其气味尽入蜜中，变辛为甘，变急为缓，故为寒疝之主方。

注释

强人服七合，弱人服五合，不差，明日更服：仲景示意大乌头煎药性猛烈，应用时要根据病人体质的强弱，给予不同的剂量，用时宜慎。

药释

◇乌头

《神农本草经》：“主中风，恶风洗洗出汗，除寒湿痹，咳逆上气，破积聚寒热。”（76）

效应

祛风湿，温经止痛：本品辛散温通，善于逐风邪，除寒湿，故能温经止痛，用于寒证的心腹剧痛，疝痛，及风寒湿痹的遍身作痛或麻木不仁。

评述

乌头为大辛大热峻烈之品，所以虚人及热证的疼痛忌用，反白及、贝母、半夏、白蔹、瓜蒌实。

210 方—732 条
当归生姜羊肉汤

「原方」**当归生姜羊肉汤**

当归三两　生姜五两
羊肉一斤

上三味，以水八升，煮取三升，温服七合，日三服。寒多者，加生姜成一斤，痛多而呕者，加橘皮二两、白术一两。加生姜者，亦加水五升，煮取三升，分温三服。

原文 1

寒疝，腹中痛，若胁痛里急者，当归生姜羊肉汤主之。（732）

讲析

当归生姜羊肉汤主之：本条寒疝则因血虚引起胁腹疼痛，两胁属肝、肝主藏血，血不足则气亦虚，气虚则寒自内生，气不足便是寒，胁腹缺少血的濡养和气的温煦，则寒邪凝滞，因而胁腹拘急疼痛，缠绵难已，痛势轻缓，有喜温得按则舒之感，故应当用当归生姜羊肉汤治疗，以养血祛寒为要。

注译

以上三味药物，用水八升，煮至留取三升药液，趁温服下七合，每日服三次。如果寒象重，生姜加重；如果疼痛严重伴有呕吐，加橘皮、白术。若加生姜时多加水五升，煮取三升，分三次温服。

方释

当归生姜羊肉汤，由当归、生姜、羊肉三味药物组成。方中：①当归辛甘温润，养血行滞；②生姜辛温走散，可温经散寒；③羊肉为血肉有情之品，养血补虚。三品合用，共成养血温经、散寒行滞之剂。

寒多者，加生姜一斤；痛多而呕者，加橘皮二两、白术一两：说明寒邪偏盛，重用生姜以增强温散止痛之效；呕吐加橘皮、白术，以健脾和胃、理气止呕为宜。

药释

◇羊肉

效应

羊肉为血肉有情之品，养血补益，以温经散寒行滞。

原文2

产后腹中疞痛，若虚寒不足者，当归生姜羊肉汤主之。（935）

方药

当归生姜羊肉汤 见厥阴病。

讲析

935条当归生姜羊肉汤主之：产后营血亏虚，胞室骤空，风寒之邪易于乘虚入里，风性善动，寒性善凝，血虚寒滞，脉络不和，故产后腹中隐隐作痛，因证属虚寒，复因气血不足，故应当用当归生姜羊肉汤治疗，以养血补虚，散寒行滞。

比较

妊娠病与产后病皆可见"腹中疞痛"，但两者病机不同，其治有别：① 925条妊娠腹中疞痛，为血虚而湿扰于内，故治宜当归芍药散以养血调肝，健脾利湿；② 935条产后腹中疞痛，为血虚而寒动于中，故治宜当归生姜羊肉汤以养血补虚，散寒行滞。

211 方—733 条
乌头桂枝汤

【原方】乌头桂枝汤

乌头五枚

上一味，以蜜二升，煮减半，去滓，以桂枝汤五合解之，令得一升。初服二合，不知，即服三合，又不知，加至五合。其知者，如醉状，得吐者，为中病。

【原文】

寒疝，腹中痛，手足不仁，若逆冷，若身疼痛，灸刺诸药不能治者，乌头桂枝汤主之。（733）

【讲析】

733 条乌头桂枝汤主之：本条为阳气虚衰，寒邪凝滞，内外俱寒之证，因艾灸、针刺及一般药物不能奏效，故以乌头桂枝汤峻猛之剂两解表里之寒而治之。

【注译】

以上一味药物，加入蜂蜜二升，煮至留取一升药液时，滤去药渣，用桂枝汤五合溶化蜜煎的乌头制剂，再煎至一升，先服二合；若未见疗效，再服三合；若还未见疗效，再服五合。病人服药奏效时，如醉状，得呕吐，为药已中病的征兆。

【方释】

乌头桂枝汤，由乌头、桂枝汤、蜂蜜组成。方中：①乌头大辛大热，可温经散寒止痛，以祛沉寒痼冷。②合用桂枝汤调和营卫，以解肌表之寒邪。③因乌头作用猛烈，不宜突然大剂量服用，以中病即止为宜，必须指出，乌头贵在久煮，否则易发生乌头碱中毒。由于乌头有毒，必须注意煮法：与蜜同煮，可减轻毒性，并能延长药效；用桂枝汤溶化蜜煎的乌头制剂，再浓缩煎汤服用，以提高疗效。

①初服二合，不知，即服三合，又不知，加至五合：服药要注意剂量，量小不能达到疗效，量大又易中毒，如何掌握其剂量，仲景以试探法定其量，使剂量由小到大逐渐递增服用，以知为度。所谓以知为度，仲景示意，从小剂量开始，摸索加量，这种经验之谈，值得借鉴。

②其知者，如醉状，得吐者，为中病：所谓服药感观现状，即服乌头剂后，如醉状，得呕吐，若呼吸、脉搏、神志诸方面无大的变化，则为"瞑眩"反应，药中病所，为奏效之兆，这是病人出现轻微的中毒反应，药物剂量已达到最大安全量，不可再加大服用剂量，否则会出现乌头碱中毒。在服药期间，一旦出现呼吸急促，心跳加快，脉搏间歇，甚至神志昏迷，这是中毒反应，应立即停止服用，急当抢救，并速服绿豆汤以解之。

212方—734条
蜘蛛散

「原方」蜘蛛散

蜘蛛十四枚，熬 桂枝
一两

上二味，为散，以白
饮和服方寸匕，日再
服，蜜丸亦可。

原文

病人睾丸偏有大小，
时有上下，此为狐疝，
宜先刺厥阴之俞，后
与蜘蛛散。（734）

讲析

734条宜先刺厥阴之俞，后与蜘蛛散：狐疝，
为肝经有寒气凝结，气机郁滞，病在阴囊部
位，涉及少腹，这种疝气，起立走动时坠入阴
囊，平卧时则缩入腹内，轻者仅有重坠感，重
者则阴囊牵引少腹剧痛之状，治疗应以辛温通
利为主，可先针刺厥阴经俞穴，然后再服以蜘
蛛散。

注译

以上二味药物，研细末为散，用白开水冲服方
寸匕，每日服三次，亦可制成蜜丸服。

方释

蜘蛛散由蜘蛛、桂枝二味药物组成。方中：
①蜘蛛捷于破结通利，泄下焦结气，消散肝经
之邪；②桂枝辛温，以温散厥阴风寒之邪。二
药相伍，温散风寒，通利血气，用以治狐疝。

注释

为散，蜜丸亦可：即病急则用散，病缓则用丸
之意。但蜘蛛有毒，用时宜慎，用量不宜过
大；必须炙用，以减低毒性。

◇蜘蛛

效应

破结通利，泄下焦结气，能消散肝经之邪，有毒。

评述

用时严格选择蜘蛛品种，最好选用屋檐下大蜘蛛网上之大黑蜘蛛，每枚约为大拇指头大小，去其头足，置磁瓦上焙黄干燥之后研细为末。若误用花蜘蛛则有中毒之虑。

213 方—738 条
茯苓泽泻汤

『原方』茯苓泽泻汤方

茯苓半斤　泽泻四两
甘草二两　桂枝二两
白术三两　生姜四两
上六味，以水一斗，煮取三升，去滓，温服一升，日三服。

原文

消渴欲饮水，胃反而吐者，茯苓泽泻汤主之。（738）

讲析

738条茯苓泽泻汤主之：脾虚失运，转输不利，胃虚停饮，水饮与食物停滞于胃，胃气上逆，则呕吐，水谷精微不能运化为津液，胃中虚燥，则渴欲饮水以滋润其燥。饮邪上泛，则呕吐频作，渴而复饮，则更助饮邪，以致停饮愈多，呕吐愈甚。由于本证系饮阻气逆所致，故宜以健脾利水，化气散饮的茯苓泽泻汤治疗。

注译

以上六味药物，用水一斗，煮至留取三升药物为度，滤去药渣，趁温服下一升，每日服三次。

方释

茯苓泽泻汤，即，苓桂术甘汤加生姜、泽泻而成，由茯苓、泽泻、甘草、桂枝、白术、生姜六味药物组成。方中：①重用淡渗的茯苓以利水行津；②甘淡的泽泻通利水湿之滞；③苦温的白术健脾燥湿，以制水湿之邪；④甘平的甘草益胃生津；⑤故四药相伍，脾胃双补，中气复津，自然渴吐可止，犹恐下焦气化不宣，茯苓、泽泻力缓，难进通利功效；中焦遗寒未散，白术、甘草性平，不尽温行妙用，故加桂枝宣气化以助通利，加生姜散遗寒以复温行。诸药合用，使气化水行则饮邪得解，而渴吐自止。

比较

茯苓泽泻汤用 374 条的五苓散，去猪苓，加甘草、生姜而成，惟五苓散重点在于膀胱气化不行，小便不利，以致水反上逆，故泽泻用量独重，佐以桂枝、茯苓、猪苓，偏于利小便；茯苓泽泻汤重点在于胃有停水，中阳不运，则口渴呕吐并见，故茯苓用量独重，配以甘草、生姜，偏于和胃止呕，不用猪苓者，恐淡渗太过，免多吐伤津也。至于化气利水，乃桂枝之功，二方皆用。

214 方—739 条
文蛤汤

「原方」文蛤汤

文蛤五两　麻黄三两
甘草三两　生姜三两
石膏五两　杏仁五十枚
大枣十二枚
上七味，以水六升，
煮取二升，去滓，温
服一升，汗出即愈，
若不汗再服。

原文

消渴欲得水，而贪饮
不休者，文蛤汤主之。
（739）

讲析

739 条文蛤汤主之：渴欲饮水，本属津液不足
的正常现象；若渴而饮水不止，水停为饮，津
液不布，饮郁化热，津液又伤，则属病理变
化，因为里有热，热则消水，故而贪饮。多饮
则水湿内积，加之余热未清，难免不变生他
证，故治用文蛤汤发散祛邪，清热止渴。

注译

以上七味药物，用水六升，煮至留取二升药液
为度，滤去药渣，趁温服下一升，若有汗出，
就可自愈；如果不汗出，再服一次。

方释

文蛤汤，由文蛤、麻黄、甘草、生姜、石膏、
杏仁、大枣七味药物组成。该方之用药，即
339 条大青龙汤去桂枝、加文蛤，或 364 条麻
杏甘石汤加文蛤、生姜、大枣，或 878 条越婢
汤加文蛤、杏仁，皆为表里同病而设。方中：
①文蛤咸寒，泄热生津，利水消饮；②麻黄、
杏仁、生姜宣肺散饮；③石膏清解郁热；④甘
草、大枣和胃调中，化饮生津。综观全方，外
能发越水气，使水饮从表得以宣散，即解表而
调和营卫；内能利肺和胃，使邪热从汗得以透

出，即清热而生津止渴，则口渴得解。

注释

汗出即愈，若不汗再服：文蛤汤重在宣肺气，清肺热、疏解表邪而止渴，服之使邪热从汗得以透出，水饮从表得以宣散，故汗出其病得愈，不汗出，再服一次，切不可用于无表邪之渴。

比较

738 条茯苓泽泻汤证与 739 条文蛤汤证不同：①茯苓泽泻汤证为饮停无热，饮逆则呕，水津不布则渴，以饮盛为重，故用茯苓泽泻汤治疗，重在温化利水；②文蛤汤证乃饮郁化热，里热内存而贪饮，故用文蛤汤治疗，重在清热生津、透表散饮。

215方—740条
小柴胡加茯苓汤

「原方」小柴胡加茯苓汤

即小柴胡汤加茯苓四两。

煎服法同。

原文

小便痛闷，下如粟状，少腹弦急，痛引脐中，其名曰淋，此热结在下焦也，小柴胡加茯苓汤主之。（740）

讲析

740条小柴胡加茯苓汤主之：小便时尿道疼痛且有阻塞感，排出粟米状之物，少腹弦紧拘急，疼痛牵引脐中，这是邪热郁结下焦肾与膀胱的缘故。尿液为热邪所灼，无论煎熬于何处，只要日久凝聚结成固体滓质，小者如沙、米之状，都应当用小柴胡加茯苓汤治疗。

注译

此方八味药物，用水一斗二升，煮至留取六升药液时，滤去药渣，继续煎熬浓缩至可取三升药液为度，趁温服下一升，每日服三次。

方释

小柴胡加茯苓汤，由八味药物组成。方中：①柴胡、黄芩味苦；②半夏、生姜味辛；③人参、甘草、大枣味甘；④茯苓淡渗。合成苦降辛开、甘调淡渗之法，诸药相伍，相辅相成，各奏其功。

引申

淋病，仲景列于厥阴篇之终，主之以小柴胡加茯苓汤者，以厥阴与少阳相表里，即所谓清热导水之法，淋病多属湿热蕴结膀胱，治以清热利湿，通淋排石为宜，即使兼有表邪，也不可纯用辛温发汗之品，误汗则伤阴助热，膀胱热炽，迫血妄行，易引起尿血。

霍乱吐利病并治

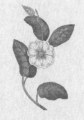

216 方—744 条
理中汤

人参三两　白术三两
甘草三两　干姜三两
上四味，以水八升，
煮取三升，去滓，温
服一升，日三服。

原文 1

湿气在内，与脾相搏，
发为中满，胃寒相将，
变为泄泻。中满，宜
白术茯苓厚朴汤，泄
泻，宜理中汤。若上
干肺，发为肺寒，宜
小青龙汤；下移肾，
发为淋漓，宜五苓散；
流于肌肉，发为黄肿，
宜麻黄茯苓汤。若流
于经络，与热气相乘，
则发痈脓；脾胃素寒，
与湿久留，发为水饮；
与燥相搏，发为痰饮，
治属饮家。（272）

方药

理中汤　见霍乱病篇。
小青龙汤　见太阳病中。
五苓散　见太阳病中。

讲析

272 条宜理中汤：湿气在内，变化尤多，若脾
湿与胃寒相搏，则阳明不安而水谷之气下陷，
湿流注于肠，变为泄泻，适合用理中汤治疗。

寒病，腹满肠鸣，食不化，飧泄，甚则足痿不收，脉迟而涩，此寒邪乘脾也，理中汤主之；其着也，则髀枢强痛，不能屈伸，枳实白术茯苓甘草汤主之。（300）

方药

理中汤　见霍乱病篇。

讲析

300 条理中汤主之：脾居腹中，为胃行其津液，以消化水谷，故腹中寒则腹满肠鸣，饮食不消化，则飧泄；脾主四肢，足太阴经脉起于足，寒甚阳衰于下，则足痿不收。所以应当用理中汤治疗，脏温寒散则气化复行，诸证自愈。

夫病人腹痛绕脐，此为阳明风冷，谷气不行，若反下之，其气必冲；若不冲者，心下则痞，当温之，宜理中汤。（581）

方药

理中汤　见霍乱病篇。

讲析

581 条宜理中汤：若贪食生冷，或感受寒凉，使风冷寒邪直中于里，凝滞腹中，影响脾胃功能，使水谷不能消化，停滞于胃肠，阻碍胃肠气机，法当以温化的方法治疗，用理中汤之类。

霍乱，呕吐下利，无寒热，脉濡弱者，理中汤主之。（744）

讲析

744 条理中汤主之：理中者，理中焦，理中汤证之吐利为脾胃虚寒，寒湿中阻，清阳不升，浊阴不降所致，以下利为主，并与腹满，时腹自痛并见，治宜温中祛寒，以人参、白术、干姜、甘草温运脾阳，升转大气之妙剂，升降复则吐利止，霍乱愈矣。

以上四味药物，用水八升，煮至留取三升药液为度，滤去药渣，趁温服下一升，每日服三次。

方释

理中汤，由人参、白术、甘草、干姜四味药物组成。方中：①人参、甘草补脾益气，使气充则阳生；②干姜辛温，温中散寒，与甘草相配，则温中复阳；③白术健脾燥湿，助运化之功，与干姜相伍，则温化寒湿。四药相协，则使中焦得温，腹痛自除，脾胃健运，升降复而吐利止矣。

引申

生姜、干姜、炮姜虽同属于姜，但由于加工炮制的不同，故其性味功效有所差异。①生姜用鲜品，性味辛温，长于发散外寒，又能止呕，多用于风寒表证及呕吐之证；②干姜为姜的干燥品，性味辛热，走散之力已减，温中之效为强，温中回阳、温肺化饮，为治疗脾胃寒盛之要药；③炮姜其味由辛转为苦涩，温经止血是其所长，多用于虚寒性出血证。所以前人有生姜走而不守、干姜能走能守、炮姜守而不走之说。

原文5

腹中胀满而痛，时时上下，痛气上则吐，痛气下则利，脉濡而涩者，理中汤主之。（752）

讲析

752条理中汤主之：脾湿中寒之吐利，有似霍乱之候。①脾湿中寒，谷气不化，脾气结滞而升降失常，痛气上则胃逆为吐，痛气下则脾陷为利，伴有腹中胀满而疼痛；②霍乱，自吐利而无腹痛胀满，故脾湿有吐利、腹痛胀满，而无愦乱之象，非霍乱也，也同样用理中汤治疗，以温中散寒。

原文6

霍乱证有虚实，因其人本有虚实，证随本变故也。虚者脉濡而弱，宜理中汤；实者脉急而促，宜葛根黄连黄芩甘草汤。(753)

方药

葛根黄连黄芩甘草汤 见太阳病中。

讲析

753条宜理中汤：霍乱证有虚实之分，因人的体质虚实而异，病证随人的体质而转变，虚者脉象濡弱，乃太阴脏寒之兆，故宜理中汤温运脾阳，以温中祛寒。

217 方—745 条
白术茯苓半夏枳实汤

[原方] 白术茯苓半夏枳实

白术三两　茯苓四两
半夏一升　枳实一两半
上四味，以水六升，煮取三升，去滓，分温三服。

原文

先吐后利，腹中满痛，无寒热，脉濡弱而涩者，此宿食也，白术茯苓半夏枳实汤主之。（745）

讲析

745 条白术茯苓半夏枳实汤主之：首先呕吐，知邪始于胃气上逆，然后下利而腹中胀满疼痛，知脾气结而谷气下行也；未有恶寒发热，知无外邪也；脉象濡弱而涩滞，知谷气阻滞，乃太阴之本象；吐利后，应谷气空虚，但仍满痛不除，这是有宿食的缘故，应当用白术茯苓半夏枳实汤治疗。

注译

以上四味药物，用水六升，煮至留取三升药液，滤去药渣，分三次温服。

方释

白术茯苓半夏枳实汤，由白术、茯苓、半夏、枳实四味药物组成。方中：①白术健脾燥湿；②茯苓健脾渗湿；③半夏降逆止呕；④枳实消积除痞。四药配伍，乃不外使之脾阳转运，兼理气结，复其升降运化之常，则客气无所容而病解。

218 方—748 条
白术石膏半夏干姜汤

「原方」白术石膏半夏干姜汤

白术二两　石膏半斤
半夏半斤　干姜二两
上四味，以水六升，
煮取三升，去滓，分
温三服。口渴者，加
人参二两、黄连一两。

原文

吐利、发热，脉濡弱
而大者，白术石膏半
夏干姜汤主之。(748)

讲析

748 条白术石膏半夏干姜汤主之：霍乱之呕吐、下利、发热，外不恶寒，脉濡弱而按之实大，此外证像阳明而内证像太阴，必其人体质异常，脾湿胃燥，胃燥则上热而吐，脾湿则下寒而利，故本霍乱证且兼阳明的缘故，应当用白术石膏半夏干姜汤治疗。

注译

以上四味药物，用水六升，煮至留取三升药液为度，滤去药渣，分三次温服。若口渴，在原方的基础上，加人参、黄连，煮服法相同。

方释

白术石膏半夏干姜汤，由白术、石膏、半夏、干姜四味药物组成。方中：①白术、干姜温脾以化湿；②石膏、半夏降逆而清热。化裁之奇，温凉并用而已。

219方—749条
四逆加吴茱萸黄连汤

「原方」四逆加吴茱萸
黄连汤

附子一枚，生用，去
皮，破八片 干姜一两半
甘草二两，炙 人参二
两 吴茱萸半升 黄连
一两
上六味，以水六升，
煮取二升，去滓，温
服一升，日再服。

原文

呕吐甚则蚘出，下利
时密时疏，身微热，
手足厥冷，面色青，
脉沉弦而紧者，四逆
加吴茱萸黄连汤主之。
（749）

讲析

749条四逆加吴茱萸黄连汤主之：呕吐，甚则
吐出蛔虫，为病之本像在厥阴；下利时而密集
时而疏缓，属肝气之乍泄乍郁也；身体微热，
手足逆冷，厥热并见更为厥阴证谛也；面色发
青，此为厥阴之候，肝气内寒而络色外露也；
脉象沉弦为肝气内郁，兼紧乃为寒气郁结也。
凡厥阴厥热并见，甚则吐蛔，此为寒热错杂之
邪，应当用四逆加吴茱萸黄连汤治疗。

注译

以上六味药物，用水六升，煮至留取二升药
液为度，滤去药渣，趁温服下一升，每日服
两次。

方释

四逆加吴茱萸黄连汤，由附子、干姜、甘草、人
参、吴茱萸、黄连六味药物组成。方中：①四逆
汤峻温其下；②加吴茱萸以暖肝阳；③佐黄连以
清心火，故治寒热错杂证。

220 方—750 条
理中加人参栝蒌根汤

「原方」理中加人参栝蒌根汤

人参四两 白术三两
甘草三两 干姜三两
栝蒌根二两
上五味，以水八升，
煮取三升，去滓，温
服一升，日三服。

原文

霍乱，吐利，口渴，
汗出，短气，脉弱而
濡者，理中加人参栝
蒌根汤主之。（750）

讲析

750 条理中加人参栝蒌根汤主之：发于夏秋的
暑气霍乱，其他时令无伤暑之候，暑热熏蒸分
腠，则见呕吐、下利、口渴、汗出、短气之
象；脉呈濡弱，为兼伤暑之兆。本条兼伤暑
气，寓活法，见其"证"，则用其"药"，不
论其暑与不暑也，故应当用理中加人参栝蒌根
汤治疗。

注译

以上五味药物，用水八升，煮至留取三升药
液为度，滤去药渣，趁温服下一升，每日服
三次。

方释

理中加人参栝蒌根汤，由人参、白术、甘草、
干姜、栝蒌根五味药物组成。方中：①理中汤
之药，理中焦，和阴阳，为吐利下专药；②加
重人参量，以益气滋阴；③加栝蒌根以清肺生
津，故治发于夏秋的暑气之霍乱。

221 方—751 条
理中加附子汤

人参三两　白术三两
甘草三两　干姜三两
附子一两
上五味，以水八升，
煮取三升，去滓，温
服一升，日三服。

原文 1

饮水即吐，食谷则利，
脉迟而弱者，理中加
附子汤主之。（751）

讲析

751 条理中加附子汤主之：今病者，饮水即吐出，食谷则下利，可知，不饮水则吐不作，不食谷则利自疏，且无挥霍撩乱之势，此为胃中寒冷，非霍乱之为病，故应当用理中加附子汤治疗。

注译

以上五味药物，用水八升，煮至留取三升药液，滤去药渣，趁温服下一升，每日服三次。

方释

理中加附子汤，由人参、白术、甘草、干姜、附子五味药物组成。方中：①理中汤之药，理中焦，和阴阳，为吐利之专药；②附子大辛大热，干姜、附子相伍，温阳散寒之力最强，故治脾胃阳虚，阴寒内盛重证，更为适宜。

霍乱转筋，必先其时已有寒邪留于筋间，伤其营气，随证而发，脉当濡弱，时一弦急，厥逆者，理中加附子汤主之。（754）

讲析

754 条理中加附子汤主之：霍乱转筋，必然首先已有寒邪留滞筋间，伤其营气，冷入于手之三阴三阳，则手转筋，冷入于足之三阴三阳，则足转筋，寒性收引，随霍乱之吐利而发作，乃寒邪盛之候，故应当用理中加附子汤，以治霍乱之吐利，加附子以温散转筋厥逆之寒邪。

222 方—755 条
理中丸

「原方」理中丸

人参三两　干姜二两
甘草三两　白术三两
上四味，捣筛，蜜和
为丸，如鸡子黄大，
以沸汤数合和一丸，
研碎，温服，日三服。
腹中未热，可益至
三四丸。

原文1

霍乱已，头痛，发热，
身疼痛，热多欲饮水
者，五苓散主之；寒
多不饮水者，理中丸
主之。（755）

方药

五苓散　见太阳病中。

讲析

755 条理中丸主之。由于人的体质强弱和感邪
轻重之异，同一霍乱病病愈后，余邪未尽，却
有不同的病情。条文中的"寒多"是指伴见的
寒象明显，表明其人寒湿内盛。"不饮水"源
于脾胃虚寒，胃气不降，脾气不升，则上吐下
利并作，故应当用理中丸治疗，以温中祛寒，
温补中阳，阳复寒消，则吐利得除。

注解

①沸汤：滚沸的开水。
②益：增加。

注译

以上四味药物，捣细过筛，用蜂蜜调和做成丸
剂，每丸如鸡子黄一般大，用开水数合调和一
丸，研碎，趁温服下，白天服三次，夜间服两
次。如果服药后腹中未有发热的感觉，可每次
用开水数合调和口服量，增加到三至四丸。

方释

理中丸，由人参、干姜、甘草、白术四味药物

组成。方中：①人参益气补中；②干姜温中土以胜寒邪；③甘草益中州，以补脾胃之体；④白术补脾阳以燥湿。四药组合，为温中补益之品，则中焦理，清浊分，吐泻自止。

注释

蜜和为丸：蜜丸者，缓理中焦，但不如用汤剂之效速。

比较

本条所用的两个汤方，皆是治脾胃寒之剂，根据里寒轻重而设。①里寒轻者用五苓散，以外疏内利，温阳化气兼和表，小便利，则大便自实；②里寒重者用理中丸，以温中祛寒，温补中阳，阳复寒消，则吐利得除。

引申

理中丸一方二法，既可制成丸剂，亦可煮汤服用，病情缓而须久服者，可用丸剂；病情急或服丸剂疗效较差者，当用汤剂。服丸剂药后，腹中由寒冷而转有温热感者，说明服丸剂药有效，可以续服；若腹中未有温热感，表明疗效不著或无效，多为病重药轻，可增加用量，或改服汤剂。为了疗效显著，服药后约一顿饭的时间，可啜热稀粥，且避寒保暖，勿揭衣被，以增强药效。

原文 2

大病差后，喜唾，久不了了，胸上有寒也，当以丸药温之，宜理中丸。（782）

讲析

782 条宜理中丸。大病瘥后，诸证消失，只是喜吐唾沫痰涎，其原因是：①中焦虚寒，脾失健运，津液不布；②上焦虚寒，肺失宣降，津液凝聚。致使手足太阴俱虚，津液不化，聚而为饮，为时日久，延绵不愈，应当选用温中散寒的理中丸温运脾肺，以敛摄津液为宜。理中丸为温补中焦脾胃之品，为什么能治"胸上有寒"之喜唾涎沫，究其因：一是本证属于中焦阳虚；一是方中的人参、干姜不仅能温补足太阴脾，也能温补手太阴肺，脾肺得温，则阳气得伸，津液得以布化，胸上之寒自能解除，而喜唾之证随之而愈。

223 方—758 条
四逆加人参汤

「原方」四逆加人参汤

甘草二两，炙 附子一枚，生用，去皮，破八片 干姜一两半 人参三两

上四味，以水三升，煮取一升二合，去滓，分温再服。

原文

伤寒，脉微而复利，利自止者，亡血也，四逆加人参汤主之。（758）

讲析

758 条四逆加人参汤主之：伤寒，脉微而又见下利，为阳脱阴竭之象，今下利自行停止，是因病人体内津液随下利而耗竭的缘故，故已无物可下，津液已竭，当"利"而无利，所谓"利自止者，亡血也"，营血与津液是互词，故用四逆加人参汤回阳益阴，惟恐四逆救里过于温烈，故加人参以救津液之竭。

注译

以上四味药物，用水三升，煮至留取一升二合为度，滤去药渣，分两次温服。

方释

四逆加人参汤，由甘草、附子、干姜、人参四味药物组成。方中：①甘草调中补虚；②附子温经回阳；③干姜温中散寒；④人参补气固脱，生津养液。所以说，四逆加人参汤由四逆汤加人参组方，四逆汤回阳救逆，加人参益气固脱，为挽救亡阳液脱急证的代表方。

引申

330 条四逆汤、656 条通脉四逆汤、758 条四逆加人参汤，三方皆由人参、甘草、干姜、附

子四味药物组成，但所异者：①通脉四逆汤用人参一两；②四逆汤加至人参二两；③四逆加人参汤加重人参三两，尤如423条桂枝加桂汤、608条桂枝加芍药汤之剂，药味相同，而药量变，则功效亦随之变也。

224 方—762 条
通脉四逆加猪胆汁汤

「原方」通脉四逆加猪胆汁汤

甘草二两, 炙 干姜三两
附子大者一枚, 生用
猪胆汁半合 人参二两
上五味, 以水三升,
先煮四味, 取一升,
去滓, 内猪胆汁, 搅
匀, 分温再服。

原文

吐已, 下断, 汗出而
厥, 四肢拘急不解,
脉微欲绝者, 通脉四
逆加猪胆汁汤主之。
（762）

讲析

762 条通脉四逆加猪胆汁汤主之: 由于吐利太过, 使阳气衰微欲绝, 阴液严重耗竭, 导致无物可吐而自止, 无物下利而止断, 阳气外亡, 津液不摄, 则汗出淋漓, 筋脉失于阳气的温煦, 则手足厥冷; 筋脉失于阴液的濡养, 则四肢拘急不得缓解。可见, 其证不仅阳亡势急, 而且阴液涸竭, 阴阳离绝之势已现, 病情相当严重, 此时救治已非 330 条四逆汤所能胜任; 若用 656 条通脉四逆汤, 恐有辛温燥动浮阳, 反有损阴耗液之弊; 故用通脉四逆加猪胆汁汤, 俾在回阳救逆之中, 加入猪胆汁既制约阴寒之邪对辛热药物的格拒, 又兼有益阴和阳之用, 更能切中病情。

注译

以上五味药物, 用水三升, 先煮甘草、干姜、附子、人参四味药, 煮至留取一升药液为度, 滤去药渣, 再加入猪胆汁, 搅拌调均, 分两次温服。

方释

通脉四逆加猪胆汁汤, 由甘草、干姜、附子、猪胆汁、人参五味药物组成。方中: ①通脉四逆汤为回阳之剂，具有破阴回阳、通达内外之效。②猪胆汁性寒，能引大辛大热之干姜、附子入阴，减少或制约阴寒太盛对辛热药物的格拒不受，又可借助苦润之性以益阴滋液，既可补益吐利之液竭，又可制约干姜、附子燥热劫阴之弊。故诸药相伍，有回阳救逆，益阴和阳之功。

比较

330 条四逆汤、656 条通脉四逆汤、762 条通脉四逆加猪胆汁汤，均治阳虚阴盛证。①四逆汤治一般阳虚阴盛证，以肢厥、下利、脉沉为多见；②通脉四逆汤治阳虚阴盛、虚阳外越证，除有阳虚阴盛的症状外，伴有汗出，反不恶寒，或面赤、咽痛的虚阳外越症状；③通脉四逆加猪胆汁汤治在通脉四逆汤证的基础上更有吐利俱停，四肢拘急不解，脉不出等阴液耗竭之候，病证程度更为严重。

引申

654 条白通加猪胆汁汤与 762 条通脉四逆加猪胆汁汤，同治阴盛阳微证。①白通加猪胆汁汤治阳气被格拒为主，阴竭的表现并不突出，为阴盛戴阳证，服用 653 条白通汤后，不但下利不止，反而呈厥逆无脉、干呕烦之象，此并非药不对证，而是病重药轻，过盛之阴与辛热之药发生格拒而成。由于病情较急，使用白通加猪胆汁汤的目的，在于以白通汤破阴回阳，通达上下，加人尿、猪胆汁，意在取其咸寒苦降，引阳入阴，使热药不致被寒邪所格拒，以利于发挥白通汤的回阳救逆作用；②通脉四逆加猪胆汁汤治阳亡阴竭为重，格拒之势不甚，以"吐已下断，汗出而厥，四肢拘急不解，脉微欲绝"为主证，其证缘于霍乱吐利后，致使阳亡阴竭而成，因其阳亡势急，阴竭亦甚，阴阳离绝之势已现，或有阴阳格拒现象，病情十分危急，使用通脉四逆加猪胆汁汤的目的，在于回阳救逆，益阴和阳。两方同中有异，应予辨别。

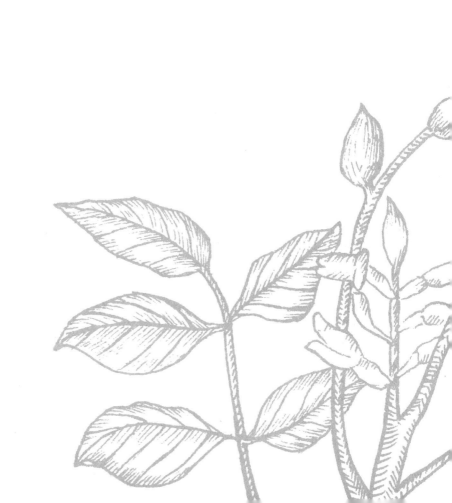

痓阴阳易差后劳复病并治

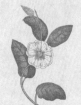

225 方—773 条
栝蒌桂枝汤

[原方] 栝蒌桂枝汤

栝蒌根三两 桂枝三两，去皮 甘草二两，炙 芍药三两 生姜三两，切 大枣十二枚，擘

上六味，以水七升，煮取三升，去滓，适寒温，服一升，日三服。

原文

太阳病，其证备，身体强，几几然，脉反沉迟，此为痉，栝蒌桂枝汤主之。（773）

讲析

太阳中风的表虚证具备，既然系属痉病，则津气耗伤，不足濡养筋脉，筋脉失养而身体强直，俯仰转侧不能自如，故用栝蒌桂枝汤治疗，宜解肌祛邪，生津滋液，以舒缓筋脉。

注译

以上六味药物，用水七升，微火煮至留取三升药液为度，滤去药渣，适合适宜的温度服一升，每日服三次。

方释

栝蒌桂枝汤，由栝蒌根、桂枝、甘草、芍药、生姜、大枣六味药物组成。方中：①栝蒌味苦入阴，生营血，益津液，舒润筋脉；②桂枝辛温，宣通卫阳，祛风于外，且能舒通筋脉；③芍药酸苦微寒，收敛阴液，和营于内；④生姜辛散，佐桂枝以祛风；⑤炙甘草、大枣益气调中，助芍药以和营。合而用之，外散风邪，内滋津液，使经气流畅，筋脉得养，达到舒缓筋脉的目的。

比较

315 条桂枝加葛根汤证，与 773 条栝蒌桂枝汤证，颇为类似：桂枝加葛根汤证为项背强几几，是感受风邪，邪盛于表，经气不舒，阻滞津液运行，经脉失去濡养；栝蒌桂枝汤证为身体强，几几然，是风淫于外，津伤于内。故两者用桂枝汤相同，所异者：①桂枝加葛根汤，为桂枝汤加葛根，以助其散，解肌升津；②栝蒌桂枝汤，为桂枝汤加栝蒌根，以滋其内，生养津液。

226 方—775 条
桂枝加附子当归细辛人参干姜汤

[原方] 桂枝加附子当归细辛人参干姜汤

桂枝三两 芍药三两 甘草二两，炙 当归四两 细辛一两 附子一枚，炮 人参二两 干姜一两，炙 生姜三两，切 大枣十二枚，擘

上十味，以水一斗二升，煮取四升，去滓，温服一升，日三服，夜一服。

原文

痉病，手足厥冷，发热间作，唇青目陷，脉沉弦者，风邪入厥阴也，桂枝加附子当归细辛人参干姜汤主之。（775）

讲析

775 条桂枝加附子当归细辛人参干姜汤主之：痉病，外因之发，起于太阳；内因之发，属于血脏。以外风伤筋，内风动脏，外内合邪，厥阴直中其邪之象，为手足厥冷，发热间作，唇青目陷，是风邪入厥阴之征，皆厥阴脏气外应之候，宜桂枝加附子当归细辛人参干姜汤，温脾固肾，以御病邪之传；益气养营，以启风木之陷。

注译

以上十味药物，用水一斗二升，煮至留取四升药液为度，滤去药渣，趁温服下一升，白天服三次，晚间服一次。

方释

桂枝加附子当归细辛人参干姜汤，由桂枝、芍药、甘草、当归、细辛、附子、人参、干姜、生姜、大枣十味药物组成。方中：①桂枝汤加附子、干姜，便入厥阴；②加当归、细辛、人参，可以展气血旁充之力。诸药合用，养血濡筋，则举陷止风。

227 方—778 条
烧裈散

[原方] 烧裈散

上，剪取妇人中裈近隐处，烧灰，以水和服方寸匕，日三服，小便即利，阴头微肿则愈。妇人病，取男子裈裆烧，和服如法。

原文

伤寒，阴阳易之为病，其人身体重，少气，少腹里急；或引阴中拘挛，热上冲胸，头重不欲举，眼中生花，膝胫拘急者，烧裈散主之。（778）

讲析

778 条烧裈散主之：患伤寒之病体未复，男女行交媾，耗其阴精，动其阳气，使阴阳气津复虚，邪火随之而动，这种病情，法当导其邪火下行，应当用异性的烧裈散治疗，使余邪速从小便而去，则阴阳易可解。

注解

①裈：裈，药取近隐处之裤裆，男病取女人裤裆，女病取男人裤裆，剪下的裤裆取火净化，烧灰服用，有同气相求而引邪从阴窍外出之义。

②阴头微肿：通过阴茎导阴中邪热外出，故阴茎头轻微肿胀。

注译

以上一味药物，剪下女人内裤裤裆近阴处，取来烧成灰，用温水送服一方寸匕，每日服三次。服药小便随即通畅，阴茎头轻微肿胀，这是欲愈的征兆。女人患这种病，用男人的内裤裤裆近阴处，剪下烧灰服用。

烧裈散由异性内裤裤裆的阴处取下部分烧灰服用，因为此处得浊阴之气最多，烧灰用者取其洁净，有同类相求而引邪外出的作用，似有清虚热利小便之效，使余邪从阴窍而出，阴茎头轻微肿胀，是余邪从阴窍而出的见证。

注释

小便即利，阴头微肿则愈：裤裆乃前阴气出之处，为精气所注，取所出之余气，引伤寒之余毒，还从故道而出，是从阴而入，再从阴而出，所以小便利，阴茎头轻微肿胀，是将愈之兆。

药释

◇裈

效应

裈，药取异性内裤近阴处裤裆，剪下烧灰服用，似有清虚热、利小便，使余邪从阴窍而出之功。

引申

烧裈散，古医籍用者亦少，近世是否还用，笔者无文献查考，本方有无实用价值，留待后人有志者研究。学习本条的目的：①伤寒大病瘥后，正气未复，余邪未尽，应忌房事；②病后慎养不可等闲视之，以防患于未然；③对病后的饮食调养，应予足够的重视，增强体质，巩固疗效。

228 方—779 条
枳实栀子豉汤

枳实三枚，炙 栀子
十四枚，擘 香豉一
升，绵裹

上三味，以清浆水七
升，空煮取四升，内
枳实、栀子，煮取
二升，内香豉，更煮
五六沸，去滓，温分
再服，覆令微似汗。

原文

大病差后，劳复者，
枳实栀子豉汤主之；
若有宿食者，加大黄
如博棋子大五六枚。
（779）

讲析

779 条枳实栀子豉汤主之：伤寒热病初愈，正
气尚虚，气血未复，脾胃未和，余热未清，必
慎起居，调节饮食，以防劳累复发；若妄动
作劳，则阳气因劳累而弛张，余热随之复动，
而郁于胸膈，气机痞塞，故用枳实栀子豉汤，
轻清宣透郁热，宽中行气消痞。若兼有宿食
停滞，又可加适量大黄，以荡涤胃肠，其证
则愈。

方解

①擘：剖开、分开。②绵裹：用纱布将药物包
裹后入煮，在煮过程中，使药粉不易浮于水
面，药渣不易混于药液中，便于澄清和滤去
药液。

注解

①清浆水：又名酸浆水，即浸米水置久发酵变
酸而未腐败者，是一种性凉善走，具有调中开
胃，助消化功效的液体。
②煮：将药物与水同时放入容器中，置火上加
热烧开，以取含有有效成分的汤液。

以上三味药物，用清浆水七升，先空煮至留取四升，加入枳实、栀子，煮至留取二升药液时，再加入香豉，复煮五六沸，滤去药渣，分两次温服，覆盖衣被保暖，使病人微微汗出。

方释

枳实栀子豉汤，由枳实、栀子、香豉三味药物组成。方中：①因劳复之热自内而发，用小量枳实微寒下气，则气降火亦降，以宽中消痞；②栀子清热除烦；③重用香豉以宣散透邪，为清宣邪热，解郁除烦之品，更用清浆水煮药，以开胃调中，如此为方，既能使脾胃气机升降得调，又使劳复之势由内清外透得解。

比较

384 条栀子厚朴枳实汤，与 779 条枳实栀子豉汤在药物组成上，仅一味之异，但其主治随之有所不同：①栀子厚朴枳实汤，仅厚朴、枳实而不用香豉，重在行气宽中，消除胀满，故以腹胀满为主。②枳实栀子豉汤，用香豉且量大，重在清宣胸膈间之郁热，更以清浆水煮药，取其调中开胃，对于瘥后劳复，尤为适宜。

引申

但应注意，清浆水必须先煮，空煮一些时间，以防腐败伤人，而香豉不宜久煮，又在取其宣透，覆盖衣被保暖，使之轻微汗出，意在宣散余邪。

229 方—781 条
牡蛎泽泻散

「原方」牡蛎泽泻散

牡蛎 泽泻 栝蒌根 蜀漆，洗去腥 葶苈，熬 商陆根，熬 海藻，洗去腥

上七味等分，异捣，下筛为散，更入臼中治之，白饮和服方寸匕，日三服，小便利，止后服。

原文

大病差后，腰以下有水气者，牡蛎泽泻散主之。（781）

讲析

781 条牡蛎泽泻散主之：大病瘥后，余邪未尽，湿热壅滞，气化不行，膀胱不泻，水湿内停，水蓄于下焦结聚壅积，而成实性水肿，故腰以下水肿，应当用牡蛎泽泻散治疗，以逐水清热，利水消肿。

方解

熬：现代汉语"熬"与"煮"相近，含以水烹物之意，"熬"字古义与今义不同，仲景书中的"熬"与"煮"不同而与"焙"相似，根据药物的不同需要，将其"焙黄""焙令赤色""焙黑"，因之熬可划入现代"炒"法的范畴，只不过在加工时要用文火而已。

注解

白饮和服：以米汤或温开水送服。

方释

牡蛎泽泻散，由牡蛎、泽泻、栝蒌根、蜀漆、葶苈、商陆根、海藻七味药物组成。方中：①牡蛎、海藻咸寒软坚，入肝肾泄热行水；②泽泻、葶苈性寒，入肺与膀胱，导水之源，泻水之流；③栝蒌根苦寒，清热生津而利血脉

之滞；④蜀漆、商陆根苦寒，开凝逐饮，利水消肿。综观七药皆性寒，具咸苦二味，无一补益之品，汇集成方，清热利湿逐水消肿，对湿热壅滞下焦者尤宜。

注释

①白饮和服：意在保胃存津而不伤正。
②小便利，止后服：意在中病即止，以防过剂伤正。

药释

◇蜀漆

《神农本草经》："主伤寒寒热，热发温疟，胸中痰结，吐逆。"（77）

效应

涌吐痰饮，截疟：本品辛开苦泄，寒能清热，既有截疟之功，又能上行吐胸中痰饮，下行去胁下痰饮。

评述

蜀漆为常山的嫩枝叶，有强烈的催吐作用，用量不宜过大，故体虚及孕妇不宜用。

◇商陆根

《神农本草经》："主水肿，疝瘕，痹，熨除痈肿。"（78）

效应

泻下利水：本品苦寒沉降，有通利二便之功，使水湿从二便下泄，以消除肿满。

消肿解毒：本品外用有消胀散结和解毒的作用，可用鲜商陆根，酌加食盐，捣烂外敷，以用于疮疡肿毒，痈肿初起者。

评述

本品性峻猛烈，且能堕胎，故脾胃虚弱及孕妇忌用。

◇海藻

《神农本草经》："主瘿瘤气，颈下核，破散结气，痈肿癥瘕坚气。"（79）

效应

消痰软坚：本品咸寒，有软坚消痰散结之功，用于瘿瘤、瘰疬、睾丸肿痛。

利水消肿：本品有利水消肿之功，用于脚气浮肿及水肿。

评述

传统认为海藻反甘草，但临床也有配伍同用者。

引申

牡蛎泽泻散为峻泻之剂，体质壮实而体内停水者可用之；若病后或体质虚弱者可暂服，而不宜多服与久服，或与补剂交替用之，方不至于发生不良后果。牡蛎泽泻散贵在泻水而利小便，较462条十枣汤逐水而二便俱通，具有不同功效，故作用有小、大之别。

230 方—783 条
竹叶石膏汤

「原方」竹叶石膏汤

竹叶二把 石膏一斤
半夏半升,洗 人参三
两 麦门冬一升 甘草
二两,炙 粳米半斤

上七味,以水一升,
先煮六味,取六升,
去滓,内粳米,煮米
熟汤成,去米,温服
一升,日三服。

原文 1

伤暑,脉先受之,肺
为气府,暑伤元气,
寸口脉弱,口渴汗出,
神昏气短,竹叶石膏
汤主之。(250)

方药

竹叶石膏汤 见差后劳复。

讲析

250 条竹叶石膏汤主之:暑邪致病有明显的季
节性,主要发生在夏至以后,立秋以前,此时
天暑地热,人熏蒸在其中,暑蒸之气最易伤
肺,肺为气府,呼吸吐纳皆与空气接触,感之
暑邪肺先受之,故治宜竹叶石膏汤以救津液之
竭,凉而不寒,润而不腻,补而不壅,一方备
升降温凉之用,补扶正祛邪之需,为消暑生
津,保肺定喘之妙剂。

伤寒解后，虚赢少气，气逆欲吐者，竹叶石膏汤主之。（783）

讲析

783 条竹叶石膏汤主之：热病后期，大病虽解，但气液两伤，并有余热未尽，以致形成本证。其治：①因余热未尽，当清泄邪热，若只清热而不益气生津，则气津难复；②因气液已伤，当益气养液，若只益气养阴而不清热，则邪热尚存。惟有清补并行，方为两全，应当用竹叶石膏汤治疗，以清热生津，益气和胃，使热清烦除，气津两复，胃气和降，诸证悉除。

方解

①升：容量单位，即一斗的十分之一。
②两：量词，汉时六铢为一分，四分为一两，即二十四铢为一两。处方应用时，一方面根据前人考证的量制折算，更重要的是依据临床实践，一般折算关系是汉之一两，约等于中药秤十六两制的一线，折合公制 3 克。

注解

斗：容量单位，十升为一斗，约合现在 180～300 克，或 600～1 000 毫升。

注译

以上七味药物，用水一斗，先煮除粳米外的六味药，煮至留取六升药液时，滤去药渣，加入粳米继续煮，煮到粳米熟透，汤液即成，去掉汤液中的粳米，趁温服下一升，每日服三次。

方释

竹叶石膏汤，由竹叶、石膏、半夏、人参、麦门冬、甘草、粳米七味药物组成。方中：①竹叶甘寒，隆冬不凋，禀阴气最盛，善于清热除烦；②石膏大寒，清肺胃气分之热；③人参甘温，益气生津而补虚；④麦门冬滋液润燥以清热；⑤甘草、粳米补中益气以养胃；⑥半夏辛温开结，既能和胃降逆止呕，又可防补药之滞，但配入清热生津药中，则温燥之性去而降逆之用存，且有助于转输津液之功，使人参、麦门冬补而不滞，避免燥津之弊。如此配伍为方，共奏清热生津，益气和胃之效。

比较

783 条竹叶石膏汤与 583 条附子粳米汤之对比：竹叶石膏汤，治胃热而饮逆者之剂；附子粳米汤，治胃寒而饮逆者之剂，病之寒热有别，药之温凉有异，而其病情则同，夫以石膏清胃中之热，以附子温胃中之寒，以半夏降上逆之饮，以人参、甘草、粳米、麦门冬，与甘草、大枣、粳米滋养胃气，徒见石膏、附子之二味，虽寒热之不同，但扶持胃气之意则同矣。

引申

783 条竹叶石膏汤实为 327 条白虎加人参汤化裁而成，但竹叶石膏汤用麦门冬而不用知母，因竹叶石膏汤证乃大病之后，虚羸少气而余热未尽，在治法上以扶正为要，麦门冬补液有余而清热不足，故用麦门冬而不用知母，以免更伤正气而使病难愈。白虎加人参汤用知母而不用麦门冬，因白虎加人参汤证乃阳明气分大热，虽有气阴两伤，但仍以热盛为主，故在治疗上以祛邪为要，知母与麦门冬虽均为生津养液之品，但知母清热之力胜于麦门冬，故当用知母而不用麦门冬，此不难分别。

百合狐惑阴阳毒病并治

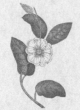

231 方—786 条
百合知母汤

百合七枚，擘 知母三两，切

上二味，先以水洗百合，渍一宿，当白沫出，去其水，另以泉水二升，煮取一升，去滓；别以泉水二升煮知母，取一升，去滓；后合煎，取一升五合，分温再服。

原文

百合病，见于发汗之后者，百合知母汤主之。（786）

讲析

786 条百合知母汤主之：百合病以心肺阴虚、虚多邪少为特点，不能使用发汗法。若误用发汗以解散外感表实，妄施辛温发汗，则更伤津耗液，加重心肺阴虚，又辛温助热，燥热尤甚，应当用百合知母汤治疗，以养阴清热，润燥除烦。

注解

渍：将药物浸泡于水中。

注译

以上二味药物，先用水洗百合，浸泡一宿，当有白沫出现后，滤去浸泡之水，再以清泉之水二升，煮至留取一升药液时，滤去药渣；另外用泉水煮知母，煮至留取一升药液时，滤去药渣；然后将二药液合在一起煎取一升五合，分两次温服。

方释

百合知母汤，由百合、知母二味药物组成。方中：①百合清心润肺，安神益志；②知母滋阴清热，生津润燥。二药相伍，共奏补虚、清热、养阴、润燥之功。

◇泉水

效应

甘凉的清泉之水，有引热下行之效。

评述

泉水藏于地下阴暗处，颇似阴血藏于五脏血脉中，源远流长，泉水藏于阴而见于阳，犹营出阴而和于卫，故用泉水煮药，使阴得滋而阳得补。

232 方—787 条
百合滑石代赭汤

「原方」百合滑石代赭汤

百合七枚，擘 滑石二两，碎，绵裹 代赭石如弹丸大一枚，碎，绵裹

上三味，以水先煮百合如前法；别以泉水二升，煮二味，取一升，去滓，合和，重煎，取一升五合，分温再服。

原文

百合病，见于下之后者，百合滑石代赭汤主之。（787）

讲析

787 条百合滑石代赭汤主之：百合病以心肺阴虚、虚多邪少为特点，不能使用攻下法。若误用攻下视为邪热入里，妄施苦寒之品，下后损伤胃气，使胃失和降而胃气上逆，又因下后一部分阴液从大便泄出，津液耗伤，则使内热加重，应当用百合滑石代赭汤治疗，以养阴泄热，和胃降逆。

注译

以上三味药物，用水先洗百合，浸泡一宿，当有白沫出现后，滤去浸泡之水，再以清泉之水二升，煮至留取一升药液时，滤去药渣；另外用泉水二升，煮滑石、代赭石，煮至留取一升，滤去药渣，然后将二药液合在一起，重煎取一升五合，分两次温服。

方释

百合滑石代赭汤，由百合、滑石、代赭石三味药物组成。方中：①百合清肺金以净水源，润心肺以顾其本；②滑石导热气而通水府，清热利尿，使热邪从小便而出；③更用重镇的代赭石，以奏降逆和胃止呕之效，协同滑石以救误下之标。诸药相伍，共成养阴清热和胃降逆之功，使阴液复，虚热除，胃气和，而收标本同治之功。

233 方—788 条
百合鸡子黄汤

百合七枚，擘 鸡子黄
一枚

上二味，先洗煮百合
如前法，去滓；内鸡
子黄，搅匀，顿服之。

原文

百合病，见于吐之后
者，百合鸡子黄汤主
之。（788）

讲析

788 条百合鸡子黄汤主之：百合病，以心肺阴
虚、虚多邪少，阴液不足为特点，不能使用涌
吐法，不可凭表现现象示为宿食郁滞、痰涎壅
塞而妄施涌吐法，虚作实治的结果，势必重亡
津液，损伤脾胃之阴，扰乱肺胃和降之气，使
阴液耗损，胃气失和，心神不宁，故应当用百
合鸡子黄汤治疗，以滋养肺胃，生津降逆，和
胃安神。

注译

以上二味药物，先用水洗百合，浸泡一宿，当
有白沫出现后，滤去浸泡之水，再以清泉之水
二升，煮至留取一升药液为度，滤去药渣，然
后加入鸡子黄，搅和均匀，一次服之。

方释

百合鸡子黄汤，由百合、鸡子黄二味药物组
成。方中：①百合益阴清热，润养心肺；②配
以血肉有情之品鸡子黄，既能滋阴养血宁神，
又可补中以安胃。二药合用，共奏养阴清热、
安神益胃之功。

786 条百合知母汤、787 条百合滑石代赭汤、788 条百合鸡子黄汤，三方均为百合病误治后的救治法，因百合病主证仍在，故三方仍以百合、泉水为基础，对新增病情随证加入相应药物以救治，属"各随其证依法治"之例，以上方药虽为救逆而设，其不经误治而见有此病情者，亦可酌情应用。

234 方—789 条
百合地黄汤

「原方」百合地黄汤

百合七枚，擘 地黄汁一升

上二味，先洗煮百合如上法，内地黄汁，煎取一升五合，分温再服。中病，勿更服，大便当如漆。

原文

百合病，不经发汗、吐、下，病形如初者，百合地黄汤主之。（789）

讲析

789 条百合地黄汤主之：百合病，发病后虽然已经经过一段时间，但脉证仍与发病当初所述症状相同：①阴血不足，则影响神明，出现神志、语言、行动、饮食、感觉失调现象；②阴虚内热所致的口苦、小便赤、脉微数。故应当用百合地黄汤治疗，以益阴清热，润养心肺。

注解

①中：击中目标。

②更：指改变，易换之意。

③大便当如漆：服药，大便呈黑色，为地黄汁的本色，属于正常现象；待停药后，便色如常。

注译

以上二味药物，先用水洗百合，浸泡一宿，当有白沫出现后，滤去浸泡之水，再以清泉之水二升，煮至留取一升药液时，滤去药渣，然后加入地黄汁一升，煎至留取一升五合，分两次温服。服药见效，应以守方服之为宜，不宜立即停服，服药后大便常呈黑色，为地黄汁之本色。

百合地黄汤，由百合、生地黄汁二味药物组成。方中：①百合润养心肺，清气分之虚热；②生地黄汁滋养心阴，清血分之虚热。服药后，大便呈黑色，为地黄本色，是正常现象；取泉水煮药，以清凉助阴，引邪热从小便下行。二药相伍，心肺皆治，则阴液充足，邪热自退，百脉得养，诸证自解。

注释

①中病，勿更服：有两种看法，一认为服该方获效后，不要更换方药，宜守方续服；二认为服该方获效后，则剩下之药不必再服。前者是从本病多呈慢性，其势缠绵难愈的角度提出；后者是从生地黄汁甘寒而润，更服可致泄泻立论。似乎两者各有所据，但笔者认为，前者之论较符合仲景原意。

②大便当如漆：服生地黄汁色黑，为地黄的本色，并非大便下血，停药后即可消失，不必惊恐。

引申

百合病是一种慢性虚热性疾病，病情发展变化缓慢，若不妄施汗、下、吐而致伤津化燥、胃阴受损、虚烦不安，一般不会有急剧变化，多表现缠绵不愈，不容易在短时间内治愈，服药见效，应以守方服之为宜，不应立即停服。

235方—790条
百合洗方

百合洗方

百合一升

上一味，以水一斗，渍之一宿，以洗身，洗已，食煮饼勿以盐豉也。

原文

百合病，一月不解，变成渴者，百合洗方主之；不差，栝蒌牡蛎散主之。（790）

讲析

790条百合洗方主之：百合病，用百合地黄汤施治，若药力有所不及，可辅以外治法百合洗方洗身，用百合渍水洗身，内外合治，因为肺合皮毛，其气相通，洗其外，可通其内，以收清热养阴之效，通过内外合治，增强药力，以促进疾病痊愈。

注解

①煮饼：饼，古代面食的通称；煮饼，即用汤煮小麦粉制成的面条、面片之类。

②盐豉：古代用盐和豆豉制成的调味品。

注译

以上一味药物，即百合一升，用水一斗浸泡百合一宿，用来洗身，洗后，可食素淡的煮饼，不要以盐豉佐食。

方释

百合洗方，仅百合一味药物，仲景虽未明言百合病口渴，应结合内服药，但观前百合病诸误治证均以百合为主药，此则决不会增病反而减药之理，所以内服仍以百合地黄汤养阴清热，外用百合洗方，渍水洗身，由于肺与皮毛相应，其气相通，用百合渍水洗身，洗其外而通其内，达到滋润止渴的目的。

注释

①洗已，食煮饼：注意饮食调理，洗后须食素淡的汤煮面食，意在借小麦益胃生津之力。

②勿以盐豉：恐咸味耗水以增渴，故忌食由盐与豆豉制成的调味品。

236 方—790 条
栝蒌牡蛎散

[原方] 栝蒌牡蛎散

栝蒌根 牡蛎熬各等分

上二味，捣为散，白饮和服方寸匕，日三服。

原文

百合病，一月不解，变成渴者，百合洗方主之；不差，栝蒌牡蛎散主之。（790）

讲析

790 条栝蒌牡蛎散主之：百合病日久变渴，内服百合地黄汤、外用百合洗方渍水洗身，内外兼治仍然无效者，这是因为病程已久，阴液更伤，虚热加重的缘故，因病重药轻，药不胜病，所以口渴不解，由于阴伤热烁，口渴不止，因而改用清热生津，润燥止渴的栝蒌牡蛎散治疗。

注解

方寸匕：匕，指曲柄浅斗，状如今之羹匙。方寸匕，为古代量取药末的器具，犹今药匙，一方寸匕的量，为体积正方一寸容量，其重量因药品的质量而异。

注译

以上二味药，共研细末，用温水冲服方寸匕，每日服三次。

方释

栝蒌牡蛎散，由栝蒌根、牡蛎二味药物组成。方中：①栝蒌根甘寒，生津止渴，清肺胃之热；②牡蛎咸寒，生津潜降，引上浮之虚热下行而不上烁津液。二药相伍，津生热降，其渴得解。

比较

本条百合洗方与栝蒌牡蛎散皆治百合病的变证，皆以渴为甚。①百合洗方治百合病经久变渴，其见证较轻，病程亦短；②栝蒌牡蛎散治百合病久渴不愈，病情较重，病程较长，热盛伤津较甚。

237 方—791 条
百合滑石散

百合一两，炙滑石二两
上二味，为散，饮服
方寸匕，日三次，当
微利，热除则止后服。

原文

百合病，变发热者，
百合滑石散主之。
（791）

讲析

791 条百合滑石散主之：百合病在原有的病情
基础上发生了变化，发展为明显的发热征象，
这是百合病经久未解，虚热久郁内酝，虚热愈
为壅盛，遂显露于外蒸腾肌肤，应当用百合滑
石散治疗，以养阴泄利，清其虚热而微利二
便，使热从二便而出，内热去，则外热得解。

注译

以上二味药物，制成散剂，用水冲服方寸匕，
每日服三次。当出现二便微利、发热消除之
时，停服剩余的药物。

方释

百合滑石散，由百合、滑石二味药物组成。方
中：①百合滋润肺阴，清其上源；②滑石滑利
清热，使邪热从二便而除。二味合制散剂，取
散以散之之义，散调络脉于周身，引表里内外
之热，悉从二便出矣。

注释

当微利，热除则止后服：阴虚不可过用分消，
以免重伤津液，故二便微利，虚热得解，即当
停服剩余的药物。

比较

790 条栝蒌牡蛎散与 791 条百合滑石散均用于百合病变证的治疗，但两者之间有所不同：①栝蒌牡蛎散是内热津伤，虚热上浮，口渴较甚，故宜栝蒌牡蛎散甘寒、咸寒并用，清热生津，以止其渴；②百合滑石散是虚热壅盛，蒸腾肌表，发热较突出，故用百合滑石散养阴清热，使热从二便排出，里热除而表热自解。

238 方—793 条
苦参汤

苦参汤

苦参一斤

上一味，以水一斗，煮取七升，去滓，熏洗，日三次。

原文

狐惑之为病，状如伤寒，默默欲眠，目不得闭，卧起不安，蚀于喉为惑，蚀于阴为狐，不欲饮食，恶闻食臭，其面目乍赤、乍黑、乍白。蚀于上部则声嗄，甘草泻心汤主之；蚀于下部则咽干，苦参汤洗之；蚀于肛者，雄黄熏之。（793）

讲析

793 条苦参汤主之：前阴为足少阴肾经所主，又为足厥阴肝经所过之处，肝肾两经脉都上通于咽喉，湿热之邪内蕴，腐败气血而为瘀浊，变生虫毒内扰，湿热虫毒，腐蚀下部前阴，蕴积于前阴的湿热循经上冲，津液不能上承，则咽喉干燥，用除湿热虫毒的苦参汤，煮汤外洗前阴患处，能起到清热燥湿、解毒杀虫的作用，湿热一清，诸证自解。

注译

以上一味药物，用水一斗，煮至留取七升药液为度，滤去药渣，趁热熏洗患处，每日洗三次。

方释

苦参汤，仅苦参一味药物组成，用此汤方，煮汤趁热外用熏洗患处，取其苦寒之性味，具有清热燥湿，祛风杀虫之效，用于治疗蚀于前阴的狐惑病。

◇ **苦参**

《神农本草经》："主黄疸，溺有余沥，逐水，除痈肿。"（80）

效应

清热燥湿：本品苦寒，清热燥湿，用于湿热泻痢，黄疸。

杀虫利尿：本品清下焦湿热，兼通利小便，使湿热从小便排出，又能杀虫止痒，用于带下、阴痒、湿疹、疥癣、小便不利。

评述

苦参苦寒，伤胃伤阴，脾胃虚寒及阴虚津伤者，忌用或慎用，反藜芦。

引申

苦参有小毒，口服量为3～10克，外用适量。量大可引起中枢神经抑制，因呼吸麻痹而死亡，一般剂量可引起恶心、呕吐、便秘、头昏等轻微的不良反应。

239方—793条
雄黄散

雄黄散

雄黄一两

上一味，为末，筒瓦二枚合之，内药于中，以火烧烟，向肛熏之。

原文

狐惑之为病，状如伤寒，默默欲眠，目不得闭，卧起不安，蚀于喉为惑，蚀于阴为狐，不欲饮食，恶闻食臭，其面目乍赤、乍黑、乍白，蚀于上部则声嗄，甘草泻心汤主之；蚀于下部则咽干，苦参汤洗之；蚀于肛者，雄黄熏之。

（793）

讲析

793条雄黄熏之：在狐惑病证候具备的情况下，或在反复发作的过程中，由于湿热虫毒腐蚀后阴，而致幽隐处多潮湿的肛门溃烂，容易被湿热之邪所侵袭，又容易被虫毒腐蚀，因此仲景使用雄黄熏之的外治法，从近治之。雄黄散用火烧之，其烟熏之肛门溃烂处，则驱秽燥湿，杀虫解毒之效更著。

注解

筒瓦：即用竹筒破开如瓦状，将雄黄置入破竹内合拢，再燃烧，以烟熏患处。

注译

以上一味药物，研为细末，以筒瓦二枚扣合，用雄黄燃烧之烟，向肛门患处熏之。

方释

雄黄散，由雄黄一味药物组成。雄黄辛苦温燥有毒，外用内服均善攻毒杀虫，现多以雄黄少许，置于瓦或铁器上，火烧加热，以烟熏肛，治狐惑病之蚀于肛门者。

◇雄黄

《神农本草经》："主寒热鼠瘘恶疮，疽痔死肌，杀百虫毒。"（81）

效应

解毒：本品毒性强烈，有良好的解毒作用，多用于解疮毒，用于痈肿疔疮，湿疹疥癣，蛇虫咬伤。

杀虫：本品借其毒性以毒杀肠寄生虫，用于虫积腹痛。

评述

本品毒性较强，内服宜慎，不可过量久服，孕妇忌用。本品亦能从皮肤吸收，外用时不宜大面积涂擦及长期持续使用，切忌火煅，燃烧后即分解为三氧化二砷，即砒霜，有剧毒。

引申

肛门，亦称魄门，为大肠的门户，糟粕的出路，乃人体垢浊潮湿之处，若湿热虫毒下注而蚀于此者，多兼瘀浊毒邪为患，非气雄力厚的雄黄，难以透过秽浊，难以达到清热解毒、燥湿杀虫之功。雄黄外用适量，研末敷，调擦或烧烟熏；内服 0.15～0.30 克，入丸散。雄黄为含砷药，对人体有毒，皮肤可以吸收，故局部外用不宜大面积涂擦，或长期持续使用；内服易积蓄中毒，故不能过量与久服；忌火煅，因煅烧后，可分解氧化为三氧化二砷与硫，三氧化二砷是砒霜的主要成分，有剧毒。中毒症状为上吐下泻，轻者可用生甘草、绿豆煮浓汁频服；严重者，立即送医院抢救。

240方—794条
赤豆当归散

「原方」赤豆当归散

赤小豆三升，浸，令芽出，曝干当归十两上二味，杵为散，浆水服方寸匕，日三服。

原文1

病者，脉数，无热，微烦，默默但欲卧，汗出；初得之三、四日，目赤如鸠眼；七、八日，目四眦黑。若能食者，脓已成也，赤豆当归散主之。（794）

讲析

794条赤豆当归散主之：脓成则毒聚，毒聚则胃纳不受影响，这是病势发展的自然趋势，故应当用赤豆当归散治疗，以渗湿清热，解毒排脓。

方解

浸，令芽出，曝干：将赤小豆浸在水里，待出芽后再晒干。

注解

杵为散：捣成粉末。

注译

以上二味药，捣为散，以浆水送服方寸匕，每日服三次。

方释

赤豆当归散，由赤小豆，当归二味药物组成。方中：①赤小豆渗湿清热，排脓解毒；②当归活血化瘀。二药相合，用清凉解毒的浆水送服，共奏清热解毒、活血排脓之功。

比较

793 条甘草泻心汤与赤小豆当归散均可治狐惑病，但两者亦有所不同：①甘草泻心汤是治狐惑病发病未久，尚未蕴酿成脓，用之以清热化湿，安中解毒。②赤豆当归散是治狐惑病发病已久，已经蕴酿成脓，用之以渗湿清热，解毒排脓。

原文2

下血，先血而后便者，此近血也，赤豆当归散主之。（901）

方药

赤豆当归散 见狐惑病。

讲析

901 条赤豆当归散主之：血液从下窍而出，出血在先，大便在后，说明血来自直肠与肛门的部位，称为近血。其原因多为湿热蕴结大肠，蓄积日久，灼伤阴络，迫血下行，则大便下血；若湿热腐肉成脓，则便中又夹有脓液，治用赤豆当归散清利湿热，活血止血，再加清热解毒凉血之品，效果更好。

比较

900 条黄土汤与 901 条赤豆当归散所治证有虚实寒热之分：①黄土汤治脾气虚寒、气不摄血所致的远血证，证见先便后血，并伴有虚寒症状，治宜温寒补虚；②赤豆当归散治湿热蕴结、伤及脉络所致的近血证，证见先血后便，并伴有湿热症状，治宜清利湿热。两者截然不同，当须审辨，除以血与便排出的先后为依据外，尚应结合出血的部位、时间、血色、全身体征综合考虑，方为全面。

241 方—795 条
升麻鳖甲汤

升麻二两 蜀椒一两,
去汗 雄黄半两, 研
当归一两 甘草二两
鳖甲一片, 炙
上六味, 以水四升,
煮取一升, 顿服之,
不差, 再服取汗。

原文

阳毒之为病, 面赤斑
斑如锦纹, 咽喉痛,
唾脓血。五日可治,
七日不可治, 升麻鳖
甲汤主之。(795)

讲析

795 条升麻鳖甲汤主之: 本病斑块色泽鲜艳,
病邪偏表, 故称阳毒。阳毒是因感染时邪疫毒
伤及营分所致, 疫毒邪热上壅于颜面, 则颜面
出现赤色斑块; 疫毒上蒸, 结聚咽喉, 局部气
血瘀滞, 则咽喉痛; 疫毒壅盛, 血腐肉败成
脓, 则唾出带脓血的黏物, 治宜清热解毒、散
瘀消斑的升麻鳖甲汤。

方解

去汗: 即炒去水、炒去油。

注译

以上六味药物, 用水四升, 煮至留取一升药液
时, 一次服下, 不愈, 再煮服一剂取汗。

方释

升麻鳖甲汤, 由升麻、蜀椒、雄黄、当归、甘
草、鳖甲六味药物组成。方中: ①升麻、雄
黄、甘草清热解毒; ②蜀椒禀阳之气, 引火归
元, 以降上壅之热; ③当归、鳖甲滋阴散瘀。
全方功在清热解毒, 散瘀疗斑, 是治阳毒之
主方。

药释

◇蜀椒

《神农本草经》:"主邪气咳逆,温中,逐骨节皮肤死肌,寒湿痹痛,下气。"(82)

效应

温中止痛:本品性味热辣,善散阴冷,温中燥湿,散寒止痛,用于中寒腹痛,寒湿吐泻,风湿关节疼痛。

杀虫:本品有驱蛔杀虫之功,用于虫积腹痛。

止痒:本品有杀虫燥湿止痒之功,用于湿疹瘙痒、妇女阴痒。

评述

蜀椒辛热,阴虚火旺者忌用,孕妇慎用。

◇鳖甲

《神农本草经》:"主心腹癥瘕坚积,寒热,去痞、息肉、阴蚀、痔、恶肉。"(83)

效应

滋阴潜阳:本品味咸质重入肝,为血肉有情之品,善滋阴养血,潜阳息风,用于热病后期阴血被伤、久病阴血内耗、阴虚液亏、水不涵木所致的筋脉失养、虚风内动,所以治手足蠕动,甚则瘛疭。

软坚散结:本品能散结消癥,用于胸胁积聚之痛。

评述

本品生用滋阴力强,醋炙可增加散结之力,故滋阴潜阳宜生用,软坚散结宜醋炙用。阳虚无热,胃弱呕哕,脾虚泄泻忌用。

242 方—796 条
升麻鳖甲去雄黄蜀椒汤

升麻二两　当归一两
甘草二两　鳖甲一片
上四味，以水二升，煮取一升，去滓，顿服之，不差，再服。

原文

阴毒之为病，面目青，身痛如被杖，咽喉痛。五日可治，七日不可治，升麻鳖甲去雄黄蜀椒汤主之。（796）

讲析

796 条升麻鳖甲去雄黄蜀椒汤主之：由于邪毒蓄结血分，隐而在里，故称阴毒。阴毒是因感染时邪疫毒伤及血分所致，疫邪内伏，毒滞血凝，阻于脉络，血不营于面目，则面目色青；疫毒侵及脉络，血瘀滞涩不通，周身经脉不利，则遍体剧痛难忍，犹如受棍棒之烤打；疫毒内伏结聚咽喉，局部气血瘀滞，则咽喉痛，治宜散瘀疗斑的升麻鳖甲去雄黄蜀椒汤。

注译

以上四味药物，用水二升，煮至留取一升药液时，滤去药渣，一次服下，不愈，再煮服一剂。

方释

升麻鳖甲去雄黄蜀椒汤，由升麻、当归、甘草、鳖甲四味药物组成。方中：①升麻、甘草清热解毒，以祛疫毒之邪；②当归、鳖甲滋阴行血，以散血中之瘀；至于阴毒去雄黄、蜀椒二味，以免阴气受损也。四药相伍，共奏清热解毒、散瘀疗斑之功。

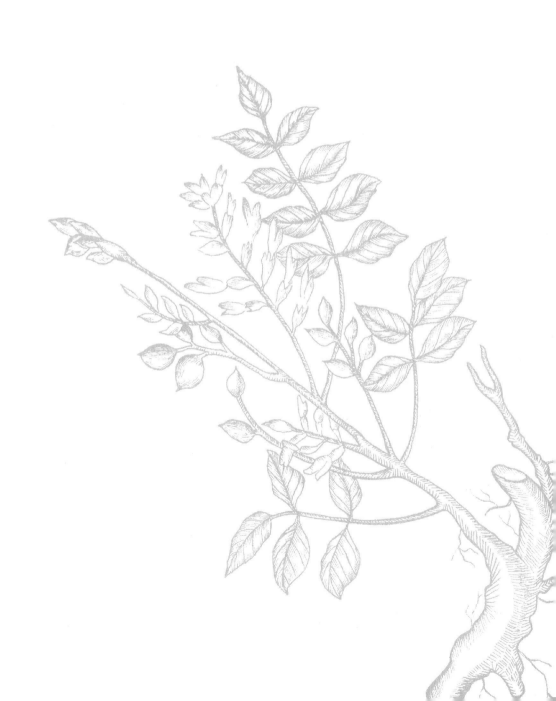

疟病并治

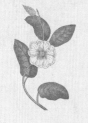

243 方—798 条
鳖甲煎丸

「原方」鳖甲煎丸

鳖甲 柴胡 黄芩 大黄
牡丹皮 䗪虫 阿胶
上七味，各等分，捣
筛，炼蜜为丸，如梧
桐子大，每服七丸，
日三服，清酒下，不
能饮者，白饮亦可。

原文

问曰：疟病以月一日
发者，当以十五日愈，
甚者当月尽解，如其
不差，当云何？师曰：
此结为癥瘕，必有疟
母，急治之，宜鳖甲
煎丸。（798）

讲析

798 条宜鳖甲煎丸：由于疟病治疗不及时，或
治疗不彻底，以致疟邪久居少阳，正气日衰，
疟邪未去，影响气血的运行，疟邪与人体的气
血、痰浊搏结不散，日久形成癥瘕硬块，称为
疟母。一旦成为疟母，则疟病往往迁延时间很
长，并且反复发作，疟母不消，疟病很难获
愈。疟母是正虚邪实之证，若不及时治疗，则
疟邪与痰瘀锢结难解，正气日损，恐有转变，
应及时治疗，予鳖甲煎丸扶正祛邪，软坚化
痰，活血化瘀，使疟邪得祛，正气得扶，则疟
母得愈。

注解

分：此方中的"分"，是各药剂量之间的比例。

注译

以上七味药物，各等量，捣细过筛，炼蜜为
丸，如梧桐子大，每次服七丸，每日服三次，
清酒送服，若不能服清酒，白开水送服亦可。

方释

鳖甲煎丸，由鳖甲、柴胡、黄芩、大黄、牡丹
皮、䗪虫、阿胶七味药物组成。方中：①鳖甲

软坚散结，兼除寒热；②柴胡、黄芩调解寒热；③大黄、牡丹皮、䗪虫活血逐瘀；④阿胶补益气血，清酒通血脉。诸药合用，使痰瘀消散，正气渐复，疟邪自无留恋之所，故其病可愈。

药释

◇䗪虫

《神农本草经》："主心腹寒热洗洗，血积癥瘕，破坚，下血闭。"（84）

效应

破血逐瘀：本品咸寒，入肝经血分，能逐瘀通经，用于血瘀经闭，产后瘀滞腹痛，癥积。

续筋接骨：本品活血疗伤，续筋接骨，用于跌打损伤，筋伤骨折，瘀肿疼痛。

评述

本品破血逐瘀，堕胎，故孕妇忌用。

◇清酒

效应

即米制成，味甘辛，能通血脉。

244 方—799 条
白虎加桂枝人参汤

「原方」白虎加桂枝人参汤方

知母六两 石膏一斤
甘草三两，炙 粳米二
合 桂枝三两 人参三两
上六味，以水一斗，
煮米熟汤成，去滓，
温服一升，日三服。

原文

师曰：阴气孤绝，阳
气独发，则热而少气
烦悗，手足热而欲呕，
此名瘅疟，白虎加桂
枝人参汤主之。（799）

讲析

799 条白虎加桂枝人参汤主之：邪热炽盛，但
热不寒的瘅疟之因，多与阴津亏虚，阳热亢盛
的体质有关，素体津液精血亏损、阳热亢盛之
人，因劳作使腠理开，招致疟邪侵袭，疟邪停
留半表半里之间而发病，发病后，复为邪热耗
灼，致阴液愈耗而邪热愈亢，应当用白虎加桂
枝人参汤治疗，以清热养阴。

注译

以上六味药物，用水一斗，煮米熟汤成，滤去
药渣，趁温服一升，每日服三次。

方释

白虎加桂枝人参汤，由知母、石膏、甘草、粳
米、桂枝、人参六味药物组成。方中：①白虎
汤清热；②桂枝解肌；③人参生津。六药相
伍，共奏清泄表里之热，兼宜生津养阴之效。

245 方—800 条
白虎加桂枝汤

「原方」白虎加桂枝汤

即前方去人参一味

原文

疟病，其脉如平，身
无寒但热，骨节疼痛，
烦时作呕，此名温
疟，宜白虎加桂枝汤。
（800）

讲析

800 条宜白虎加桂枝汤：笔者认为，温疟属热疟，仲景论疟脉"弦数者多热"，为何不直接言温疟脉弦数呢？是因阴虚热极，血气伤残，脉势衰弱，失却脉弦数的本来面目，呈现似弦非弦，似数非数，亦弦亦数，好像平常的脉象，实属温疟的脉象和平时常见的疟病脉象差不多，脉多呈弦数之象。因内热欲出而外有所束，故选用白虎加桂枝汤为宜，以少量桂枝加入白虎汤内，以表里兼顾，使里热清，表寒解，则温疟得愈。

注译

此方共五味药物，用水一斗，煮米熟汤成，滤去药渣，温服一升，每日服三次。

方释

白虎加桂枝汤，由知母、石膏、甘草、粳米、桂枝五味药物组成。方中：①白虎汤清热；②桂枝解肌。五药合用，有清泄表里之热的功效。

「原方」蜀漆散

蜀漆，洗去腥 云母烧
二日夜 龙骨 各等分

上三味，杵为散，未
发前，以浆水和服半
钱匕。

原文

疟病，多寒，或但寒
不热者，此名牡疟，
蜀漆散主之；柴胡桂
姜汤亦主之。（80）

方药

柴胡桂姜汤 见太阳病下。

讲析

801 条蜀漆散主之：牡疟之因，多因素体阳虚，
阳气难以外达，素有痰饮，阳气为阴邪所遏，
不能外达于肌表，病疟后，其疟邪留于阴分者
多，并入于阳分者少，浊阴痰涎深伏于内，则
寒多热少，甚者但寒不热，后世称为寒疟，治
宜祛痰截疟，助阳镇逆，选方用蜀漆散。

注解

未发前：疟病没有发作怕冷发热之前。

注译

以上三味药物，杵碎为散剂，在疟病未发作之
前，用浆水调服半钱匕。

方释

蜀漆散，由蜀漆、云母、龙骨三味药物组成。
方中：①蜀漆乃常山的幼苗，祛痰截疟，涌吐
痰浊，发越阳气，为治疗疟病的专药；②云母
性温，具有扶正与祛邪的双重功能；③龙骨镇
静安神，固护神气，收敛津液，以制蜀漆上越

猛悍之性，浆水和胃，助蜀漆以吐顽痰。三药相伍，共奏祛痰截疟、助阳散寒之功。

未发前：服药时未发疟病之前 1～2 小时为宜，过早则药力已衰，达不到治疗效果；过迟则药力不达，甚至发作更为剧烈，所以在病疟未作之前服药，疗效显著。

◇云母

效应

本品为矿石类，体沉重而质坚实，击碎后，裂面可见白色星点，煅后星点呈黄色，无星点者不入药。本品性温，开发阴邪力猛。

◇浆水

效应

本品为渍米类之水，能和胃气。

801 条之蜀漆散与柴胡桂姜汤同治寒多热少，或但寒无热之疟，但蜀漆散为疟邪深伏阴分，复感风寒而发，以发作有时，头项腰脊疼痛为其别；而柴胡桂姜汤为疟邪伏于营分，少阳受邪兼水饮内停，以胸胁满微结，心烦，口渴，不呕，小便不利为之异。

799 条瘅疟、800 条温疟、801 条牝疟三证在病机、症状、治疗三方面有着显著区别：①瘅疟为热疟，病机为表里俱热，阴津耗伤；症状为但热不寒，休作有时，发作时伴见少气烦惋，手足热而欲呕，治宜清热生津，方用白虎加桂枝人参汤；②温疟亦为热疟，病机为里热表寒，内热炽盛，表兼寒束；症状为无寒但热，发作时身微寒，发热程度重而时间长，骨关节疼烦，时作呕，脉弦数；治宜清泄里热，兼解表寒，方用白虎加桂枝汤；③牡疟为寒疟，病机为素体阳虚，痰饮阻滞，症状为多寒，或但寒不热寒热休作有时，发作时恶寒重而时间长，发热轻而时间短；治宜祛痰截疟，助阳镇逆，方用蜀漆散。

引申

蜀漆散为治疟病常用方，疗效卓著，但须注意蜀漆的毒性，催吐作用比较强，服后容易引起恶心呕吐，及损伤正气，所以临床运用时须严格掌握用量，一般入汤剂以 5～10 克为宜，若出现毒性反应，立即停服。

血痹虚劳病并治

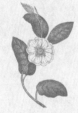

247 方—803 条
黄芪桂枝五物汤

「原方」黄芪桂枝五物汤

黄芪三两　桂枝三两
芍药三两　生姜六两
大枣十二枚
上五味，以水六升，
煮取二升，温服七合，
日三服。

原文

血痹阴阳俱微，或寸
口关上微，尺中小紧，
外证身体不仁，如风
痹状，黄芪桂枝五物
汤主之。（803）

讲析

803 条黄芪桂枝五物汤主之：阳气虚弱，阴血
不足，外风侵袭，导致血脉痹阻、血行不畅，
肌肤失于温养，则局部肌肤以麻木不仁为主，
兼伴轻微疼痛感，故应当用黄芪桂枝五物汤治
疗，以益气温经，和营通痹。

注译

以上五味药物，用水六升，煮至留取二升药液
为度，趁温服下七合，每日服三次。

方释

黄芪桂枝五物汤，由黄芪、桂枝、芍药、生
姜、大枣五味药物组成。方中：①黄芪、桂枝
益气通阳；②芍药养血和营；③生姜、大枣调
和营卫。五药相合，温、补、通、调并用，共
奏益气温阳、和营通痹之效。本方旨在温通阳
气，调畅营血，故去甘草之缓，倍生姜之散，
使微邪祛则血痹自通。总之，血痹病其病之本
为气血不足，其病之标为邪气侵袭，在治疗方
面则应标本兼顾，血痹的治疗，因病情而异：
①轻证针刺局部，引动阳气，使阳通营运而血
痹自愈；②重证当服黄芪桂枝五物汤，温阳行
痹，其效益彰。

248 方—809 条
桂枝龙骨牡蛎汤

「原方」桂枝龙骨牡蛎汤

桂枝三两 芍药三两 甘草二两,炙 生姜三两 大枣十二枚 龙骨三两 牡蛎三两

上七味,以水七升,煮取三升,去滓,分温三服。

原文

失精家,少阴脉弦急,阴头寒,目眩,发落。脉极虚芤迟者,为清谷,亡血,失精;脉得诸芤动微紧者,男子则失精,女子则梦交,桂枝龙骨牡蛎汤主之,天雄散亦主之。

(809)

讲析

809 条桂枝龙骨牡蛎汤主之:由于房事太过,遗泄频繁,精液耗损太甚,渐渐阴耗及阳,肾阳亦随阴精亏虚而耗损,致成阴阳两虚,心肾不交,以失精、梦交、阴头寒为主证,宜调和阴阳、固涩止遗之法,系属病情轻、病程短,可酌情选用桂枝龙骨牡蛎汤治疗。

注译

以上七味药物,用水七升,煮至留取三升药液,滤去药渣,分三次温服。

方释

桂枝龙骨牡蛎汤,由桂枝、芍药、甘草、生姜、大枣、龙骨、牡蛎七味药物组成。方中:①桂枝、芍药辛通酸敛,调和阴阳;②甘草、生姜、大枣同用,能调营卫、和脾胃,助气血之资生;③龙骨、牡蛎能镇浮阳,敛阴精,固摄止遗。对卫表虚者,桂枝汤能调和营卫;对气血虚者,桂枝汤能健中养血;对阴阳虚者,桂枝汤能通阳和阴。盖桂枝汤辛甘化阳、酸甘化阴,故能调营卫、益气血、和阴阳;加龙骨、牡蛎以潜镇摄纳,使阳得固摄,阴得内守,则精不遗泄,失精得愈。

249 方—809 条
天雄散

「原方」天雄散

天雄三两，炮 白术八两
桂枝六两 龙骨三两
上四味，杵为散，酒服
半钱匕，日三服，不
知，稍增，以知为度。

原文

失精家，少阴脉弦急，
阴头寒，目眩，发落。
脉极虚芤迟者，为清
谷，亡血，失精；脉
得诸芤动微紧者，男
子则失精，女子则梦
交，桂枝龙骨牡蛎汤
主之，天雄散亦主之。
（809）

讲析

809条天雄散亦主之：由于房室过度，遗泄频
繁，精液耗损太甚，渐渐阴耗及阳，肾阳亦随
阴精亏虚而耗损，致成阴阳两虚，肾阳虚衰，
精关不固，以失精、腰痛为主证，宜调和阴
阳，固涩止遗之法，系属病情重，病程久，可
酌情选用天雄散治疗。

注译

以上四味药物，杵成散剂，用酒调服半钱匕，
每日服三次。不效，可稍稍增加用量，以效
为度。

方释

天雄散，由天雄、白术、桂枝、龙骨四味药物
组成。方中：①天雄为大热纯阳之品，能壮命
门之阳；②白术健脾培土以资精气化生之源；
③配桂枝助天雄壮阳补虚，以鼓动肾阳之气；
④龙骨收敛浮阳以固摄阴精。四药配伍，共奏
壮阳摄阴，固精止遗之效。但天雄散中天雄与
桂枝为辛热温散之品，非阴阳两虚之失精者，
切勿轻易使用。

◇天雄

《神农本草经》："主大风寒湿痹历节痛，拘挛缓急，破积聚邪气，金疮，强筋骨。"（85）

效应

本品的效应，与附子、乌头略同，主风寒湿痹历节痛，尤有特长。

250 方—813 条
黄芪建中汤

「原方」黄芪建中汤

即小建中汤内加黄芪一两半，煎服法同。气短胸满者，加生姜一两；腹满者，去大枣，加茯苓一两半；大便秘结者，去大枣，加枳实一两半；肺气虚损者，加半夏三两。

原文

虚劳里急，诸不足者，黄芪建中汤主之。（813）

讲析

813 条黄芪建中汤主之：本条仅言里急一证，未言具体脉证，根据所用方剂黄芪建中汤系由小建中汤加黄芪组成，可以推测，必有小建中汤的各种见证；诸不足概括了气血阴阳的不足，用小建中汤加补中益气的黄芪，体现不仅阴阳两虚，而且又以气虚偏重的表现，故于甘温建中、调补阴阳的小建中汤再加黄芪，以增强补益中气、甘温缓急之功，使中气恢复，脾胃健运，气血充足，阴阳自然调和，诸证得除。

注译

黄芪建中汤，即小建中汤加黄芪，煮服法与小建中汤的煮服法相同。呼吸短促，胸中满闷，加生姜；腹部胀满，减大枣，加茯苓；大便秘结，减大枣，加枳实；肺气耗伤，加半夏。

方释

黄芪建中汤，由小建中汤加黄芪组成，方中：①黄芪为补气扶弱之品，具有收、散的双重性，与桂枝相伍，则温阳以化气；与芍药相伍，则益气以和营；与胶饴相伍，则甘温以益气；②桂枝、芍药调全身之营卫；③生姜、大枣和胃中之阴阳；④甘草、胶饴与芍药配伍，甘酸相合，扶阳和阴，不极于偏。七药相互配伍，既能生化气血，源泉不竭，又能从阴引阳，从阳引阴，使阴阳恢复到有序状态，而令"虚劳里急，诸不足"诸证悉除。

注释

①气短胸满者，加生姜：若因阳气不能温煦，寒饮上逆，聚湿生痰，致成呼吸短促，胸部满闷，加生姜以散寒饮而宣阳气。

②腹满者，去大枣，加茯苓：若湿滞中焦，运化失常，致成腹部胀满，去大枣之滞腻，加茯苓以淡渗利湿，则腹满得消。

③大便秘结者，去大枣，加枳实：若脾胃虚弱，肠道失润，致成大便秘结，去大枣之滞腻，加苦泄辛散的枳实，宽中消痞，则虚秘得除。

④肺气虚损者，加半夏：若肺虚不能布津而生痰，加半夏以燥湿化痰，使痰湿去，则肺气得复。

比较

属阴阳两虚者，有 809 条桂枝龙骨牡蛎汤证、812 条小建中汤证、813 条黄芪建中汤证，计三证。①桂枝龙骨牡蛎汤证因肾阴不足，阴损及阳而致阴阳两虚，故以失精，梦交，阴头寒，目眩发落为主证，用桂枝龙骨牡蛎汤调和阴阳，潜镇摄纳；②小建中汤证则因中阳不足，阳损及阴而致阴阳两虚，故以里急腹痛，悸衄，梦失精，四肢酸疼，手足烦热，咽干口燥，为主证，用小建中汤温中补脾，调和阴阳；③黄芪建中汤证除属气血阴阳皆不足，尤以气虚为甚，除见小建中汤证的症状外，尚具少气自汗，倦怠乏力，身重不仁之气虚症状，用黄芪建中汤益气温中，调和阴阳。

引申

313 条桂枝汤系辛甘化阳、酸甘化阴、调和营卫之剂，桂枝汤加味治虚劳病者有三：① 809 条桂枝龙骨牡蛎汤，即桂枝汤加龙骨、牡蛎，以治阴损及阳的虚劳病，取其潜镇摄纳；② 812 条小建中汤，即桂枝汤加胶饴，以治阳损及阴的虚劳病，取其建立中气；③ 813 条黄芪建中汤，即桂枝汤加胶饴、黄芪，以治诸虚劳损，取其调补诸虚。仲景本着虚衰者补之，劳损者温之的原则，施以桂枝汤加味，以增强甘温补中缓急之效。

251 方—814 条
肾气丸

[原方] 肾气丸

地黄八两 薯蓣四两
山茱萸四两 泽泻三两
牡丹皮三两 茯苓三两
桂枝一两 附子一枚，
炮

上八味，捣筛，炼蜜
和丸，如梧桐子大，
酒下十五丸，渐加至
二十五丸，日再服，
不能饮者，白饮下之。

原文 1

消渴，小便多，饮一
斗，小便亦一斗者，
肾气丸主之。（736）

方药

肾气丸 见虚劳。

讲析

736 条肾气丸主之：房劳过程，色欲伤肾，先
伤其阴，阴伤则精伤，精伤则气伤，气伤则阳
损，即所谓阴损及阳，使之津液无以升布，则
饮多而渴饮无度；使之水液无以蒸腾，则溲多
而尿频无制，治宜用肾气丸助阳之弱以化水，
滋阴之虚以生气，使肾气振奋，则诸证自愈。

虚劳腰痛，少腹拘急，小便不利者，肾气丸主之。（814）

讲析

814条肾气丸主之。腰为肾之府，肾为水火之脏，腰痛为肾病的主证：①虚劳腰痛，系色欲过度，久虚劳损，耗伤肾阴肾阳所致的虚劳腰痛，非外感风寒湿邪所致的实证腰痛。②肾阳虚弱，温煦不足，内生虚寒，寒性收引，则少腹拘急。③肾与膀胱相表里，肾阳虚衰，不能正常化气行水，膀胱之气不化，水停于内，则小便不利。因此虚劳腰痛，少腹拘急，小便不利并见，为肾之阴阳俱虚的体征，故用肾气丸助阳之弱以化水，滋阴之虚以生气，阳生阴化，气化乃行，肾阳振奋，气化复常，则诸证自愈。

方解

薯蓣：即山药。

注解

酒：指清酒，即米制成，味甘辛。

注译

以上八味药物，捣细过筛，炼蜜为丸，如梧桐子大，每次用清酒送服十五丸，药效不著，逐渐增加到二十五丸，每日服两次，若不能饮清酒者，白开水送服亦可。

方释

肾气丸，由地黄、薯蓣、山茱萸、泽泻、牡丹皮、茯苓、桂枝、附子八味药物组成。方中：①地黄滋阴补肾，益髓填精，为补益阴血之上品，乃补肾之要药；②薯蓣健脾气，益肾精；③山茱萸补肝肾，涩精气；④加入少量桂枝、附子辛热之品，意不在峻补肾火，而在温肾助阳，以鼓舞肾气；⑤牡丹皮清泄肝火，既监桂枝、附子之燥热，又制虚阳之浮动；⑥又配泽泻、茯苓渗湿泄浊，通调水道，并防滋阴药之腻滞。全方八味，温而不燥，滋而不腻，而收补阴之虚可以生气，助阳之弱可以化水之功，用于肾气虚衰，阳气偏弱者。

药释

◇薯蓣

《神农本草经》："主伤中，补虚羸，除寒热邪气，补中，益气力，长肌肉，强阴。"（86）

效应

补脾胃：本品益气养阴，用于脾胃虚弱，少食体倦，泄泻。

益肺肾：本品固涩肾精，用于肺肾虚弱证。

评述

本品补阴生津宜生用，健脾止泻宜炒用，有实热实邪者忌用。

◇山茱萸

《神农本草经》："主心下邪气，寒热温中，逐寒湿痹。"（87）

效应

补益肝肾：本品酸温质润，温而不燥，补而不峻，既可温助肾阳，又能平补肝肾精血，用于头晕目眩，腰膝酸软，阳痿滑精。

收敛固涩：本品兼有收敛固涩作用，用于遗精、遗尿、大汗欲脱。

评述

本品为素有湿热，小便淋涩者，不宜应用。

引申

肾气丸既治736条"消渴，小便多"，又治814条"虚劳腰痛，少腹拘急，小便不利者"，理由为：肾主水，司气化，为胃之关，气化正常，则"合""开"有度，小便排泄正常。①消渴系肾虚阳衰，不得化气摄水，失其"合"之职，故小便多。②虚劳腰痛为肾阳不足，肾气虚弱，膀胱气化不利，失其"开"之职，故小便不利。小便多与小便不利，两者症状有异，但病机相同，悉为肾阳虚衰，气化失司，"合""开"异常所致，因此均为肾气丸的适应证。肾气丸功擅振奋肾气，可恢复肾脏气化"合""开"之功能，若小便多投用肾气丸则可助肾脏化气摄水；若小便不利投用肾气丸，则可助肾脏化气行水。

原文3

问曰：妇人病，饮食如故，烦热不得卧，而反倚息者，何也？
师曰：此名转胞，不得溺也，以胞系了戾，故致此病，但利小便则愈，肾气丸主之。（956）

方药

肾气丸 见虚劳病。

讲析

956 条肾气丸主之：转胞是肾阳虚弱所致排尿障碍，是因病在下焦膀胱及膀胱相连的尿道部分扭转不顺通，影响排尿功能，则水道闭塞、小便不利使然；水道不通，浊阴上逆，影响上焦肺气的宣降，水气转而上行，阻其心火，内郁而烦热，热闷不得卧，逆其肺气下降，则需倚物而顺通其呼吸。治宜投以肾气丸温阳化气，使肾阳充，气化行，则小便通利，而诸证悉解。

252 方—815 条
酸枣仁汤

「原方」酸枣仁汤

酸枣仁二升 甘草一两
知母二两 茯苓二两
芎䓖一两
上五味，以水八升，
煮酸枣仁，得六升，
内诸药，煮取三升，
去滓，温服一升，日
三服。

原文

虚劳，虚烦不得眠，
酸枣仁汤主之。（815）

讲析

815 条酸枣仁汤主之：人眠，魂藏于肝，肝阴充足则能眠；若肝阴不足，则不能藏魂，魂不归肝则不得眠；肝阴虚则心血亦亏，阴虚生内热，虚热内扰心神，神不守舍，亦不得眠。故不得眠的主因在肝，亦涉及心，皆由阴虚所致，故治宜滋阴补虚，养血安神，清热除烦，方用酸枣仁汤。

注译

以上五味药物，用水八升，先煮酸枣仁留取六升药液时，再加入其余四味药物，煮至留取三升药液为度，滤去药渣，趁温服下一升，每日服三次。

方释

酸枣仁汤，由酸枣仁、甘草、知母、茯苓、芎䓖五味药物组成。方中：①酸枣仁味酸色赤入肝、心两经，补肝阴养心神。②甘草甘平，既能补益中气，助气血生化之源，又能缓急，与酸枣仁酸甘合化，养肝阴，敛浮阳。③知母滋阴清热，润燥除烦。④茯苓健脾宁心，辅酸枣仁安神。⑤芎䓖辛温芳香，性善走散，开气郁，行气活血，条达肝气。与酸枣仁相伍，酸收辛散，相反相成，养血调肝，疏达肝气以安心神；与甘草同用，防其疏肝泄气。全方具有养血安神，清热除烦之效。

比较

382条栀子豉汤与815条酸枣仁汤同治"虚烦不得眠"，但病机有异：①栀子豉汤治外感热病汗吐下，有形之实邪已去，而余热留恋未尽，留扰胸膈所致的虚烦；②酸枣仁汤治肝阴不足，心血亏虚，虚热内生所致的虚烦。所以两者不能相提并论，临证宜注意辨别。

253方—816条
大黄䗪虫丸

「原方」大黄䗪虫丸

大黄十两 黄芩二两
甘草三两 桃仁一升
杏仁一升 芍药四两
地黄十两 干漆一两
蛀虫一升 水蛭百枚
蛴螬一升 䗪虫半升
上十二味，末之，炼
蜜和丸，如小豆大，
酒饮服五丸，日三服。

原文

五劳虚极羸瘦，腹满
不能饮食，食伤，忧
伤，饮伤，房室伤，
饥伤，劳伤，经络营
卫气伤，内有干血，
肌肤甲错，两目黯黑。
缓中补虚，大黄䗪虫
丸主之。（816）

讲析

816条大黄䗪虫丸主之。过度的疲劳，皆对人体有所损伤，当虚损到严重程度时，则气血亏损，形体失养，呈现一定的体征：①外则肉脱而形体羸瘦，肌肤粗糙而干枯；②内则腹满不能饮食，眼眶周围黯黑。形成气血亏损、久虚未复之因，是经络的营养、营卫的循行、气血的运行均受到影响而壅遏，使瘀血内停，日久瘀积已甚。瘀不去则新血不生，如此交互为用，则五劳虚极、内有干血之证。治宜祛瘀生新、缓中补虚的大黄䗪虫丸。本方祛瘀诸药，既有大黄、桃仁之植物药通腑行瘀，又集多种虫类药于一方，盖死血凝于隧络，非虫类搜剔难除，这对后世虫类药的应用有一定的启发。

注译

以上十二味药物，研成细末，炼蜜制成如小豆大丸剂，每次酒服五丸，每日服三次。

方释

大黄䗪虫丸，由大黄、黄芩、甘草、桃仁、杏仁、芍药、地黄、干漆、蛀虫、水蛭、蛴螬、䗪虫十二味药物组成。方中：①大黄苦寒，活血通经，有逐瘀生新之功；②䗪虫咸寒，搜剔通络，有开瘀散结之效；③伍虫类吸血之物虻虫、水蛭、蛴螬以助䗪虫活血搜络化瘀；④合消癥散瘕的桃仁、干漆以增强大黄祛瘀阻、通血闭之力；⑤配黄芩以清其郁热；⑥甘草、芍药、地黄滋阴养血、益气和中，可佐破血之药而不使正气伤；⑦杏仁利气润燥，以利瘀血之消散。诸药相合，丸服则药效徐缓，酒服则行其药势，消中寓补，补中寓消，药虽猛峻，以丸缓治，使瘀去新生，气血渐复，为治干血劳之良剂，缓图以冀获效。

药释

◇干漆

《神农本草经》："主绝伤，补中，续筋骨，填髓脑，安五脏，五缓六急，风寒湿痹，生漆去长虫。"（88）

效应

破血祛瘀：本品辛散苦泄，温通行滞，性善下降并有较强的攻坚作用，能祛瘀通经，消癥散结，用于瘀血内阻之经闭，癥瘕。

杀虫：本品有杀虫之功，治虫积腹痛。

评述

本品破血通经，作用强烈，故孕妇及无瘀滞者忌用；又能伤营血，损胃气，故体虚虫积者不宜用，畏蟹。

◇蛴螬

效应

蛴螬为活血搜络化瘀之品。

比较

429 条抵当汤与 816 条大黄䗪虫丸均治瘀血内结证：①抵当汤治瘀热熏蒸，邪气固结，正气未损，属实热证：以发狂，少腹硬满，健忘，便硬而黑或秘结不通，消谷善饥，身黄为主；②大黄䗪虫丸治五劳虚极，瘀血内停，为虚中夹瘀证：以羸瘦腹满，肌肤甲错，两目黯黑为主。

引申

大黄䗪虫丸为治久病血瘀之缓剂，攻中寓补，润以滋干，峻剂丸服，意在缓攻瘀血，达到祛瘀不伤正、扶正不留瘀的目的。瘀血祛则新血生，气血自能恢复，诸证自然得解，以逐瘀之剂，收补虚之效，故谓之"缓中补虚"。本方为破血逐瘀剂，无瘀者忌用；若妇女子宫肌瘤，在出血时，暂停服用；服药期间尚有稀便，但服之日久，即可消失；长期服用，无明显副作用。

254方—817条
硝石矾石散

硝石熬黄 矾石烧各等分

上二味，为散，大麦粥汁和服方寸匕，日三服，大便黑，小便黄，是其候也。

原文

女劳，膀胱急，少腹满，身尽黄，额上黑，足下热，其腹胀如水状，大便溏而黑，腹满者，难治，硝石矾石散主之。（817）

讲析

817条硝石矾石散主之：女劳之为病，乃色欲纵情过度，房劳伤肾耗精，兼夹瘀浊阻滞，证属虚中夹实。纵欲伤肾，阴精亏损，则肾虚生热，虚热灼伤脉络，阴络伤，血液渗出而瘀滞；又阴精亏损，久耗及脾，脾不健运而生湿，湿浊与瘀滞交相阻结，令"其腹胀如水状"，但并非有水积聚，外形似水气，其实不是水气，而是瘀血所引起的腹皮按之绷紧。"腹满者，难治"之"腹满"，是对"其腹胀如水状"的重申，示意病至后期，肾不主水，脾不运湿，湿浊与瘀血搏结停聚，故腹胀满，攻之则伤正，补之则碍瘀，此属脾肾俱败之兆，故"难治"不等于不能治，应当用硝石矾石散治疗，消瘀逐浊，以观后效。

方解

熬：仲景乡语云炒作熬，即慢炒变色为熬。

注译

以上两味药物，研细制成散剂，用大麦粥汁每次调和服方寸匕，每日服三次，若排出的大便色漆黑，排出的小便色正黄，是病邪随二便排出体外的表现。

硝石矾石散，由硝石、矾石二味药物组成。方中：①硝石苦咸性寒，入血分消瘀滞；②矾石味酸性寒，入血分泄湿浊。二药合用，共成逐瘀消浊之剂。

注释

①大麦粥汁和服：因硝石矾石散之二石易伤脾胃，特别是体虚胃弱之人，服之易吐，故用大麦粥汁送服，以减缓二石对胃黏膜的刺激，调养胃气，运行药力。

②大便黑，小便黄，是其候也：使瘀滞从大便排泄，则大便色黑，使湿浊从膀胱通利，则小便色黄。故硝石、矾石同用，泄瘀滞、导湿浊，从二便排出体外，是其证候表现。

药释

◇**硝石**

《神农本草经》："主百病，除寒热邪气，逐六腑积聚，结固留癖。"（89）

效应

攻毒消肿：用于疮疖肿毒，目赤喉痹。

利水泻下：用于淋沥涩痛，黄疸。

破坚散积：用于霍乱痧胀，腹痛吐泻。

评述

硝石，今名火硝，体弱及孕妇忌服。火硝之性，属寒属热，素有争议，据今之临床应用，多以热结、湿热或暑湿为用，故当以寒性为宜。

古代本草，芒硝（朴硝）与火硝（硝石）之名，有时混用，据今人考证：①《神农本草经》之硝石，即今之芒硝或朴硝，为含水硫酸钠；而朴硝（即今之硝石），则为硝酸钾。②《名医别录》之硝石（即硝酸钾），为火硝；而朴硝（即含水硫酸纳），即为牙硝。硝石与芒硝（朴硝）均为矿物药而以"消（硝）"命名，同具泻下软坚消肿之功，所异者：火硝主含硝酸钾而有毒，长于破坚散积，又善攻毒利尿，多用于疮肿，淋痛，黄疸，痞胀腹痛。芒硝（朴硝）主含硫酸钠而无毒，长于泻热通肠，又善润燥稀便，多用于热结便秘，目赤，喉痹，肠痈腹痛。

◇**矾石**

《神农本草经》："主寒热泄痢，白沃，阴蚀恶疮，目痛，坚骨齿"。（90）

<u>效应</u>

解毒杀虫、燥湿止痒：用于疮疡疥癣，湿疹瘙痒。

清热消痰：用于癫痫发狂，湿热黄疸。

<u>评述</u>

矾石，今之白矾、明矾；煅白矾，又名枯矾。本品体虚胃弱及无湿热痰火者，忌服。内服能刺激胃黏膜而引起反射性呕吐，在肠不易吸收，能抑制黏膜分泌而奏止泻作用，故内服者多生用，以止泻祛痰解毒。外用多煅成枯矾，具有极强的收敛燥湿之效，枯矾能与蛋白化合成为难溶于水的蛋白化合物而沉淀，可用于局部创伤性出血。

比较

572 条大黄硝石汤与 817 条硝石矾石散，均治身黄，腹满，便溏，所异者：①大黄硝石汤治的身黄，为色泽鲜明而面目皆黄，病属瘀热内结、热里实的湿热证，故腹满便秘；②硝石矾石散治脾肾亏虚，色欲伤肾与瘀血互结日久所形成的女劳证，故膀胱急，手足心发热身黄，便溏而色黑，并有额上黑的特点。

咳嗽水饮黄汗历节病并治

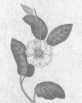

255 方—832 条
射干麻黄汤

射干三两　麻黄三两
半夏半升　五味子半升
生姜四两　细辛三两
大枣七枚
上七味，以水一斗二
升，先煮麻黄去上沫，
内诸药，煮取三升，
分温三服。

原文

咳而气逆，喉中作水
鸡声者，射干麻黄汤
主之。（832）

讲析

832 条射干麻黄汤主之：由于寒饮郁肺，风寒
束表，肺失宣降，故咳而气逆；寒饮随逆气上
壅喉中，喉中痰涎壅盛，痰阻其气，气触其
痰，痰涎与呼吸之气相搏击，则喉中发出辘辘
痰鸣如水鸡之声，治以射干麻黄汤散寒宣肺，
化痰降逆。

注译

以上七味药物，用水一斗二升，先煮麻黄，去
掉浮在药液上面的泡沫，再加入其余六味药物
一起煮沸，煮至留取三升药液为度，分三次
温服。

方释

射干麻黄汤，由射干、麻黄、半夏、五味子、
生姜、细辛、大枣七味药物组成。方中：①射
干祛痰利咽，尤其善开痰结；②麻黄散寒宣
肺，又是平喘之要药，况且，射干之苦寒配伍
麻黄之辛温，共收辛开苦降之功；③半夏降逆
气，化痰湿，以助射干降逆化痰；④细辛散寒
化饮，以助麻黄宣肺平喘；⑤五味子收敛肺
气，与麻黄、半夏、细辛诸辛散之品同用，使
散中有收，不致耗散正气；⑥生姜温肺止咳，

既助麻黄平喘，又助细辛化饮；⑦大枣和胃安中，使邪除而不伤正。诸药同用，宣肺散寒，祛痰平喘，为治寒饮哮喘常用有效之方。

药释

◇射干

《神农本草经》："主咳逆上气，喉痹咽痛，不得消息，散结气，腹中邪逆，食饮大热。"（91）

效应

清热解毒：用于咽喉肿痛。

祛痰利咽：用于痰盛咳喘。

评述

孕妇忌用或慎用。

「原方」皂荚丸

皂荚八两，刮去皮，
酥炙
上一味，末之，蜜丸
如梧桐子大，以枣膏
和汤服三丸，日三服，
夜一服。

原文

咳逆上气，时唾浊痰，
但坐不得眠者，皂荚
丸主之。（833）

讲析

833 条皂荚丸主之：肺中黏稠浊痰，若能时时
吐出，咳逆喘满之势理应得到缓解，但今虽频
频吐出黏稠浊痰，而咳逆喘满依然不减，卧则
咳喘更甚。此乃肃降无权，胸中壅塞之痰过
盛，肺中胶固之痰难拔，表明邪实证急，故治
疗应以涤痰峻剂为急务，宜皂荚丸宣壅导滞、
涤痰祛垢为治，俟痰浊渐平，再以降气化痰之
剂调之。

方解

酥炙：用牛奶或羊奶制成的黄油，涂于皂荚
上，再用火烤的一种制法，经炮制后，其药较
干脆，易研成末，同时制其燥烈之性。

注译

以上一味药物，研成细末，炼蜜制成丸剂如梧
桐子大，用枣膏和汤服三丸，每日服三次，夜
间服一次。

方释

皂荚丸，仅皂荚一味，皂荚辛咸，宣壅导滞，
涤痰祛垢之力颇著，由于性烈、力猛、有毒，
故使用时酥炙、蜜丸、枣膏调服，以缓和峻烈

之性，并固护脾胃之气，除痰而不伤正。

比较

832 条射干麻黄汤与 833 条皂荚丸，均治痰饮壅肺之咳喘证，所异者：①射干麻黄汤治以喉间痰鸣有水鸡声为特征，其痰质清稀，病情较轻，故以射干麻黄汤宣肺散寒，降逆化痰为治，因该方药性平和，故煮服无特殊要求；②皂荚丸治以时唾浊痰，但坐不得卧为特征，其痰质黏稠，难于咯出，虽时时吐浊，但痰浊壅肺未减，仍但坐不得卧，病情较重，故治疗以峻猛的皂荚丸宣壅导滞，涤痰祛垢为宜，由于药力峻猛，故有酥炙、蜜丸、枣膏调服的特殊要求，以防伤正之弊。

引申

皂荚丸有较好的祛痰作用，但镇咳作用不理想。现用剂量，皂荚不拘量，去子，酥炙，研细末，炼蜜为小丸，每服 3 克，枣汤送服，日二服，甚者日三夜一服，不用汤剂之荡涤而用丸剂，是取其峻药缓攻之意。皂荚丸仅适用于形气俱实者，若气虚体弱者，纵有痰浊壅阻，亦不可轻试。

257 方—834 条
厚朴麻黄汤

厚朴五两 麻黄四两 石膏如鸡子大 杏仁半升 半夏半升 五味子半升

上六味，以水一斗，先煮麻黄，去沫，内诸药，煮取三升，去滓，分温三服。

原文

咳而脉浮者，厚朴麻黄汤主之。（834）

讲析

834 条厚朴麻黄汤主之：因病邪近于表而邪盛于上，肺气不利，则咳；病邪趋向于表，则脉浮。除咳而脉浮之外，以方测证，尚应伴见喘逆胸满，咽喉不利，痰声漉漉，但头汗出，倚息难卧，可补本条之未备，故应当用厚朴麻黄汤治疗，以散饮降逆，止咳平喘。

注译

以上六味药物，用水一斗，先煮麻黄，去掉浮在药液上面的泡沫，再加入其余五味药物一起煮沸，煮至留取三升药液为度，滤去药渣，分三次温服。

方释

厚朴麻黄汤，由厚朴、麻黄、石膏、杏仁、半夏、五味子六味药物组成。方中：①厚朴宽胸利气善消满；②麻黄宣肺降逆善平喘；③石膏寒凉，宣泄肺中郁热以除烦；④杏仁止咳降气；⑤半夏降逆化痰；⑥五味子敛肺止咳。诸药合而成为散饮降逆，止咳平喘之剂，治表邪未除而水寒射肺，乃表里寒水两解之方。

258 方—835 条
泽漆汤

『原方』泽漆汤

半夏半升 紫参五两
泽漆三升 生姜五两
人参三两 甘草三两,
炙
上六味,以东流水五
斗,先煮泽漆取一斗
五升,内诸药,煮取
五升,温服五合,日
夜服尽。

原文

咳而脉沉者,泽漆汤
主之。(835)

讲析

835 条泽漆汤主之:因病邪偏于里而有水之兆,水饮内停,上迫于肺,则为咳喘;病邪趋向于里,饮溢肌肤,则身肿,故脉沉。除咳而脉沉之外,以方测证,尚应伴见咳逆喘息,胸胁引痛,小便不利,可补本条之未备,故应当用泽漆汤治疗,以逐水通阳,止咳平喘。

注译

以上六味药物,用东流水五斗,先煮泽漆剩药液一斗五升,再加入其余五味药液一起煮沸,煮至留取五升药液为度,趁温服下五合,一日夜将药服尽。

方释

泽漆汤,由半夏、紫参、泽漆、生姜、人参、甘草六味药物组成。方中:①半夏降逆化饮;②紫参有活血逐水消肿之功;③泽漆有较强的利水消肿作用,并能化痰止咳散结;④生姜通阳化水;⑤人参补气而增强化饮之效;⑥甘草和诸药以缓泽漆之峻。诸药合为逐水饮、止咳喘之方,先煮泽漆,取其气味浓厚,领诸药直达病所,以奏其消痰行水之功;一日夜十服,俾药力继续,攻邪无余,免其复集。

◇泽漆

《神农本草经》："主皮肤热，大腹水气，四肢面目浮肿，丈夫阴气不足。"（92）

效应

利水消肿：用于水肿、腹水。

化痰止咳：用于咳嗽气喘。

化痰散结：用于瘰疬。

评述

本品有毒，不宜过量或长期使用，脾胃虚寒者慎用。

比较

834条厚朴麻黄汤与835条泽漆汤，叙证过简，皆略于证，而详于方，以方测之，则辨其异同，相似之处，皆以咳喘为主证，都有饮邪兼夹郁热之因，治疗都以祛邪安正，标本兼顾为原则。根据脉象浮、沉之异，可推测其病邪有偏表、偏里的不同，因而治疗也就悬若霄壤：①厚朴麻黄汤证饮偏于上而近于表，脉浮者气多居表，故驱之使从外出为易，宜厚朴麻黄汤以宣肺化饮；②泽漆汤证饮偏于里而结于胸胁，脉沉者气多居里，故驱之使从下出为易，宜泽漆汤以逐饮降逆。两条相对而出，示意明晰饮邪的治疗，也应顺应病势，因势利导。

原方 麦门冬汤

麦门冬七升 半夏一升
人参二两 甘草二两,
炙 粳米三合 大枣十
二枚

上六味, 以水一斗二
升, 煮取六升, 去滓,
温服一升, 日三服,
夜三服。

原文

咳而上气, 咽喉不利,
脉数者, 麦门冬汤主
之。(836)

讲析

836 条麦门冬汤主之: 本条由于肺胃津液耗
损, 阴虚火旺, 虚火上炎则灼肺, 肺气上逆则
咳喘。咽喉是肺胃的门户, 肺胃津伤, 津不上
承, 肺胃承火上灼咽喉, 咽喉不润, 则咽喉燥
痒不利, 如有物梗, 治宜麦门冬汤, 清养肺
胃, 脾胃健运, 津液充足, 上承于肺, 虚火自
敛, 则诸证消解。

注译

以上六味药物, 用水一斗二升, 煮至留取六升
药液为度, 滤去药渣, 趁温服下一升, 白天服
三次, 夜间服三次。

方释

麦门冬汤, 由麦门冬、半夏、人参、甘草、粳
米、大枣六味药物组成。方中: ①重用甘寒滋
润的麦门冬滋养肺胃之阴液, 清降肺胃之虚
热, 既可治肺气上逆之咳, 又可治胃气上逆之
呕; ②少佐半夏降肺胃之气, 化痰止呕, 但半
夏乃辛温燥烈之品, 与虚热及津伤皆不宜, 但
用量很轻, 在麦门冬量重的情况下, 可除半夏
的辛燥之弊, 而独具降逆之功; ③津液源于
胃, 故以人参、甘草、粳米、大枣相伍, 养胃

益气，以资化源。诸药相伍，使津液得继，虚热自敛，补土生金，有益于肺胃气阴之复。

比较

330条甘草干姜汤与836条麦门冬汤，同治病在肺而源于胃之证，所异者：①甘草干姜汤治肺胃虚寒，以吐涎沫、吐逆、目眩溲数、遗尿为主证；②麦门冬汤治肺胃津亏，虚火上炎，以咳喘、咽喉干燥不利、咯痰不爽、呕吐为主证。

引申

麦门冬汤本无镇咳药物，通过什么途径达到止咳目的呢？因为本条为肺胃津伤，津不上承，虚热上逆所致，欲下其气，必止其逆；欲止其逆，必养肺胃之阴，只要滋养肺胃，阴津得复，虚热得熄，逆气得降，不镇咳降逆，而咳喘自止，逆气自平，是治本之良法也。

260 方—839 条
越婢加半夏汤

「原方」越婢加半夏汤

麻黄六两 石膏半斤
甘草二两 生姜三两
大枣十五枚 半夏半升
上六味，以水六升，
先煮麻黄，去上沫，
内诸药，煮取三升，
分温三服。

原文

咳而气喘，目如脱状，
脉浮大者，此为肺胀，
越婢加半夏汤主之；
小青龙加石膏汤亦主
之。（839）

讲析

839 条越婢加半夏汤主之：平素饮邪壅郁，外感
风热之邪，或外感风寒之邪郁而化热，诱发内
饮，饮邪与热邪交阻而上蒸壅塞肺气，逆而不
降，肺气胀满，则咳喘不得卧；肺气壅郁，肺中
饮热内不得降，外不得泄，肺气壅郁越剧，则呈
面如肿，目如脱之状。由于体质和所感病邪性质
的不同，若郁热甚于饮邪，喘甚于咳者，宜越婢
加半夏汤发越水气，兼以宣泄热，降逆平喘。

注译

以上六味药物，用水六升，先煮麻黄，去掉浮
在药液上面的泡沫，再加入其余五味药物一起
煮沸，煮至留取三升药液为度，分三次温服。

方释

越婢加半夏汤，由麻黄、石膏、甘草、生姜、
大枣、半夏六味药物组成。方中：①麻黄辛温
开肺气郁闭以止咳；②石膏大寒清泄肺热以平
喘，麻黄、石膏重用为伍，以发越饮热之邪；
③甘草调和诸药，且缓麻黄之散，又缓石膏之
寒，并促其健运以杜绝饮邪之源；④生姜辛
散，既助麻黄发越水气，又助半夏降逆化饮；
⑤大枣补脾制水，生姜、大枣同用，培补脾
胃，尤能调和营卫；⑥半夏降逆化饮除痰。全
方共奏宣肺泄热，降逆化饮之功。

261 方—839 条
小青龙加石膏汤

「原方」小青龙加石膏汤

即小青龙汤加石膏二两

原文

咳而气喘，目如脱状，脉浮大者，此为肺胀，越婢加半夏汤主之；小青龙加石膏汤亦主之。（839）

讲析

839 条小青龙加石膏汤亦主之：平素饮邪壅郁，外感风热之邪，或外感风寒之邪郁而化热，诱发内饮。饮邪与热邪交阻而上蒸，壅塞肺气，逆而不降，肺气胀满，则咳喘不得卧；肺气壅郁，肺中饮热内不得降，外不得泄，肺气壅郁越剧，则呈面如肿、目如脱之状。由于体质和所感病邪性质的不同，若饮邪甚于郁热，喘咳并重者，宜小青龙加石膏汤疏散饮邪，兼以清热降逆。同越婢加半夏汤相比较，充分体现同病异治的治疗原则。

注译

以上九味药物，用水一斗，先煮麻黄，待药液减少二升时，除去浮在药液上面的泡沫，然后加入其余八味药物，继续煮至留取三升药液为度，滤去药渣，趁温服下一升，每日服三次。

方释

小青龙加石膏汤，由麻黄、芍药、细辛、桂枝、干姜、甘草、五味子、半夏、石膏九味药物组成。方中：①麻黄、桂枝相伍，解外束之风寒而宣肺平喘；②芍药、五味子之酸收而防肺气之耗散太过；③细辛、干姜、半夏相配，散内停之水饮而温寒降逆；④甘草调和诸药；⑤加石膏清泄肺热以止咳，与麻黄同用，尚可发越水气。诸药相伍，共奏发表化饮、清热平喘之效。

比较

832条射干麻黄汤、834条厚朴麻黄汤与839条越婢加半夏汤、小青龙加石膏汤，三条四汤方均由内有饮邪，外邪诱发，内外合邪，肺气上逆所致，皆有咳逆喘促，咳吐痰涎的证候特征，所异者：①射干麻黄汤为内有停饮，外感风寒，寒饮郁肺，肺失宣肃所致；以咳而气逆，喉中作水鸡声为主证，治宜温肺化饮、降逆化痰之法；②厚朴麻黄汤为内有饮邪，微感风寒，饮邪夹热上迫于肺所致，以咳而脉浮为主证，治宜散饮降逆，止咳平喘之法；③越婢加半夏汤为内有停饮，外感风热，饮热迫肺，热重于饮所致，以咳而气喘，目如脱状，脉浮大，喘甚于咳为主证，治宜宣肺泄热，降逆平喘之法；④小青龙加石膏汤为外寒内饮，内外合邪，寒饮夹热，饮重于热，以咳而气喘，目如脱状，脉浮大，喘咳并重为主证，治宜解表化饮，止咳平喘。诸证同中有异，同异之间，应当细辨。

262 方—840 条
葶苈大枣泻肺汤

[原方] 葶苈大枣泻
肺汤

葶苈熬令捣丸如弹子
大 大枣十二枚

上二味，以水三升，
先煮大枣取二升，去
枣，内葶苈，煮取一
升，顿服。

原文1

咳而气逆，喘鸣迫塞，
胸满而胀，一身面目
浮肿，鼻出清涕，不
闻香臭，此为肺胀，
葶苈大枣泻肺汤主之。
（840）

讲析

840 条葶苈大枣泻肺汤主之：素患饮邪，填塞
胸中，饮邪壅肺，肺气胀满，仲景称为"肺
胀"，此属邪实气闭之证，治应开通肺气，逐
邪除饮，当肺气宣通，饮邪蠲除，则"肺
胀"可愈，故用葶苈大枣泻肺汤以泄气闭而逐
饮邪。

注译

以上二味药物，用水三升，先煮大枣，煮至留
取二升药液时，滤去大枣，然后加入葶苈，煮
至留取一升药液为度，一次服下。

方释

葶苈大枣泻肺汤，由葶苈、大枣二味药物组
成。方中：①葶苈苦寒滑利，开泄肺气，具有
泻肺逐饮之功；②恐葶苈峻猛伤正，故佐使大
枣甘温安中补正，以缓和药性。二味相伍，以
收泻肺逐饮而不伤正气之效，兼可益脾制水，
扶正固本。然肺胃素虚者，葶苈亦难轻试，不
可不慎。

支饮不得息，葶苈大枣泻肺汤主之。（856）

856条葶苈大枣泻肺汤主之：水饮停积胸中，郁而化热，水热互结，上逆射肺，肺气壅实，故肺气愈滞而饮邪愈壅，饮邪积结而肺气不利，应当用葶苈大枣泻肺汤治疗，以泄肺逐饮，补脾和中。汤方中葶苈能泻肺气之闭而逐饮邪，所以称为泻肺；佐味甘的大枣以补益脾胃，且能缓和葶苈峻烈之性，驱邪而不伤正气。

263 方—849 条
甘遂半夏汤

甘遂大者三枚 半夏
十二枚 芍药五枚 甘
草如指大一枚，炙
上四味，以水二升，
煮取半升，去滓，以
蜜半升，和药汁，煎
取八合，顿服。

原文

病者脉伏，其人欲自
利，利反快，虽利，
心下续坚满，此为留
饮，甘遂半夏汤主之。
（849）

讲析

849 条甘遂半夏汤主之：由于水饮久留心下，
在心下有巢穴可居，痼结于胃肠，停积未去，
阻遏阳气，无力宣通气血，则脉状；饮留于
内，下迫肠道，停留的饮邪有下趋欲去之势，
则欲利；在下利的同时，停留的饮邪有部分
泻下，故利后一时舒适；虽经下利，仅排出
部分饮邪，余留的饮邪仍然盘结于心下，去
者虽去，而新饮旋续又复聚，心下依然继续坚
硬胀满。饮邪既有欲去之势，留饮又有非攻不
除，当此之时，治当因势利导，通因通用，当
用甘遂半夏汤驱逐饮邪。但因本汤方甘草、甘
遂相反而同用，药力峻猛，非审证准确，不可
妄投。

注译

以上四味药物，用水二升，煮至留取半升药液
时，滤去药渣，在药液中加入蜂蜜半升，药汁
与蜂蜜调和后再煎至留取混和的药液，留取八
合，一次服下。

方释

甘遂半夏汤，由甘遂、半夏、芍药、甘草四味
药物组成。方中：①甘遂之苦寒以攻逐水饮；

②半夏之辛温消痰散结，甘遂、半夏同用，可降逆逐饮，但甘遂下行力速，故用甘平的蜂蜜缓其急；③芍药之酸敛以制甘遂之峻，芍药、甘遂同用，可缓中解毒；④甘草与甘遂相反而同用，取其相激相荡之功，加强逐饮之速，以激发留饮得以尽除。

比较

462条十枣汤与849条甘遂半夏汤，皆治水饮病，都有心下痞坚胀满的症状，均为峻下攻邪之剂。所异者：①十枣汤病属悬饮、支饮，饮邪结聚胁下、胸膈，伴见胁下痛，干呕，短气，脉沉弦；②甘遂半夏汤病属留饮，饮邪久留胃肠，伴见欲自利，利反快，虽利，但心下续坚满且脉伏。

引申

使用甘遂半夏汤，须注意两点：①用蜂蜜甚属重要；②不用甘草则无效。原方甘遂用量"大者三枚"，若用散剂，可取1～3克，面煨冲服，或用胶囊装甘遂末服；若用煮剂，当少于6克，可直攻水饮而不致中毒。因甘遂半夏汤攻坚逐水之力峻猛，服药后可见大便水泻，或便黏腻如鱼冻样物，故宜顿服。服药后自觉从左胸部或胸腔部，可自闻胸腔有下行之水声，不必惊慌，此乃药中病所之象。若水饮停积，暂时难以尽去者，宜采用补脾药与甘遂半夏汤交替服用，以免伤及正气。

264 方—853 条
木防己汤

「原方」**木防己汤**

木防己三两　石膏鸡子大十二枚　桂枝二两　人参四两

上四味，以水六升，煮取二升，去滓，分温再服。

原文

膈间支饮，其人喘满，心下痞坚，面色黧黑，其脉沉紧，得之数十日，医吐下之不愈者，木防己汤主之；不差，木防己去石膏加茯苓芒硝汤主之。（853）

讲析

853 条木防己汤主之：饮邪停留于胸膈，阻碍心肺，肺气壅塞，不得宣降，膹郁上逆而喘息满闷；胸中之气不能下通中焦，脾胃气滞而运化不利，饮留心下，则痞满坚硬；饮邪结积日久，秽浊结聚越深，气血不得荣面，则面黑晦暗。饮邪在胸膈而不在胃肠，若误施吐下，其正气必虚，虚实夹杂，病情复杂，治应邪正兼顾，攻补兼施，用木防己汤，以行水散结，补虚消痞。

方解

石膏鸡子大十二枚：对于木防己汤方中石膏的用量，争议颇多。笔者考仲景诸汤方石膏之用量，多数以"两"为量词，量词"枚"绝大多数仲景用于大枣，况且"鸡子大十二枚"，为两个数量词，即"鸡子大""十二枚"组成的并列词组，"鸡子大"为石膏的数量词，"十二枚"为谁的数量词呢？也只有为"大枣"的数量词，说明木防己汤"十二枚"之前脱简"大枣"一药名，即"石膏鸡子大，大枣十二枚"。

注译

以上四味药物，用水六升，煮至留取二升药液为度，滤去药渣，分两次温服。

木防己汤，由木防己、石膏、桂枝、人参四味药物组成。方中：①木防己苦寒通利水气之壅滞；②石膏辛凉以清肺热；③桂枝温通经脉以化饮；④若属久病，又经吐下，正气已伤，加人参益肺脾之气，使脾胃气旺。诸药合用，水饮得以运化而不致复聚，恢复久病或吐下之虚损。

265 方—853 条
木防己去石膏加茯苓芒硝汤

木防己二两　桂枝二两
茯苓四两　人参四两
芒硝三合

上五味，以水六升，煮取二升，去滓，内芒硝，再微煎，分温再服，微利则愈。

原文

膈间支饮，其人喘满，心下痞坚，面色黧黑，其脉沉紧，得之数十日，医吐下之不愈者，木防己汤主之；不差，木防己去石膏加茯苓芒硝汤主之。（853）

讲析

853 条木防己去石膏加茯苓芒硝汤主之：若饮邪较重，饮结较甚，服木防己汤后，饮虽稍减，心下痞坚稍缓，但因病重药轻，水饮复聚，心下痞坚如故，可用木防己去石膏加茯苓芒硝汤治疗，以导水下行，软坚散结。

注译

以上五味药当中的四味药，煮至留取二升药液为度，滤去药渣，加入芒硝，再微煎，分两次温服。

方释

木防己去石膏加茯苓芒硝汤，由木防己、桂枝、茯苓、人参、芒硝五味药物组成。方中：①木防己、桂枝、芒硝相伍，以增强祛湿化饮之功；由于热邪已清，则去石膏；②茯苓健脾渗湿，导水下行，行水化饮；③人参有健脾和中之效。如此配合，使饮邪尽去，中州和运，水饮无再聚之机，则病得愈。

266 方—854 条
泽泻汤

泽泻五两　白术二两
上二味，以水二升，
煮取一升，分温再服。

原文

心下有支饮，其人苦
冒眩，泽泻汤主之。
（854）

讲析

854 条泽泻汤主之：饮邪支撑胸膈胃脘间，阻
遏清阳不得上升，浊阴不得下降，上扰空窍，
清窍被蒙，浊阴上泛，头目不得充养，则其人
苦冒眩。治疗可用泽泻汤，使之水去而清浊升
降有序，则冒眩自止。

注译

以上二味药物，用水二升，煮至留取一升药液
为度，分两次温服。

方释

泽泻汤，由泽泻、白术二味药物。方中：①重
用泽泻，利水渗湿，使水饮从小便而去，乃开
沟渠疏而导之之意；②白术健脾燥湿，使水湿
温化而不复聚，乃为脾土温而化之之意。脾健
饮去，从而恢复升清降浊之职，使之诸证得除。

比较

370 条茯苓桂枝白术甘草汤与 854 条泽泻汤，均
因饮邪为患而兼伴头目昏眩，同以健脾利水为
治。所异者：①苓桂术甘汤病位在胃肠，为痰饮
证，兼见胸胁支撑胀满。②泽泻汤病位在膈脘
间，为心下支饮证，兼见恶心欲呕，小便不利。

267方—855条
厚朴大黄汤

「原方」厚朴大黄汤

厚朴八两 大黄四两
上二味，以水五升，
煮取二升，去滓，温
服一升，不差，再服。

原文

支饮胸满者，厚朴大
黄汤主之。（855）

讲析

855条厚朴大黄汤主之：湿热交蒸搏结，弥漫
胸膈，肺气阻滞，失其布化津液之职，津液遂
聚为饮邪，而支撑胸膈间，肺气不能清肃下
行，胃腑堙塞不能降运，则胸膈壅满，应当用
厚朴大黄汤治疗，以行气除满，荡涤水饮。

注译

以上二味药物，用水五升，煮至留取二升药液
为度，滤去药渣，趁温服下一升，不愈，再温
服一升。

方释

厚朴大黄汤，由厚朴、大黄二味药物组成。方
中：①厚朴专于逐饮消满，行气开郁，上达胸
中能降饮邪；②恐厚朴到中焦药力渐缓，不能
逐饮下趋，故再加气厚力宏、上至咽喉、下
达直肠的大黄推荡饮邪下泄。将厚朴、大黄
相伍，引支饮下行，使之气行饮消，则胸满
得除。

引申

854条言心下支饮，用补土镇水法，不使水气
凌心则眩冒自平；855条言支饮在胸，胸为阳

位，饮积于胸，上焦不通，逆行渐高，充满于胸，则胸满。治宜厚朴大黄汤，是调其气分，开其下口，使上焦之饮顺流而下。即厚朴苦降温散，能调上焦之气，使气行水亦行；继以大黄推荡直通地道，引支饮下行，大黄与厚朴同煮而不后下，取其攻实泄饮之效，说明大黄不但用于胃实，亦可用于饮实，故厚朴大黄汤宜治支饮胸满。

268 方—858 条
防己椒目葶苈大黄丸

「原方」**防己椒目葶苈大黄丸**

防己 椒目 葶苈 大黄
各一两

上四味，捣筛，炼蜜为丸，如梧桐子大，先食饮服一丸，日三服，不知稍增。

原文

腹满，口舌干燥，肠间有水气者，防己椒目葶苈大黄丸主之。（858）

讲析

858 条防己椒目葶苈大黄丸主之：脾失健运，不能运化水湿，胃肠转输不利，不能把应当下行之水液全部输于膀胱，致使饮邪留滞肠间，气机阻滞，腑气壅塞，故腹满而无泻痢症状，并沥沥有声可闻；饮邪停留肠间，不得化气生津，脾气不能散布水津上承于口，故口舌失其濡润而干燥。这是肠间有饮邪停聚所致，治宜防己椒目葶苈大黄丸，分消水饮，导邪下行，使水饮行而腹满解，脾气转而津液生，则诸证自愈。

注译

以上四味药物，捣细过筛，炼蜂蜜制成丸剂，每丸药梧桐子大，饭前服一丸，每日服三次，疗效不显著，再稍稍增服其药量。

方释

防己椒目葶苈大黄丸，即简称己椒苈黄丸，由防己、椒目、葶苈、大黄四味药物组成。方中：①防己、椒目导饮于前，使清饮从小便而出；②葶苈、大黄荡饮于后，使浊饮从大便而下。炼蜂蜜为丸，既有润肠之功，又有滋养脏腑之效，并能缓力之峻猛。诸药相伍，辛宣苦泄，前后分消，共奏攻坚逐饮，化气行水之功，俾饮邪一去，气机畅行，气化复常，则腹满、口舌干燥得愈。

药释

◇椒目

效应

椒目苦寒，为花椒的种子，有利水消肿，降气平喘之效，用于水肿胀满，痰饮咳喘。

评述

本品苦寒易损中阳，故虚寒之体不宜用。

比较

849条甘遂半夏汤与858条己椒苈黄丸皆治痰饮，病位在肠。所异者：①甘遂半夏汤旨在因势利导，逐水散饮，证属饮结胃肠，水饮欲去，病邪趋下，证虽利、心下续坚满；②己椒苈黄丸旨在通利二便，分消水饮，证属饮结肠间，留而不动，见腹满、口舌干燥。855条厚朴大黄汤与858条己椒苈黄丸，同治饮证，当须详辨：①厚朴大黄汤：饮停胸膈，肺失宣降，不能通调水道，见咳逆倚息，短气不得卧，其形如肿；肺与大肠相表里，饮邪移于胃肠，致使腑气不通，而见腹满，便秘为急，故治宜厚朴大黄汤下气除满，荡涤饮邪；②己椒苈黄丸：饮结肠间，气机阻滞，腑气壅塞不通，见腹满肠鸣，便秘，更因气不化津，津液不能转输上承，而见口舌干燥，小便不利，甚则身体浮肿，故治宜己椒苈黄丸分消水饮，导邪下行。

引申

己椒苈黄丸疗效虽好，但应注意是前后分消之剂，药性较为峻烈，只适宜于饮邪内结，腑气不通之实证，当中病即止，不宜久服，以免攻逐太过，损伤正气；若脾胃虚弱，饮邪停滞，不可服用。

269方—859条
小半夏加茯苓汤

半夏一升　生姜半斤
茯苓四两
上三味，以水七升，煮取二升，去滓，分温再服。

原文

膈间有水气，呕吐，眩悸者，小半夏加茯苓汤主之。（859）

讲析

859条小半夏加茯苓汤主之：饮邪泛于胃脘，胃失和降而气逆，则呕吐；饮邪停蓄胸膈间，阻滞清阳不升于空窍，膈间水气上凌，则目为之眩而心为之悸，治宜降逆止呕，行水化饮的小半夏加茯苓汤。

注译

以上三味药物，用水七升，煮至留取二升药液为度，分两次温服。

方释

小半夏加茯苓汤，由半夏、生姜、茯苓三味药物组成。方中：①半夏、生姜行水散饮以降逆止呕；②茯苓利水化饮以引水下行。三药合用，水行饮散，诸证自愈。

比较

550条小半夏汤与859条小半夏加茯苓汤，虽同治膈间或心下有支饮，均有呕吐的症状，寒饮的病因，散寒化饮的治法。所异者：①小半夏汤主治呕而不渴，寒多饮少，其治重在降逆蠲饮；②小半夏加茯苓汤主治呕吐眩悸，寒、饮并重，其治重在散寒祛饮、降逆止呕。小半夏加茯苓汤证症状较小半夏汤证症状为重，所以于小半夏汤中加茯苓以渗利水湿，导饮下行，兼以宁心安神。

270 方—878 条
越婢汤

[原方] 越婢汤

麻黄六两 石膏半斤
甘草二两 生姜三两
大枣十五枚
上五味,以水六升,
先煮麻黄,去上沫,
内诸药,煮取三升,
分温三服。

[原文]

风水,恶风,一身悉
肿,脉浮,不渴,续
自汗出,无大热者,
越婢汤主之。(878)

[讲析]

878 条越婢汤主之:风水表实证,是因风邪袭表,通调失职,水湿潴留于肌表,风水壅遏,卫阳被郁,郁热在肌肉之间,既不能外越为大热,又不能内伏与邪气相争,于是阳气郁积到极点,逼迫营阴蒸汗外越,从风水壅遏的薄弱处乘间抵隙而外窜,故在"自汗出"前加一"续"字,示意或断或续的局部汗自出,汗出热气得散,但郁滞蓄聚肌腠之热,泄之未透,则不但表热不盛,而且里亦无大热。虽汗出,而表证仍在;虽无大热,而郁热犹存。这种系肌热熏蒸的汗出,随汗而排泄的,多是体内正常的津液,所以虽有汗出,但汗出不畅,而热亦不散,水亦不消,故仍可汗之,应当用越婢汤治疗,以发汗行水,清透郁热。

[注译]

以上五味药物,用水六升,先煮麻黄,去掉浮在药液上面的泡沫,加入其余四药,煮至留取三升药液为度,分三次温服。

[方释]

越婢汤,由麻黄、石膏、甘草、生姜、大枣五味药物组成。方中:①麻黄与石膏相配,以辛凉外散水气，清透肌腠之郁热，又可防止黄汗之过多，与生姜相伍，发越水气，以宣散肌表之水湿；②甘草、大枣合用，调和脾胃，以和中扶正；③生姜之辛温能暖胃，以制石膏之寒而不伤其胃。诸药同用，以治风水表实证客于肌腠之水湿。

比较

877 条防己黄芪汤与 878 条越婢汤皆治风水，同有汗出、恶风、脉浮之表证，但两者虚实有别，机理各异，辨证的侧重点不同，治法迥异：①防己黄芪汤为身重，动则汗出或腰以下肿甚，无热象，脉浮缓无力；汗出属表虚腠理不固，恶风为卫虚受风，邪不甚，恶风在汗出之后；因风水表虚，水湿滞于肌肤，故宜防己黄芪汤益气固表，以祛水湿；②越婢汤为一身悉肿，续自汗出，无大热，不渴，脉浮兼数；汗出属热逼水津外泄，恶风为风邪袭表较甚，恶风在汗出之前；因风水表实，兼夹肌肤郁热，故宜越婢汤发越水气，兼清肌热。两者一虚一实，应当明辨。

271 方—879 条
防己茯苓汤

防己三两 黄芪三两
桂枝三两 茯苓六两
甘草二两，炙
上五味，以水六升，
煮取三升，分温三服。

原文

皮水，四肢肿，水气
在皮肤中，四肢聂聂
动者，防己茯苓汤主
之。（879）

讲析

879 条防己茯苓汤主之：脾阳虚弱，不能运化
水湿，水湿之邪浸淫弥漫肌肤之间，水邪盛而
潴留于四肢肌表，则四肢浮肿；水湿泛滥，水
行皮中，卫阳郁阻，水湿蓄留，卫阳壅遏，欲
通不达，水气不能散发，皮肤蓄水过多，故
四肢肌肉肿处有轻微眴动感，说明皮水水气过
盛，阳郁不宣，应当用防己茯苓汤治疗，以通
阳化气，分消水湿。

注译

以上五味药物，用水六升，煮至留取三升药液
为度，分三次温服。

方释

防己茯苓汤，由防己、黄芪、桂枝、茯苓、甘
草五味药物组成。方中：①防己能通腠理，祛
水湿之邪；②黄芪扶卫实表，与防己相配而利
水，使皮中之水从表而散；③桂枝、茯苓相
伍，通阳化气，淡渗利水，使水邪从小便而
去；且桂枝与黄芪相协，则通阳行痹，振奋卫
阳，使肌表之水湿易散；④甘草补中，协黄芪
补脾，脾旺则水湿得运，其皮水易消。

比较

877条防己黄芪汤与879条防己茯苓汤均治水气为患。所异者：①防己黄芪汤以扶正为主，祛邪为辅，主表里均有水气，用于脉浮身重，汗出恶风，或腰以下肿甚之风水表虚证；因表虚不固，风水滞于肌表，故宜防己黄芪汤补卫固表，表里分消水湿，利水之力逊；②防己茯苓汤以祛湿为主，扶正为辅，主肌表有水气，用于四肢皮肤肿甚，肌肉瞤动，不恶风之皮水证，因阳气失运，皮中水气盛而不行，故宜防己茯苓汤通阳化气，利水祛湿，利水之力强。

272方—880条
甘草麻黄汤

「原方」甘草麻黄汤

甘草二两　麻黄四两

上二味，以水五升，先煮麻黄，去上沫，内甘草，煮取三升，去滓，温服一升，覆令汗出，不汗，再服。

原文1

里水，一身面目黄肿，其脉沉，小便不利，甘草麻黄汤主之，越婢加术汤亦主之。
（880）

讲析

880条甘草麻黄汤主之：由于脾气虚弱不能运化水湿，肺气失宣不能通调水道，水湿之邪停留，既不能下行从小便排出，又不能外达从皮毛外泄，郁滞停留，泛溢肌腠而成里水。若无热而身肿者，可用甘草麻黄汤，内助脾气，外散水湿。

原文2

病历节疼痛，两足肿大，小便不利，脉沉紧者，甘草麻黄汤主之；脉沉而细数者，越婢加术汤主之。
（889）

讲析

889条甘草麻黄汤主之：寒湿之邪侵袭肌腠，流注关节，则全身骨节疼痛，脾主四肢，肺为水的上源，水性下注，脾气虚弱不能运化水湿，肺气虚弱不能通调水道，水湿之邪蓄积停留而泛溢于足部肌腠，则两足浮肿胀大；水湿之邪阻遏肌腠，影响营卫之气畅行，脾虚不运，三焦气化受阻，肺虚失宣，水道通行失畅，水液不能通畅地下输膀胱，则小便不畅利；水湿过盛，浸淫肌腠，阻遏脉气不能鼓动于外，若无热而脉沉紧者，治宜甘草麻黄汤，内助脾气，外散水湿。

注解

覆令汗出：盖厚被适当出汗。

注译

以上二味药物，用水五升，先煮麻黄，去掉浮在药液上面的泡沫，加入甘草，煮至留取三升药液为度，滤去药渣，趁温服一升，盖厚被出汗，如果不出汗，连续服用。

方释

甘草麻黄汤，由甘草、麻黄二味药物组成。方中：①甘草和中补脾，从而助麻黄上宣肺气，中助土气，外行水气，补脾之虚以制水湿；②麻黄上宣肺气，下制肾气，内祛脏腑之湿，外发皮腠之汗。二味相协，以奏和中补脾，宣肺利水之效，使水气从汗而解，又可使在里之水从小便而利，以达到水去肿消的目的。

注释

覆令汗出，不汗，再服：本证当属表实无汗，法当用汗法治疗，但麻黄量大，发汗力迅猛，只宜于表实，若体虚，当禁用，根据病情，酌加扶正之品。服药后，水湿之邪借汗而解，但药后腠理开，以防外邪侵袭，故应避风寒。

273 方—880 条
越婢加术汤

「原方」越婢加术汤

即越婢汤加白术四两

原文 1

里水，一身面目黄肿，其脉沉，小便不利，甘草麻黄汤主之，越婢加术汤亦主之。（880）

讲析

880 条越婢加术汤亦主之：由于脾气虚弱不能运化水湿，肺气失宣不能通调水道，水湿之邪停留，既不能下行从小便排出，又不能外达从皮毛外泄，郁滞停留，泛溢肌腠而成里水。若夹热而身肿者，亦可用越婢加术汤健脾宣肺，清透郁热。

注译

以上六味药物，用水六升，先煮麻黄，去掉浮在药液上面的泡沫，加入其余五药，煮至留取三升药液为度，分三次温服。

方释

越婢加术汤，由麻黄、石膏、甘草、生姜、大枣、白术六味药物组成。方中：①麻黄与石膏相配，以辛凉外散水气，清透肌腠之郁热，又可防止麻黄汗之过多；与生姜相伍，发越水气，以宣散肌表之水湿；②甘草、大枣合用，调和脾胃，以和中扶正；③生姜之辛温能暖胃，以制石膏之寒凉而不伤胃；④加白术健脾祛湿，使脾得运化，水湿从小便而利。诸药同用，发越水气，以行表里之湿，表里双解，外则发越水气，使表邪从皮毛汗出而散，内则健脾祛湿，使水湿从小便而利。

比较

本条甘草麻黄汤与越婢加术汤同治皮里肌腠间之水，两者所治之里皆属脾不运化，肺不宣化，水湿不化，故见一身面目黄肿，小便不利，脉沉。所异者：①甘草麻黄汤为水郁肌腠，内无郁热，故无热、无汗；②越婢加术汤为水郁肌腠，郁久化热，故有热，有汗。二汤方与"汗""热"之"有""无"，各有侧重，此为一证二方，同证异治之法。

引申

本条越婢加术汤，是由878条越婢汤引申而来：①越婢汤功擅疏风清热，发越水气，适宜治疗风水病，其病机为风邪袭表，水气泛溢，内兼郁热，主证为"风水，恶风，一身悉肿，脉浮，不渴，续自汗出，无大热"；②越婢加术汤功擅发汗散水，兼清内热，适宜治疗里水病，其病机为脾失运化，肺失通调，停水外溢，兼夹郁热，主证为"一身面目黄肿，其脉沉，小便不利"。临证宜详辨析，根据全面情况，进行综合研究。

原文2

病历节疼痛，两足肿大，小便不利，脉沉紧者，甘草麻黄汤主之；脉沉而细数者，越婢加术汤主之。（889）

讲析

889条越婢加术汤主之：湿热之邪侵袭肌腠，流注关节，则全身骨节疼痛；脾主四肢，肺为水的上源，水性下注，脾气虚弱不能运化水湿，肺气虚弱不能通调水道，水湿之邪蓄积停留而泛溢于足部肌腠，则两足浮肿胀大；水湿之邪阻遏肌腠，影响营卫之气畅行，脾虚不运，三焦气化受阻，肺虚失宣，水道通行失畅，水液不能通畅地下输膀胱，则小便不畅利，水湿夹热，浸淫肌腠，阻遏脉气不能鼓动于外，则脉沉而细数者，治宜越婢加术汤，健脾宣肺，清透郁热。

880 条里水证一身面目黄肿，与 889 条历节证两足肿大，其肿势虽有上下之别，但同据脉沉、小便不利的体征，只是脉沉，甚或兼细数之象，说明两证病机不殊，皆为水郁肌腠，郁久化热之故，故异病同治，用越婢加术汤以健脾宣肺去其湿、清透郁邪祛其热为宜。

274 方—881 条
黄芪芍药桂枝汤

「原方」黄芪芍药桂枝汤

黄芪五两　芍药三两
桂枝三肉
上三味，以苦酒一升，水七升，相合，煮取三升，去滓，温服一升，当心烦，服至六七日乃解。若心烦不止者，以苦酒阻故也，以美酒醯易之。

原文

问曰：黄汗之为病，身体肿，若重，汗出而发热，口渴，状如风水，汗沾衣，色正黄如柏汁，脉自沉从何得之？师曰：以汗出入水中浴，水从汗孔入得之，宜黄芪芍药桂枝汤。（881）

讲析

881 条宜黄芪芍药桂枝汤：由于汗出腠理疏松，营卫之气衰弱而表虚，卫表虚则汗孔开，抵御外邪之能力减弱，又加之入水中浴，水湿之邪入于汗孔，郁阻营卫，汗液排泄发生障碍，湿阻肌表，卫郁营热，湿热交蒸于肌腠，内外相因而致成本病。治宜黄芪芍药桂枝汤，以调和营卫，实卫祛湿，兼泄营热，使卫阳得实，营阴得充，其气得行，水湿可散，湿热则清，其病得解。

注解

①苦酒：即镇江米醋。
②美酒醯：醯，音希，为醋的一种。美酒醯，即镇江红醋。

注译

以上三味药物，用镇江米醋一升，水七升，搅和到一起煮药，煮至留取三升药液时，滤去药渣，趁温服下一升。服药后会心烦，服至六七天后就会消除，如果心烦不解，是因为镇江米醋收敛，未免与湿邪相阻的缘故，故可用镇江红醋代替镇江米醋。

黄芪芍药桂枝汤，由黄芪、芍药、桂枝三味药物组成。方中：①重用气味轻清的黄芪，实卫走表以扶正祛邪，益气固表，与桂枝相伍，则辛温振作卫阳，益气理血，行营卫之郁阻以散水湿；②芍药益阴、桂枝行阳，二味相合，解肌腠之郁遏以调和营卫；以米醋煮药，取其酸能敛阴散滞，以泄营分郁热而消肿。三药合用，营卫和，郁遏解，气血畅行，水湿消散，则诸证得愈。

①当心烦，服至六七日乃解：服药后心烦，是镇江米醋祛除其水湿之余邪未能尽散之故，因邪气较重，故连续服用，蓄积药效，则营卫郁滞得通，湿祛气行，心烦可解。

②若心烦不止者，以苦酒阻故也，以美酒醮易之：若心烦不解，是因为镇江米醋收敛，与湿邪相阻滞涩的缘故，所以用镇江红醋代替镇江米醋效果更好。

275 方—887 条
桂枝芍药知母甘草汤

桂枝三两　芍药三两
知母二两　甘草二两
上四味，以水六升，
煮取三升，去滓，温
服一升，日三服。

原文

诸肢节疼痛，身体羸
瘦，脚肿如脱，头眩
短气，温温欲吐者，
桂枝芍药知母甘草汤
主之。（887）

讲析

887 条桂枝芍药知母甘草汤主之：本条乃因风
与湿相合而致病，风湿之邪侵袭人体，流注于
筋骨，搏结于关节，使气血阻塞不通，运行不
畅，则全身多处关节疼痛；风湿之邪郁久化
热，耗气伤阴，肌肉不充，则形体日渐瘦弱：
①上焦痹，则头晕目眩，呼吸浅促；②中焦
痹，则胃部郁闷不舒而泛恶想吐又不出；③下
焦痹，则两脚肿胀，麻木不仁，犹如将要与身
体脱离之状。此属风湿留滞不去，郁久化热伤
阴，筋脉痹阻之历节病，风为阳邪，最易伤阴
化热，湿为阴邪，最易伤阳生寒，所以应当用
桂枝芍药知母甘草汤邪正兼顾，祛风除湿，通
阳宣痹，佐以清热养阴。

注译

以上四味药物，用水六升，煮至留取三升药
液为度，滤去药渣，趁温服下一升，每日服
三次。

方释

桂枝芍药知母甘草汤，由桂枝、芍药、知母、
甘草四味药物组成。方中：①桂枝辛温通阳宣
痹，温经散寒，以发散风寒之邪于肌表；②芍

药酸寒，和阴止痛，与甘草酸甘合化，敛阴和营，缓急舒筋止痛；③知母苦寒阴柔之品，清热养阴，庶可引温药直达病所，祛湿而不伤阴，育阴而不敛邪，和阴行痹于里；④甘草甘温以和胃调中，缓急舒筋。诸药相伍，表里兼顾，温散而不伤阴，养阴而不碍阳，使风湿祛，虚热除，阴血生，则病自愈。

276 方—888 条
乌头麻黄黄芪芍药甘草汤

乌头五枚，切 麻黄三两 黄芪三两 芍药三两 甘草三两

上五味，先以蜜二升煮乌头，取一升，去滓；另以水三升，煮四味，取一升，去滓，内蜜，再煮二沸，服七合，不知，尽服之。

原文

病历节，疼痛不可屈伸，脉沉弱者，乌头麻黄黄芪芍药甘草汤主之。（888）

讲析

888 条乌头麻黄黄芪芍药甘草汤主之：本条历节致病，当然与风邪有关，但也离不开湿邪，重在寒邪为患。虽风寒湿之邪俱备，但风邪较轻，而寒湿之邪偏盛，寒邪收引凝敛，湿邪重着黏浊，寒湿之邪流注于筋骨关节，痹阻不通，可致气血运行阻滞而关节疼痛剧烈，稍一屈伸活动，则疼痛难忍而增剧，故治宜乌头麻黄黄芪芍药甘草汤以温经祛寒，除湿解痛。

注译

以上五味药物，首先用蜂蜜二升煮乌头，煮至留取一升药液时，滤去药渣；再用水三升，煮其余四味药物，煮至留取一升药液时，滤去药渣，然后放入蜂蜜煮的乌头汁一升，再煮一二沸，先服用七合，若无感觉，将余下的药汁服尽。

方释

乌头麻黄黄芪芍药甘草汤，由乌头、麻黄、黄芪、芍药、甘草五味药物组成。方中：①乌头辛热驱寒；②麻黄辛温宣散透表，以祛寒湿；③黄芪益气固卫，助乌头、麻黄温经止痛，亦制麻黄辛散之性；④芍药、甘草缓急舒筋，蜂

蜜甘缓，以解乌头之毒，又协甘草调和诸药。诸药相伍，使寒湿之邪得除而阳气得以宣通，则关节疼痛可解而屈伸自如。

比较

887条桂枝芍药知母甘草汤与888条乌头麻黄黄芪芍药甘草汤，同治历节病。所异者：①桂枝芍药知母甘草汤治风湿历节，为风寒湿邪流注筋骨关节，郁而化热，但尚未完全化热，以关节疼痛，游走不定，痛处灼热，肢体消瘦为主证，故治疗宜祛风除湿，清热养阴，通络行痹；②乌头麻黄黄芪芍药甘草汤治寒湿历节，为寒湿未有化热，寒邪偏盛，寒湿凝着，留滞关节，损伤阳气，以关节剧烈疼痛，不可屈伸，痛处不移，局部喜热畏寒为主证，故治疗宜温经祛寒，除湿解痛，通阳宣痹。

引申

乌头为峻猛有毒之品，服用时应注意七点：①视病人体质缓弱而决定药量；②煮药时间要长，以减轻毒性；③与蜂蜜同煮，既能制乌头毒性，又能延长药效；④乌头堕胎，故孕妇慎用；⑤乌头大辛大热，化脓性关节炎，阴虚阳盛者禁用；⑥服药后唇舌肢体麻木，甚至晕眩吐泻，但脉搏、呼吸、神志诸方面无大的变化，则为瞑眩反应，为有效之征；⑦服药后出现呼吸急促，心跳加快，脉搏有间歇现象，甚至神志昏迷，则为中毒反应，应当采取措施，立即抢救。

再则，仲景使用乌头与附子的规律是：①对于阴寒痼结的病证，则乌头、附子同用，以温阳散寒，峻逐阴邪。②证属阴寒痼冷，痛急而有肢冷汗出者，用乌头散寒镇痛。③亡阳急证或寒湿痛证，用附子回阳救逆，温阳止痛。一般情况：回阳救逆多用生附子；温阳止痛多用炮附子。

277 方—891 条
桂枝甘草麻黄生姜大枣细辛附子汤

桂枝三两 甘草二两，炙 麻黄二两 生姜三两，切 大枣十二枚 细辛三两 附子一枚，炮

上七味，以水七升，先煮麻黄去沫，内诸药，煮取三升，分温三服，汗出即愈。

原文

气分，心下坚，大如盘，边如旋杯，桂枝甘草麻黄生姜大枣细辛附子汤主之。（891）

讲析

891 条桂枝甘草麻黄生姜大枣细辛附子汤主之：阳虚阴凝，气机不得通利，水湿之邪凝聚心下，形成外硬内软如盘如杯状的肿块，故心下痞结坚硬，有形可证，这是气分病在心下局部的体征特点，治宜以辛甘化阳行气，使其阳气得助而振奋，阳气复行周身，阴凝之邪得散而病解，故应当用桂枝甘草麻黄生姜大枣细辛附子汤治疗，以温阳散寒，通利气机，宣利水湿。

注译

以上七味药物，用水七升，先煮麻黄，去掉浮在药液上面的泡沫，然后放入其余六味药物，煮至留取三升药液为度，分三次温服，服药后，若汗出是病情向愈的征兆。

方释

桂枝甘草麻黄生姜大枣细辛附子汤，由桂枝、甘草、麻黄、生姜、大枣、细辛、附子七味药物组成。方中：①桂枝、麻黄、生姜通阳化气散寒，攻其上以祛其邪；②甘草、大枣甘温补益中气，补其中而运其气；③细辛、附子助阳温经发汗，温其下以助其阳。诸药相协，上

下焦之气通行，中焦之气运转，阳气旺盛，气机运行，水湿内蠲，表寒外散，则病可愈。

注释

汗出即愈：桂枝甘草麻黄生姜大枣细辛附子汤，含有发汗作用，使阳气得其药力而振奋，复行于周身，推动阴凝之邪外达肌腠而解，虽未曾用行气药，而用辛甘发散，温阳化气之药，却可达行气的目的，故服药后若汗出是病情向愈的征兆。

278 方—892 条
枳实白术汤

枳实七枚 白术二两

上二味，以水五升，煮取三升，去滓，分温三服。

原文

水饮，心下坚，大如盘，边如旋杯，枳实白术汤主之。（892）

讲析

892 条枳实白术汤主之：由方测知，本证属脾胃虚弱，气机呆滞，失于健运转输，不能升清降浊，水湿与气滞结聚于心下，胃脘痞结而满，有圆盘那么大，触摸圆盘的边缘，似圆杯的杯口那么清楚，应当用枳实白术汤治疗，以行气散结，健脾利水，使气滞行，脾气健，水湿解，则饮邪得化。

注译

以上二味药物，用水五升，煮至留取三升药液为度，滤去药渣，分三次温服。

方释

枳实白术汤，由枳实、白术两味药物组成。方中：①枳实苦泄行滞，散结消胀；②白术甘温健脾，利水行湿。二药相伍，以奏行气消痞，健脾燥湿之功，水去气散，则坚满得除。

比较

891 条桂枝甘草麻黄生姜大枣细辛附子汤与 892 条枳实白术汤，其主证同为"心下坚，大如盘，边如旋杯"，但兼证不同，病机各异，治则有别：①桂枝甘草麻黄生姜大枣细辛附子汤，阳虚阴凝，水邪不消，结于心下，兼见手足逆冷，腹满肠鸣，身冷骨痛，治宜温阳散寒，通利气机，宣散水湿；②枳实白术汤，治脾胃自病，脾虚气滞，水饮结聚心下，兼见脘腹痞满而胀，治宜行气散结，健脾利水。

279方—893条
栝蒌瞿麦薯蓣丸

[原方] 栝蒌瞿麦薯蓣丸方

栝蒌根二两 瞿麦一两 薯蓣三两 附子一枚，炮 茯苓三两

上五味，末之，炼蜜为丸，如梧桐子大，饮服二丸，日三服，不知，可增至七、八丸，以小便利，腹中温为知。

原文

小便不利，其人有水气，若渴者，栝蒌瞿麦薯蓣丸主之。（893）

讲析

893条栝蒌瞿麦薯蓣丸主之：肾主水而司气化，与膀胱相表里，膀胱气化由肾所主，下焦肾阳不足，膀胱气化失职，不能化气行水，水气停留，则小便不利，肺失通调，脾失健运，肾失开合，故有水气内停；下焦气化无权，不能蒸腾津液上潮于口，燥气独盛于上，则感觉口渴，故本证属上燥下寒，上浮之焰，非滋不熄，下积之寒，非暖不消，所以应当用栝蒌瞿麦薯蓣丸治疗，以润燥生津、温阳化气、益脾利水三者兼顾，使上焦之燥得清，中焦之虚得补，下焦之水得行。

注解

知：即病愈之意。

注译

以上五味药物，研成粉末，炼蜂蜜制成蜜丸，如梧桐子大，用水送服二丸，每日服三次。若无疗效，可以增加到七、八丸，以小便畅通、腹中温暖为度。

方释

栝蒌瞿麦薯蓣丸，由栝蒌根、瞿麦、薯蓣、附

子、茯苓五味药物组成。方中：①栝蒌根、薯蓣生津润燥以治其渴；②炮附子振奋肾阳、蒸津上腾，水气下行；③瞿麦、茯苓渗泄水湿以利小便。五药相协，共奏润燥生津止渴、温阳化气行水之功，使阳气通畅，寒去水行，则诸证自愈。

注释

不知，可增至七、八丸，以小便利，腹中温为知：服药后，若无疗效，可以增加药量，以小便通利，腹中温暖为度，说明本病除累及下焦"小便不利"和累及上焦"若渴"外，尚有中焦腹中冷一证。

药释

◇瞿麦

《神农本草经》："主关格，诸癃结，小便不通，出刺，决痈肿，明目去翳，破胎堕子，下血闭。"（93）

效应

利尿通淋：本品苦寒泄降，能清心火与小肠热，导热下行，有利尿通淋之功，为治湿热淋证之要药。

活血通经：本品又能活血通经，用于血热瘀阻之经闭。

评述

本品苦寒，清热利水，故小便不利或淋证不属于湿热者不宜用；又能破血通经堕胎，故孕妇忌用。

比较

374 条五苓散与 893 条栝蒌瞿麦薯蓣丸，同治水气不化的病变，均有利水生津之功。所异者：①五苓散为膀胱蓄水，其病在表，小便不利而兼脉浮微热，口渴是气不化津，阴液未伤，故宜化气行水；②栝蒌瞿麦薯蓣丸为肾阳不足，其病在里，小便不利而兼脉沉无热，口渴是津不上蒸，阴液已伤，故宜利水润燥。

引申

本条上燥下寒证，其见证既类消渴，又类淋病，但类而不类，不类而类，因此将其提出来做三者之间的互相鉴别，同时反映出消渴与淋病的施治，不外生津清热，止渴利尿而已，若偏于阴损，辅之以滋脾；若偏于阳亏，佐之以温肾。栝蒌瞿麦薯蓣丸是一个借宾定主治则的启发之剂，仲景构思巧妙，后学者可从中受到启迪。

280 方—894 条
滑石乱发白鱼散

滑石一斤 乱发一斤，烧 白鱼一斤

上三味，杵为散，饮服方寸匕，日三服。

原文

小便不利，其人有水气，在血分者，滑石乱发白鱼散主之，茯苓白术戎盐汤亦主之。

（894）

讲析

894 条滑石乱发白鱼散主之：小便不利是一个症状，引起小便不利的病因十分复杂，可见于多种疾病，以方测证，断不可一遇小便不利，就选用利尿剂。本条叙证不详，仲景示意随证审用，故不能因其文简而有所忽视。

注译

以上三味药物，捣为散剂，每次用水送服方寸匕，每日服三次。

方释

滑石乱发白鱼散，由滑石、乱发、白鱼三味药物组成。方中：①滑石甘寒，善清膀胱热结，通利水道，以治湿热淋证；②乱发苦温，烧作炭为无杂质的炭化物，其味苦而降，逐瘀利窍，遇血则能止血，遇水则能通利，有补阴利水之功；③白鱼即衣鱼，又名蠹鱼，能利水气，治小便不利。三药相伍，可凉血化瘀，清热利湿，故对于湿热下注，瘀结血分，膀胱气化受阻，迫血妄行，引起小便不利，尿血，溲时茎中疼痛，及少腹胀痛，可选用本方治疗。

药释

◇白鱼

<u>效应</u>

白鱼，乃潮湿的旧衣帛或破旧的书纸中不见阳光的蠹虫，主治小便不利，以利水气。其实白鱼难以搜集，药肆亦无供应，实际亦未见有人使用，笔者也没有使用本品之经验。

281 方—894 条
茯苓白术戎盐汤

「原方」茯苓白术戎盐汤

茯苓半斤　白术二两
戎盐弹丸大二枚
上三味，先以水一斗
煮二味，取三升去滓，
内戎盐，更上微火，
一、二沸化之，分温
三服。

原文

小便不利，其人有水
气，在血分者，滑石
乱发白鱼散主之，茯
苓白术戎盐汤亦主之。
（894）

讲析

894 条滑石乱发白鱼散主之：小便不利是一个
症状，引起小便不利的病因十分复杂，可见于
多种疾病，以方测证，断不可一遇小便不利，
就选用利尿剂。本条叙证不详，仲景示意随证
审用，故不能因其文简而有所忽视。

方解

弹丸大：弹丸是古代以弓箭射取飞禽用的弹
子，约如鸽子蛋大，容积约为 10 毫升。

注译

以上三味药物，先用水一斗煮取茯苓、白术二
味药物，煮至留取三药液为度，滤去药渣，然
后放入戎盐，再用微火煮一、二沸，使之溶
化，分三次温服。

方释

茯苓白术戎盐汤，由茯苓、白术、戎盐三味药
物组成。方中：①茯苓甘平，利水渗湿，健脾
安神；②白术苦甘温，补气健脾，燥湿利水，
脾虚兼水湿停滞者尤宜；③戎盐入肾除阴火而
清湿热。三药合用，可益肾清热，健脾利湿，
故对于脾虚湿盛，肾虚有热，膀胱气化受损而

小便不利，茎中轻微刺痛，尿后余沥未尽，少量尿血，及白浊皆可服用。

药释

◇戒盐

效应

戒盐，称青盐，又称胡盐，名戎盐，因产于甘肃、宁夏，即古代的西戎、西羌，故得此名。戎盐出山坡阴处土石间不经煎炼，入肾除阴火而清湿热。

比较

894 条滑石乱发白鱼散与茯苓白术戎盐汤二方，以利小便为主，均治淋证和尿血，均属湿热瘀血，搏结肾与膀胱，但二方功效有轻重之别：①滑石乱发白鱼散凉血消瘀，清热利湿，以止血消散瘀血为优，治实证；②茯苓白术戎盐汤滋肾清热，健脾除湿，软坚散结，热轻湿重，为通中兼补之剂，治虚实兼夹证。

引申

茯苓多寄生于松树根上，①茯苓皮为茯苓菌核的外皮，性味同茯苓；②茯苓一般分三部分，除去外皮之后的外层呈淡红色者，称赤茯苓；③内层白色者，称白茯苓；④中间有细松根穿过者，称茯神，亦称抱木神。习惯认为赤茯苓偏于利湿，白茯苓偏于健脾，茯神则用以安神。这三者取于同一菌核，目前赤茯苓、白茯苓已不分用，处方统称茯苓，又称云苓，性味甘平，归于心脾肾经，俱有利水渗湿，健脾安神之功。

瘀血吐衄下血疮痈病并治

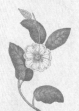

282 方—896 条
下瘀血汤

[原方] 下瘀血汤

大黄三两 桃仁二十枚
䗪虫二十枚，去足
上三味，末之，炼蜜
和丸，以酒一升，水
一升，煮取八合，顿
服之，血下如豚肝，
愈。

原文 1

病人如有热状，烦满，
口干燥而渴，其脉反
无热，此为阴伏，是
瘀血也，当下之，宜
下瘀血汤。（896）

讲析

896 条宜下瘀血汤：由于瘀血内伏，郁久化热，
故病人自觉有类似发热的症状；阴血瘀滞，使
神无以养，气无以和，故烦满；津液不能为气
所化，口舌不能为津液所润，故口干燥而渴。
说明其热不在气分而伏于血分，即瘀血阻滞日
久，郁而化热伏于阴分所致，血液既凝瘀于体
内，故当用下瘀血汤破血攻瘀以下之，使瘀血
去，郁热解，诸证自除。

注译

以上三味药物，研为细末，炼蜂蜜制成蜜丸，
以酒一升，水一升，共煮蜜制药丸，煮至留取
八合药液为度，一次服完，初排出的瘀血颜色
如猪肝色紫黯，则为痊愈。

方释

下瘀血汤，由大黄、桃仁、䗪虫三味药物组
成。方中：①大黄入血分荡逐瘀血，推陈至
新；②桃仁破血下瘀，润燥通便；③䗪虫味咸
软坚，逐瘀破结。三药相伍，以奏荡热逐瘀，
破结润燥之功，但药力过猛，制蜜丸以缓其
性，以黄酒煮药引入血分，直达病所。

血下如豚肝：896 下瘀血汤方虽不及 429 条抵当汤方之猛烈，其破血逐瘀之力较强，亦属逐瘀之峻剂，非体壮实者，慎勿妄投。

引申

896 条下瘀血汤所言"是瘀血也，当下之"，不是指攻下瘀血一法，当理解为逐瘀、化瘀、行瘀、散瘀多种以消除瘀血为目的的治疗方法。因为以下法治瘀血，瘀血可直接外出并得以速去；反之，若瘀血蓄结，停滞于与外不相通的部位，强令攻下，瘀血外出无路，必生他变，此时当治以化瘀、行瘀、散瘀之法，使瘀血行消缓散，方为妥切。

原文 2

师曰：产后腹痛，法当以枳实芍药散，假令不愈，必腹中有瘀血着脐下也，下瘀血汤主之。（937）

方药

下瘀血汤方 见瘀血病。

讲析

937 条下瘀血汤主之：妇女产后腹中疼痛，按常规应以行气和血施治，如果服药后腹痛仍然未愈，必然腹中有郁热灼血留着内结胞宫，胞脉阻滞不通，故腹痛如刺而痛处不移，治当活血逐瘀，宜服下瘀血汤方能奏效。因下瘀血汤仍属逐瘀之峻剂，非体壮证实者，慎勿妄投。

283 方—898 条
柏叶汤

［原方］柏叶汤

柏叶三两　干姜三两
艾叶三把
上三味，以水五升，
取马通汁一升，合煮
取一升，分温再服。

原文

吐血不止者，柏叶汤
主之，黄土汤亦主之。
（898）

讲析

898 条柏叶汤主之：本条叙证过简，以用药来
推测，吐血不止的发生，是中气虚寒，气不摄
血，血不归经之故，为中焦阳虚，虚寒较轻的
出血证，责之于胃气上逆，兼有上焦阳虚，仅
用干姜温暖中阳即可，故应当用柏叶汤治疗，
以温经摄血，引血归经为宜。

注译

以上三味药物，用水五升，与马通汁一升混
合，合煮留取一升药液，分两次温服。

方释

柏叶汤，由柏叶、干姜、艾叶三味药物，另加
马通汁组成。方中：①侧柏叶苦涩微寒，气香
清降，能折其上逆之势以收敛止血；②干姜辛
热，温中止血；③艾叶辛温，温经止血，干
姜、艾叶相伍，振奋阳气以摄血；马通汁能引
血下行以止血。诸药寒热并用，阴阳兼顾，共
奏止血之功。

药释

◇艾叶

《名医别录》："灸百病，可作煎，止吐血

635

下痢，下部䘌疮，妇人漏血。"（九）

效应

温经止血：用于咯血、衄血、崩漏及妊娠下血。

散寒止痛：用于下焦虚寒所致的腹中冷痛、月经不调、经行腹痛、宫冷不孕以及带下。

除湿止痒：用于皮肤湿疹瘙痒。

评述

本品纯阳燥热，故阴虚血热者，不宜单用。

◇马通汁

效应

马通汁，即马粪用水化开，滤过取其汁，其性微温，能引血下行以止血。若无马通汁，可用童便代替，因两药性味功用相近，其效亦佳。

引申

艾叶是艾的干燥叶，夏季花未开时采摘，除去杂质，晒干或阴干。①炮制时将原药拣去硬茎及叶柄，筛去灰屑，即为艾叶；②取净艾叶，晒干，碾碎捣绒，名艾绒，用艾绒着肤烧灸，能使热气内注筋骨，具有温煦气血、透达经络的作用；③取净艾叶置锅内用武火炒至表面焦黑色，内部焦黄色为止，即为艾叶炭。

284 方—898 条
黄土汤

[原方] 黄土汤

灶中黄土半斤 甘草三两
地黄三两 白术三两
附子三两, 炮 阿胶三
两 黄芩三两

上七味, 以水八升,
煮取三升, 分温三服。

原文 1

吐血不止者, 柏叶汤
主之, 黄土汤亦主之。
（898）

讲析

898 条黄土汤亦主之: 本条只言吐血不止, 以
方测证, 系属热盛动血, 血出日久, 阴伤及
阳, 转为阳气虚寒, 不能摄血之故, 为中焦阳
虚, 虚寒较重的出血证, 责之于脾气下陷, 兼
有下焦阳虚, 则用附子扶阳以摄阴即可, 故
应当用黄土汤治疗, 以扶阳摄阴, 引血归经
为宜。

注译

以上七味药物, 用水八升, 煮至留取三升药液
为度, 分三次温服。

方释

黄土汤, 由黄土、甘草、地黄、白术、附子、
阿胶、黄芩七味药物组成。方中: ①黄土, 又
名伏龙肝, 可温中涩肠以止血; ②甘草甘缓和
中, 并调和诸药; ③地黄、阿胶滋阴养血以止
血; ④白术、附子温阳健脾以摄血; ⑤反佐黄
芩苦寒清热, 凉血坚阴, 并制约白术、附子温
燥动血之弊。诸药合用, 柔刚相济, 滋阴而不
损阳、温阳而不伤阴, 诸味相协, 共奏温中止
血之功。

药释

◇黄土

《名医别录》："治妇人崩中，吐血，止咳逆血，醋调涂痈肿毒气。"（十）

效应

灶中黄土是烧杂草和木材的土灶内，经火久炼而成的焦黄土，以釜脐下处赤中黄者为佳，其性味辛微温，入肠、胃、肝经，有温中降逆、止呕止血之效，为镇吐、止血与妇科要药。即，内服能吸收消化道内的毒物及食物异常发酵的产物，对发炎的胃肠黏膜有局部保护作用，对胃肠出血还有止血作用。

评述

灶中黄土为温性的止呕血药，故热性呕吐，阴虚吐血者，不宜用。

引申

关于吐血，应掌握三大治法：①止血。止血不能见血就止，必须在辨证的基础上施治，如热盛迫血者，宜泄热凉血，或清热凉血止血；劳伤血脉而不夹热者，宜补虚益损，佐以理气化瘀止血。②化瘀。在止血的基础上佐以化瘀，以免瘀血不去，新血不能归经。③补虚。这对于久病者尤为重要，至于如何补法，又当以辨证为准，阴虚者补阴，阳虚者补阳，气虚者补气，血虚者不仅补血，还应补气，因气为血之帅故也。以上三大治法，在运用时，可以两法或三法同用，以病情施法，可收到满意疗效。

下血，先便而后血者，此远血也，黄土汤主之。（900）

讲析

900 条黄土汤主之：邪气郁结于阴经，阴络伤则血液从下窍下溢而出，多因阳虚不能温脾，脾气虚寒，不能统血，致血液下渗，随大便排出，治宜寒热并用，标本兼顾，刚柔相济的黄土汤，温阳止血而不伤营阴，滋阴养血而不碍脾阳，共奏温脾摄血之功。

比较

900 条黄土汤之治远血与 901 条赤豆当归散之治近血，均属便血证所异者：①黄土汤属脾气虚寒，气不摄血所致的远血证，见先便后血，伴有虚寒症状，治宜温寒补虚；②赤豆当归散属湿热蕴结、伤及脉络所致的近血证，见先血后便，伴有湿热症状，治宜清利湿热。两者截然不同，当须详辨，除以血、便排出的先后为依据外，尚应结合出血部位、时间、血色、脉证综合分析，方为全面。

285 方—899 条
泻心汤

「原方」泻心汤

大黄二两 黄连一两
上二味，以水三升，
煮取一升，去滓，顿
服之。

原文 1

心气不足，吐血若衄
血者，泻心汤主之。
（899）

讲析

899 条泻心汤主之：所谓"心气不足"者，非
不足也，若果不足，何以泻之？盖此证因阳明
胃腑之热上逆冲心，以致心中怔忡不安，似
有"不足"之象，仲景遂以心气不足名之，实
属阳明胃热炽盛上冲，灼伤血络而致吐血、衄
血。即心胃积热，邪火内炽，实火上炎，热盛
火升，迫血妄行，治宜泻心汤，以清热泻火，
凉血止血。

注译

以上二味药物，用水三升，煮至留取一升药液
为度，滤去药渣，一次服下。

方释

泻心汤，由大黄、黄连二味药物组成。方中：
①重用大黄，取其泻火泄热，苦降行瘀；②辅
以黄连，泻火清热，与大黄相伍，使火热清则
血自守，不止血则血自止。二药相协具有止血
而无留瘀之弊，为治疗热盛吐衄血之要方。泻
心汤虽无直接止血之品，但体现审因论治的原
则，故获得止血效果。

一般认为泻心汤出自东汉张仲景，但据明代施沛《祖剂》记载，泻心汤为伊尹方，原名三黄汤，据此推测，泻心汤可能最早见于西汉时期伊尹撰著的《汤液经法》一书，但此书早已佚失，故此"说"难以考证。

原文 2

妇人吐涎沫，医反下之，心下即痞，当先治其涎沫，后治其痞。治吐涎沫，宜桔梗甘草茯苓泽泻汤；治痞，宜泻心汤。（945）

方药

泻心汤方　见吐衄病。

讲析

945条宜泻心汤：胸膈有水饮上泛，则吐涎沫，不详审病情，误施下法，导致饮邪下陷形成痞结心下新增症状，值此胸膈饮邪及胃脘痞结并存之时，饮邪尚留上焦，吐涎沫依然存在，应先治上焦饮邪，止其吐涎沫，以免饮邪深陷于下，宜利水祛饮以清除其邪，待涎沫解除后，再治新增的心下痞，可斟酌再用泻心汤以峻泻心下郁结之邪。此法只有攻下之功而无利水之效，这就是吐涎沫误治致痞，先用下法治之无效，而后下法治之有效的原由。

286 方—905 条
王不留行散

王不留行十分,烧 蒴
藋细叶十分,烧 桑根
白皮十分,烧 甘草
十八分 黄芩二分 蜀椒
三分,去目 厚朴二分
干姜二分 芍药二分
上九味,为散,饮服
方寸匕,小疮即粉之,
大疮但服之,产后亦
可服。

原文

问曰:寸口脉微浮而
涩,法当亡血,若汗
出,设不汗出者云
何?师曰:若身有疮,
被刀斧所伤,亡血故
也,此名金疮。无脓
者,王不留行散主之;
有脓者,排脓散主之,
排脓汤亦主之。(905)

讲析

905 条王不留行散主之:汗血同源,皆属阴液,
血液耗伤过多,不可再发其汗,汗液外泄过
多,不可再伤其血。若没有亡血伤津病史,身
受刀斧等利器所伤,并有失血情况,这是创伤
亡血过多之故。由于金刃利器所伤,导致经脉
肌肤断伤,卫气营血不能循经脉正常运行,经
脉受阻,伤口流血,应立即消毒包扎,在包扎
的同时,用活血止血、消肿定痛、续筋接骨的
王不留行散敷于伤口,或内服,以恢复经脉肌
肤的断伤,使卫气营血畅通,则金刃利器创伤
得愈。

方解

①分:此处指药用量的比例单位。
②烧:烧焦性存,意在止血。
③去目:除掉蜀椒仁。

注解

粉之:外伤范围小的少量出血,可将粉剂撒敷
于伤口处,以便止血定痛。

注译

以上九味药物,捣末过筛,混合均匀,制成散

剂，白开水送服方寸匕，小疮可以外敷，大疮可以内服，产后也可服用。

方释

王不留行散，由王不留行、蒴藋细叶、桑根白皮、甘草、黄芩、蜀椒、厚朴、干姜、芍药九味药物组成。方中：①王不留行苦平，有活血行血止血，通络消肿定痛之功，为治疗金疮的要药；②蒴藋细叶活血化瘀，行血通经，接骨续筋，消肿止痛；③桑根白皮续筋骨，愈伤口；④重用甘草解毒生肌，调和气血阴阳；⑤更用黄芩、芍药清热敛阴、行瘀止痛；⑥蜀椒、干姜祛风散寒，温通血脉；⑦厚朴行气破滞，以利血行。诸药相协，化瘀血，续筋骨，则止血消肿。

注释

小疮即粉之，大疮但服之，产后亦可服：王不留行散对各种机械创伤、瘀血兼出血皆效，在仲景治瘀诸法中，该方体现了活血以止血的治法。在使用该散时，局部损伤较小，用粉剂外敷以止血定痛；若损伤较大、出血较多，又当以内服为主，疗效更著；产后与外伤都有瘀血，所以产后亦可用本方，是为异病同治之法。

药释

◇王不留行

《名医别录》："金疮止血逐痛，出刺，除风痹内塞，止心烦，鼻衄，痈疽恶疮，瘘乳，妇人难产。"（十一）

效应

活血通经：用于痛经、经闭。

下乳：用于乳汁不下，乳痈。

评述

本品行血通经，可以催生，故孕妇忌服。

◇**蒴藋细叶**

效应

本品为忍冬科植物蒴藋的全草或根，蒴藋之花，名陆英，陆英苦寒无毒，主骨间诸痹；蒴藋有清热解毒、活血消瘀、续筋接骨之功。

◇**桑根白皮**

《神农本草经》："主伤中五劳六极，羸瘦崩中绝脉，补虚益气。"（94）

效应

泻肺平喘：用于肺热咳喘。

利尿消肿：用于面目浮肿，水肿实证。

评述

因泻肺热，故喘嗽由于肺寒者忌用。

287 方—905 条
排脓散

枳实十六枚 芍药六分
桔梗二分

上三味，杵为散，取
鸡子黄一枚，以药散
与鸡黄相等，揉和令
相得，饮和服之，日
一服。

原文

问曰：寸口脉微浮而
涩，法当亡血，若汗
出，设不汗出者云
何？师曰：若身有疮，
被刀斧所伤，亡血故
也，此名金疮。无脓
者，王不留行散主之；
有脓者，排脓散主之，
排脓汤亦主之。（905）

讲析

905 条排脓散主之：排脓散属于排脓解毒的基
本方剂，有破血排脓、消肿止痛的功效，无论
内痈外痈、金疮成痈者，都可使用，但侧重用
于下部痈脓者。排脓散，即 936 条枳实芍药散
加排脓之桔梗，与鸡子黄组成，枳实芍药散本
治产后瘀血腹痛，再加桔梗、鸡子黄为排脓
散，则其排结于阴分之脓。

注译

以上三味药物，捣细为粉剂，取一枚鸡子黄，
用等量的散剂药与鸡子黄揉和适度，用白开水
送服，每日服一次。

方释

排脓散，由枳实、芍药、桔梗三味药物组成。
方中：①重用苦寒之枳实，以理气破滞而除郁
热；②配芍药之酸苦，通血脉，凉血以定痛；
③桔梗之辛苦，利气而排脓，与枳实相伍，去
气分之滞，故有排脓疗疮之效。同时，鸡子黄
之甘润，护阴滋血分之虚，为排脓化毒之本。
诸药合用，共奏行气排脓、和血扶正之功。另
外方中芍药宜用赤芍凉血化瘀；如初溃或溃后
属虚热较盛者，宜用白芍养血滋阴。

288 方—905 条
排脓汤

甘草二两　桔梗三两
生姜一两　大枣十枚
上四味，以水三升，
煮取一升，去滓，温
服五合，日再服。

原文

问曰：寸口脉微浮而
涩，法当亡血，若汗
出，设不汗出者云
何？师曰：若身有疮，
被刀斧所伤，亡血故
也，此名金疮。无脓
者，王不留行散主之；
有脓者，排脓散主之，
排脓汤亦主之。（905）

讲析

905 条排脓汤亦主之：排脓汤属于排脓解毒的
基本方剂，有排脓解毒、调和营卫的功效，无
论内痈外痈、金疮成痈者，都可使用，但侧重
用于上部痈脓者。排脓汤，即 650 条由桔梗、
甘草组成的桔梗汤，加生姜、大枣组方，桔梗
汤本治肺痈吐脓咽痛，再加生姜、大枣为排脓
汤，则其排结于阳分之脓。

注译

以上四味药物，用水三升，煮至留取一升药液
为度，趁温服下五合，每日服两次。

方释

排脓汤，由甘草、桔梗、生姜、大枣四味药物
组成。方中：①甘草泻火解毒；②桔梗利气排
脓；③生姜、大枣内固胃气，外和营卫。诸药
合用，使营卫调和，气行毒解，则疮痈未成
者，服之促其消；疮痈已成者，服之促其溃。

289 方—907 条
黄连粉

「原方」黄连粉

黄连十分 甘草十分
上二味，捣为末，饮
服方寸匕，并粉其疮
上。

原文

浸淫疮，黄连粉主之。
（907）

讲析

907 条黄连粉主之：湿热郁蕴，火毒内盛，湿
与热相搏，热为湿滞而郁结，湿为热张而蔓
延，湿热火毒熏蒸肌肤，弥漫浸渍全身而淫溢
不已，故治当清泻心火，燥湿化毒，用黄连粉
治疗，以奏邪除毒消，疮即可愈。

注译

以上二味药物，各等分捣为粉末，白开水每次
服一方寸匕，并将其粉末敷于疮面上。

方释

黄连粉方，由黄连、甘草二味药物组成。方
中：①黄连大苦大寒而质燥，清热燥湿之力甚
强，且兼泻火解毒作用，乃为疮家要药；②甘
草甘平，生用则凉，既能清热，又善解毒，治
邪毒蕴结肌肤所致的疮肿。二味等分研粉，外
敷内服均效。

290 方—910 条
薏苡附子败酱散

「原方」薏苡附子败
酱散

薏苡十分 附子二分
败酱五分
上三味，杵为末，取
方寸匕，以水二升，
煮减半，去滓，顿服，
小便当下血。

原文

肠痈之为病，其身甲
错，腹皮急，按之濡，
如肿状，腹无积聚，
身无热，脉数，此为
肠内有痈也，薏苡附
子败酱散主之。（910）

讲析

910 条薏苡附子败酱散主之：由于营血被热毒
蓄结和消耗，不能外输滋营肌肤，肌肤失去濡
养和光泽，显得干枯粗糙而摸之碍手，有形之
痈肿内结于肠，气血凝滞，热毒积聚，血败肉
腐，化腐成脓，但尚未溃，故患处的腹皮周围
绷急而吃力有隆起如肿之感，但按之濡软并没
有有形包块之征。上述均为肠内有痈，痈脓内
蓄，热毒尚存而伴阳气不足，故治宜用薏苡附
子败酱散，以排脓消痈，清热解毒，通阳散结
为宜。

注译

以上三味药物，捣为细末，取一方寸匕，用水
二升，煮至留取一升药液为度，滤去药渣，一
次服下，服药后，小便黄赤。

方释

薏苡附子败酱散，由薏苡、附子、败酱三味药
物组成。方中：①重用薏苡排脓消痈，泄湿利
肠；②少佐辛热之附子助阳，以行郁滞之气，
消肿排脓，既利于腑气运转，又防服寒药后更
伤脾胃之阳；③配用败酱清积热而解毒，破瘀
血而排脓。三药相伍，清热排脓而不损阳气，

温阳扶正而不助热毒，共奏清热排脓消痈，扶正助阳祛邪之功，使之热清毒解，血行脓除，新肌得生，肠痈得愈。

注释

①顿服：意在集中药力，速攻其邪，使痈脓尽早排除，以杜滋漫之害。
②小便当下血：是指服药后，速下湿热火毒，气机畅通，膀胱气化复常，热毒瘀滞得行，痈肿瘀滞得开，故小便黄赤为肠痈向愈之兆。

药释

◇败酱

《神农本草经》："主暴热火疮，赤气疥瘙疽痔，马鞍热气。"（95）

效应

清热解毒、消痈排脓：用于肠痈、肺痈、疮痈肿毒。

活血行瘀：用于胸腹疼痛。

评述

无实热瘀血者忌用。脾胃虚弱，食少泄泻者忌服。

291方—911条
大黄牡丹汤

291方—911条

「原方」大黄牡丹汤

大黄四两 牡丹一两 桃仁五十个 冬瓜子半升 芒硝三合

上五味，以水六升，煮取一升，去滓，顿服之。有脓者，当下脓；无脓者，当下血。

原文

少腹肿痞，按之即痛如淋，小便自调，时时发热，自汗出，复恶寒，此为肠外有痈也，其脉沉紧者，脓未成也，下之，当有血，脉洪数者，脓已成也，可下之，大黄牡丹汤主之。（911）

讲析

911条大黄牡丹汤主之：肠痈初起，热毒蓄结，热伏血瘀，蕴结不通，营血未腐，脓汁将成而未成，故脉沉紧，应当用大黄牡丹汤治疗，以荡热逐瘀攻下，使其热毒秽血从大便而解，肠痈得愈；肠痈后期，壅聚热毒，血腐肉败，脓已成熟，脓汁已成而未溃，故脉洪数，亦可用大黄牡丹汤治疗，以荡热逐瘀攻下，使其热毒污脓从大便排出，肠痈得解。

注译

以上五味药物，用水六升，煮至留取一升药液为度，滤去药渣，一次服下。有脓者，则从大便排出污脓；无脓者，则从大便排出秽血。

方释

大黄牡丹汤，由大黄、牡丹、桃仁、冬瓜子、芒硝五味药物组成。方中：①大黄苦寒泻下，荡涤肠道之热结，攻消凝滞之瘀血；②牡丹凉泄营血之邪热，活血消痈以散结；两药合用，苦辛通降以下行；③桃仁善能破血，且能润肠通滞，助大黄、芒硝散瘀通下；④冬瓜子甘寒，清肠中湿热，排脓消痈，为治内痈要药；⑤芒硝咸寒，泻下瘀热，助大黄攻逐实热积滞而速下，软坚散结以助牡丹散结而消痈。诸药合用，泻下逐瘀，荡热解毒，消肿排脓，使肠道之热毒瘀血从大便而解，壅滞肿痛由活血散结而消，故大黄牡丹汤对肠痈之脓成与否，凡属实热者，均可用之；但对体虚且脓已成者，慎服之。

注释

①有脓者，当下脓，无脓者，当下血；无论肠痈"脓"成与否，皆可用大黄牡丹汤治疗。②破血消痈时，解毒药与破血药并重。③排脓生肌时，解毒药重，破血药轻，若加用排脓药，收效更捷。

药释

◇冬瓜子

《神农本草经》："令人悦泽好颜色，益气不饥。"（96）

效应

冬瓜子甘寒，清肺化痰，利湿排脓，用于肺热咳嗽，肺痈、肠痈。

比较

910 条薏苡附子败酱散与 911 条大黄牡丹汤，同治肠痈，所异者：①薏苡附子败酱散：用于肠痈日久，邪盛正伤，病情较缓，痈脓内蓄肠间，热毒尚存而阳气亦伤，故组方清热解毒、排脓消肿与辛热助阳并用，旨在清热排脓消痈而不伤阳气，辛热温阳而不助热毒，治里虚而热不盛，体虚脉弱的肠痈已成脓者，疗效尤佳。即，慢性炎症吸收期肿块形成阶段，可促使脓液吸收排泄，故用于阑尾脓肿、体虚的肺脓疡。②大黄牡丹汤：用于肠痈初起，体壮邪实，病情较急，湿滞郁热搏结，气血壅滞肠腑，故配伍集苦寒泻下、清热除湿、消瘀散结三法，旨在寒下热结湿滞，消除肠间瘀结，治里热实邪的急性肠痈，未成脓者效果卓著。但急性炎症趋于化脓阶段，须采取手术治疗。

胸痹病并治

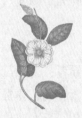

292 方—914 条
栝蒌薤白白酒汤

「原方」栝蒌薤白白酒汤

栝蒌实一枚，捣 薤白半斤 白酒七升

上三味，同煮，取二升，分温再服。

原文

胸痹，喘息咳唾，胸背痛，寸脉沉迟，关上小紧数者，栝蒌薤白白酒汤主之。(914)

讲析

914 条栝蒌薤白白酒汤主之：胸痹证乃上焦之清阳不振，痰浊之邪阻塞胸中，故应当用栝蒌薤白白酒汤治疗，以奏宣痹通阳、豁痰利气之功，使胸阳得宣，痹阻得通，阴浊消散，则胸背痛诸证得解，胸痹得愈。

注译

以上三味药物，同煮，煮至留取二升药液，分两次温服。

方释

栝蒌薤白白酒汤：由栝蒌实、薤白、白酒三味药物组成。方中：①栝蒌实为甘寒之品，然其甘而不壅补，寒而不凝滞，善于宽胸散结，利气涤痰，为治胸痹之要药；②薤白辛苦而温，温通滑利，善能行气散结以行气机，逐散阴寒痰浊之力甚强，阴寒痰浊一去，则胸中阳气得以通畅；③白酒可敛中焦之阴而温上焦之阳，说明白酒具有辛散上行之力，善能通行营卫载药上升，既可监制主药栝蒌实寒凉之性，又可加强开胸散结之力，还可助薤白行气通阳之功，使栝蒌实、薤白充分发挥涤痰通阳的作用。故三药合用，相辅相成，通阳散结，豁痰下气，使阳气循行于周身，贯通于胸背，则胸阳得宣而诸证悉愈。

◇薤白

《神农本草经》："主金疮疮败。"（97）

效应

通阳散结：本品辛散苦降，温通滑利，善散阴寒之凝滞，行胸阳之壅结，为治胸痹之要药。

行气导滞：本品有行气导滞、消胀止痛之功，用于脘腹痞满胀痛，泻痢里急后重。

评述

薤白为滑利之品，气虚无滞者、胃弱纳呆或不耐蒜味者不宜用。

◇白酒

效应

白酒辛温轻扬而上行，以助药效直达病所，善于通利营卫而载药上行，以散痹通阳，行气血，营运周身，使胸背之气贯通无碍，似胸旷若太空，则胸痹得愈。

293 方—915 条
栝蒌薤白半夏汤

「原方」栝蒌薤白半夏汤

栝蒌实一枚，捣 薤白三两 半夏半升 白酒一斗

上四味，同煮，取四升，去滓，温服一升，日三服。

原文

胸痹，不得卧，心痛彻背者，栝蒌薤白半夏汤主之。（915）

讲析

915 条栝蒌薤白半夏汤主之：由 914 条"喘息咳唾"发展到 915 条"不得卧"，是因痰浊饮邪壅塞胸间，阻滞气机，肺气上逆所致；由 914 条"胸背痛"发展到 915 条"心痛彻背"，亦是因痰浊壅塞于胸，胸中尚存之阳被阻，不能布达于背部，脉络壅阻，故见心胸疼痛牵引后背亦痛。说明"不得卧"是"喘息咳唾"的明显加重；"心痛彻背"是"胸背痛"的进一步增剧，故治以通阳宣痹、豁痰散结的栝蒌薤白半夏汤为宜，即于通阳散结、豁痰下气的栝蒌薤白白酒汤中加一味半夏，以增强逐饮降逆之力。

注译

以上四味药物，同煮煮至留取四升药液，滤去药渣，趁温服下一升，每日服三次。

方释

栝蒌薤白半夏汤，由栝蒌实、薤白、半夏、白酒四味药物组成。方中：①栝蒌实为甘寒之品，然其甘而不壅补，寒而不凝滞，善于宽胸散结，利气涤痰；②薤白辛苦而温，温通滑利，善于逐散阴寒痰浊；③半夏辛温燥烈，善

于燥湿化痰，降逆散结；④白酒辛散上行，善能通行营卫，载药上升。诸药相伍，共奏通阳散结，逐浊降逆之效，适用于痰涎盛于胸中所致的胸痹不得卧、心痛彻背诸证。

比较

837条小青龙汤、856条葶苈大枣泻肺汤、915条栝蒌薤白半夏汤，同治"不得卧"，所异者：①小青龙汤：饮邪滞于内，寒邪束于外，内饮外寒，壅遏肺气，形成外寒引动内饮之"咳逆倚息不得卧"的咳喘，应当用小青龙汤治疗，以温饮散寒为宜；②葶苈大枣泻肺汤：乃因风热病邪以及浊唾涎沫壅滞于肺，气机受阻，邪实气闭，致使"支饮不得卧"的咳喘，应当用葶苈大枣泻肺汤治疗，以开泄肺气，泻饮逐浊；③栝蒌薤白半夏汤：素因痰涎壅塞胸中，胸阳不振，痰饮阻滞，胸背之气痹而不通，故"胸痹不得卧"，即喘息咳唾而不得平卧，心痛彻背，应当用栝蒌薤白半夏汤治疗，以通阳宣痹，散结豁痰。

引申

914条栝蒌薤白白酒汤与915条栝蒌薤白半夏汤，两方仅一味药之差，但功用有别：①栝蒌薤白白酒汤为苦温同用，通阳开痹、豁痰利气之力甚强，主治喘息咳唾、胸背痛；②栝蒌薤白半夏汤乃苦辛同伍，通阳散结，逐浊降逆之力更著，主治不得卧，心痛彻背。须要注意的是，此两汤方煮法有特殊要求：用白酒煮而不用水煮药，这是根据病情需要决定的，因为白酒辛温轻扬，辛以开痹，温以通阳，轻扬上行，以助药力直达病所，故此两方以酒煮药，使诸药能发挥通阳宣痹的作用。再者，胸痹的病情不一，根据辨证施治的原则：①凡是有胸背痛、心痛彻背的典型症状，一般用白酒煮药，即以疼痛为主的痹阻程度较甚，白酒温散而轻扬上行，有利于通痹止痛；②而以胸满、心中痞为主的胸痹轻证，则用水煮药，此乃气机壅阻于上，白酒轻扬，不利于肺气肃降，故改用常法以水煮药。

294方—916条
枳实薤白桂枝厚朴栝蒌汤

「原方」枳实薤白桂枝厚朴栝蒌汤

枳实四枚 薤白半斤
桂枝一两 厚朴四两
栝蒌一枚，捣
上五味，以水五升，
先煮枳实，厚朴，取
二升，去滓，内诸药，
煮数沸，分温三服。

原文

胸痹，心中痞，留气
结在胸，胸满，胁下
逆抢心者，枳实薤白
桂枝厚朴栝蒌汤主之，
桂枝人参汤亦主之。
（916）

方药

桂枝人参汤方 见太阳病下。

讲析

916条枳实薤白桂枝厚朴栝蒌汤主之：痰浊壅阻，气滞不畅，阴寒之邪羁留之气凝涩胸中，痰浊水气乘阴寒太盛之际上逆凝聚其间，病势已由胸膺部扩展到脘胁之间，故胁下之气逆而上冲，较914条、915条之胸痹为重。胸痹虽属本虚标实之病，但胸痹重证又有偏实、偏虚之分，有其胸满胸痛、自觉胁下之气向上逆的共同症状，但偏实的由于阴寒痰浊偏盛，停痰蓄饮过多，治宜宣痹通阳散结，降逆除满，应当用枳实薤白桂枝厚朴栝蒌汤以荡涤之。

注译

以上五味药物，用水五升，先煮枳实、厚朴，煮至留取二升药液时，滤去药渣，再加入薤白、桂枝、栝蒌三味药，煮沸数次后，分三次温服。

方释

枳实薤白桂枝厚朴栝蒌汤，由枳实、薤白、桂枝、厚朴、栝蒌五味药物组成。方中：①重用枳实、厚朴行气散结，消痞除满，降其上逆之气；②薤白、栝蒌宽胸散结，通阳豁痰；③桂枝通阳散结，平降逆气。五药相伍，共奏通阳散结，泄满降逆之功。

比较

914 条栝蒌薤白白酒汤、915 条栝蒌薤白半夏汤、916 条枳实薤白桂枝厚朴栝蒌汤，三汤方均以通阳散结、豁痰祛浊为法，均治胸痹偏实证，所异者：①栝蒌薤白白酒汤，其祛痰散结之力较小，适用于胸痹而痰浊较轻者；②栝蒌薤白半夏汤，其祛痰散结之力较大，适用于胸痹而痰浊较重者；③枳实薤白桂枝厚朴栝蒌汤，其通阳散结之力较大，并能下气祛寒，适用于胸痹痰气郁结较甚，并有逆气从胁下上冲心胸者，为胸痹重证。

引申

枳实薤白桂枝厚朴栝蒌汤，先煮枳实、厚朴，滤出药渣后，用其药液再煮薤白、桂枝、栝蒌，竟变为后下薤白、桂枝、栝蒌三味，因为久煮枳实、厚朴挥发太过，得味而不得气，恐怕过燥，故取枳实、厚朴所煮的药液，略煮薤白、桂枝、栝蒌数沸，则仅取各药的气，用味化气，以消除纯气分病的痞满和逆抢心，化浊阴而不燥真阴，振微阳而不亢浮阳，运用微妙，不同于寻常之法。

295 方—917 条
茯苓杏仁甘草汤

「原方」茯苓杏仁甘草汤

茯苓二两 杏仁五十个
甘草一两，炙
上三味，以水一斗，
煮取五升，去滓，温
服一升，日三服，不
差，更服。

原文

胸痹，胸中气塞，或
短气者，此胸中有水
气也，茯苓杏仁甘草
汤主之，橘皮枳实生
姜汤亦主之。（917）

讲析

917 条茯苓杏仁甘草汤主之：本条所述的胸痹
证，胸痛症状甚微，或者不痛，而以胸中气郁
滞塞，或者呼吸难以续接较为明显而已，但
气塞与短气既可由饮阻而成，亦可因气滞所
致，邪气偏于饮盛，上乘及肺，饮邪蕴肺，肺
气失宣，胸阳不振，而见胸中气塞、短气，应
当用茯苓杏仁甘草汤治疗，以温阳化饮、宣肺
降气。

注译

以上三味药物，用水一斗，煮至留取五升药液
为度，滤去药渣，趁温服下一升，每日服三
次，一剂不愈，可继续服用。

方释

茯苓杏仁甘草汤，由茯苓、杏仁、甘草三味药
物组成。方中：①茯苓渗利水湿以化饮；②杏
仁宣肃肺气以行水；③甘草和药益脾扶正。三
药相伍，服后，小便当多，乃水饮下行，邪有
出路，饮邪除，肺气利，则胸中气塞、短气
可愈。

比较

917 条茯苓杏仁甘草汤、370 条苓桂术甘汤、366 条苓桂枣甘汤，三方皆治饮邪内停证：①饮阻上焦，饮邪犯肺，见胸中气塞、短气，治宜茯苓杏仁甘草汤；②饮阻中焦，脾阳不健，见胁胀满，气上冲胸，起则头眩，治宜苓桂术甘汤；③下焦素有水饮，发汗后心阳不足，水饮内动，见脐下悸，欲作奔豚，治宜苓桂枣甘汤。

296方—917条
橘皮枳实生姜汤

橘皮一斤　枳实三两　生姜半斤

上三味，以水五升，煮取二升，去滓，分温再服。

原文

胸痹，胸中气塞，或短气者，此胸中有水气也，茯苓杏仁甘草汤主之，橘皮枳实生姜汤亦主之。（917）

讲析

917条橘皮枳实生姜汤亦主之：本条所述的胸痹证，胸痛症状甚微，或者不痛，而以胸中气郁滞塞，或者呼吸难以续接较为明显而已，但气塞与短气既可由饮阻而成，亦可因气滞所致，邪气偏于气滞，气机不畅，饮邪停蓄，胃气上逆，胸阳不展，形成气滞饮阻，而见胸中气塞、短气，应当用橘皮枳实生姜汤治疗，以行气化饮，和胃降逆。

注译

以上三味药物，用水五升，煮至留取二升药液为度，滤去药渣，分两次温服。

方释

橘皮枳实生姜汤，由橘皮、枳实、生姜三味药物组成。方中：①橘皮宣通气机，化痰行滞；②枳实下气宽胸，理气除满；③生姜和胃降逆，行气化饮。三药合用，以奏宣通降逆，行气散水之功，使气行饮除，则气塞痞满自消。

297 方—918 条
薏苡附子散

薏苡仁十五两 大附子
十枚，炮

上二味，杵为散，白
饮服方寸匕，日三服。

原文

胸痹，时缓时急者，
薏苡附子散主之。
（918）

讲析

918 条薏苡附子散主之：胸痹病，疼痛时而缓
解，时而剧烈，是阳气衰微，阴寒壅盛而弥漫
胸中，使胸阳阻塞所致，为胸痹病中较危急的
一种证候，阴邪壅盛则痛剧，阳气稍伸则痛
缓，如此阴邪与阳气相胜复，故胸痛时缓时
急，治宜薏苡附子散，除湿宣痹为法。

注译

以上二味药物，捣成细末，用白开水每次调服
方寸匕，每日服三次。

方释

薏苡附子散，由薏苡仁、炮附子二味药物组
成，方中：①薏苡仁甘淡微寒，除湿宣痹，缓
解筋脉拘挛；②炮附子辛甘大热，温阳散寒，
通痹止痛，阴寒得散，痹阻得通。二药相伍，
共捣成散剂，功专力宏以应急，使阳气通，寒
湿除，疼痛得愈。

比较

910 条薏苡附子败酱散与 918 条薏苡附子散所
异处：①薏苡附子败酱散治痈脓内结证，以上
少腹压痛，腹皮急，按之濡，如肿块为主证；

②薏苡附子散治阳虚阴盛，寒湿痹阻的胸痹证，以喘息咳唾，胸背痛，甚则不得卧，心痛彻背，时缓时急为主证。

引申

薏苡附子散为散内服，因散剂随用随取，故适用应急之需，且散剂药力厚而易于吸收，故显效快，对急重证用之尤宜，但应注意药量仅为方寸匕，并非大剂重用。由此可知，本方所治的胸痹病，当是寒湿较重，痹阻较甚，疼痛较剧的发作性急重证，故以其峻逐阴邪，急通其痹，速止其痛，待证缓后，再根据病情的转机而施治。

298 方—919 条
桂枝生姜枳实汤

[原方] 桂枝生姜枳实汤

桂枝五两 生姜三两 枳实五枚

上三味，以水六升，煮取三升，去滓，分温三服。

[原文]

胸痹，心中悬痛者，桂枝生姜枳实汤主之。（919）

[讲析]

919 条桂枝生姜枳实汤主之：上焦阳虚，心阳不足，心下痰饮寒邪停聚，并乘虚逆上攻冲心胸，心为邪气所侵，故心中悬空似向上牵引作痛，俱为阳微邪聚之故，应当用桂枝生姜枳实汤治疗，以温阳平冲，化饮降逆，使阳升邪散，郁开气行，则胸痹悬痛得愈。

[注译]

以上三味药物，用水六升，煮至留取三升药液为度，滤去药渣，分三次温服。

[方释]

桂枝生姜枳实汤，由桂枝、生姜、枳实三味药物组成。方中：①桂枝宣复心阳，温通血脉以平冲降逆；②生姜化饮散寒，降逆通痹，以开结除痞；③枳实消痞除满，行气破滞以宽中下气。三药相伍，则寒去饮除，痞开逆降，悬痛自止。

[比较]

917 条橘皮枳实生姜汤与 919 条桂枝生姜枳实汤，都有枳实、生姜两味药物，所异者：①橘皮枳实生姜汤以橘皮相伍，专于理气散结，通阳降逆，治宜胸中气塞为著；②桂枝生姜枳实汤桂枝相配，功在通阳降逆，平冲止痛，以治心中悬痛尤佳。

引申

916 条枳实薤白桂枝厚朴栝蒌汤与 919 条桂枝生姜枳实汤均治胸痹，同用枳实、桂枝温化下饮，下气降逆，所异者：①枳实薤白桂枝厚朴栝蒌汤为胸痹兼心中痞，病势较重，由胸膺向下侵及于胃脘及两胁，即用枳实、桂枝、厚朴通阳开痞，下气除满，亦用薤白，栝蒌开胸通痹；②桂枝生姜枳实汤为胸痹兼心中悬痛，是寒饮之邪停聚心下，逆上攻心胸，病势较轻，因胸中无病，邪内逼心，故其治只用桂枝、生姜、枳实温阳化气，下气降逆，而不用薤白、厚朴、栝蒌开胸通痹。

299 方—920 条
乌头赤石脂丸

「原方」乌头赤石脂丸

乌头一两 蜀椒一两
附子半两 干姜一两
赤石脂一两
上五味，末之，蜜为
丸，如梧桐子大，先
食服一丸，日三服。
不知稍增，以知为度。

原文

胸痹，胸痛彻背，背
痛彻胸者，乌头赤石
脂丸主之。（920）

讲析

920 条乌头赤石脂丸主之：阳气衰微，阴寒壅
盛，弥漫胸阳之位，阳气不得伸展，阴寒痼
结，寒气攻冲，使心胸疼痛牵连后背，后背疼
痛牵连心胸，形成胸背相互牵引的疼痛症状，
故应当用乌头赤石脂丸治疗，以温阳散寒，峻
逐阴邪。

注译

以上五味药物，共研细末，炼蜂蜜为丸，如梧
桐子大，饭前服一丸，每日服三次。如果无效
可逐渐加量，以求得疗效为止。

方释

乌头赤石脂丸，由乌头、蜀椒、附子、干姜、
赤石脂五味药物组成。方中：①乌头、蜀椒、
附子、干姜，均为大辛大热之品，协同相伍，
力挽微弱之阳，峻逐阴寒而定痛；②唯恐辛散
太过而反耗正气，故于温热药中，加一味赤石
脂，可固涩胸阳，填塞胃肠，则既可收敛阳
气，又可镇纳中气，使大剂量辛温药液留恋胃
中，气血疆界之乱得正，寒去而正不伤，则阴
寒除而胸阳复，前后胸背牵引疼痛自止。

注释

不知稍增，以知为度：如果无效，可逐渐加量，以求得疗效为止，说明缓治，则阳气逐渐得复，药力停留病所，尽其逐邪散结之能事，而不伤正气。

比较

915条栝蒌薤白半夏汤与920条乌头赤石脂丸，均治胸阳不振、阴邪痹阻证，所异者：①栝蒌薤白半夏汤为胸阳不振，痰涎壅塞，胸痹心痛彻背，治宜散结通阳，降逆逐饮；②乌头赤石脂丸为阴寒痼结，寒气攻冲，胸痹胸痛彻背、背痛彻胸，治宜温阳散寒，峻逐阴邪。

妇人各病并治

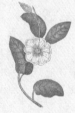

300 方—922 条
桂枝茯苓丸

桂枝 茯苓 牡丹 桃仁
芍药各等分

上五味，末之，炼蜜
为丸，如兔屎大，每
日食前服一丸，不知，
可渐加至三丸。

原文

妇人宿有癥病，经断
未及三月，而得漏下
不止，胎动在脐上者，
此为癥痼害。妊娠六
月动者，前三月经水
利时，胎也；下血者，
后断三月衃也。所以
血不止者，其癥不去，
故也，当下其癥，桂
枝茯苓丸主之。（922）

讲析

922 条桂枝茯苓丸主之：妇女素有瘀血内结的
癥病，并未影响月经的来潮，经水尚正常，现
在所谓经停受孕成胎，停经不到三个月，随病
势的发展，则经水不利，忽又漏下不止，则又
有胎动在脐上的感觉，此乃癥病影响所致，并
非真正的妊娠胎动，乃为瘀血内结，气滞不利
之兆。因一般胎动在受孕五个月左右，其胎动
多在脐部而不在脐上，然经断尚未及三个月，
即使受孕，但胎儿雏形初成，也不应有胎动的
感觉，更不会有胎动在脐上，故应当用活血化
瘀的桂枝茯苓丸治疗，使瘀血去，漏下止，则
血得以归养而自调。

注译

以上五味药物，研细末用，炼蜂蜜制成如兔屎
大的蜜丸，每日饭前服一丸，若效果不显著，
可逐渐加量，甚至可加量到每日服三丸。

方释

桂枝茯苓丸，由桂枝、茯苓、牡丹、桃仁、芍
药五味药物组成。方中：①桂枝温阳化气，和
营而通利血脉；②茯苓渗湿利水，湿祛水止而
安胎；③牡丹、桃仁活血化瘀以消癥；④芍药

养血和营，既可祛瘀血而不伤新血，又可治漏下所致的阴血亏损；炼蜜为丸，以减缓诸药祛瘀之力，起到渐消缓散之功。综观全方，组方精当，药性平和，寒温相宜，祛瘀不耗血，攻癥不伤正，为活血化瘀、消癥散结的有效之方，使祛邪不伤正，化癥以保胎。

注释

每日食前服一丸，不知，可渐加至三丸：对其服法，规定每日饭前服一丸，疗效不著，可逐渐加量至三丸，而制蜜丸仅为兔屎大，是取其量小而渐消缓散，无损胎元之意。

引申

桂枝茯苓丸，组方特点有三：①寒温并用：瘀块郁久化热，故用牡丹、桃仁、芍药相合，以化瘀血、清瘀热，伍用桂枝温通血脉，且无耗伤阴血之弊；②通因通用：本证瘀血癥块不消，漏下终不能止，势必影响胎元，故化瘀以安胎；③方中化瘀之品，药性和缓，且以蜂蜜兔屎大之丸剂，以缓消其癥而不伤其胎元。再者，桂枝茯苓丸为何用渗湿利水的茯苓呢？因为属于痼疾，癥积已久，必然阻遏气机，影响津液代谢，便有可能继发水湿停聚，故仲景于治血诸药中，配伍一味治水药，意在治血治水，提示对于瘀阻日久的病证，应注意是否继发有水停，以使血、水同治，方可获效。

301 方—924 条
胶艾汤

地黄六两　芎劳二两

阿胶二两　艾叶三两

当归三两　芍药四两

甘草二两

上七味，以水五升，清酒三升，煮六味，取三升，去滓，内胶，烊消，温服一升，日三服。

原文

师曰：妇人有漏下者，有半产后续下血都不绝者，假令妊娠腹中痛者，此为胞阻，胶艾汤主之。（924）

讲析

924 条胶艾汤主之：妇人以血为主，除每月应时来潮外，一般都不应下血。妇人下血常见情况：①非经期阴道出血淋漓不断之漏下；②半产后继续下血不止；③由于孕妇平素气血不足，血脉流通艰涩，加上胎儿渐长，血脉被压，使血液流通受阻而不能归经养胎，终于酿成胞脉受阻，致成妊娠腹中疼痛的胞阻证。总的治则为调补冲任，固经止血，可用胶艾汤一方通治。

注译

以上七味药物，用水五升与清酒三升合煮六味药物，煮至留取三升药液时，滤去药渣再加入阿胶烊化，趁温服下一升，每日服三次。

方释

胶艾汤，由地黄、芎劳、阿胶、艾叶、当归、芍药、甘草七味药物组成。方中：①地黄、芎劳、当归、芍药养血调经，化瘀生新，以免止血留瘀；②阿胶甘平，养阴止血；③艾叶苦辛温，温经止血；胶、艾二味皆为调经安胎、治崩止漏之要药；④甘草既能补中养血，又能调和诸药；甘草配阿胶则善于止血，甘草配芍药则酸甘化阴，缓急止痛；⑤加清酒同煮，引药入于血脉，使血止而不留瘀。诸药相五，共奏补血固经，调其冲任，安胎止漏之效。

比较

922 条桂枝茯苓丸与 924 方胶艾汤，两者皆治妊娠下血证，所异者：①桂枝茯苓丸专于祛瘀化癥，治血瘀内结，血不归经的下血，具有活血化瘀，破癥消积的功效，适用于月经困难，经行少腹胀痛，产后恶露停滞；②胶艾汤长于补血调经，治血虚寒滞、冲任亏虚的下血，具有养血调经，安胎止血的功效，适用于月经过多，崩漏下血，妊娠下血，胎动不安。

引申

胶艾汤配伍特点：标本兼顾，以"养"为"塞"，用阿胶、艾叶止血以治标，地黄、芍药、当归、芎䓖调肝养血以治本。全方以养血固冲为主，而达止血固崩的目的；养血止血之中配伍慢性暖宫的艾叶，使补中寓温，寓活于养。本方证下血，除冲任虚损外，尚有久漏致瘀，瘀血不去，血不归经，瘀去才生新。方中配以当归、芎䓖，以防"塞"留瘀，寓破于养。因本方具有养血止血、补血安胎的作用，以病情偏于虚寒者最为适宜；若因血热妄行，或癥瘕碍胎而致胎动下血者，禁用本方。

302 方—925 条
当归芍药散

「原方」当归芍药散

当归三两 芍药一斤
茯苓四两 白术四两
泽泻半斤 芎䓖三两
上六味，杵为散，取
方寸匕，温酒和，日
三服。

原文1

妇人怀妊，腹中疠痛，
当归芍药散主之。
（925）

讲析

925 条当归芍药散主之：妇人怀孕后，胎儿需
要血液的濡养，血聚养胎，使母体气血虚弱，
肝凭血养，脾凭气运，阴血相对不足，肝血虚
则失于条达，脾气虚则运化无权，若再因情志
刺激，肝气横逆，乘犯脾土，以致肝郁脾虚，
肝郁则血滞，气机不调，除胎动不安外，腹中
尚有紧缩感，牵引不适，则腹中绵绵作痛；脾
虚气弱则湿生，健运失常，则小便不利，足跗
水肿。此证属肝脾失调、气血郁滞所致，故应
当用当归芍药散治疗，以养血疏肝，健脾利
湿，使肝血足而气条达，脾运健而湿邪除，肝
脾调和，则诸证自愈。

注译

以上六味药物，捣成粉末，取方寸匕，用温酒
同服，每日服三次。

方释

当归芍药散，由当归、芍药、茯苓、白术、泽
泻、芎䓖六味药物组成。方中：①重用芍药以
调肝缓急止痛；②配伍当归、芎䓖以养血柔
肝，并能疏利气机；③茯苓、泽泻淡渗利湿；
④白术健脾化湿。如此配合，则肝脾两调，气

血水同治，腹痛自愈。

比较

642 条附子汤、924 条胶艾汤、925 条当归芍药散，三方皆治妊娠腹痛，所异者：①附子汤治脾肾阳虚，阴寒内盛证，以少腹痛兼伴阵阵作冷、如被风吹状为特征；②胶艾汤治冲任亏虚，血虚寒凝证，以下血兼伴腹痛隐隐，喜温喜按为特征；③当归芍药散治肝脾不和，湿阻气滞证，以腹痛绵绵，不甚剧烈，或腹痛隐隐，兼伴腹中拘急不适为特征。

原文 2

妇人腹中诸病痛者，当归芍药散主之，小建中汤亦主之。（955）

方药

小建中汤 见太阳病中。

讲析

955 条当归芍药散主之：妇人以血为本，由于经、带、胎、产的损耗，伤了冲任，加重肝脾的供养负担，或加重脾胃的化源不足，肝脾日虚，肝虚则气滞血凝，脾虚则水湿内生，因此引起腹内疼痛，应当用当归芍药散治疗，以调肝脾，理气血，利水湿，使肝脾和，气血畅，水湿去，则腹痛自愈。

比较

948 条王瓜根散、954 条红蓝花酒、955 条当归芍药散与小建中汤，四方皆治妇人腹痛，多与气血失和相关，所异者：①王瓜根散活血化瘀，治经水不利的腹痛；②红蓝花酒活血行气，治气滞血凝的腹痛；③当归芍药散理气除湿，治气滞湿阻的腹痛；④小建中汤润补脾胃，治脾胃阳虚的腹痛。可见妇人腹痛的治疗，仍当审证求因，审因施治。

303 方—926 条
干姜人参半夏丸

「原方」干姜人参半夏丸

干姜一两 人参一两
半夏二两
上三味，末之，以生姜汁糊为丸，如梧桐子大，每服五丸，日三服，饮下。

原文

妊娠呕吐不止，干姜人参半夏丸主之。（926）

讲析

926 条干姜人参半夏丸主之：妇人怀孕，呈胃气虚弱，不能降浊，无力控制上逆之冲气而形成呕吐，此本属生理现象，一般持续时间较短，不须治疗，可自行缓解而愈；若持续时间较长，为中焦阳虚，寒从内生，寒气上逆，吐势颇剧，频频呕吐，反复发作，缠绵难愈，应当用干姜人参半夏丸治疗，以温中散寒，降逆止呕，使中阳得振，寒饮蠲化，胃气得降，则呕吐可止，恶阻愈矣。

比较

313 条桂枝汤与 926 条干姜人参半夏丸，均治脾胃虚寒的妊娠恶阻，所异者：①桂枝汤属于一时性阴阳气化失调，也无兼夹其他病邪为患，治宜温调脾胃，以和阴阳，用于脾胃虚寒之轻证，属病之初，呕吐较轻者；②干姜人参半夏丸属于长时间寒饮上逆，胃失和降，治宜温中补虚，降逆止呕，并以丸剂便于受纳，用于脾胃虚寒的重证，属呕吐较剧，反复发作，久不止者。

引申

926 条干姜人参半夏丸仅四味药物组成，仲景配伍甚为奥妙，半夏合干姜，降而兼温，为 722 条半夏干姜散；生姜汁合半夏，降而兼宣，为 725 条生姜半夏汤；半夏合人参，降而兼补，全方温补降化，配伍精当，不采汤剂者，恐辛燥伤胎；不为散剂者，恐速快而邪不易除；惟制丸剂送服，斡施缓图，以达到温胃补中，降逆涤饮之功。

304方—927条
当归贝母苦参丸

当归四两 贝母四两
苦参四两
上三味，末之，炼蜜
为丸，如小豆大，饮
服三丸，日三次。

原文

妊娠，小便难，饮食
如故，当归贝母苦参
丸主之。（927）

讲析

927条当归贝母苦参丸主之：妇人怀孕后，血
聚养胎，以致血气壅郁，胎元燥热，津液涩
少，膀胱热郁蕴结成燥，则小便热涩，滴沥
不爽，应当用当归贝母苦参丸治疗，以养血
润燥。

注译

以上三味药物，研细末，炼蜂蜜制成如小豆粒
的小蜜丸，用水每次送服三丸，每日服三次。

方释

当归贝母苦参丸，由当归、贝母、苦参三味药
物组成。方中：①当归补血滋液，以养胎元；
②贝母利气解郁，既清水之上源，又泄膀胱之
郁滞；③苦参清热利尿，以利溺窍。更加润燥
的蜂蜜，炼制为丸而不用汤剂，只取其缓缓通
调，不取其急急推荡，利窍而不滑胎。诸药配
合，利溺安胎，使血虚得养，郁热得除，膀胱
通调，则小便困难得愈。

305 方—928 条
葵子茯苓散

葵子一斤 茯苓三两

上二味，杵为散，饮服方寸匕，日三服，小便利则愈。

原文

妊娠有水气，小便不利，洒淅恶寒，起即头眩，葵子茯苓散主之。（928）

讲析

928 条葵子茯苓散主之：怀孕六七月间，胎儿渐长，影响气机升降，则水湿不行而凝聚，或怀孕期间情志所伤，肝失疏泄，气化受阻，水湿停聚。两者都能使膀胱气化受阻，水湿无去路，停聚于内而泛溢于肌肤，发为水肿，应当用葵子茯苓散治疗，以利水通阳，使小便通利则水湿去，水湿去则阳气通畅，而怀孕后身体水肿自愈。

注译

以上二味药物，捣细为末，用白开水送服方寸匕，每日服三次，小便通利，则妊娠水气内阻自愈。

方释

葵子茯苓散，由葵子、茯苓二味药物组成。方中：①冬葵子味甘性寒，滑利而通窍，能利水通淋；②茯苓味甘淡性平，能利水渗湿，导水下行，利水而不伤正。二药配伍，利水通窍，渗湿通阳，宜用于妊娠水肿实证，其利水是手段，通阳是目的，水去阳通，诸证自解。

小便利则愈：葵子茯苓散中的葵子，滑利之性较强，属妊娠禁忌之品，此处用之，寓"有病，则病当之"之意，用量不宜过大，研细末为散分服，不可长期服用，一旦小便通利，则停服，以免造成伤胎、滑胎之弊。

药释

◇葵子

《神农本草经》："主五癃，利小便。"（98）

效应

利水通淋：本品甘寒滑利通窍，有利尿道通淋之功，用于水肿、淋证。

下乳润肠：本品能下乳，用于乳汁不行，乳房胀痛；此外，本品能润肠通便，可治肠燥便秘。

评述

孕妇慎用。

比较

927条当归贝母苦参丸与928条葵子茯苓散，都治妊娠小便异常，所异者：①当归贝母苦参丸之"小便难"，为溺时小便不爽之象，系血虚热郁、乏液化燥，虽小便频数涩痛，但无水肿，治宜当归贝母苦参丸，以养血润燥，清热散郁；②葵子茯苓散之"小便不利"，为溺时小便不畅之征，属气滞水停，气化受阻，虽小便短小欠畅，但有水肿，治宜葵子茯苓散，以滑利通窍，利水通阳。两者在程度上有轻重之别，但小便难比小便不利为轻。

306方—929条
当归散

当归一斤 黄芩一斤
芍药一斤 芎䓖一斤
白术半斤
上五味，杵为散，酒
服方寸匕，日再服。

原文

妇人妊娠，身无他病，
宜常服当归散，则临
产不难，产后亦免生
他病。（929）

讲析

929条宜常服当归散：妇女怀孕后，胎儿靠母
体气血以生长发育，由于血聚养胎，常肝血不
足，血虚气盛则易生内热；又胎儿渐长，母子
同气，使脾气日耗而渐虚，饮食不生精微而化
为湿浊，湿热内阻，加之肝用偏亢，脾土受
制，则脾失健运，水湿停留，湿热留聚，影响
胎儿发育，故治宜用当归散调肝益脾以养血，
清热化湿以安胎。

注译

以上五味药物，捣细为散剂，以酒送服方寸
匕，每日服两次。

方释

当归散，由当归、黄芩、芍药、芎䓖、白术五
味药物组成。方中：①当归养血；②黄芩清热
坚阴；③芍药敛阴；④芎䓖调肝理血，解郁行
滞；⑤白术健脾祛湿，服之以酒，可使气血畅
行于周身。诸药合用，使肝脾得调，血虚得
复，湿热得除，气血调和，邪去正安，而达养
胎、安胎之效。

比较

927 条当归贝母苦参丸与 929 条当归散，皆因血虚而有湿热，所异者：①当归贝母苦参丸病在下焦，与肺也有关，故以当归贝母苦参丸宜上、下同治；②当归散病在中焦，与肝脾有关，故以当归散宜肝脾同治。

307 方—930 条
白术散

白术 芎䓖 蜀椒去目
汗 牡蛎各等分

上四味，杵为散，酒
服一钱匕，日三服，
夜一服。

原文

妊娠身有寒湿，或腹
痛，或心烦心痛，不
能饮食，其胎跃跃动
者，宜养之，白术散
主之。（930）

讲析

930 条白术散主之：妇女怀孕后，胎儿赖阴血
以滋养，赖阳气以温煦。若妇女脾胃虚寒，水
湿偏盛，妊娠后，则阳气更虚，使阴寒凝滞，
血气郁闭，则胎儿失于温养，轻者影响胎儿
发育，重者则胎动不安，故投以白术散健脾
温中，散寒除湿以安胎，以保证胎元的正常
发育。

注译

以上四味药物，捣细为散，用酒送服，每服一
钱匕，白天服三次，晚间服一次。

方释

白术散，由白术、芎䓖、蜀椒、牡蛎四味药物
组成。方中：①白术健脾除湿以安胎；②芎
䓖调畅气血以养胎；③蜀椒散寒暖中以温胎；
④牡蛎敛阴潜阳以固胎。四药相协，以奏健脾
除湿，温中安胎之效。

比较

929 条当归散与 930 条白术散，均为妊娠伤胎
而设，在治法上都体现了调理肝脾的原则，皆
治妊娠胎动不安，所用药物皆有调养肝脾、祛

病安胎之功，但两者同中有异，亦须详辨：①当归散多为身无他病之人的胎动不安，证属肝血内虚，兼夹湿热，血虚湿热内阻，病位侧重于肝，治宜用当归散养血调肝，清热除湿以安胎；②白术散多为不能饮食之人胎动不安，证属脾虚不足，兼夹寒湿，脾虚寒湿滞留，病位侧重于脾，治宜用白术散健脾温中，祛除寒湿以安胎。两方一是清养治湿热，一是温养治寒湿，总之血充胎得养，邪祛胎自安，保养胎元，使胎儿正常发育成长。

308 方—936 条
枳实芍药散

枳实 芍药等分
上二味，杵为散，服
方寸匕，日三服，麦
粥下之。

原文 1

产后腹痛，烦满不得
卧，不可下也，宜枳
实芍药散和之。（936）

讲析

936 条宜枳实芍药散和之：由于产后气血郁滞
不解而成的产后腹痛，系属气郁血滞、以气滞
为主的产后腹痛，其特点是胀满甚于疼痛，与
阳明里实不同，故治不宜攻下，而宜行气和
血，散结止痛的枳实芍药散治疗，以解气血之
郁滞。

注译

以上二味药物，捣细为散末，每次服方寸匕，
每日服三次，用麦粥送服。

方释

枳实芍药散，由枳实、芍药二味药物组成。方
中：①枳实破气散结，既能入血分以行血中之
气滞，又能减轻其攻破作用；②芍药酸涩，通
利血脉而止疼痛。二味相伍，以奏理气调血，
散结止痛之功。二味等分为散，每服方寸匕，
说明药少量轻，病情不重，意在缓治；另有性
味甘咸凉，入脾、胃二经的大麦粥送服，既能
和胃气以调气血，又能防枳实破气伤胃之弊。
合而用之，使气血宣通，气行血畅，则腹痛
已，烦满除，得安卧，诸证自解。

比较

732 条当归生姜羊肉汤与 936 条枳实芍药散，均治产后腹痛，但其病机一虚一实，治法亦一补一疏，以示意产后病亦有虚、实之分：①当归生姜羊肉汤为血虚兼寒，治宜养血散寒，温中止痛；②枳实芍药散为气血郁滞，治宜行气和血，散结止痛。两者虽同属产后腹痛，而用药或补或攻，迥然不同，不能固执产后只宜补养之偏见。

引申

837 条痰饮咳逆倚息不得卧与 936 条产后腹痛烦满不得卧，是有区别的：①饮邪迫肺而倚息不得卧，是因素有痰饮，复感寒邪，内饮外寒，相互搏击，治宜小青龙汤解表散寒，温肺化饮；②气血郁滞而烦满不得卧，是因产后气血郁滞，气机不畅，治宜枳实芍药散破气散结，和血止痛。两者病机不一，故治法亦异。

原文 2

师曰：产后腹痛，法当以枳实芍药散，假令不愈，必腹中有瘀血着脐下也，下瘀血汤主之。（937）

方药

下瘀血汤 见瘀血病。

讲析

937 条法当以枳实芍药散：妇女产后腹中疼痛，按常规治法，应当用枳实芍药散治疗，以行气和血，散结止痛，即可痊愈；但服药后腹中疼痛仍然未愈，说明本证并不是气血郁滞，乃为瘀热灼血内结所致，并非枳实芍药散所能治也。

309方—940条
竹叶汤

「原方」竹叶汤

竹叶一把 葛根三两
桔梗一两 人参一两
甘草一两 生姜五两
大枣十五枚
上七味，以水八升，
煮取三升，去滓，温
服一升，日三服。

原文

产后中风，发热，面
赤，头痛而喘，脉弦
数者，竹叶汤主之。
（940）

讲析

940条竹叶汤主之：产后气血亏损，正气大虚，
风邪乘虚侵袭，则病邪在表；阳虚不能固守于
下，虚阳上浮则面赤，气虚不纳则气喘，即，
既有太阳表热，复有少阴衰竭，则脉象弦数无
力，施治时：①若因其外感风邪而单纯祛邪解
表，则浮阳易脱；②若因其虚阳上越而单纯扶
正补虚，又易助邪碍表。施治之法，表里兼
顾，应当用竹叶汤治疗，以扶正祛邪，标本同
治，寓解表于扶正之中。

注译

以上七味药物，用水八升，煮至留取三升药
液为度，滤去药渣，趁温服下一升，每日服
三次。

方释

竹叶汤，由竹叶、葛根、桔梗、人参、甘草、
生姜、大枣七味药物组成。方中：①竹叶甘淡
轻清，以祛阳邪之热；②葛根疏风散邪，以解
其表；③桔梗上浮而清肃肺气；④人参、甘草
温阳益气，以固其内；⑤生姜、大枣调和营
卫。诸药合用，共收表里兼顾之功，为后世扶
正祛邪法之鼻祖。

310 方—941 条
竹皮大丸

「原方」竹皮大丸

竹茹二分 石膏二分
桂枝一分 甘草七分
白薇一分
上五味，末之，枣肉
和丸如弹子大，饮服
一丸，日三服，夜二
服，有热倍白薇。

原文

产后烦乱呕逆，无外
证者，此乳中虚也，
竹皮大丸主之。（941）

讲析

941 条竹皮大丸主之：妇女产后失血，阴血不
足，又因育儿哺乳，乳汁耗多，而乳汁为气血
所化，因而阴血更虚，阴血虚则生内热，虚热
上扰于心，则心烦意乱；虚热内扰犯胃，则呕
吐气逆，宜竹皮大丸清热降逆、益气安中，除
烦止呕以治之。

注译

以上五味药物，研为细末，用枣肉和成弹子大
的药丸，每次用白开水化开冲一丸，白天服三
次，夜间服两次，虚热显著者，白薇的用量加
倍服用。

方释

竹皮大丸，由竹茹、石膏、桂枝、甘草、白薇
五味药物组成。方中：①竹茹清热降逆，除烦
止呕；②桂枝辛温，与寒凉同用损其温燥之
偏，而存其平冲降逆之性；③石膏大寒，与辛
温相伍，则清胃热而不损胃阳；④甘草用量独
重，并以枣肉和丸，有补中益气之功；⑤白薇
既可清血虚热，又能除血扰之烦乱。诸药同
用，共奏安中益气，除烦止呕之效。本方做丸
化开冲服，是嘱不宜吞服，因竹皮纯系植物纤

687

维，石膏为固体不消化药物，故只宜饮服。

注释

有热倍白薇：虚热较重，增白薇至二分，以加强清虚热之效。

药释

◇白薇

《神农本草经》："主暴中风，身热不知人，寒热酸疼。"（99）

效应

清热凉血：本品苦寒，善入血分，有清热凉血，益阴除热之功，用于邪热入营阴虚发热。

利尿通淋：本品又能利尿通淋，用于热淋、血淋。

解毒疗疮：用于热毒疮痈肿毒，咽喉肿痛。

评述

脾胃虚寒，食少便溏者，不宜服用。

比较

727 条橘皮竹茹汤与 941 条竹皮大丸，同属呕逆证，均见呕逆，虚烦不安，口干，脉虚数，但：①橘皮竹茹汤偏重于胃中虚热，气逆上冲，故呕逆，呃逆；②竹皮大丸属阴血不足，中虚气逆，故呕吐，心中不舒。

引申

竹皮大丸的配伍比例颇具特色，在清热药中加桂枝以平冲逆，且甘草用量独重，以七分甘草，配众药六分，又以枣肉和丸，旨在安中益气。竹茹、石膏、白薇共五分，意在清热降逆；桂枝辛温，用量一分，仅占全方药量的十三分之一（枣肉用量不在其中），一则平冲降逆，一则佐寒凉之品从阴引阳，此方配伍耐人寻味，临证用之，不可不知。

311 方—943 条
半夏厚朴茯苓生姜汤

[原方] 半夏厚朴茯苓生姜汤

半夏一升　厚朴三两
茯苓四两　生姜五两
上四味，以水一斗，煮取四升，去滓，温服一升，日三服，夜一服，痛者加桔梗一两。

原文

妇人咽中如有炙脔者，半夏厚朴茯苓生姜汤主之。（943）

讲析

943 条半夏厚朴茯苓生姜汤主之：情志不舒，抑郁或恼怒，使肝失条达，日久气机不利，津液失布，结聚成痰导致气结而上逆，阻于咽喉之间，故自觉咽中如有像梅核大的异物梗塞不舒，吞又吞不下，吐又吐不出，但对进食没有障碍，也没有疼痛之感，伴有精神抑郁，急躁忽怒，胸闷嗳气，应当用半夏厚朴茯苓生姜汤治疗，以开结化痰，顺气降逆。但须注意，本方药物多辛温苦燥，只能用于痰凝气滞未化热之证，若证属阴亏津少，或阴虚火盛者，则不宜使用。

注译

以上四味药物，用水一斗，煮至留取四升药液为度，滤去药渣，趁温服下一升，每日服三次，夜晚服一次。疼痛者，加桔梗一两。

方释

半夏厚朴茯苓生姜汤，由半夏、厚朴、茯苓、生姜四味药物组成。方中：①半夏燥湿化痰，降逆散结；②厚朴行气消痰；③茯苓淡渗利湿，利饮化痰，以杜绝生痰之源；④生姜解郁降逆，有助于半夏之功，又解半夏之毒。诸药合用，可收开结化痰，顺气降逆之效，气顺痰消，则咽中自爽。

注释

痛者加桔梗：桔梗有利咽之效，故咽痛宜加之。

比较

836条麦门冬汤与943条半夏厚朴茯苓生姜汤，均治咽喉不利，不同之处：①麦门冬汤治肺胃津亏，虚火上炎，以咽喉干燥不利，咯痰不爽，口干喜凉润为主证；②半夏厚朴茯苓生姜汤治气滞痰凝搏结于咽喉，以咽中梗塞，如有异物，吞之不下，吐之不出，饮食无碍为主证。

312方—944条
甘草小麦大枣汤

[原方] 甘草小麦大枣汤

甘草三两 小麦一升
大枣十枚，擘
上三味，以水六升，
煮取三升，去滓，分
温三服。

原文

妇人脏燥，悲伤欲哭，
数欠伸，象如神灵所
作者，甘草小麦大枣
汤主之。（944）

讲析

944条甘草小麦大枣汤主之：由于外界某些因
素的刺激，则情志抑郁，肝气郁结，久郁化火
而灼阴，或对某些事情思虑过度，耗血伤阴，
心脾两虚，两者均导致脏阴不足，虚火躁动之
脏躁病。脏躁病的治疗，重在治脾，因为脾主
运化，为后天之本，为气血生化之源，若脾气
健旺，则气血津液充沛，而滋养五脏，五脏之
阴充足，虚火自熄，脏燥诸证自平，故应用甘
草小麦大枣汤治疗，以补脾为主，兼养心肝。

注译

以上三味药物，用水六升，煮至留取三升药液
为度，滤去药渣，分三次温服。

方译

甘草小麦大枣汤，由甘草、小麦、大枣三味药
物组成。方中：①甘草甘平性缓，味甘可以补
养心脾之虚，性缓可以缓解肝之急，使肝气得
缓，心火得泄，脏气得调；②小麦甘润微寒，
养心宁神，养肝缓急；③大枣甘温质润而性
缓，既可助甘草缓急柔肝，调和阴阳，又可助
小麦补中益气，以生营阴。综观全方，药仅三
味，看似平淡，但配伍得法，养心补脾，安神

缓急，心肝脾之血充沛，阴精充足则郁火自熄，脏不燥而心神有所主，诸证可平。

◇小麦

效应

养心止烦，利小便：即生长成熟的小麦，味甘，性凉，入心经，有养心止烦、利小便之效，用于脏躁之悲伤欲哭，热淋之小便不利。

比较

百合病与脏燥病，同属情志失调的病证，皆为情志不遂，郁结耗阴，阴液不足所致，均有心烦失眠，坐卧不安，神志恍惚等心神受扰的症状特征，治疗均可用滋养阴液，养心安神之品，但两证病位不同，临床表现亦同中有异：①百合病乃系心肺阴虚内热，百脉受邪，除神志恍惚不宁外，伴有口苦，小便赤，脉微数的阴虚内热证，治宜百合地黄汤以润养心肺，清热安神；②脏燥病乃属病源始于肝，累及诸脏，为五脏阴液不足，虚火躁动，尤以心脾为甚，除心神受扰外，当有悲伤欲哭，频频呵欠，常伸懒腰，甚至伴有痉挛抽搐，发作有时，治宜甘草小麦大枣汤以补脾养心，缓急止躁。

313方—945条
桔梗甘草茯苓泽泻汤

桔梗三两 甘草二两
茯苓三两 泽泻二两
上四味，以水五升，煮取三升，去滓，温服一升，日三服。

原文

妇人吐涎沫，医反下之，心下即痞，当先治其涎沫，后治其痞。治吐涎沫，宜桔梗甘草茯苓泽泻汤；治痞，宜泻心汤。（945）

方药

泻心汤 见吐衄病。

讲析

945条桔梗甘草茯苓泽泻汤：胸膈有水饮上泛而吐涎沫，反逆其势而误施下法，此法不但不能祛饮止吐，更因妄投下法而导致饮邪下陷，变成痞结胃脘的新增症状，值此饮邪和心下痞并存，吐涎沫仍然存在，饮邪尚留上焦，应先治上焦饮邪止其吐涎沫，以免饮邪再深陷于下，可斟酌选用桔梗甘草茯苓泽泻汤利水祛饮，以清除其涎沫。

注译

以上四味药物，用水五升，煮至留取三升药液为度，滤去药渣，趁温服下一升，每日服三次。

方释

桔梗甘草茯苓泽泻汤，由桔梗、甘草、茯苓、泽泻四味药物组成。方中：①桔梗、甘草合用，治水饮结于上焦胸肺间的吐涎沫；②茯苓、泽泻相伍，俾上溢的水饮由小便排出。

314 方—947 条
温经汤

吴茱萸三两 当归二两
芎䓖二两 芍药二两
人参二两 桂枝二两
阿胶二两 牡丹皮二两
甘草二两 生姜二两
上十味，以水一斗，
煮取三升，去滓，日
三服，每服一升，温
饮之。

原文

问曰：妇人年五十，
所病下血数十日不止，
暮即发热，少腹里急，
腹满，手掌烦热，唇
口干燥，何也？师曰：
此病属带下。何以知
之？曾经半产，瘀血
在少腹不去，故唇口
干燥也，温经汤主之。
（947）

讲析

947 条温经汤主之：因往昔曾患早期流产，胞宫内残存的秽浊未尽，瘀血凝滞，秽浊蓄积，久积未去，当壮年气血未衰，积者自积，行者自行，尚安然无事。时至老年，冲任虚衰，更因瘀积所阻，血不归经，反被迫与瘀秽复循故道，顺其势下泄，竟至几十天下血淋漓不止。病虽寒热虚实交杂，而证以冲任虚寒、瘀血内阻为主，故治疗不宜峻药活血清瘀，而只宜温经之法，驱散冲任之寒，调补冲任之虚，用温经汤治疗，以温养血脉，去瘀生新，以达温经散寒、养血祛瘀的目的。

注译

以上十味药物，用水一斗，煮至留取三升药液为度，滤去药渣，每日服三次，每次服一升，用温水送服。

方释

温经汤，由吴茱萸、当归、芎䓖、芍药、人参、桂枝、阿胶、牡丹皮、甘草、生姜十味药物组成。方中：①吴茱萸、桂枝、生姜温经散寒；吴茱萸长于行气止痛，桂枝专擅温通血脉；②当归、芎䓖养血和营，行血祛瘀以生新；③芍药、阿胶滋阴养血，使阴血复生；④人参、甘草补益中气，以资生化之源；⑤牡丹皮清血分郁热，助当归、芎䓖、桂枝活血祛瘀。诸药合用，具有温补冲任，养血行瘀，扶正祛瘀的作用，使虚寒得以温，瘀血得以行，从而起到温经行瘀之效。

比较

896条下瘀血汤与947条温经汤，同治瘀血证：①下瘀血汤治重点在于瘀血，无下血证，且病属阳证、实证，故直接运用逐瘀之法，意在逐瘀而安正；②温经汤治因瘀血而崩漏，且病人已七七天癸竭之龄，气血衰弱，病属虚证，故治宜温养气血兼以消瘀，则在于养正以祛邪。

315 方—948 条
王瓜根散

「原方」王瓜根散

王瓜根三分 芍药三分 桂枝三分 䗪虫三枚

上四味，杵为散，酒服方寸匕，日三服。

原文 1

阳明病，自汗出，若发汗，小便自利者，此为津液内竭，便虽鞕，不可攻之，当须自欲大便，宜蜜煎导而通之，若王瓜根及大猪胆汁，皆可为导。（540）

讲析

540 条若王瓜根：本证大便硬，乃因津液内竭所致，病位在直肠，虽然时有便意，但大便却难以排出 体外，干结的大便，近于肛门，时欲下趋，不能排出，故可用含汁液多的王瓜根，灌肠导便，以润肠滋燥，则鞕结的大便自下。

原文 2

经水不利，少腹满痛，或一月再经者，王瓜根散主之，阴肿者亦主之。（948）

讲析

948 条王瓜根散主之：瘀血内阻胞宫，以致经道不畅，经水应行而不能尽行，月经不能应期而至，经行不规则，头次未等排除干净，积之稍久，再行排除，无论月经过期不至，或一月两潮，都是因为瘀血停滞，冲任失调所致，故方投王瓜根散活血通瘀，使瘀血去而痛止，经行通畅，则月经自调。

以上四味药物，捣末为散，以酒送服方寸匕，每日服三次。

方释

王瓜根散，由王瓜根、芍药、桂枝、䗪虫四味药物组成。方中：①王瓜根苦寒无毒，清热导湿，以清经络之热，活血消瘀以散结；②芍药调营止痛，与桂枝相伍温阳益阴，通行血脉以和营卫；③桂枝辛温，通阳化湿以利血脉，与王瓜根合用，既有活血消瘀，通阳行滞之效，又不过于温燥；④䗪虫破瘀攻坚，逐胞宫瘀结以畅经血的流通，与导湿的王瓜根同伍，体现了水血同治，加酒以行药势。诸药相协，以奏活血祛瘀，通经止痛之效，瘀去则经水自调。

药释

◇**王瓜根**

　　效应

　　　　含汁液多的王瓜根，苦寒无毒，具清热导湿之功，有清经络之热，活血消瘀散结之效。

比较

947 条温经汤与 948 条王瓜根散均治瘀血停留证：①温经汤治下血不止，虚实兼夹证，故宜寓攻于补之法；②王瓜根散治经水不利，乃纯实无虚证，故宜逐瘀调经之法。

引申

896 条下瘀血汤与 948 条王瓜根散，同治瘀血内停证，均以月经过期不至，量少不畅，少腹满痛拒按，而有硬块为特征：①下瘀血汤治瘀血郁遏化热，瘀热内结之重证，故有燥热之象，宜荡热逐瘀，破结润燥之法；②王瓜根散治一般瘀血内停证，只有血瘀气滞之兆，而无明显的燥热之征，故宜化气行滞，活血通瘀之常法。因两证相似，然证有重与轻之别，燥热亦有"有与无"之辨。

316方—949条
旋覆花汤

[原方]

附：旋覆花汤，见胸痹汤；见胸痹病；查胸痹病，此方已删掉；笔者参考《金匮要略》积聚病，补入旋覆花汤方。

旋覆花三两 葱十四茎 新绛少许

上三味，以水三升，煮取一升，顿服之。

原文

妇人半产，若漏下者，旋覆花汤主之，黄芪当归汤亦主之。（949）

方药

旋覆花汤 见胸痹病。

讲析

949条旋覆花汤主之：妇人胎孕殒落，谓半产；经脉沉陷，谓漏下。半产漏下先用宣阳通络、祛瘀行滞之法，俾瘀去新生，应当用旋覆花汤治疗，以理气散结、活血通络。

注译

以上三味药物，用水三升，煮至留取一升药液为度，一次服下。

方释

旋覆花汤，由旋覆花、葱白、新绛三味药物组成。方中：①旋覆花行血脉之瘀；②葱白通经气之滞；③新绛止崩而除漏。三药相合，具理气散结、活血通络之效。

317 方—949 条
黄芪当归汤

「原方」黄芪当归汤

黄芪二两半 当归半两
上二味，以水五升，
煮取三升，去滓，温
服一升，日三服。

原文

妇人半产若漏下者，
旋覆花汤主之，黄芪
当归汤亦主之。（949）

方药

旋覆花汤 见胸痹病。

讲析

949 条黄芪当归汤亦主之：妇人素体阳气不足
则为寒，阴血不充则为虚，气血虚寒，则胎
孕殒落而半产，经脉沉陷而为漏下，俾瘀去
新生，然后宜补虚之法，用黄芪当归汤才能
收效。

注译

以上二味药物，用水五升，煮至留取三升药
液为度，滤去药渣，趁温服下一升，每日服
三次。

方释

黄芪当归汤，由黄芪、当归二味药物组成。方
中：①黄芪为补益气分药；②当归为补益血分
药。血无气则不行，故用五倍于当归的黄芪以
引血归经，自无气不摄血崩漏之患。

318 方—950 条
胶姜汤

阿胶三两　地黄六两
芎䓖二两　生姜三两
当归三两　芍药三两
甘草二两
上七味，以水五升，
清酒三升，先煮六味，
取三升，去滓，内胶
烊消，温服一升，日
三服。

原文

妇人陷经漏下，色黑
如块者，胶姜汤主之。
（950）

讲析

950 条胶姜汤主之：由于冲任虚寒，气不摄血，
经气乍虚而下陷，经血乃失却循环升降蓄泄的
常度，既不能归经，反而渗漏下泄，又不能畅
行，反而停瘀内蓄，血失气摄，则下血淋漓不
断，经血寒凝，则漏血色黑有块，治疗应根据
陷而举之的原则，用胶姜汤温经摄血，使气盛
血充，推陈致新，则经血复常。

注译

以上七味药物，用水五升，清酒三升，先煮除
阿胶外的六味药，煮至留取三升药液为度，滤
去药渣，然后放入阿胶烊消，趁温服下一升，
每日服三次。

方释

胶姜汤，由阿胶、地黄、芎䓖、生姜、当归、
芍药、甘草七味药物组成。方中：①阿胶、生
姜暖胞宫而温经止血，并能散寒止痛；②地
黄、芎䓖、当归、芍药，即后世《太平惠民和
剂局方》从本方衍化出的四物汤，补血调经，
并能活血止痛，使血止而不留瘀；③甘草调和
诸药，加入清酒行气活血，以助药势。诸药合
用，共奏养血止血之效。

比较

947 条温经汤与 950 条胶姜汤，同治虚寒漏下证，皆可见下血淋漓不断，血色黯黑，腹痛喜温，所异者：①温经汤治冲任虚寒、瘀血内阻证：暮即发热，少腹里急，腹满，手心烦热，唇干口燥；②胶姜汤治冲任虚寒、气不摄血证：漏下血色黯黑有块。兼面色苍白，头晕心悸，神疲乏力。两者同中有异，务须详辨。

319方—951条
大黄甘遂阿胶汤

[原方] 大黄甘遂阿胶汤

[原方] 大黄甘遂阿胶汤

大黄四两　甘遂二两
阿胶二两
上三味，以水三升，
煮取一升，顿服之。

原文

妇人少腹满，如敦状，
小便微难而不渴，或
经后、产后者，此为
水与血俱结在血室也，
大黄甘遂阿胶汤主之。
（951）

讲析

951条大黄甘遂阿胶汤主之：妇女少腹胀满得
好像"敦"的形状，多发生在经后、产后感受
外邪或情志所伤之时，经后离经之污血去而未
尽，产后秽浊之恶露去之未尽，气血不畅，津
液不能入经化血流转周身，而反渗入胞宫，污
浊秽血混杂结聚胞宫，治当逐水攻血兼施，宜
用大黄甘遂阿胶汤破血逐水，以攻其凝结于下
焦的有形实邪，用大黄荡涤瘀血，甘遂取其
直达水停之处，阿胶引为血室向导，以补其
不足。

注译

以上三味药物，用水三升，煮至留取一升药液
为度，一次服完。

方释

大黄甘遂阿胶汤，由大黄、甘遂、阿胶三味
药物组成。方中：①大黄攻蓄血，荡涤瘀血；
②甘遂逐蓄水，驱逐水结；③阿胶养血，补其
不足。诸药相伍，水祛血行，瘀浊除而阴血
复，则诸证得解。

比较

411 条桃核承气汤、896 条下瘀血汤、951 条大黄甘遂阿胶汤，三方皆治瘀血、水结等有形之邪，结聚下焦的病证，所异者：①桃核承气汤治瘀血蓄结少腹较轻，见少腹急结，其人如狂等瘀热上扰心神之状；②下瘀血汤与桃核承气汤同治瘀热内结，然病变部位略有所别，证亦有轻重之异：下瘀血汤证瘀热内结较重，病变部位在胞室，故小腹有硬块，痛如针刺，并兼经水不利，或经闭等瘀热阻滞冲任之象；③大黄甘遂阿胶汤治水与血俱结在血室，以少腹满如敦状，小便微难而不渴为主证。

320方—953条
矾石丸

[原方] 矾石丸

矾石三分，烧 杏仁
一分
上二味，末之，炼蜜
为丸，枣核大，内藏
中，剧者再内之。

原文

妇人经水闭，藏坚癖，
下白物不止，此中有
干血也，矾石丸主之。
（953）

讲析

953条矾石丸主之：妇女经水闭塞不通，或经
行不畅，胞宫内瘀血停留，积久化热，热灼血
干，干血内着而日久坚结不散，则经血受阻而
不得下行，若日久滞而为湿，郁而化热，干血
不去，郁为湿热，久而腐化，以致时下白带，
治当用矾石丸为坐药，纳入阴中，以先去其胞
宫之湿热。矾石丸是治湿热带下的外用坐药，
只能去胞宫的湿热，而不能去胞宫的干血，故
宜采用内外同治之法，外用去湿热的矾石丸以
治其标，内服活血通瘀之剂以治其本。

注解

内藏中：以坐药纳入阴道中。

注译

以上二味药物，研为细末，炼蜂蜜制成枣核大
的蜜丸，纳入阴道内，严重者可按此法再次纳
入阴道中。

方释

953条首创外治法坐药矾石丸治疗带下病，矾
石丸，由矾石、杏仁二味药物组成。方中：
①矾石，又称白矾、明矾，炮制后称枯矾。

矾石酸咸涩寒俱备，酸以收脱，咸以软坚，涩以燥湿，寒以清热，以收敛燥湿，清热去腐，解毒杀虫。②合质润多脂的杏仁，利气润燥，以防矾石的过去燥涩；用滋润的蜂蜜为丸，取其质润易纳入前阴之中，且蜜得温则溶，使矾石、杏仁缓缓融化吸收，而发挥其药效。两药合用，润涩相协，既能止带，又不至于干涩不适，具有清热除湿，敛涩止带，杀虫止痒之效。使用矾石丸时，用消毒纱布，适温度，纳入阴道中，若有阴道溃疡及胞宫糜烂，不宜使用，更不宜久用，尤其是妇女伴有阴中糜烂更非所宜。

321 方—954 条
红蓝花酒

「原方」红蓝花酒

红蓝花一两
上一味，以酒一斗，
煎减半，去滓，分温
再服。

原文

妇人六十二种风证，
腹中气血如刺痛者，
红蓝花酒主之。(954)

讲析

红蓝花酒主之：无论风自外入或风自内生，皆
因风邪为病，风邪与气血相搏，气机不利，血
瘀不行，血瘀气滞，经脉阻滞不通，则导致腹
中气滞血凝而痛如针刺，治宜红蓝花酒以活血
行瘀，通经止痛。若阴虚有热者，不宜使用；
后世所用的酒剂，泡酒服，或药用酒浸后再
煮，皆从红蓝花酒发展而来。

注译

以上一味药物，用酒一斗，煎减剩余半斗，滤
去药渣，分两次温服。

方释

红蓝花酒，由红蓝花组成，红蓝花，又称红花，
性味辛温，色赤多汁，生血行血之品，可活血
通经，祛瘀止痛；又借酒之辛热，温通气血，
以助血行。血行风自灭，故方中不用驱风药，
而治风血相搏之证，使气血通畅，瘀阻得除。

◇红蓝花

效应

活血通经：本品辛散温通，色赤入血，故有活血通经之效，用于血滞经闭，癥瘕腹痛。

去瘀止痛：用于创伤瘀血疼痛，痈肿。

评述

本品活血行瘀通经，月经过多及孕妇忌服。

比较

妇女腹痛多与气血失和有关，故治疗也就各异：① 948 条王瓜根散活血化瘀，以治疗经水不利之腹痛；② 954 条红蓝花酒活血行气，以治疗气滞血凝之腹痛；③ 955 条当归芍药散理气除湿，以治疗气滞湿阻之腹痛；④ 955 条小建中汤润补脾胃，以治疗脾胃阳虚之腹痛。总之，妇女腹痛的治疗，仍当审证求因，审因论治。

322 方—957 条
蛇床子散

蛇床子一两

上一味，末之，以白
粉少许，和合相得，
如枣大，绵裹内阴中，
自温。

原文

妇人阴寒，蛇床子散
主之。（957）

讲析

妇女前阴寒冷，为肾阳虚，寒湿凝着下焦所
致。常伴带下绵绵，质清稀如涕，腰酸畏冷，
外阴瘙痒，治疗宜温阴中，故以蛇床子散作
坐药，直达病所，以温其受邪之处，使疾解
病愈。

注译

以上一味药物，研细为末，加米粉少量，混合
调匀制成枣大，绵裹放入阴道中，温暖患处。

方释

蛇床子散，由蛇床子一味药物组成。蛇床子辛
苦温燥，有温阳祛寒，暖宫燥湿，杀虫止痒之
效，配合少量白粉，制作坐药，纳入阴中，直
达病所，以温其受邪之处。

药释

◇蛇床子

《神农本草经》："主男子阳痿湿痒，妇人阴中肿痛，除痹气，利关节。"（100）

效应

燥湿杀虫：用于湿疹湿疮，疥癣瘙痒。

散寒祛风：用于寒湿带下，湿痹腰痛。

温肾壮阳：用于阳痿宫冷。

评述

阴虚火亢或下焦有湿热者忌用。

323 方—958 条
狼牙汤

狼牙三两
上一味，以水四升，煮
取半升，去滓，以绵缠
箸，如茧大，浸汤沥阴
中洗之，日四遍。

原文

少阴脉滑而数者，阴
中疮也，蚀烂者，狼
牙汤主之。（958）

讲析

958 条狼牙汤主之：阴中疮，又称阴疮，即妇
女阴户生疮，局部红肿热痛，积结成块，或腐
烂化脓，脓水淋漓，甚则溃疡如虫蚀状，故治
宜狼牙汤煮水洗涤阴中局部患处，以清热燥
湿，杀虫止痒。

注解

以绵缠箸，如茧大：箸，即筷。将绵缠裹在筷
子上，如蚕茧大。

注译

以上一味药物，用水四升，煮至留取半升药液
为度，滤去药渣，用绵缠裹在筷子上，如蚕茧
大，浸药汤淋沥进阴道洗涤，每日四遍。

方释

狼牙汤，由狼牙一味药物组成。狼牙苦寒，苦
能燥能，寒能胜热，用以煮汤洗涤阴中局部患
处，以速收直接治疗之效。

药释

◇狼牙

效应

狼牙究属何物：众说纷纭，迄今尚无定论。考《中药大辞典》仙鹤草条下，有狼牙草乃仙鹤草异名的记载。仙鹤草苦涩平，既可清热燥湿，又可收敛止血，临床常以仙鹤草煮剂局部洗涤，对滴虫性阴道炎所致的阴部湿痒证，有良好效果。药理实验证实，仙鹤草具有抗炎，抗菌及抗寄生虫的作用。

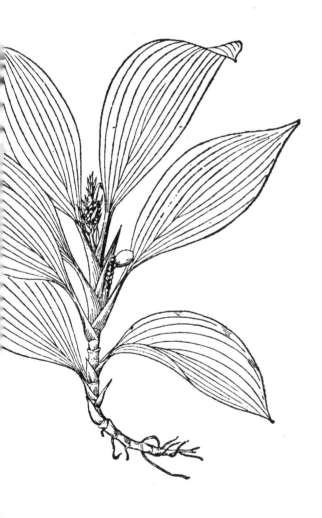

仲景类方

柴胡类

承气类

理中类

栀子类

泻心类

柴胡类

类方

①401 条服柴胡汤已渴者，属阳明也。

原文

血弱气虚，腠理开，邪气因入，与正气相搏结于胁下，正邪纷争，往来寒热，休作有时，嘿嘿不欲饮食，脏腑相连，其痛必下，邪高痛下，故使呕也，小柴胡汤主之。服柴胡汤已渴者，属阳明也，以法治之。（401）

类释

气血虚弱之体，肌表疏松，易受邪袭，邪气乘虚直接侵入少阳，与正气相搏击，结于胁下，脏腑相连，肝胆的病变必然要影响到它所制约的脾胃。木土相克，下犯于胃，出现呕吐，治宜小柴胡汤，则少阳之邪得解。但服小柴胡汤出现口渴，为邪气仍继续深入，是阳明里热灼伤津液的病理反映。少阳病主证本无"渴"，已渴纯为阳明里实热证，故仲景明言"服柴胡汤已渴者，属阳明也"，说明病属阳明，应以清、下之法治之。

②402 条与柴胡汤后，必下重。

原文

太阳病，六七日，脉迟浮弱，恶风寒，手足温，医二三下之，不能食，胁下满痛，面目及身黄，颈项强，小便难者，与柴胡汤后，必下重；本渴而饮水呕者，柴胡不中与也，食谷者哕。（402）

类释

太阳病，六七天，多为病变转变之时，若误下伤中而表仍未解，当以温中解表为治；若不察寒热虚实及表解与否，误以为不能食而胁下满痛是柴胡证，而投以柴胡汤，柴胡汤虽为和剂，但方中有苦寒的黄芩，故服后必致脾虚气陷，虚寒更甚而呈下重之候。

③402 条本渴而饮水呕者，柴胡不中与也，食谷者哕。

原文

太阳病，六七日，脉迟浮弱，恶风寒，手足温，医二三下之，不能食，胁下满痛，面目及身黄，颈项强，小便难者，与柴胡汤后，必下重；本渴而饮水呕者，柴胡不中与也，食谷者哕。（402）

类释

"渴"为小柴胡汤的"或然证"，但"本渴而饮水呕者"，乃胃虚饮停、津不上承之故。①渴而饮为水停心下，胃有停饮，津液不化，津不上承，则渴而饮；②饮而呕为渴而饮，水停过多，水逆上逆，故饮水作呕，治当用半夏、生姜、茯苓涤饮之品，切不可用小柴胡汤治疗。若误用小柴胡汤，因其苦寒而伤败胃气，使胃气更逆，不但饮水作呕，且脾胃将败，进而发展为食谷作哕之变，故不能因小柴胡汤为和解剂而随意投之。

④405 条有柴胡证，但见一证便是。

原文

伤寒与中风，有柴胡证，但见一证便是，不必悉具。（405）

类释

风寒之邪，凑入少阳之时，应以部分少阳主证为凭，不须要等待诸多的症状全部具备，只要抓住部分主证即可。临床中只要察到部分主证，就可用小柴胡汤；"或然证"必须在部分主证已见的基础上，方可使用小柴胡汤，否则不见到主证，不可使用小柴胡汤，这就是不必主证俱备，"但见一证便是"的意义。

类方

⑤406 条凡柴胡汤病证而误下之。

原文

凡柴胡汤病证而误下之，若柴胡证不罢者，复与柴胡汤，必蒸蒸而振，却复发热汗出而解。（406）

类释

凡小柴胡汤病证，皆得和解，不可攻下，误用攻下，正气不支，则下后变证丛生。

类方

⑥406 条若柴胡证不罢者。

原文

凡柴胡汤病证而误下之，若柴胡证不罢者，复与柴胡汤，必蒸蒸而振，却复发热汗出而解。（406）

类释

若正气尚旺，误下后，小柴胡汤证的症状仍然存在，虽正气有所损伤，可以再用小柴胡汤和解。

⑦406 条复与柴胡汤。

凡柴胡汤病证而误下之，若柴胡证不罢者，复与柴胡汤，必蒸蒸而振，却复发热汗出而解。（406）

误下后，虽证未变，但正气毕竟受挫，值此之时，正气得药力相助，而奋力驱邪外达，就会出现振振然而恶寒，蒸蒸然而发热，乃至微微汗出的现象，这是病情外解的佳兆。

⑧408 条柴胡证仍在者，先与小柴胡汤。

太阳病，过经十余日，反二三下之，后四五日，柴胡证仍在者，先与小柴胡汤；呕不止，心下急，郁郁微烦者，为未解也，与大柴胡汤，下之则愈。（408）

初起邪在太阳之表，随着时间的推移和治疗之误，而致邪气离开太阳而入少阳，医生反而三番两次地误用攻下之法，所幸病人体质尚好，误治后，证候未因误治而变化，柴胡证仍然存在，所以仍应用小柴胡汤治疗，服药后可能药尽其效，正胜邪祛，病情得愈。

⑨409 条此本柴胡证。

原文

伤寒，十三日不解，胸胁满而呕，日晡所发潮热已，而微利，此本柴胡证，下之以不得利，今反利者，知医以丸药下之，非其治也。潮热者，实也，宜先服小柴胡汤以解外，后以柴胡加芒硝汤主之。（409）

类释

因为已经过攻下，则正气必伤，虽兼有阳明燥热内结，也不能再用大柴胡汤攻下，以免重伤正气，故宜先服小柴胡汤以解少阳之邪，兼扶正气，使里气充实，胃气因和，则病情得解。

类方

⑩428 条此非柴胡证。

原文

太阳病，过经十余日，心中温温欲吐，胸中痛，大便反溏，腹微满，郁郁微烦。先其时自极吐下者，与调胃承气汤，若不尔者，不可与之。若但欲呕，胸中痛，微溏者，此非柴胡证，所以然者，以呕，故知极吐下也。（428）

类释

本条的叙证与少阳、阳明、少阳阳明合病，均有某些类似之处，如此复杂的病情，应当通过问诊进一步查找原因。出现如此症状前，曾用过大吐大下剂，吐之后，则伤及胸阳，下之后，只能通便而不能清热。但欲呕、胸中痛、微溏三证，似乎又类似柴胡证，由于大吐大下损伤脾胃之气，终非柴胡证，故不可投以小柴胡汤。

类方

⑪459 条柴胡汤证具。

原文

伤寒，五六日，呕而发热者，柴胡汤证具，而以他药下之，柴胡证仍在者，复与柴胡汤，此虽已下之，不为逆，必蒸蒸而振，却发热汗出而解。若心下满而鞕痛者，此为结胸也，大陷胸汤主之；但满而不痛者，此为痞，柴胡不中与之，宜半夏泻心汤。（459）

类释

伤于寒邪而袭于肌表，已经五六天，呕逆而且发热，小柴胡汤证的主要症状已经具备。

类方

⑫459 条柴胡证仍在者。

原文

伤寒，五六日，呕而发热者，柴胡汤证具，而以他药下之，柴胡证仍在者，复与柴胡汤，此虽已下之，不为逆，必蒸蒸而振，却发热汗出而解。若心下满而鞕痛者，此为结胸也，大陷胸汤主之；但满而不痛者，此为痞，柴胡不中与之，宜半夏泻心汤。（459）

类释

依据"凡柴胡汤证。但见一证便是，不必悉具"之论，但"呕而发热"而无表证脉，为病邪入少阳无疑，故仍称柴胡证仍在。

⑬459 条复与柴胡汤。

原文

伤寒，五六日，呕而发热者，柴胡汤证具，而以他药下之，柴胡证仍在者，复与柴胡汤，此虽已下之，不为逆，必蒸蒸而振，却发热汗出而解。若心下满而鞕痛者，此为结胸也，大陷胸汤主之；但满而不痛者，此为痞，柴胡不中与之，宜半夏泻心汤。（459）

类释

柴胡证仍在，如果未用小柴胡汤，而误用攻下法，有的也可能不引起变证，柴胡证的病理变化可能仍然存在，虽经误下，但病情未变，而少阳证仍在，可继续用小柴胡汤治疗，和解少阳枢机，不过误下后，正气毕竟受到损伤，因此在服小柴胡汤后，出现蒸蒸而振，然后汗出而解的现象，这是药达病所，鼓舞正气驱邪外出的反应。这种现象多出现于正气不足，但还能驱邪外出的情况下，是正气借助药力与邪气交争，从而驱邪外出的表现。

类方

⑭459 条柴胡不中与之。

原文

伤寒，五六日，呕而发热者，柴胡汤证具，而以他药下之，柴胡证仍在者，复与柴胡汤，此虽已下之，不为逆，必蒸蒸而振，却发热汗出而解。若心下满而鞕痛者，此为结胸也，大陷胸汤主之；但满而不痛者，此为痞，柴胡不中与之，宜半夏泻心汤。（459）

类释

误下少阳，脾胃之气受挫，气机受阻不利，脾胃升降失常，既非胸闷，也非腹胀，而是自觉心下有痞满堵塞之感，但按之濡软，因其并无有形之邪滞结，只不过气机痞塞之故，此已不是小柴胡汤的适应证，故不能再用小柴胡汤治疗。

承气类

类方

①154 条与承气汤。

原文

传阳明，脉大而数，发热，汗出，口渴，舌燥，宜白虎汤；不差，与承气汤。（154）

类释

邪传足阳明，服白虎汤疗效不著，必胃腑有燥结实热：①审其在胃者，与调胃承气汤；②审其在小肠，大便难而不甚者，与小承气汤；③审其在大肠，大便硬甚者，与大承气汤，以荡涤胃肠燥结，腑邪清而外热自解，故可与三承气汤治疗。

类方

②48 条宜承气辈。

原文

风温者，因其人素有热，更伤于风而为病也，脉浮弦而数，若头不痛者，桂枝去桂加黄芩牡丹汤主之。若伏气病温误发其汗，则大热烦冤，唇焦目赤，或衄或吐，耳聋，脉大而数者，宜白虎汤；大实者，宜承气辈；若至

类释

同一风温证：①有由冬寒伏气至春发为风温者；②有由时行之气感而及发为风温者；③本条所举，既不著伏气之因，又不详时行之变，而言素体有热更伤于风，以风性急而善行数变，与热相引，触而化燥，遂成风温，外具太阳之表证而不恶寒，内见少阳脉浮弦而数，头不痛，故称太阳温病。伏气之邪，感受时行之邪，邪发血分，若汗后，脉大实者，为腑阳偏盛，而呈中焦燥实满痛之征，治宜承气辈泻热

十余日则入于里，宜黄连阿胶汤。何以知其入里，以脉沉而数，心烦不卧，故知之也。（248）

除满，以荡涤中焦之气。承气者，证有轻重，法有缓急：①脉象大而数者，属调胃承气汤；②脉象滑而疾者，属小承气汤；③脉象沉实洪缓者，属大承气汤。

类方

③357条与承气汤。

原文

伤寒，不大便六七日，头痛有热者，与承气汤；其小便清者，知不在里，仍在表也，当须发汗，宜桂枝汤。（357）

类释

太阳伤寒，六七日不解大便，伴有头痛，若小便黄者，热已入里，因里有燥热，故用承气汤下之。

类方

④514条未可与承气汤。

原文

阳明病，脉实，虽汗出而不恶热者，身为必重，短气，腹满而喘，有潮热者，此外欲解，可攻里也，手足濈然汗出者，此大便已鞕也，大承气汤主之；若汗多，微发热恶寒者，外未解也，其热不潮者，未可与承气汤；若腹大满不通者，可与小承气汤微和胃气，勿令大泄下。（514）

类释

仅凭汗多，还不能说明里热炽盛，只要有恶寒存在，或轻微发热与恶寒并存，为表邪尚未尽解，这种发热与潮热不同，表明里热没有燥结，阳明腑实尚未形成，所以不能用承气汤治疗。

类方

⑤ 521 条服承气汤后。

原文

阳明病，服承气汤后，不转失气，明日又不大便，脉反微涩者里虚也，为难治，不可更与承气汤也。（521）

类释

阳明病，服小承气汤，无屎气转动，则大便尚未硬结，乃腑实未成，当停服小承气汤。

类方

⑥521 条不可更与承气汤也。

原文

阳明病，服承气汤后，不转失气，明日又不大便，脉反微涩者里虚也，为难治，不可更与承气汤也。（521）

类释

第二天仍不大便，脉搏反转微涩。①微者，阳气不充，气不充，则无以运行；②涩者，阴血不足，血不足，则无以润送。这是气血内虚的征兆，素体正虚，服小承气汤后邪实未去而正气又衰，形成邪实正虚之证。此时攻邪则伤正，扶正则碍邪，故治疗颇难，不过难治并非不治，不可与承气类单纯攻下，可与攻补兼施之法。

类方

⑦ 776 条宜承气辈与之。

原文

痉病，本属太阳，若发热汗出，脉弦而实者，转属阳明也，宜承气辈与之。（776）

类释

外因致痉，必始太阳；若痉邪内发于督脉，督脉外合太阳，所以说，痉病得太阳，若素体胃腑阳盛，邪气已经转属阳明腑之兆，法当下，可斟酌用三承气汤随证选方服用。

理中类

①469 条医以理中与之。

原文

伤寒，服汤药下之，利不止，心下痞鞕，服泻心汤不已，复以他药下之，利益甚，医以理中与之，利仍不止。理中者，理中焦，此利在下焦故也，赤石脂禹余粮汤主之，复不止者，当利其小便。(469)

类释

若见利不止，以为中焦虚寒下利而投以理中汤，温中健脾，但服理中汤下利仍然不止，反有加重之势，这是因为理中汤理中焦，此利在下焦，药不对证，故下利不止。

类方

②606 条宜服理中、四逆辈。

原文

自利不渴者，属太阴，以其脏有寒故也，当温之，宜服理中、四逆辈。（606）

类释

自行下利，又不见口渴，是因太阴脾脏虚弱、寒湿内盛的缘故。脏既有寒，则"当温之，宜服理中、四逆辈"，"宜"非"主之"，"辈"非一方，不言一定方剂，是因里虚寒的太阴病有轻重之分，治宜视其具体情况而定，这就意味着在"当温之"的原则指导下，应随证灵活选方。因为中焦虚寒下利与下焦虚寒下利不是不可逾越的，中焦下利严重到一定程度，由脾阳虚而发展到肾阳虚，则形成下利。本条"自利"缘于太阴阳衰，但太阴中土赖少阴火温，若其阳衰连及少阴时，又必兼治之。因此中焦虚寒下利，可服理中汤；若利久不愈，发展到下焦虚寒下利，则可服四逆汤，示意要根据病情变化，选用温脾或脾肾双温的方药。

栀子类

类方

386 条凡用栀子汤。

原文

凡用栀子汤，若病人大便旧微溏者，不可与之。（386）

类释

"凡用"二字概括了诸多栀子汤类方剂，若素体脾胃虚寒，大便经常溏泄，虽有火郁胸膈之烦证，亦应慎用栀子诸汤。栀子苦寒，走而不守，服后脾胃更伤，必溏泄更甚，故不可服用栀子类药物。

泻心类

469 条服泻心汤不已。

原方

伤寒，服汤药下之，利不止，心下痞鞕，服泻心汤不已，复以他药下之，利益甚。医以理中与之，利仍不止。理中者，理中焦，此利在下焦故也，赤石脂禹余粮汤主之，复不止者，当利其小便。（469）

类释

伤寒误服泻下药，由于下之过早，或下之不当，损伤脾胃，升降无权，邪热内陷，气机阻塞，故腹泻不止，心下痞满而硬，此时治疗之法，本当选用泻心汤类，以调和脾胃，复其升降，使清者得升，浊者得降，病将告愈，若服泻心类后，病不尽除，非药不对证，而是病重药轻，药力不及之故。

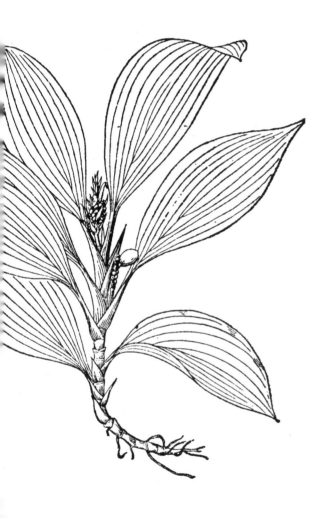

仲景用药

对芒硝的认识

芒硝属硝类药物之一，硝类药物临床应用较为广泛，仲景所制之方，如 330 条调胃承气汤、411 条桃核承气汤、514 条大承气汤、911条大黄牡丹汤，四方之芒硝，572 条大黄硝石汤、817 条硝石矾石散两方之硝石，皆属硝类药物。硝类药物别名虽多，归纳起来不外芒硝类、硝石类两大类，实际上，芒硝类、硝石类药物，不但成分不同，制作有别，而且临床应用区别很大，故有鉴别之必要。

一、硝类药物的名称

仲景所用之"芒消"，现称芒硝，始载于《名医别录》，《神农本草经》称为朴硝，为硫酸盐类矿物芒硝经加工而成的结晶体含水硫酸钠，其粗制品《神农本草经》称为朴硝；脱水者称为玄明粉，名见《药性本草》。玄明粉，后因避清代康熙玄烨讳，改"玄"作元，称之元明粉。明代李时珍称朴消谓："此物见水即消，又能消化诸物，故谓之'消'，生于盐卤之地，状似末盐，凡牛马诸皮须此治熟，故今俗有盐消、皮消之称"。古本草对芒硝结晶之形如圭角状而明净者称马牙硝，实与芒硝为一物。硝石，始载于《神农本草经》，后称火硝，为天然硝酸钾经加工而成的结晶体，明代李时珍称硝石谓："丹炉家用制五金八石，银工家用化金银，兵家用作烽燧火药，得火即焰起"，故有化金石、火硝、焰消之称。综上可知，芒硝类包括朴硝、芒硝、元明粉，朴硝又称盐消、皮消，芒硝又称芒消、马牙硝，元明粉又称玄明粉、风化硝；硝石类仅硝石一种，又称化金石、火硝、焰消。

二、硝类药物的炮制

硝类药因原矿物含杂质较多，故需加工后方可入药。芒硝类的提炼：将天然芒硝用热水溶解，过滤，放冷析出结晶，即朴硝。取萝卜洗净切片，置锅内加水煮透后，加入朴硝共煮，至完全溶化，取出过滤，或澄清后取上层液，放冷待析出结晶，即芒硝。将芒硝置瓷盆中或水锅里加热，溶化至水分散失成白色粉末，称玄明粉；或以纸包裹芒硝挂于通风处，待其分化成白色粉末，亦称玄明粉，又称风化砂。硝石的炮制：取含硝的土块，击碎后，置桶内，加水浸泡调匀，经多次过滤，取滤液澄清，置蒸发锅内加热蒸去水分，取出冷却，即析出硝石结晶。用时敲碎或研细，即硝石。制硝石有水制、火制两种。水制者，即取硝石加水与10%萝卜同煮，过滤，浓缩后，放置，待其结晶即成；火制者，即将硝石入锅中，微火炒成洁白色，因得火即焰起，炒时不可离人，以防火患。火制法因易起火，现多不采用，水制法同于芒硝，结出细芒者亦称芒硝，如马牙者亦称马牙硝，所以造成两类药物名称混用。

三、硝类药物的鉴别

芒硝类为单斜晶系矿物芒硝经加工提炼而成，朴硝、芒硝的成分为含结晶水的硫酸钠，尚夹杂少量硫酸钙、硫酸镁、氯化钠等杂质；若在空气中，或经加热处理，失去结晶水成为无水硫酸钠，即为元明粉。硝石类为斜方晶系矿物硝石经加工炼制而成，主要成分为硝酸钾，亦含少量氯化钠和其他杂质。两类药外表极相似，难以区别，若用火试，就非常容易分辨出来，取药少许放火中，凡有猛烈爆炸声者即为硝石，无爆炸声者即为芒硝类药物。

四、硝类药物的效用

芒硝与硝石均为矿物药而以"消（硝）"命名，同具有泻下软坚消肿之功，所不同的是：芒硝类主含硫酸钠而无毒，性味咸苦寒，入肺、胃、大肠经，长于通便软坚，又善于清热泻火，多用于热结便秘，痰热咳嗽，咽痛口疮，牙龈肿痛等证，需要说明的是：朴硝、芒硝、玄明粉三者功效相同，但朴硝为粗制品，质地不纯，只宜做外敷之用；芒硝质地较纯，可内服；玄明粉质地纯净，且脱去水分，除内服外，便于制成散剂，常用作咽喉病、口疮的外用药。现代研究，硫酸钠溶解于水，但硫酸根离子不易被肠壁吸收，存留肠内形成高渗溶液阻止肠内水分的吸收，使肠内容积增大，引起机械刺激，促进肠蠕动而致泻。硝石主含硝酸钾而有毒，性味苦咸寒，入心、脾经，长于破坚散积，又善于攻毒利尿，多用于疮疖肿毒、目赤喉痹、淋痛、黄疸等证。现代研究，硝石是一种盐类利尿药，内服吸收到血液中，由于钾、钠离子的渗透作用，能与组织中水分结合，故呈利尿作用。古代医家对芒硝、硝石之来源认识并不一致，有的误认为是一物，明代李时珍对此辨之后指出："消有水、火两种，《本经》所列消石，即是火消，自唐宋以下，所用芒消、牙消，皆是水消"。硝石因水提法同于芒硝，又有牙硝、芒硝之称，然其本质与《名医别录》的芒硝不同，只能根据病证适当选用。

对"白粉"的认识

《伤寒杂病论》涉及"粉"字药，计四条：①339 条大青龙汤方后注有"汗多者，温粉粉之，一服汗出，停后服，若复服，汗多亡阳，遂虚恶风，烦躁不得眠也"；②649 条猪肤汤方后注有"以水一斗，煮取五升，去滓，加白蜜一升，白粉五合熬香，和令相得，分温六服（白粉即米粉）"；③730 条甘草粉蜜汤方中则用"白粉一两即铅粉"；方后注有"以水三升，先煮甘草取二升，去滓，内粉、蜜搅，令和，煎如薄粥，温服一升，差止后服"；④957 条蛇床子散方后注有"以白粉少许，和合相得，如枣大，绵裹，内阴中，自温"。

就仲景用白粉而论，猪肤汤方与蛇床子散方皆明言用白粉，白粉指何物？汉代郑玄注曰："麦曰麨，麻曰蕡，稻曰白，黍曰黑"，可见把稻米称作"白"，乃春秋战国至秦汉人都熟悉的事，故白粉，即是稻米粉。

猪肤汤用"白粉五合熬香"，据《说文解字》言："熬，干煎也"；杨雄《方言》曰："凡以火而干五谷之类，自此而来，齐楚以往谓之熬，关西陇冀以往谓之备（与"焙"声近义通），秦晋之间或谓之炒"，可知熬香，即炒香。只有米粉才可以炒香，铅粉乃含碳酸铅，岂能炒香？猪肤汤方中之白粉，既是稻米粉，蛇床子散方所用白粉，自然亦非他物，此取稻米粉与蛇床子末和合相得，是起粘合作用，若用铅粉，则不能粘合。服大青龙汤后"汗多者，温粉粉之"，温粉如是米粉，可否敷体？许慎《说文解字》曰："粉，所以傅面者也"，清代段玉裁注云："古傅面亦用米粉"，"所云傅面者，凡外曰面"，是说敷在身体表面的，当是米粉。以米粉敷在身体表面的习惯古已有之，如《三国志·华佗传》云："体有不快，起作一禽之戏，沾濡汗出，因上着粉，身体轻便，腹中欲食"。可见用米粉敷体并非用之美容，而是用之止汗爽身的，这与

733

"汗多者，温粉粉之"相合，温粉指炒热的米粉。大青龙汤证本为塞闭阳郁，用峻汗之剂，若汗出太多，则虑"汗多亡阳"，故用炒热的米粉敷于体表，既吸附已出之汗，又形成一层温暖的保护膜，从而达到保护体温、止汗护阳的作用。可见仲景所用的温粉，也当是仲景惯用的白粉，即稻米粉。至于甘草粉蜜汤方中的粉，仲景自注"铅粉"，甘草粉蜜汤方是杀虫剂，故用铅粉以宜杀虫，730条云："蚘虫之为病，令人吐涎心痛，发作有时，毒药不止，甘草粉蜜汤主之"。所以明言本病用药性峻猛的驱虫药先止心痛，既是止痛，故痛瘥即止，多服已无必要。就米粉而言，后世有用粳米粉与粱米粉者，皆属米类，用之亦验；则仲景所用，本是最普通的稻米粉。

对酒的认识

酒既能强身愈病，又能伤人殆命。《伤寒杂病论》中许多条文表明，仲景既知酒之功，亦明酒之过，既知酒能救虚劳百疾，又可停湿生热，升阳助火，轻则损伤肌肤筋节，甚则酿成危难重证。

一、用酒之法

酒作为一种药液、饮料和溶媒，既可内服，也可外用，在中药制剂中，正确用酒，可以充分发挥药效。仲景用酒之法如下。

水酒同煮：如484条炙甘草汤，"以清酒七升，水八升"，690条当归四逆加吴茱萸生姜附子汤，"以水六升，清酒六升"，924条胶艾汤"以水五升，清酒三升"，950条胶姜汤"以水五升，清酒三升"，皆属合药同煮。

以酒代水：如914条栝蒌薤白白酒汤以白酒七升，954条红蓝花酒以酒一斗，皆属以酒代水煮药。

以酒服药：如814条肾气丸，816条大黄䗪虫丸，809条天雄散，948条王瓜根散，925条当归芍药散，929条当归散，930条白术散等，皆属以酒送服。

以酒洗药：429条抵当汤，330条调胃承气汤，514条大承气汤、小承气汤，四汤方之大黄均先以酒洗，然后合他药同煮。

凡此种种，皆仲景用酒之活法，诸法之异，全在病证不同，用酒目的有别使然，提示在临床上，必须根据不同的情况和需要，选择不同的用酒方法，才能较好地发挥药效，获得如期的治疗效果。

二、用酒之义

酒，性味辛甘温热，具有通血脉、御寒气、行药势之功效，除作使药行药势外，尚有实际治疗作用。

通瘀行滞：通瘀行滞是酒的主要作用之一，也是仲景用酒之首义。仲景用酒之制剂多为瘀滞之证或兼夹瘀滞之证而设，816条指出："五劳虚极羸瘦……内有干血，肌肤甲错，两目黯黑"，治以酒服大黄䗪虫丸活血化瘀，益气缓中。又如937条下瘀血汤所治产妇腹痛，"必腹中有干血着脐下"，故以酒煮丸，攻逐瘀血，使"血下如豚肝愈"。此外，798条治癥瘕疟母的鳖甲煎丸，948条治经水不利的王瓜根散等方之酒，皆为瘀滞而设，所以酒能行诸经而不止。

通阳散寒：酒为辛热之品，内可温通阳气，消冷坚积，外能振奋卫阳，御寒除风，故凡阳气闭塞，久寒积冷之患，均可以酒治之。690条当归四逆加吴茱萸生姜附子汤，914条栝蒌薤白白酒汤两汤方，一治血虚寒凝兼胃寒宿饮之寒厥，一治上焦阳气不足，胸阳不振，阴寒太盛，水饮内停之胸痹。故或以酒配伍养血温经、散寒降逆之品；或以酒煮通阳散结、豁痰下气之剂。俾阳气通和，阴寒消散，饮去而气复，脉利而病除。

醒脾除湿：酒可厚肠胃，润皮肤，除湿气，930条白术散，929条当归散之用酒，即有此义，两方均治妊娠胎动不安，皆有脾虚失运，湿邪中阻之变。但两汤方又有寒热之别，故前者用酒送服温中健脾，散寒除湿之白术散，以治脾虚寒湿内阻之证；后者则用酒送服养血健脾，清热化湿之当归散，以治血虚湿热内蕴之患。酒药相合，共奏醒脾除湿之功，使脾运复常，水湿自散，胎无所扰，安然无虞。由此可见，只要酒量适度，配伍得当，则无论寒湿、湿热皆可用酒。

行药助势：《灵枢·经脉》篇指出："饮酒者，卫气先行皮肤，先充络脉"，说明"酒者，熟谷之液也，其气悍以清"，性悍滑利，可行药助势，以获速效。抵当汤及三承气汤中之大黄，仲景均明标"酒洗"，其目的也在于此。

三、用酒之忌

酒之功过，全在用法，用法疏慎，又全在明其宜忌。一般来说，阴虚、失血、湿热内盛者，不宜用酒，仲景对此皆有论述，如，饮酒汗出当风可致历节痛，嗜酒成癖，湿热内蒸，发为酒疸，极饮过度令人吐衄，这是从反面示意用酒之忌；又如，服桂枝汤后，当"禁生冷、黏滑、肉面、五辛、酒酪、臭恶等物"，这是从正面指出用酒之禁。太阳中风之表虚证，缘风袭于表，卫气受病，藩篱不密，营阴不能内守所致，故用桂枝汤解肌祛风，调和营卫；若不识此理，谓酒能升散御寒，贸然饮服，即有内逼营阴，外伤卫阳之虚，使腠理疏松者反越阳气，营分失守者复煎阴液，从而导致旧病未愈，新证又起，因此，仲景把酒列为桂枝汤证禁忌之品。

综上所述，分析了仲景制方用酒的方法和意义，指出了仲景认识到酒的宜忌，既能强身愈病，又能伤人殒命。根据病证和用酒目的的不同，用酒的方法也不同，根据不同的情况和需要，选择不同的用酒方法，才能更好地发挥药效，从而获得如期的治疗效果。

对仲景使用蛋方的探讨

仲景"宿尚方术"，在前人用蛋经验的基础上，锐意创新，创蛋方四则，运用鸡子黄或鸡子白，至今仍为临床医家所习用。

一、仲景蛋方四则

黄连阿胶汤：641 条"少阴病，得之二三日以上，心中烦，不得卧，黄连阿胶汤主之"。此乃少阴感寒入里，肾阴不足以上济于心火，而致心火亢盛，汤方以鸡子黄滋阴补血，交通心肾，水火既济，则心中烦、不得卧自愈。

苦酒汤：651 条"少阴病，咽中伤，生疮，不能语言，声不出者，苦酒汤主之"。苦酒汤用鸡子白，是治疗少阴痰火互结，咽部糜烂，声音不出的有效汤方，盖乃鸡子白甘寒，功能润燥止痛，宣闭开喑，少阴咽痛宜以其治之。

百合鸡子黄汤：788 条百合鸡子黄汤是治疗百合病者误吐之后，胃气被伐，阴液受损，出现虚烦不安，胃中不和等症状，故以鸡子黄滋润胃阴。

排脓散：905 条排脓散方以枳实苦寒除热破滞为主，虽其得芍药能通血，得桔梗能利气，但作用仍不显著，鸡子黄虽为日常食品，但在排脓散中异效卓著，治疮痈之将成者，实取鸡子黄甘润、排脓化毒之效。

近代用蛋黄油治疗多种皮肤病、烫火伤及外科感染，效果卓著。仲景用蛋方式不拘一格，黄连阿胶汤"以水六升，先煮三物，取二升，去滓，内胶烊尽，小冷，内鸡子黄，搅令相得，温服七合，日三服"。用本方当注意，阿胶应烊化兑入汤剂中，待汤稍冷再加鸡子黄，此二药均不得入汤药中同煮。苦酒汤是用"半夏（洗、破如枣核）十四枚，鸡子一枚（去黄，内上苦酒，着鸡子壳中）。上二味，内半夏苦酒中，以鸡子壳置刀环中安火上，令三沸，去滓，少少含咽之，不差，更作三剂"，半夏虽入药，但仅"令三沸"即去滓，故能"少少含咽之"，以使药物持续作用于口腔及咽部，充分发挥药蛋的作用。而百合鸡子黄汤中的鸡子黄则为熟用：方以"百合七枚，擘，鸡子黄一枚。上先以水洗百合，渍一宿，当白沫出，去其水，更以泉水二升，煮取一升，去滓，内鸡子黄，搅匀，煎五分，温服"。"煎五分"者，乃是将药物汤煮至尚剩十分之五，自然烹制时间较长，实为百合蛋花，为美味佳肴。排脓散，将枳实、芍药、桔梗"杵为散，取鸡子黄一枚，以药散与鸡黄相等，揉和令相得，饮和服之，日一服"。鸡子黄除具甘润养心脾之阴、排脓托毒之本作用外，尚为药散之赋型剂，"揉和令相得"，便于药散以饮和服。综观上述，仲景蛋方所用鸡蛋作用有三：一者滋阴养血，交通心肾；二者润燥止痛，宣痹开喑；三者滋养胃阴，因护中州。总之，血肉有情之品，不离乎"润"，仲景用蛋，灵活多变化，或用蛋黄或用蛋白，或半熟用，或生用，或烹蛋汤服，各有精义，不可漠然视之。

二、仲景蛋方源由

《五十二病方》"以鸡卵弁兔毛傅之"，治伤溃乱。《素问·腹中论》尚有"以四乌鲗骨一藘菇，二物并合之，丸以雀卵，大如小豆；以五丸为后饭，饮以鲍鱼汁，利肠中及伤肝也"，即用四分海螵蛸，一分茜草，二物合并，用雀卵调合制成如小豆大的丸药，食前服五丸，鲍鱼汁送下，取其通利肠中和补益受伤的肝脏。《神农本草经》云："鸡子，主除热火疮。"仲景"博采众方"之长，在前人用蛋方经验的基础上锐意创新，制排脓散以治疮痈之将成，创苦酒汤以治少阴病之咽中伤生疮，虽皆治"疮"，但仲景治疮不仅扩展了范围，而且变外用为内服或含服，仲景较前人关于鸡子的用法又前进了一步。又如，《神农本草经》虽有"鸡子，主……痫痉，可作虎魄神物"，虎魄即琥珀，因其能镇惊安神，故称神物，鸡子之功用，有如琥珀，故可称作虎魄神物。但仲景之黄连阿胶汤、百合鸡子汤治少阴病心烦不眠，或治百合病误吐后虚烦不安，不仅较《神农本草经》具体明确，并以定型的汤方治具体的疾病，而且变用鸡子为用鸡子黄，扬弃无安定作用的鸡子白，而单用安定作用较强的鸡子黄，不能不使人认为仲景对鸡子的安定作用之认识又较前人更为深入。总之，仲景蛋方虽为前人蛋方的基础上的产物，为前人经验的发展及延伸。

三、开蛋疗之先河

禽蛋疗法是以鸡、鸭、雀、鸽等禽类之卵，单用或与中药合用以防治疾病、摄生延年的一种方法。由于仲景方乃众方之祖，更由于仲景蛋方，证之临床，卓有效验，使后世医家对蛋疗的价值尤为重视，并广泛地应用于内、外、妇、儿诸科急、慢性疾病的防治。尤其值得关注的是，鸡子、阿胶两药同载于《神农本草经》，但两药同用又始于仲景，两药均为血肉有情之品，皆善补形益精，但两者之间尚多差异，因而伍用则更显相得益彰之妙。鉴于鸡子黄与阿胶同用加强了滋阴润燥、降火归原之效，故后世仿效者，特别是清代更不乏其人，时至今日不少医家仍用以治伤寒、温病之疾，虽然后世鸡子黄、阿胶的用法较仲景方有重大的发展，但终为始于仲景蛋方。仲景蛋方是仲景崇尚食疗学术思想的具体体现，是仲景食物药用的杰出范例。

仲景使用的动物类药物

仲景在动物药的使用上，品种虽不多，仅用 20 种动物药，但法度严谨，简练精当，疗效卓著，笔者仅就仲景用动物药规律做一探讨。

一、方药名称

仲景使用动物药为阿胶、牡蛎、龙骨、白蜜、猪胆汁、䗪虫、水蛭、虻虫、鳖甲、文蛤、乱发、鸡子黄、鸡子白、猪膏、猪肤、羊肉、人尿、白鱼、蛴螬、蜘蛛，共 20 种，占《伤寒杂病论》一本书用药总数 146 种的七分之一；用动物药组成的方剂，共 74 首，占仲景方剂总数 323 首的四分之一。

阿胶组方 20 首：地黄知母黄连阿胶汤、猪苓加黄连牡丹汤、黄连黄芩阿胶甘草汤、白虎加人参黄连阿胶汤、猪苓加人参汤、连翘阿胶半夏赤小豆汤、黄连阿胶半夏核桃茯苓汤、炙甘草汤、猪苓汤、黄连阿胶汤、人参附子汤、柏叶阿胶汤、白头翁加阿胶甘草汤、黄连茯苓汤、鳖甲煎丸、黄土汤、胶艾汤、温经汤、胶姜汤、大黄甘遂阿胶汤。

牡蛎组方 11 首：百合地黄加牡蛎汤、地黄半夏牡蛎酸枣仁汤、柴胡加龙骨牡蛎汤、人参地黄龙骨牡蛎茯苓汤、桂枝去芍药加牡蛎龙骨救逆汤、桂枝甘草龙骨牡蛎汤、柴胡桂枝干姜汤、牡蛎泽泻散、栝蒌牡蛎散、桂枝龙骨牡蛎汤、白术散。

龙骨组方 7 首：柴胡加龙骨牡蛎汤、人参地黄龙骨牡蛎茯苓汤、桂枝去芍药加牡蛎龙骨救逆汤、桂枝甘草龙骨牡蛎汤、蜀漆散、桂枝龙骨牡蛎汤、天雄散。

白蜜组方 5 首：麻仁白蜜煎、白蜜煎、蜜煎导、白术枳实干姜白蜜汤、甘草粉蜜汤。

猪胆汁组方 4 首：黄连黄芩半夏猪胆汁汤、猪胆汁、白通加猪胆汁汤、通脉四逆加猪胆汁汤。

䗪虫组方4首：鳖甲煎丸、大黄䗪虫丸、下瘀血汤、王瓜根散。

水蛭组方3首：抵当汤、抵当丸、大黄䗪虫丸。

虻虫组方3首：抵当汤、抵当丸、大黄䗪虫丸。

鳖甲组方3首：升麻鳖甲汤、升麻鳖甲去雄黄蜀椒汤、鳖甲煎丸。

文蛤组方2首：文蛤散、文蛤汤。

乱发组方2首：猪膏发煎、滑石乱发白鱼散。

鸡子黄组方2首：黄连阿胶汤、百合鸡子黄汤。

猪膏组方1首：猪膏发煎。

猪肤组方1首：猪肤汤。

鸡子白组方1首：苦酒汤。

人尿组方1首：白通加猪胆汁汤。

羊肉组方1首：当归生姜羊肉汤。

蜘蛛组方1首：蜘蛛散。

蛴螬组方1首：大黄䗪虫丸。

白鱼组方1首：滑石乱发白鱼散。

二、药物来源

仲景用动物药20种，其来源分述如下：

阿胶，始载于《神农本草经》，为马科动物驴的皮，经煎煮、浓缩制成的固体胶。其主要成分由胶原组成，水解可得多种氨基酸，另含钙、硫等，有良好的补血作用。

牡蛎，始载于《神农本草经》，为牡蛎科动物长牡蛎、大连湾牡蛎或近江牡蛎的贝壳，从东北至海南岛沿海均有分布。其成分含碳酸钙80%～95%，并含磷酸钙、硫酸钙、氧化铁及铝、镁、硅等，对胃及十二指肠溃疡有一定疗效。

龙骨，始载于《神农本草经》，为古代哺乳动物象类、犀类、三趾马、牛类等的骨胳化石，其成分含碳酸钙、磷酸钙，尚含少量铁、钾、纳、硫酸根等，因含有大量钙离子，故能促进血液凝固，减少血管通透性，并可减轻骨胳肌兴奋。本品收敛作用较强，若非滑脱不禁而有湿热积滞者均不宜用。由于龙骨的应用，在中国近代科技史上引出两件震撼世界的大事：一为北京猿人化石的发现，二为甲骨文的发现。

白蜜，始载于《神农本草经》，原名称为石蜜，为蜜蜂科昆虫中华蜜蜂或意大利蜂，在蜂窠中酿成的糖类物质，其化学成分非常复杂，随蜜源植物的不同，其成分有很大差异，一般含 70%～80% 的糖类，对多种细菌有抑杀作用，并有解毒作用。

猪胆汁，始载于《名医别录》，为猪科动物猪的胆汁。猪胆所含的多种成分，均有明显的镇咳作用，并有平喘及祛痰作用，有抑菌、抗炎、利胆、溶解结石及抗过敏作用，有一定的降压作用及解毒作用。

䗪虫，始载于《神农本草经》，为鳖蠊科昆虫地鳖或冀地鳖的雌虫干燥体，本品为破血之品，对白血病细胞有抑制作用。

水蛭，始载于《神农本草经》，为水蛭科动物蚂蟥及柳叶蚂蟥的干燥体，本品为破血逐瘀之品，主要成分含水蛭素，有抗凝血作用。

虻虫，《神农本草经》称为蜚虻，为虻科昆虫复带虻的雌虫体。本品为破血逐瘀之品。虻虫、水蛭、䗪虫，均为破血逐瘀之品，为活血药中力量峻猛者，极易损伤人之正气，应用时须注意扶正。三药之中，虻虫的破血力最强，水蛭次之，䗪虫则较缓和，故应视瘀阻程度及正气盛衰情况而适当选用之。

鳖甲，始载于《神农本草经》，为鳖科动物鳖的背甲，含骨胶原、角蛋白等，本品能抑制结缔组织增生，故可消散结块，并能增加血浆蛋白，延长抗体存在时间，并有一定镇静作用。

文蛤，即海蛤之有文理者，始载于《神农本草经》，原名海蛤，为帘蛤科动物文蛤或青蛤的贝壳。其成分含碳酸钙、壳角质等，以治热邪痰结为主。

乱发，《神农本草经》称之为发髲，即人之头发，据明代李时珍考证："发髲，乃剪髢下发也；乱发，乃梳枇下发也"。主要成分是优角蛋白，具有止血、抑菌、利尿作用。

鸡子黄，为血肉有情之品，既能滋阴养血宁神，又可补中以安胃。

鸡子白，甘寒，润燥止痛。

猪膏，即猪脂，利血脉，解风热，润燥结。

猪肤，甘而微寒，有润燥退热之功。

羊肉，为血肉有情之品，气味浓郁，补益气血。

人尿，引阳药达于至阴，而调二气之拒格，通上下之阴阳。

白鱼，《神农本草经》称为衣鱼，系节肢动物，昆虫类衣鱼科，衣鱼即蚀衣帛书画之蠹虫，性畏日光。

蛴螬，活血化瘀以攻邪。

蜘蛛，寇宗奭云："蜘蛛品亦多，皆有毒，《经》不言用是何种，今人多用人家檐角篱头、陋巷之间，空中作圆网，大腹深灰色者。"蜘蛛破瘀消肿而散结，昼隐夜出，为阴类之虫，为下入阴部之专药。

三、临床应用

水蛭、虻虫在仲景书各三见，即抵当汤、抵当丸、大黄䗪虫丸三方，如，429条"太阳病六七日……其人发狂者，以热在下焦，少腹当鞕满，小便自利者，下血乃愈，所以然者，以太阳随经，瘀热在里故也，抵当汤主之"，是本病因太阳表证未解，瘀热随之入里，与血相结于下焦，而成蓄血重证。治疗之法，用抵当汤以破血逐瘀。方中水蛭与虻虫同有破血逐瘀作用，然水蛭药力较缓而功效持久，逐瘀散结效果较好；虻虫破血力较水蛭更猛峻，遍行经络，通利血脉，服后或可致泻，药力过后即止，逐瘀效果不如水蛭稳定，两者配伍，相得益彰。

䗪虫在仲景书共四见，即大黄䗪虫丸、鳖甲煎丸、下瘀血汤，王瓜根散四方，如，816条"五劳虚极羸瘦，腹满不能饮食，食伤、忧伤、房室伤、饥伤、劳伤、经络荣卫气伤，内有干血，肌肤甲错，两目黯黑，缓中补虚，大黄䗪虫丸主之"，盖本证乃因虚劳日久，经络气血运行受阻，瘀血内停所致，故治宜大黄䗪虫丸以祛瘀生新。方中䗪虫用以活血通络，消瘀除瘕，另外，䗪虫在鳖甲煎丸中配合其他药物可治疗疟母，在下瘀血汤中配合其他药物可治疗产后瘀血腹病，在王瓜根散中配合其他药物可治疗月经不调等。

鳖甲在本书中共三见，即升麻鳖甲汤，升麻鳖甲去雄黄蜀椒汤，鳖甲煎丸三方，如798条"疟病以月一日发……如其不解……此结为癥瘕，必有疟母，急治之，宜鳖甲煎丸"，是疟母之病，乃因疟病久久不愈，疟邪寄血依痰，内结癥瘕，居于胁下，治宜扶正祛邪、消癥化积之鳖甲煎丸。方中重用鳖甲，咸寒软坚，散结消癥。另外鳖甲还见于升麻鳖甲汤、升麻鳖甲去雄黄蜀椒汤两方，用以治疗感受疫毒所致的阴阳毒疾患。

其蜘蛛一味，见于蜘蛛散方，为治狐疝而设，如734条指出："病人睾丸偏有大小，时有上下，此为狐疝，宜先刺厥阴之俞后，与蜘蛛散"。狐疝，类似西医学的"腹股沟疝"，病发时肠管滑入阴囊，阴囊时大时小，胀痛俱作，如狐之出没无常，故名之曰狐疝，《灵枢·五脏》篇称为"狐疝"，《素问·四时逆从论》称为"狐疝风"。方用蜘蛛，意在破瘀消肿，配伍桂枝以散阴寒之气，然蜘蛛有毒，应用当慎。

仲景用"对药"龙骨、牡蛎两味，其中龙骨在仲景书七见，牡蛎在仲景书十一见，龙骨、牡蛎同见于仲景书凡四见，即柴胡加龙骨牡蛎汤，人参地黄龙骨牡蛎茯苓汤，桂枝去芍药加牡蛎龙骨救逆汤、桂枝甘草龙骨牡蛎汤四方，如424条"火逆下之，因烧针烦躁者，桂枝甘草龙骨牡蛎汤主之"，417条"伤寒脉浮，医以火迫劫之，亡阳，必惊狂卧起不安者，桂枝去芍药加牡蛎龙骨救逆汤主之"，前者是误用火疗而复下之，致心阳虚损，心神浮越，以烦躁为主，故于桂枝甘草汤中加入龙骨牡蛎潜镇心神，后者是火劫取汗，使心阳外亡，心神浮越，神情紊乱，见有惊狂卧起不安之证，较前者又重一层，故与桂枝去芍药加牡蛎龙骨救逆汤以温通心阳，消除痰浊，因心神浮越较重，故重用龙骨牡蛎以潜镇心神而止惊狂。他如412条治疗烦惊谵语之柴胡加龙骨牡蛎汤、416条治疗手足躁扰、撮衣摸床之人参地黄龙骨牡蛎茯苓汤。其用龙骨、牡蛎均具有镇惊安神之妙义。

治疗血虚血少，或病后体虚诸证，仲景以阿胶、羊肉、白蜜等血肉有情之品补虚生血，扶正祛邪。仲景书含阿胶者共二十方，含白蜜者共五方、含羊肉者仅一方，如641条"少阴病，得之二三日以上，心中烦不得卧者，黄连阿胶汤主之"，其病机为热灼真阴，阴亏火旺所致，方用黄连阿胶汤以滋阴降火，则心烦不得卧皆除。白蜜运用于汤、丸之剂在仲景书共二十方，其一般用作炼蜜为丸，取其补虚润燥之功，另例540条蜜煎导方，用食蜜一味，治疗津液亏耗所致的便秘之证，是取其食蜜有清热润燥，利窍通便之功矣。其羊肉一味，仅见于732条当归生姜羊肉汤一方，不但能治疗寒疝属于血虚寒凝者，而且又能治疗产后腹中疞痛由血虚内寒所致者，两者病因不同，然同属血虚内寒，故可用当归生姜羊肉汤。540条之猪胆汁方，法以猪胆汁灌于谷道（肛门）内，能治疗津亏有热便秘之证。据近代临床资料表明，某些腹部手术后大便困难、产妇便秘、手术后肠胀气、麻痹性肠梗阻等患者，使用经消毒处理的猪胆汁灌肠，治疗阴盛格阳、阳亡阴竭之证，是取猪胆汁还有益阴和阳，兼能降逆之功。他如816条蛴螬活血搜络化瘀；739条文蛤清热润燥、生津止渴；894条乱发、白鱼配伍滑石，止血消瘀，治疗小便不利；649条猪肤治疗虚热咽痛；还有不少动物药，如人尿、鸡子黄、鸡子白、猪膏除作为药引外，各具临床特色，在临床上具有重要的使用价值。

仲景使用的矿物类药物

仲景在矿物药的使用上品种虽不多，仅用14种矿物药，但法度严谨，简练精当，疗效卓著。

一、方药名称

仲景使用矿物药为石膏、芒硝、滑石、禹余粮、赤石脂、代赭石、雄黄、矾石、铅丹、白粉、云母、硝石、戎盐、灶中黄土，共14种，占仲景书用药总数146种的十分之一，用矿物药组成的方剂共60首，占仲景书方剂总数323首的五分之一。

石膏组方28首：茯苓白术厚朴石膏黄芩甘草汤、大黄石膏茯苓白术枳实甘草汤、石膏黄连黄芩甘草汤、黄芩石膏杏子甘草汤、白虎加人参黄连阿胶汤、黄连半夏石膏甘草汤、白虎加桂枝人参芍药汤、人参石膏汤、柏叶石膏杏子甘草汤、白虎汤、白虎加人参汤、桂枝二越婢一汤、竹叶石膏黄芩泽泻半夏甘草汤、大青龙汤、麻黄杏仁甘草石膏汤、文蛤散、文蛤汤、白术石膏半夏干姜汤、竹叶石膏汤、白虎加桂枝人参汤、白虎加桂枝汤、厚朴麻黄汤、越婢加半夏汤、小青龙加石膏汤、木防己汤、越婢汤、越婢加术汤、竹皮大丸。

芒硝组方9首：调胃承气汤、柴胡加芒硝汤、桃核承气汤、大陷胸丸、大陷胸汤、大承气汤、大黄硝石汤、木防己去石膏加茯苓芒硝汤、大黄牡丹汤。

滑石组方6首：猪苓加黄连牡丹汤、猪苓加人参汤、猪苓汤、百合滑石代赭汤、百合滑石散、滑石乱发白鱼散。

禹余粮组方2首：禹余粮丸、赤石脂禹余粮汤。

赤石脂组方3首：赤石脂禹余粮汤、桃花汤、乌头赤石脂丸。

代赭石组方2首：旋覆代赭汤、百合滑石代赭汤。

雄黄组方 2 首：雄黄散、升麻鳖甲汤。

矾石组方 2 首：硝石矾石散、矾石丸。

铅丹组方 1 首：柴胡加龙骨牡蛎汤。

白粉组方 1 首：甘草粉蜜汤（此白粉指铅粉）。

云母组方 1 首：蜀漆散。

硝石组方 1 首：硝石矾石散。

戎盐组方 1 首：茯苓白术戎盐汤。

灶中黄土组方 1 首：黄土汤。

二、药物来源

仲景书用矿物药 14 种，其来源分述如下。

石膏：始载于《神农本草经》，为单斜晶系含水硫酸钙的矿石。石膏矿石分软、硬两种，入药以色白洁净、纹细致密、如束针而有光泽质软者佳。石膏既能增强巨噬细胞的吞噬能力，对机体免疫有一定促进作用，又能缩短血凝时间，促进胆汁排泄，并有利尿作用。

芒硝：名见《名医别录》，称芒硝，为硫酸盐类矿物芒硝经加工而成的结晶体，其粗制品《神农本草经》称朴消（朴硝）。芒硝、朴硝功效相同，但朴硝为粗制品，质地不纯，只宜作外敷之用；芒硝质地较纯，可内服。主要成分含含水硫酸钠，尚含少量氯化钠、硫酸镁、硫酸钙等无机盐。硫酸钠虽溶解于水，但硫酸根离子不易被肠壁吸收，存留肠内形成高渗溶液，阻止肠内水分的吸收，使肠内容体积增大，引起机械刺激，促进肠蠕动而致泻。

滑石：始载于《神农本草经》，为硅酸盐类矿石滑石的块状体，主要成分含含水硅酸镁，还含有铁、钠、钾、钙、铝等杂质。滑石粉由于颗粒小，总面积大，能吸着大量化学刺激物或毒物，对皮肤、黏膜有保护作用，内服时除保护发炎的胃肠黏膜而发挥镇吐、止泻作用外，还能阻止毒物在胃肠道中的吸收。

禹余粮：始载于《神农本草经》，原名太一余粮，为斜方晶系褐铁矿的一种天然粉末状矿石，明代李时珍称禹余粮云："生于池泽者为禹余粮，生于山谷者为太乙余粮。在壳中未凝为黄浊水者，为石中黄水；凝结如粉者为禹余粮；凝结如石者为石中黄，三者功用皆同，惟精细不等耳。石中黄最好，太乙余粮次之，禹余粮又次之"，今统称为禹余粮。

关于太乙余粮，李氏又称为禹余粮的另一种，乃同类之物，其功用相同，且现代药铺中所售者皆为禹余粮，亦无太乙余粮，故并入禹余粮条中，不赘述。

赤石脂：《神农本草经》原称五色石脂，为硅酸盐类矿物多水高岭石族多水高岭石，主要成分含水硅酸铝。赤石脂有吸附作用，能吸附消化道内有毒物质，细菌毒素及食物异常发酵的产物，并保护消化道黏膜，止胃肠道出血。

代赭石：始载于《神农本草经》，为氧化物类矿物刚玉族赤铁矿，主要成分含三氧化二铁，并含镁、铝、硅、砷盐等杂质，含铁量一般在40%左右。该药药理有镇静作用，并能促进红细胞及血红蛋白新生，而有一定补血作用。本品亦可简称赭石，以山西为主产地，属古代之代郡，故有代赭石之称。

雄黄：始载于《神农本草经》，为硫化物类矿物雄黄族雄黄。本品在矿石中质软如泥，见空气即变坚硬。雄黄为含砷药，属砷矿斜方晶系，为红黄色或橙黄色，半透明小板状结晶矿石。该药有毒，对人体有害，能从皮肤吸收，故局部外用，不宜大面积涂搽或长期持续使用，内服易积蓄中毒，故不能过量服用与持久服用。

矾石：始载于《神农本草经》，为硫酸盐类矿物明矾石经加工提炼制成的结晶，其主要成分为含水硫酸铝钾。内服能刺激胃黏膜，可致反射性呕吐，在肠内不吸收，能制止肠黏膜分泌而有止泻作用。外用低浓度矾石有消炎、收敛、防腐作用，并能凝固蛋白、硬化皮肤、止血；高浓度会侵蚀肌肉，引起溃烂。

铅丹：《神农本草经》原称鈆丹，为用铅加工制成的铅氧化物，其主要成分含四氧化三铅，其药理作用能直接杀灭细菌、寄生虫，并具有抑制黏膜分泌作用。铅的中毒量为0.04克，可溶性铅盐的致死量为20克，而微溶性铅盐的致死量为30克，口服每天少于2毫克，连服数周后，将会出现慢性中毒。

白粉：仲景自称铅粉，730条甘草粉蜜汤方：甘草二两、白粉一两（即铅粉）、蜜四两，故知白粉即铅粉；白粉另一义，仲景又指稻米粉。

云母：始载于《神农本草经》，属岩石类云母之一种，为斜方柱状矿石，常有锐角，分剥离之，则薄而透明，现玻璃光泽，性耐火，有弹力，色有黄、白、绿、红、黑五种，略有珍珠光，以白者入药良。

硝石：始载于《神农本草经》，为天然硝酸钾经加工而成的结晶体，白色，置空气中不变化，易溶于水，遇火易燃，并发出爆破声和鲜明的火焰。本品是一种盐类利尿药，内服吸收到血液中，由于钾、钠离子的渗透作用，能与组织中水分结合，故呈利尿作用。

戎盐：始载于《神农本草经》，为天然不须煮晒的元盐，类石膏而坚硬，色青。

灶中黄土：又称灶心土，始载于《名医别录》，原名伏龙肝，为烧杂草和木柴的土灶内底部中心的焦黄土块。

三、临床应用

仲景用矿物药组方 59 首，分为汤、丸、散三类。临床时，凡属急证、重证，仲景多使用汤剂以求速效，如大承气汤、大黄牡丹汤之用芒硝，白虎汤、大青龙汤之用石膏，皆属此类；对病势较缓、难以速效，或邪盛正虚、不宜攻逐，或矿物药不宜入汤煎煮者，则多使用丸、散制剂，如大结胸证，治疗时用芒硝，当结胸从心下至少腹硬满而痛不可近，以大便秘结为主时，仲景用大陷胸汤以急泻其实为用；而当结胸以胸中硬满而痛、项强如柔痉状时，仲景则用大陷胸丸，以丸药缓攻为用。再如百合病，当医者误认为是里实证，而使用下法，致津液耗损，内热加重，小便短赤而涩，并因苦寒攻下，使胃气受伤而上逆，仲景急用滑石代赭汤清镇兼施，以求速效；而当百合病经久不愈，症现发热时，则用百合滑石散滋养肺阴，清里热而利小便，使热从小便排出，缓缓见功。

当某些局部器官发生病变，内服药难以奏效时，仲景则使用一些特殊的外治方法，如狐惑病，仲景认为是虫毒侵蚀所致，当虫蚀肛门时，雄黄"为末，筒瓦二枚合之，内药于中，以火烧烟，向肛熏之"，因为雄黄有较强的杀虫、解毒、燥湿作用，且局部用药，药力集中，直达病所，故收速效。又如妇人经闭，阴中时下白带时，仲景则用"矾石三分烧、杏仁一分"，"二味末之，炼蜜为丸，枣核大，内脏中，剧者再内之"，即，以上二味药，研成末，炼蜜制成枣核大小的蜜丸，纳入阴道内，严重者可按此法再次纳入阴道中。

在矿物药的煮法上，仲景也有研究。为了使有效成分易于煮出，常要求把矿物药打碎再煮，如白虎汤、大青龙汤之石膏，猪苓汤之滑石，赤石脂禹余粮汤之赤石脂、禹余粮，皆属此类，滑石代赭汤之滑石、代赭石，还采用打碎绵裹再煮的方法，以利于病人之服用。对于易溶解、不用久煮即能发挥作用的芒硝、戎盐，则采取在药煮好后再纳入药、微火煮一二沸而后服用的方法，如大承气汤方后注云："右四味，以水一斗，先煮二物，取五升去滓，内大黄，更煮取二升，去滓，内芒硝，更上微火一两沸，分温再服，得下，余勿服"，实践证明，芒硝、大黄短时煎煮可增强泻下作用。有些矿物药采取烧煅后再入药，以利收效，硝石矾石散之矾石，蜀漆散之云母，皆属此类。用桃花汤治下利便脓血时，对赤石脂采用一半煮汤、一半筛末调入汤液中服的特殊方法，以加强涩肠固脱的作用。

仲景在治疗蛔虫病吐涎心痛、发作有时，已用过一般杀虫药而未收效时，仲景用甘草粉蜜汤治疗，意在用铅粉峻药杀虫，为诱使虫食，与甘草、白蜜同服，甘味即尽，毒性旋发，而虫患乃除。方中甘草量倍于铅粉以缓解其毒，白蜜四倍于铅粉以和胃，使杀虫而不伤正，但铅粉毕竟毒性甚剧，应中病即止，不宜多服，故仲景在方后注告诫"差，止后服"。

仲景用矿物药组方，讲究君臣佐使，配伍得法，剂量切当，堪称后世楷模，如治阳明热证的白虎汤，汤方由"知母六两、石膏一斤碎绵裹，甘草二两炙，粳米六合"组成，方中石膏用量独大，用以为君，取其辛甘大寒以制阳明内盛之热；知母苦寒质润为臣，既可助石膏清肺胃之热，又可借苦寒润燥以滋阴；甘草、粳米同用为佐使，既能益胃护津，又可防止石膏伤中之弊。药仅四味，但清热生津之功颇著。麻黄杏仁甘草石膏汤之用石膏则不同于白虎汤，汤方由"麻黄四两去节、杏仁五十个去皮尖、甘草二两炙、石膏半斤碎绵裹"组成，主治"汗出而喘无大热者"，方中麻黄宣肺泄热，用以为君，石膏辛甘大寒，用以为臣，但用量倍于麻黄，使宣肺而不助热，清肺而不留邪，肺气肃降有权，喘息可平；杏仁降肺气，助麻黄、石膏清肺平喘，用为佐药；炙甘草既能益气和中，又与石膏合而生津止渴，用为使药。本方药仅四味，配伍严谨，药量也颇斟酌，尤其治肺热用麻黄配石膏，且石膏量倍麻黄，是深得配伍变通之妙，用以清肺泄热，疗效可靠。

仲景用药之煮药方法

辨证的精髓，不仅体现在辨析脉证与制方用药之中，亦贯穿于方药的煮法中。

仲景根据证治要求，不同汤方选用不同的煮药用水，如366条欲作奔豚之证为心阳虚而肾水欲动，故茯苓桂枝甘草大枣汤以甘澜水煮之，取其去水寒之性，不助水邪；789条百合病属心肺阴虚有热，故百合地黄汤用泉水煮之，取其下热气而利小便；胸痹之证属胸阳不振，阴干阳位，故914条栝蒌薤白白酒汤、915条栝蒌薤白半夏汤以白酒煮药，取白酒之辛散，行药性而助药力，通阳气而去阴浊，而916条枳实薤白桂枝厚朴栝蒌汤虽亦治胸痹，但病已涉及胸胁心下，阴寒之气走窜冲逆，故煮药不用酒而用水，以免白酒辛散走窜，反助逆抢之气。方后注言煮法，一般仅注加水几升，煮取几升，读之乏味，似无奥理可言，其实其中蕴有不少辨治之理。如256条一物瓜蒂汤以水一升，煮取五合，此偶伤水在肺而外合皮毛，病轻证浅，故仅需小量轻剂；645条桃花汤中虽然有赤石脂矿物药，却其中一半筛末服，另一半以水七升，煮至米熟，以直趋肠道，固下焦之滑脱；835条泽漆汤以东流水五斗，煮取五升，使主药气味浓厚，奏消饮行水之功……。可见加水量和煮取量之多寡，全凭病证、药性而定。

仲景还善于根据病证特性，异方同药而采用不同的煎煮时间，如《金匮要略》泻心汤与464条大黄黄连黄芩泻心汤药味相同，但《金匮要略》泻心汤治"心气不足、吐血、衄血"，火热已迫及血分，故"以水三升，煮取一升"，煎煮时间长，取气味俱重，泻亢盛之火，止妄行之血；大黄黄连泻心汤治"心下痞、按之濡、其脉关上浮"，属上焦无形之气痞，因而"以麻沸汤二升，渍之须臾"，不煮而渍，且时间短，欲其轻扬清淡，以涤上焦之邪；在煎煮方法方面，如514条大承气汤治

"此大便已鞕也"，故"以水一斗，先煮二物（枳实、厚朴），取五升"，"内大黄，更煮取二升"，"内芒硝，更上微火一两沸"，先煎煮枳实、厚朴时间长，使行气之力强，后煎煮大黄，再煎煮芒硝，煎煮时间长，使攻下之性猛。从上述仲景对方药煮、渍、先煮、后下、同煮等不同处置，可知善治者，不仅善于选药，也善于煮药，临证若仅据证选药，不晓煎煮的奥理，药虽对证，功效则平，很难达到预期目的。

需要赘言的是，汤药是中医治病的主要剂型，具有服药后易吸收，作用快，能结合辨证施治随证加减，全面兼顾等优点。汤药煎煮时的用水量，加热温度的高低，煎煮时间的长短，中药的包煮已否和汤药的酸碱度等均对汤药的质量，有一定影响，汤药的制备伴随着化学反应，可消除或减弱某些药物的毒性，增强药物某一方面的疗效或产生新的药理作用。

对于饮片厚度，一般要求的规格为2～4毫米，其中包括薄片、厚片、斜片、顺片、丝片等，在通常情况下，饮片厚度以薄而不粉为好，这样既可增大药材的表面积，充分显露内部组织，增加与溶媒的接触面，易于煮出药物成分，也可避免药物在煎煮过程中糊化，同时饮片在煎煮前是否浸泡，对成分的溶出是有影响的。一般来讲，对贝壳、矿石、动物骨角、植物的果实与块根等成分不易溶出的药物应先煮，植物的叶、茎、花、仁等药物，煎煮时间不宜过长。汤药的制备一般煎煮两次，对滋补药可增加一次，这既能使药物中有效成分充分溶出，同时也为成分间的反应创造了条件，以发挥药物的最佳疗效，故宋代《太平圣惠方》指出："凡合和汤药，务在精专，甄别新陈，辨明州土，修制合度，分量无差，用得其宜，病无不愈"。

《伤寒杂病论》汤方的药物炮制和煎煮法中，常用到"渍""煮""煎""熬"，其含义各有不同。

一、渍

渍，东汉许慎《说文解字》称之"沤也"，段玉裁注"谓浸渍也"，即凡用液体浸、泡，谓之渍。

"渍"属药物炮制法：677条乌梅丸方后注云"以苦酒渍乌梅一宿"，即以米醋浸泡乌梅一夜，王晋三云："乌梅渍醋，益其酸，急泻厥阴，不欲其缓也"。657条四逆散之枳实"水渍，炙干"，而384条栀子厚朴枳实汤中之枳实却是"水浸,炙令黄","水渍"之"渍",与"水浸"之"浸","浸"与"渍"二词同义,皆为先用冷水浸泡枳实,然后炙干。

"渍"属汤方煎煮法:464条大黄黄连黄芩泻心汤中的三黄,465条附子泻心汤中的三黄,皆"以麻沸汤二升渍之须臾,绞去滓",即用开水浸泡一会儿,去滓服用,取其味轻气薄,以清在上之邪热。

渍为描述病理机转用语,694条"伤寒厥而心下悸,宜先治水,当服茯苓甘草汤,却治其厥,不尔,水渍入胃,必作利也"之"水渍入胃",即,水饮渗入胃肠,因厥与心下悸并见,则厥非阴寒盛,而是寒饮为患,如不治水,则久停之水饮势必渗入胃肠,引起下利,此即欲防水渍入胃,必先治水之理,因水饮内停是主要矛盾,治水既是治厥,又是预防水渍入胃的措施。此处"水渍入胃"之"渍",应作"浸入"解,而不宜作"浸泡"解,但其意义也还是相关的。

二、煮

煮:指将药物加水置火上加热烧开,以取含有效成分的汤液。"煮",《说文解字》以"烹"训"煮";汉代郑玄在《周礼·礼运》以"煮"训"烹",则知"煮"与"烹"同义,都是将物加水置火上加热烧开之谓,现代汉语义也同此。《伤寒杂病论》多数方剂用煮法,如麻黄汤方后注云"以水九升,先煮麻黄,减二升,去上沫,内诸药,煮取二升半,去滓"。显然是指药物加水后共同在火上加热煮沸的提取方法,煮药之火候,以桂枝汤方后注的"微火"为宜,现在称"文火"。

三、煎

煎,指对液汁状物质加热,使之浓缩直至汁液干尽的过程。故西汉扬雄《方言》云:"凡有汁而干,谓之煎""煎,尽也"。三国时魏人张揖《广雅》云:"煎,干也"。

东汉张仲景《伤寒杂病论》中之"煎"字的用法,不尽属于此义,其义有二:①指将水烧沸。400条小柴胡汤方后注云:"以水一斗二升,煮取六升,去滓,再煎取三升,温服一升,日三服",把煮取去滓的药汁再加热浓缩,叫"煎",只不过这里的浓缩是把六升药汁减至三升,而不是使之干尽。652条半夏散及汤方后注云:"若不能散服者,以水一升,煎七沸,内散两方寸匕,更煮三沸,下火令小冷,少少咽之。半夏有毒，不常散服。"以将水烧沸，然后以沸水煮药。与现代汉语中的"煎"字含义不尽相同。再如，408 条大柴胡汤、457 条柴胡桂枝干姜汤、459 条半夏泻心汤、467 条生姜泻心汤、468 条甘草泻心汤、471 条旋覆代赭汤等寒热并用，或攻补兼施的汤方，方后皆注"以水一斗二升"或"以水一斗"，皆"煮取六升，去滓，再煎取三升，温服一升，日三服"。这种煮后去滓再煎的方法，其目的是使之药性刚柔相济、寒热协调，以达到更好的和解作用。②加热熔炼。540 条蜜煎导方方后注云："于铜器内，微火煎，当须凝如饴状，搅之勿令焦着，欲可丸，并手捻作挺"，是把液汁状的蜂蜜微火加热使之浓缩为饴膏状，叫"煎"，正是"有汁而干"之义，因此其方亦以"蜜煎导"来命名。

四、熬

熬：炮制方法，指炒干，语出 462 条十枣汤、429 条抵当汤、451 条三物白散、475 条瓜蒂散等方药中。"熬"，《说文解字》云："干煎也"。宋代陈彭年《广韵》以"熬"训"炒"。《伤寒杂病论》汤方中注明"熬"的药物有芫花、水蛭、虻虫、巴豆等，还对熬的程度做出要求，如巴豆"熬黑"、瓜蒂"熬黄"、白粉"熬香"等。《方言》谓之"火干也，凡以火而干五谷之类，自山而东，齐楚以往谓之熬，关西陇冀以往谓之焙，秦晋之间或谓之炒"；《方韵》又以"熬"训"炒"。可见"熬"的古义是不加水而加热使物干燥，与"焙""炒"同义。仲景乃楚人，故用"熬"字，仲景著作中水蛭、虻虫、芫花、巴豆、瓜蒂、牡蛎、葶苈之"熬"用，皆是"炒"用、"焙"用。至于巴豆熬黑、瓜蒂熬黄、白粉熬香之义，加水显然是达不到这一目的的。在现代汉语中，"熬"与煮、烹意义相近，但在古汉语中却与之大不相同，此乃古今字义之分别。

综观上述，清代陈澧曾曰："时有古今，犹地有东西南北，相隔远则语言不通矣。地远则有翻译，时远则有训诂，有翻译则能使别国如乡邻，有训诂则能使古今如旦暮。"故学习中医古典文献，通过古今词义之异同，以示具备古汉语知识之重要。

仲景煮药的方法，反映了我国汉代以前的煮服药经验。仲景提出的煮药法，对药物的先煮后煮、轻煮重煮、煮用水及煮时间等环节和注意事项论述甚详；提出的服药法，仅口服给药，对服药时间、次数、服用量变化、服药后的要求以及再服的条件等，都做了具体详细的说明。这些经验为历代医家所重视，对后世影响深远。汤剂是我国应用最早和临床各科广泛使用的一种剂型，将饮片制成汤剂的过程需要煮，而煮的好坏涉及疗效的发挥及安全用药等环节。现就煮药经验整理如下：

煮的器具：煮药的器具很多，但历来认为以陶瓷器皿中的砂锅为好，因为陶瓷具有导热均匀、化学性质稳定，不易与药物成分发生化学反应，并有保暖等特点，所以砂锅为煮中药汤剂的良好器具。若无陶器可用白色的搪瓷器皿或铝锅代替，但切忌用铜、铁、锡等制成的器具，因为铜、铁、锡这些金属元素本身也是中药类，用之恐与病情不符。若与药液中的药物成分发生化学反应，轻则降低药物有效成分的浸出和治疗效果，重则产生毒副作用，改变了药物性能，危害人体。

煮前浸泡：中药饮片在煮前必须加水浸泡一段时间，以利于有效成分的煮出，这是因为中药大多是植物根、茎、花、叶及果实的干燥品。干燥时，其水分被蒸发，细胞壁及导管皱缩，细胞液干涸，其中的物质以结晶或无定形沉淀存在于细胞内。煮时，将水加入药中，细胞又重新膨胀，细胞中的可溶性物质重新溶解，通过细胞膜透出；或者由于植物细胞内的物质溶解后，浓度很高，产生高渗，当水分继续渗入时，细胞膨胀破裂，将大量物质释放出来。如在煮前将饮片加水浸泡，将促进细胞的膨胀破裂和有效成分的溶解释放，使更多的有效成分被煮出；若药物不经浸泡，直接加热会使药物表面的淀粉和蛋白质凝固，妨碍有效成分的溶出。浸泡药物的用水，以常温或温水（20～50℃）为宜，切忌用沸开水。提前浸泡的时间，一般以30～60分钟为宜，特殊的药物还可适当延长时间，夏季气温高，浸泡的时间可以短些，冬季气温低，浸泡的时间可以长些，但也不宜过久，以免发腐变质；一些需要特殊处理的药物，不宜浸泡，应按指定的要求处理。

煮药用水：古代医家十分重视煮药用水，仅东汉张仲景就用了许多种煮药用水，如水煮、潦水煮、甘澜水煮、东流水煮、泉水煮、清浆水煮、麻沸汤渍等。现在一般认为新鲜清洁的自来水、河水、湖水、井水、泉水及池塘水都可以作为煮药用水；而混浊、腐臭以及工业污染严重的水绝不能作为煮药用水；经过反复煮沸的水，或放置热水瓶中较久的水，也不能作为煮药用水。煮药用水量适当与否，直接关系到治疗效果，如加水过少，药物的有效成分不易煮出，加水过多，则煮时间势必过长，部分成分容易破坏。按理论推算，煮药加水量为药物吸水量、浸煮过程中水分蒸发量及煮药后所得药液量的总和，实际应用时，还要根据汤药的功用，患者的年龄大小，体质强弱，以及饮片质地的疏密、轻重和剂量的大小等适当增减，一般用水量为将饮片适当加压后，液面超过饮片约 2 厘米为宜。其中芳香易挥发及质地疏松的药物，可以只淹没药物为度；质地坚硬黏稠需久煮的药物，加水量可比一般药物的加水量略多。

煮药火候：火候，即指火力的大小与火势的急缓，至于火候的控制，主要取决于不同药物的性质和质地。煮一般药宜先武火后文火，即未沸前用大火、急火，沸后用小火、缓火，以免药汁溢出或过快熬干。对于发散性药物和芳香性药物避免久煮，当用"武火"迅速煮沸数分钟后改用"文火"略煮即可，以避免久煮挥散芳香之气而致药性损失。补益滋腻性药物则宜文火久煮，使有效成分充分溶出，以完全发挥药效。贝壳、甲壳、化石及多数矿物药入汤更宜久煮。

煮药次数：通常情况下，一剂药最少应煮两次，这是因为煮药时，药物有效成分先溶解于进入药物组织内的水液中，再通过分子运动扩散到药物外部的水液中，当药物内部和外部溶液的浓度达到渗透压平衡时，有效成分就不再溶解了。这时只有将药液滤出，重新煎煮，有效成分才能继续溶解，尽多地将有效成分煮出来。近来有人对一付汤剂煎煮三次的质量进行了实验观察，发现第二次、第三次煮液中仍含不少有效物质，甚至煮出物的含量还超过了第一次，据此认为一剂药煮三次为宜，这样既能发挥药物的全部作用，又不浪费药物，所以除临床治疗的特殊需要外，一剂药最少要煮两次，而质地厚重或滋润的补益药等可煮三次或多次。需要说明的是，药液滤出后，应将吸附有药液的药滓放入双层纱布或透水性能较好的原色棉布包好，待稍凉后，加压绞取药滓中所吸附的药液，最后把药滓扔掉。这是因为在一个复方中，各种药物饮片中的成分，可以溶解，而溶解的成分，又可被药滓再吸附，两个相反的过程在煮中同时存在。一般药物加水煮后，都会吸附一定的药液，造成有效成分的损失，且随着方剂中药物品种的增多，剂量的加大，药滓中蓄留的有效成分也会增多，如不绞滓取汁，将使许多有效成分丢失。有人对此进行了试验，结果表明，从绞取的药液中可得到大量有效成分，约相当于原方剂量的三分之一；尤其是一些遇高热药效降低或损失，不宜久煮或不宜煮第二次的药物，药滓中所含的有效成分所占的比例会更多，绞取药液就更有意义了，如此则能增加药物的溶存率，节约药材，提高疗效。

入药方法：由于药物的性质、性能、临床应用及所需煮的时间不同，入药方法也不同，如芳香而气味轻清之品宜后下；贝壳、甲壳及矿物类药物，应先入煮半小时左右后，再纳入其他药同煮，有毒之药，也要先入煮半小时以上，缓其毒性，防止中毒；有些药品，入锅加热易变成糊状或漂浮药液面上，不便于煮服之用，宜用纱布包煮；贵重药品，用于挽救危脱病证时，宜另煮再与其他药液混合同服；易溶或汁液性药物，不能入煮，宜用煮好的药液或开水冲服；胶质类药物不能入煮，应另行烊化，然后混合其他药汁同服。如果药已煮糊不可再加水煮；煮成的汤液不宜久放。

仲景用药之服药方法

　　服药方法是辨证论治的重要环节，直接影响疗效，仲景不仅精于理法方药，而且对服药方法也有精深的研究，亦有某些规律可寻。

　　两次服　仲景称"分温二服""分温再服""日二服""日再服""再服"，即每日一剂，分两次服完。如 240 条大黄黄芩地黄牡丹汤宜"分温二服"；653 条白通汤宜"分温再服"；650 条甘草汤宜"日二服"；929 条当归散宜"日再服"；795 条升麻鳖甲汤宜"再服"。多为阳气衰微，阴寒内盛，证情轻缓，病程已久，无急剧变化，正虚邪实，影响脏腑功能，故日二服意在扶正祛邪，通调脏腑病机。

　　三次服　仲景称"分温三服""日三服"，即每日一剂，分三次服尽。如 878 条越婢汤宜"分温三服"；887 条桂枝芍药知母甘草宜"日三次"。此属病缓者常规服，仲景明训服用量，煮取三升，温服一升，多为正虚里未和之证，扶正祛邪，补益脏腑，复煮分温三服，使服药之间药气接续不断，以尽和里之用。

　　空腹服　每日一剂，分三次或一次服尽，空腹服能使药力直达病所，使脏腑易于吸收，奏效速捷。如 462 条十枣汤宜"平旦服"，即晨起未进食先服药；411 条桃核承气汤"先食温服五合"、677 条乌梅丸宜"先食饮服十丸"，"先食"，指服药先于饮食，即空腹服之意，故葛洪曰："服治病之药，以食前服之；服养生之药，以食后服之"。

　　顿服　顿服又包括"日一服"，即立刻服尽或一次服尽。如 324 条桂枝麻黄各半汤宜"顿服"；905 条排脓散宜"日一服"。多为病情较急，宜大剂顿服，以抑制病势，如由于汗下失序，使肾阳骤虚，出现昼日烦躁不得眠，夜而安静，脉沉微，身无大热之证，因病情发展迅速，常为虚脱之先兆，故急用 362 条干姜附子汤"煮取一升，去滓，顿服"，以救欲脱之阳；若因发汗过多，使心阳骤虚，出现叉手自冒心、心下悸、欲得按之证，故 365 条则用桂枝甘草汤"煮取一升，去滓、顿服"，取其辛甘合化，速温心阳之意。此两方药少，若按多次少量服法，恐药力不及，必须顿服，药力集中，方能奏效。

昼夜服 每日一剂，分多次服，仲景称"日再服夜一服""日三服夜一服""日三服夜二服""日三夜二""日三服夜三服"。如 481 条黄芩汤宜"日再服夜一服"；412 条柴胡加龙骨牡蛎汤宜"日三服夜一服"；368 条奔豚汤宜"日三服夜二服"；539 条白蜜煎宜"日三夜二"；482 条黄连汤宜"日三服夜三服"。多为病情复杂，宜多次连续服药，缩短给药时间，以增强药力，意在使药力接续不断，更好发挥药效。

加量服 若辨证用药准确，服药后效果不著，多为病重药轻，再服应增加剂量。如 313 条桂枝汤，服药不汗者，"后服小促其间，半日许令三服尽"，则缩短给药时间以增加给药剂量；755 条理中丸，先服一丸，"腹中未热，益至三四丸"；475 条瓜蒂散，"不吐者，少少加，得快吐乃止"，所以服药剂量不能一成不变。

更服 根据病情，确定更服否，仲景称"更服""更作"。如 462 条十枣汤"病不除者，明日更服"；651 条苦酒汤"不差，更作三剂"；409 条柴胡加芒硝汤"不解，更作"；441 条大陷胸丸"如不下，更服，取下为度"；313 条桂枝汤"服一剂尽，病证犹在者，更作服"；431 条抵当丸"晬时当下血，若不下者，更服"等，即更服取其药能胜病之意。

因体质服 根据病情的轻重，疾病的性质，病位的深浅，结合体质的强弱，确定相应的服法：①壮者少次服，弱者多次服：身体强壮，正邪交争较剧，若分服次数多，每次量轻，则难以制病；身体虚弱，若服药次数少，每次量过大，宜伤正气，故同是调胃承气汤，素体阴阳两虚，又兼阳明之证，则用"少少温服之"之法；若体壮腑实，蒸蒸发热，宜用"顿服之"之法。475 条瓜蒂散"不吐者，少少加，得快吐乃止，诸亡血虚家，不可与"。②强者剂量大，羸者剂量小：体强胜药势，宜服大剂量；体羸不堪药，宜服小剂量，故 462 条十枣汤"强人服一钱匕，羸人服半钱匕"；451 条白散"强人半钱匕，羸者减之"。

中病即止 此多为汗吐下之祛邪剂，久服恐伤正气，使病情加重，服药后，疗效显著，症状减轻消退时，应中止服药。如，313 条桂枝汤"若一服汗出病差，停后服，不必尽剂"；475 条瓜蒂散"得快吐乃止"；514 条大承气汤"得下，余勿服"等，均为得效者止后服，即"以知为度，中病即止"的原则。

少少含服 仲景称"少少含咽之"，如 651 条苦酒汤宜"少少含咽之"为治咽喉之疾而设，可使咽喉疾患充分吸收药力，更好地发挥药效。

研究仲景的服药方法对提高疗效有着重要的现实意义，关于服药方法的规定，关键在于辨证论治，并结合病情、病位、病性及体质等不同情况，灵活掌握，以提高疗效。

辨证的精华，不但贯穿于辨析脉证与制方用药，而且体现于方药的服法之中。仲景对服药方法也因证而异，由于所治病证的不同，则服药方法也不同，如桂枝汤，313 条用桂枝汤治太阳中风证，方后注云："遍身漐漐微似有汗者益佳，不可令如水流漓，病必不除。若一服汗出病差，停后服，不必尽剂。若不汗，更服依前法。又不汗，后服小促期间，半日许令三服尽。若病重者，一日一夜服，周时观之。服一剂尽，病证犹在者，更作服。若不汗出，乃服至二三剂。"而 711 条是治脾肾阳气初复，表证仍在者，虽亦取其解肌发汗，但终因阳虚之体，更须提防过汗，因此在《金匮要略·呕吐哕下利病脉证治》三十六条方后注对服法仅言"服已须臾啜稀粥一升，以助药力，温覆令一时许，遍身漐漐微似有汗者益佳，不可令如水淋漓。若一服汗出病差，停后服"，而无"更服""服至二三剂"等语，说明仲景对此二证用桂枝汤在服法上是区别对待的。

口服之药，多温服，这既合胃肠之性，又利药力通行。但仲景在 725 条生姜半夏汤方后注指出"小冷"服，因此证为饮停中焦，上扰胸中，而见"病人胸中似喘不喘，似呕不呕，似哕不哕，彻心中愦愦然无奈者"，治当以辛温，若温药热服，热药与寒饮相搏，反易引发诸症，故仲景采用治寒以热，凉而行之之法，热药冷服，下咽之后，冷性既消，热性便发，情且不违，而致大益。

今时服药，不论何证，一剂多为日二服，而 731 条大乌头煎日仅一服"不差，明日更服，不可一日再服"，以防药力蓄积而中毒；801 条蜀漆散疟未发前服，指出："杵为散，未发前以浆水服半钱匕"；462 条十枣汤"平旦服"，因胃腑得一夜之休养，能耐剧药之性。如此种种，各不相同，俱恪守理法之原则，若不按服药方法，纵意违医，不须治之。

服药方法，还包括药后辅助措施，281 条防己黄芪汤证腰下如冰者，温覆之法仅用于局部"从腰下如冰，后坐被上，又以一被绕腰以下，温令微汗，差"。313条桂枝汤服后"温覆令一时许"，使遍身微似有汗，桂枝汤证邪在肌表，须汗出而解，但桂枝汤发汗之力较弱，故"服已须臾，啜热稀粥一升余，以助药力"。333条葛根汤中已有麻黄、桂枝，故药后"不须啜粥"；773条栝蒌桂枝汤证属柔痉，尤当防止过汗伤津，即使啜粥发汗之法，也不可冒然行事，惟在药后"汗不出，食顷"再"啜热粥发之"。总之，仲景方服药法中有很多值得今日借鉴的内容，有必要进一步加以研究。

"多饮暖水"一语出自374条五苓散方后注："右五味，捣为散，以白饮和服方寸匕，日三服。多饮暖水，汗出愈，如法将息"。377条又曰："中风发热，六七日不解而烦，有表里证，渴欲饮水，水入则吐者，名曰水逆，五苓散主之。"所谓水逆，指渴欲饮水，水入即吐为主要临床表现的病证。因为水邪内蓄，气不化津，欲引水自救，饮入之水复为内蓄之水所格拒，名曰水逆。五苓散治太阳蓄水证，病人渴欲饮水，但饮水则吐而格拒不受，体内水气之盛可知，既然有水饮内停，仲景为何却在治疗时强调"多饮暖水"？岂不是已蓄水再加水，以助邪势？太阳蓄水证是因太阳在外之经邪未解，随经入里而结于太阳之腑，致膀胱气化失司，水气不化而停蓄于里，可见太阳蓄水证实为太阳经腑同病，而以在内之膀胱蓄水过盛为主。太阳经腑同病，以表里阴阳而论，在表，阳盛于阴，优势之阳的动性、升发性引起发热、汗出、脉浮，有时因卫阳的发散而暂时减弱，出现短暂的恶风；在里，阴盛于阳，优势之阴的静性、凝聚性引起水液停聚，不能化气行水，则少腹胀满，小便不利；水液停聚，拒水于外，则水入即吐；水津不得上承，则烦渴欲饮，构成了表里同病，这是整体反应性与局部反应性共同构成的证候，宜五苓散治之。方中重用泽泻为主，咸寒直走膀胱；渗湿利水，辅以茯苓、猪苓之淡渗，增强利水之力；佐以白术健脾以运化水湿；更佐以桂枝，辛开温散，一则外解太阳之表，一则助膀胱化气行水。桂枝在本方中的主要作用是化气行水，而不是解表，故五苓散治太阳蓄水，无表证亦可用。总之，这时下蓄多余之水借四味以利之，所剩适量之水借桂枝以化之，然而在外之表邪，无汗则不解，而津汗同源，汗为津之化；又在上之烦渴，非津则不消，而津少不能上承，则烦渴难除。可见欲解在外之表邪，欲除在内之烦渴，必需津液之资助，但太阳之蓄水证，是因太阳在表之经邪不解内入太阳之腑，影响膀胱的气化功能，膀胱气化失常，则体内水液因不能正常敷布而停蓄下焦，这时大部分蓄水借四味以利之，虽然所剩适量之水借桂枝以化之，但毕竟体内暂时处于一种水液不足之态。本应以水津为源来解表里之邪，而此时先依证施以利水化气之法，虽有利蓄水、振气化之功，却有难顾及益津增液之弊，如何补偏救弊而臻至兼顾呢？仲景独具匠心，令病人"多饮暖水"，暖水自非凉水，加之以米汤服用五苓散，更有妙意，先以五苓作散，以扫荡已蓄之水，启拨膀胱郁闭之气机，气化正常，暖水一入，蒸津上承，则烦渴自除；水津随经输达于皮腠，汗出则表邪亦解，故曰"汗出愈"，"汗出"非仅为表解，实乃气化功能正常，已蓄之水化气外行的表现，因而太阳经腑表里之邪而俱解矣。可见暖水之设，自有助气化，引津承，蒸汗出的作用，总而言之，下蓄多余之水，借四味以利之；所剩适量之水借桂枝以化之，复借温水以助之、引之、蒸之，下窍通而鬼门开，邪自去而气自宣，上下表里，但观其溲利汗出，自无不愈之理。至于377条水逆之证，虽多"水入则吐"，但仍为水蓄下焦，只不过水饮上干胃腑，胃失和降而已，先以五苓散利水化气，续以"多饮暖水"，两相合用，先后有序，则利水先除其标，启气化以肃其本，斯时饮之暖水安有壅助水邪之弊乎？故令"多饮暖水"无妨。

目前临床服药一般是采用每日一剂，每剂分二服或三服，病情急重的，可隔四小时左右服一次，昼夜不停，使药效连续，利于顿挫病势，在应用发汗药或泻下药时，若药力较强，一般以得汗或得下为度，适可而止，不必尽剂，以免汗、下太过损伤正气。一般汤药宜温服，如治寒证用热药宜于热服，特别是治表寒证所服辛温发汗解表之剂，不仅要用温服法，而且服药时还需温覆，取微以汗；亦有汤剂宜冷服，如治热证所服之寒药，就宜冷服，故《素问·五常政大论》指出："治温以清，冷而行之；治清以温，热而行之"。用从治法时，热药热服，寒药寒服：对于呕吐宜小量频服；对于丸、散等固体药剂，除特别规定以外，一般都用温开水吞服。一般疾病，早晚各服一次，或早午晚各服一次，重病者根据具体病情而定，有日服四、五次或夜间亦给药的；有的需要多服长服，则煮汤代茶，不拘时服；疟疾患者，则需在发作前两小时服。

可见服药的时间和次数，需根据病情和药性而定：

饭前服药：饭前胃中空虚，药物能较快进入肠部以保持较高浓度，故适用于治疗胃肠道疾病的药物，这样可使药物不为食物所阻而充分及时地发挥药效；滋补药亦宜饭前服，以利消化吸收。

饭后服药：饭后胃中存有较多食物，可减少药物的刺激，故对胃肠道有刺激的药物宜饭后服；消食健胃药，宜食后及时服，以使药物与食物得以充分混合，充分地发挥药效。

空腹服药：空腹时胃及十二指肠均无食物，服药后可避免药物与食物混合，能迅速入肠充分发挥药效。

睡前服药：安神镇静药宜于睡前30分钟至1小时服，以及时发挥药效。

各种成药除遵医嘱服用外，应按本成药说明书的规定量服用。

凡汤剂中用酒和各种成药须用酒送服，尤其药酒的服用量都要根据服药者的酒量酌定，不宜过量，更不可超过规定的用量。

仲景用药之服药时间

辨证是否准确，遣方是否精当，无疑是影响疗效的主要因素，但服药时间对疗效的影响也应加以考虑。

一、择时服药的类型

《伤寒杂病论》323首汤方方后注，详尽地记述了每一汤方或同一汤方，在不同情况下的各种既原则又灵活的服药时间，最习惯的服药时间是每日三次服，其服药时间的确定，大致有4种情况。

一是，在病情轻重缓急不太明显的一般情况下，服药时间大多为每日三次，如泻心汤类、柴胡汤类；而病情稍偏重急，其服药时间则多每日两次，如四逆汤类，承气汤类；在病情特别危急的情况下，不但要求药力峻猛，而且在服药时间上要求果断、快速，如362条治汗、下阳气骤亡的干姜附子汤，采用"顿服"；药力集中，使将散之阳，顷刻即复。使理、法、方、药、煮、服诸环节丝丝入扣，一线相贯。

二是，外感为病，以邪气盛为主，其治多是汗、吐、下一类祛邪之方，但这类方药又大都有伤正之弊，为了治疗恰到好处，在服药时间上多采用不定时服药，也就是说初服后，再根据服药后的病情变化而确定是否再次用药及用药的剂量、方法和时间，如桂枝汤类、麻黄汤类、抵当汤类。以313条桂枝汤为例，"若一服汗出病差，停后服，不必尽剂；若不汗，更服，依前法；又不汗，后服小促其间，半日许令三服尽；若病重者，一日一夜服"。这里的"小促其间""半日许令三服尽""若病重者，一日一夜服"等，都是根据药后具体情况而确定的不同的服药时间。

三是，法随病而立，方随法而设，故病有主方，方有主病。然而即使相同的方剂，病情不同，其服药时间亦有区别，如调胃承气汤服药时间就有两种：其一，330条胃家本自阴津亏少，又因先服甘草干姜汤，则可能使邪从燥化，但这也仅是"胃气不和"而已；尽管亦用调胃承气汤，却与阳明病"胃家实"之用调胃承气汤有别；前者宜不拘时的"少少温服之"，取清热润燥之力，调胃和中，以知为度，慎防过寒伤正；后者采取不定时的一次服完，即"顿服"，取芒硝、大黄泻热破结之力，以治胃家之实，是以同方因病情不同而服药时间有别。仲景对服药时间有相当严格的要求，以三阳病为例，是以邪气盛为主，然而，三者又有区别，比较而言，太阳病与阳明病，邪气盛而正不虚，但太阳病属表，邪气尚浅；阳明病属里，邪气较深。尽管一汗一下之治，而太阳病则采取不定时的服药方式，这是因为病浅，多能达到"一服汗出病差"的效果。阳明病则采取每日早晚两次的服药方式，这是因为病深，一般是不可能一服而愈的，即使得"快利"，亦有胃肠余热未尽的可能，也当减方药之量，继清余热。少阳病则是"血弱气尽腠理开，邪气因入"而致，邪气盛而正亦虚，如柴胡汤不但在方药上扶正祛邪并用，而且在服药时间上亦采取习惯的每日三次。

四是，就药物而言，有寒凉温热之气，效常小毒之别；就汤方而言，有汤丸膏散之分，有汗吐下和之用，为了达到方药恰中病机，又不致产生副作用，不但要掌握药物宜忌、汤方配伍、煮药方法，而且在服药时间上也要科学安排。如744条理中汤与755条理中丸，两方药物相同，剂型相异，汤者，荡也，药效迅速；丸者，缓也，药效和缓，所以要达到同样的治疗效果，其服药时间就不能一样。丸药是"日三服夜二服，腹中未热，益至三四丸"；汤药是"日三服"。从中可以看出，丸药比汤药服药的间隔时间短，服药次数多，即使如此，亦可能"腹中未热"，还要增加药量"益至三四丸"。其他，如462条十枣汤的"平旦服"，568条麻黄连轺赤小豆汤的"半日服尽"等，都是为了使药力在单位时间内达到或保持治疗水平而确定的特殊服药时间。

据仲景惯用的服药时间，一般早、午、晚三次服药较为适宜，但对于某些疾病的用药，其服药时间也不能千篇一律地采用每日三次，为了适应病情，必须在特殊的时间内服药，使药力的作用与疾病的发作正好相应，从而达到最佳治疗效果。如治疟疾，其服药时间在疟疾发作前最为适宜，801条治牡疟的蜀漆散，方后注云："未发前以浆水和服半钱匕"。再如355条"病人脏无他病，时发热自汗出而不愈者，此卫气不和也，先其时发汗则愈，宜桂枝汤。"也属于特殊定时服药。由于病情是"时发热，自汗出"，其服药时间就相应确定为"先其时发汗"，这样药力就能在邪气发作之时，发挥驱邪的作用；如果正当发作之际，或发作之后，药物下咽，邪气已经衰退，营卫暂时处于协调之时，桂枝汤就失掉其发挥作用的机会。

至于不定时的服药，适宜一些病情、病位特殊的疾病，如治少阴咽痛的苦酒汤和半夏汤（散），因为病位在喉，为了使药力在病变局部持续发挥作用，就采用了不定时的"少少含咽"的服药方式。选择服药时间是在天人相应思想指导下，着眼于人体阴阳消长的昼夜变化节律，选择合理的服药时间，从而提高药物疗效的方法。择时服药的传统规律是：凡是升提外透的药物，宜于午前服用；沉降下行的药物，宜于午后服用。凡是温阳补气的药物，宜于清晨至午前服用；而滋阴养血的药物，宜于入夜服用。凡是祛除阳分气分之邪的药物，宜于清晨服用；而清泄阴分伏火的药物，宜于入夜服之。

二、择时服药的机理

择时服药符合机体对阴阳需求的时间性，阴阳消长节律，表明了代表机体阴阳的两种物质，于昼夜中有着较大范围的生理性波动，平旦与午前，迫切需要阳气激发功能，入夜则迫切需要阴气维持生理抑制。温补阳气药于清晨至午前服，滋养阴血药于入夜服，正是适应了机体对阴阳物质需求的时间性，这就是古人所说的"因时而补易为力"之理。

择时服药符合机体营卫之气血的运行规律，药物进入人体后，终归要通过机体的内因，才能发挥其治病作用，营卫之气平旦由阴分出阳分，入夜则由阳分进入阴分，一般而言，水湿之邪多留阳分、气分，若于平旦进服行利水湿之药，既可借营卫之气行阳之际，载药直达病所，又可因平旦人体阳旺，增强药物温行水湿之力。而夜寐不安，伏火劳热，乃阴分之病，入夜进服安神药，清泄阴火药，亦为凭借营卫之气行阴之际，助药引阳入阴，寻神归舍，或载药直达阴分，清泄伏火。

汗、吐、下三种药物的择时而服，是利用人体气机升降节律，达到提高药效的方法。凡吐药宜升提其气，若气机不升，何有腾越倒仓之力。清晨正是人体气机上升之际，显然是用吐药的最有利时机。午前，人体之气升浮于肌表，腠理易开，外邪易达，故仲景认为此乃太阳表证欲解之时。发汗透表药，若于午前服用，正可凭借阳气升浮外达之际加强药物透邪之力。相反，午后气机开始下降，欲邪下行，从内从下夺其病势的泻下药物于午后服用，同样可以得应时而降之气所助，使药力与气机趋势在驱邪作用相得益彰。

三、择时服药意义

治病总是以取得疗效为其目的，准确辨证，合理遣药组方，固然是取得疗效的基础，但择时服药亦可保障药物取得最佳疗效，顺应人体有节奏的生理变化，充分利用体内积极的抗病因素以增强药力。药可治病，亦可致病，要谨慎用药，药证切合，组方审慎，用量恰当，才能预防减少药物的不良影响；若服药时间不当，扰乱人体生理节律，同样可以产生或加大药物的不良作用。入夜乃人体阳气收藏、心神入舍之时，若服用补阳、升提、发汗类药物，扰乱了人体生理节律；同样，养阴、沉降、泻下类药物，若于清晨、午前阳旺气升之时进服，亦有抑遏阳气升发的弊端。清代徐灵胎指出：服药"早暮不合其时，不惟无益，反能有害"，正是有感于此而发。疾病的好转，是由病理状态向生理状态的转化过程，而阴阳消长、升降浮沉节律，正是人体生理状态的基本特征，所以治病无非是通过扶持正气，祛除病邪，以纠正紊乱的人体节律，使之复常。因此吐药与补阳气药于清晨、午前用之，除了消除病因作用外，及时扶持阳气生长、恢复气机升调，从而使人体功能活动重新进入有序的生理性消长转化轨道，故择时服药，成为医学宝库中不可多得的一份遗产。

综上所述，服药时间是个较为复杂的科学性很强的问题，除了要普遍地重视服药时间，从临床上摸索、总结这方面的实践经验外，还要组织相关的专门科研机构，从疾病与方药两方面入手，用现代科学技术，对中药服药时间进行研究，以求得较为确凿的客观结果，指导中医用药，提高中药疗效。

仲景用药之服药反应

医者对病情的辨证是否正确，施治方药是否精当，病人服药后的客观效果将会做出公允的判断，仲景极其重视病人服药后各种反应的观察，根据服药后的反应，仲景认为可以对病邪的进退做出判断，如太阳中风证用桂枝汤后"遍身漐漐微似有汗者益佳"，邪随汗出，则邪退体安；若汗出"如水流漓"，徒伤正气，反不能驱邪外达，则"病必不除"，故汗出的不同反应可以判断两种不同的病情转归。葛根汤、麻黄加术汤、栝蒌桂枝汤、桂枝加黄芪汤等汤方均能发汗以达邪，观察这些方药服后皆须视其汗出与否，以判断病情是否向愈，故方后注注明须"微取汗""微汗则解""汗出则愈"等；痰饮、水气系水湿为患，则从服药小便利与不利来观察病情，如苓桂术甘汤服后"小便则利"，判断病邪"已从小便去之"；葵子茯苓散用治妊娠水气，须得"小便利则愈"；黄疸系湿热郁积，"诸病黄家，但利其小便"，故宜茵陈蒿汤治湿热谷疸，服后"小便当利，尿如皂角汁状，色正赤"，则"黄从小便去也"；瘀血为患，服药后见下瘀血则病情转愈，如下瘀血汤治产后瘀血腹痛，服药后可见"瘀血下如豚肝"。这些是从服药后的反应，观察病邪是否有出路，来判断病情的。

从服药后证候的变化反应，来判断病情，如450条太阳病用下法以后的病情变化，下后"其脉促，不结胸者，此为欲解也"，这种反应是向愈的转机；而"脉浮者，必结胸；脉紧者，必咽痛；脉弦者，必两胁拘急"，则是根据下后脉的反应来判断病邪不去，转成他证的情形。亦有些方药服后出现一些类似变证的反应，实则是药物发挥药效，驱逐病邪出现的证候，仲景通过细心观察，判断极仔细。如风痹证用防己黄芪汤，服后"如虫行皮中"，白术附子汤服后"一服觉身痒……三服都尽，其人如冒状"，牝疟服柴胡桂姜汤后，可见"微烦"，这些反应的出现，说明药已中病，可判断病情正在转愈。对于一些毒性较大的汤方，更需严密观察，正确判断。如乌头桂枝汤治寒疝，服后当"如醉状，得吐者为中病"，如醉且吐，貌似严重，而仲景断其为中病，也可见仲景用药之胆大心细。对于服药后出现的各种反应，及判断病情及疗效，更是不可多得的客观指标。

由于临床证候复杂多变，很多情况下不易确切地诊知疾病性质，仲景常用试探性治疗，从服药反应来鉴别一些类似证候。如515条阳明病"若不大便六七日"，似有燥结之象，但贸然用大承气汤攻之，诚恐并非燥矢结硬而损伤正气，因而转用小承气汤试探："恐有燥屎，欲知之法，少与小承气汤，汤入腹中，转矢气者，此有燥屎也，乃可攻之；若不转矢气者，此但初头鞕，后必溏，不可攻之，攻之必胀满不能食也"。根据服药后有无转矢气的反应，来鉴别肠中燥屎已成与否，以决定治疗。伤寒下后成痞，有无形热邪痞结和有形水饮停聚之不同，从证候上不易区别时，亦通过治疗观察其反应，466条心下痞先用泻心汤治疗，而"痞不解，其人渴而口燥，烦，小便不利"，因知证非无形热邪，而系有形水饮停聚，故改用五苓散治疗；469条是下利兼痞的鉴别，"伤寒，服汤药，下利不止，心下痞鞕"，试用泻心汤、理中汤后的反应，是"利益甚"，固知"此利在下焦"，而非中上焦之证，但下焦之利是滑脱不禁，还是泌别失职，又须鉴别。先服赤石脂禹余粮汤，其反应是利"复不止"，由此确诊其下利是下焦泌别失职而渗利，故谓"当利其小便"，以开通支河。841条（即《金匮要略·肺痿肺痈咳嗽上气病脉证治》第五条）"肺痿吐涎沫而不咳者，其人不渴，必遗尿，小便数"，证类消渴，是消渴还是肺痿，仲景凭服药反应的观察来判别，若是肺痿，则属虚寒，用甘草干姜汤对证治疗；"若服汤已渴者，属消渴"，而不是肺痿，因此对试探性治疗服药后反应的观察分析，可为鉴别诊断提供依据，是仲景临证用以鉴别类似证候的方法之一。

疾病往往是多种因素掺杂在一起的复杂证候，准确而完善的施治，常需要多次反复的观察、分析，仲景特别注意根据服药后的反应调整方药，指导进一步的施治。如521条阳明病里热证，有可攻之征，服承气汤后，见转矢气，则知内有燥屎，须"更服一升"以达到攻下结实的目的，说明"更服一升"后大便已通，又言"明日又不大便"，说明服药后第二天的反应是大便又不通，"脉反微涩"，则是气血内亏，不胜攻逐，治疗措施必须随之调整，不可再用承气汤。451条证为表邪不解，阳郁于里，呈欲化热之势，以文蛤汤清热解表，服药后未全愈，而见到"口渴，小便不利"的反应，是尚有水停不化，故改用五苓散利水。这些是对整个汤方的变换调整，而对一汤方在治疗中如何调整，则更须借助于留心观察服药反应，888条用乌头麻黄黄芪芍药甘草汤治疗历节疼痛，煮药汁一升，"先服七合"，观其"不知"，方"尽服之"；920条乌头赤石脂丸治心痛，"先食服一丸"，"不知，稍加服"；733条乌头桂枝汤治寒疝，不知，加至五合，其知者，如醉状得吐者为中病；809条天雄散治阳虚失精，不知，稍增，以知为度；954条（即《金匮要略·妇人杂病脉证并治》第十六条），红蓝花酒治妇人血气刺痛，顿服一半，未止再服。均是在服后"不知"，而后调整用量达到以知为度，如药量偏重，又须视反应减轻，如283条甘草附子汤治风湿痹症，先"温服一升"，若"初服得微汗则解"，若见"汗出复烦"的反应，则是不胜桂枝、附子之温，有变生内热之虑，故减为"服五合"。

若服药后证候发生变化，须根据其病情及时予以调整方药，如痰饮病中小青龙汤一证，清楚地体现了仲景根据服药后的反应灵活辨证的精神，首见837条"咳逆倚息不得卧"，属小青龙汤证。但服汤后却见"气从少腹上冲胸咽"等证，则知证本真阳素虚，支饮上盛，药后寒饮虽然暂解，但虚阳因而上越，冲气因而上逆，故改用桂苓五味甘草汤以平冲，药后冲气平，"而反更咳、胸满"，则是支饮又发，故去桂枝之平冲，加干姜、细辛以化饮；苓甘五味姜辛汤服后，"更复渴，冲气复发者，以细辛、干姜为热药也"，又是温燥之品复致冲气逆，改用苓甘姜辛五味半夏汤；服后"水去呕止"，转生形肿，为咳甚肺气不宣，故于前方加杏仁以宣肺利气；再见"面热如醉"，则系胃热上冲，因之又于温化之中加大黄以苦泄而收功。如此细心观察，精心调整，足见仲景对服药后出现的反应是何等重视，辨证又是何等慎重，并据以预测疾病的发展趋势，杜绝变证、坏证的发生。

仲景用药之服药增效

所谓服药增效，指遣药组方确定以后，通过某种方法，使所用的药物充分发挥其功效，增加组方的效用，使服药的有效成分充分提高，使食入的有效成分充分发挥，在仲景著作中有较详细的记载。

一、变法用药以增效

645条桃花汤为治虚寒性下利便脓血而设，方后注云："右三味，以水七升，煮米令熟，去滓，温服七合，内赤石脂末方寸匕，日三服"。此汤方与其他汤方药物用法不同，其他汤方，方中任何一味药物都作一种用法，或煮，或渍，或烊，本方不同，将赤石脂用作两途：一半入煮，一半筛末冲服，目的在于增强本汤方的固涩作用。据药理研究证实，赤石脂有吸着作用，内服对胃肠黏膜的局部炎症有保护作用，可以减少异物刺激，吸着炎性渗出物，使症状得以缓解，并能减少肠胃出血，可见本汤方的用法是有一定道理的。又如788条百合鸡子黄汤之百合渍一宿，其用意在于使百合的药用成分充分渗出；677条乌梅丸中之乌梅以苦酒渍一宿，乌梅以苦酒渍之，既能增其酸力以制蛔，又能增其酸收固涩之性而治利下不止。

二、适宜饮水以增效

人体生命活动离不开水液，防病治病最常用、最重要的是水液，仲景所用药物的加工炮制，所设方药的煮法、熏洗，处处离不开水液，仲景根据病人之饮水状况、口渴程度等进行病因、病机及治疗法则的阐述。如374条"太阳病，发汗后，大汗出，胃中干，烦躁不得眠，欲得饮水，少少与之，令胃气和则愈"，是述汗出太多，津液亏耗，胃中干燥，胃不和则卧不安，故见烦躁不得眠，此时口服少量水液，使津液来复，胃气因和，顾护不足之阴津，抑制偏胜之阳热，其病则愈。551条"小便数者，大便必鞕，不更衣十日，无所苦也。渴欲饮水者，少少与之，但以法救之"。是述胃中邪热耗津，胃肠无阴津滋润而大便硬或不大便，于此口服少量水液，以润胃肠之燥而其病可愈。668条"厥阴病，渴欲饮水者，少少与之愈"，是述邪退阳复，阴液一时尚未得充，阳热偏盛，津不上承，故见口渴欲饮，此时口服少量水液，可令阴津得充，阳不偏盛，阴阳平衡，则病可愈。仲景曰"呕吐而病在膈上，后思水者，解，急与之"，是述膈上之邪吐出之后，胃阳来复，阴液不足，故思饮水，口服水液，可使胃中阴液得充，与阳平衡，故"急与之"而病可除。上述条文均说明口服水液在救治各种疾病中实有重要作用，在特殊情况下，远比使用药物好得多，综观仲景对口服水液之论：①口服水液可恢复阴津，抑其阳热，以疗其疾，促进康复。②口服水液，助其药力，加速药效的发挥，如374条五苓散方后注云："多饮暖水，汗出愈，如法将息"，服五苓散后，多饮暖水，可助其药力，加速反应，促其发汗而病愈。③克制药力之过，攻邪不伤正气，《金匮要略》桔梗白散方后注云："病在膈上者吐脓，在膈下者泻出，若下多不止，饮冷水一杯则定。"此即服药太过泻下不止，有伤正之弊，口服冷水，可制药之猛，免伤正气。④增加津液，以发其汗，这点仲景未进行正面论述，但从反面提供了参考实例，如723条"复与之水，以发其汗"，说明口服水液有较强的发汗作用。

三、变水煮药以增效

服药用水，通常用普通水即可，而个别汤方以特殊的煮药用水以增强药效。如366条茯苓桂枝甘草大枣汤，"以甘澜水一斗，先煮茯苓减二升，内诸药……作甘澜水法：取水二斗，置大盆内，以杓扬之，水上有珠子五六千颗相逐，取用之"。甘澜水又名千里流水，气味甘平无毒，有调阴阳、和胃气、益脾胃、降肾气之功。甘澜水以水扬之千万遍而得，使水呈游动状态，从而有利于水液之运行敷布。

四、择时服药以增效

生物体有其自身的节律性，选择服药时间，可以增强药效，如462条十枣汤治水邪为患，平旦时脏腑气机未乱，气血调和，阳气始生，水为阴邪，得阳始化，在阴尽阳生之时服用，则更有利于药效的发挥；且本方泻下峻猛，为刺激性泻下药，若饱腹时服用，不仅能影响药效的发挥，又能致剧烈呕吐等副反应。又如677条乌梅丸之食前服，意在使所服药物为蛔虫所尽食，从而提高其驱蛔作用；再如病常自汗出服桂枝汤，应先于汗出时服用；治牝疟之蜀漆散于临发时服，均富有夺其未至，截断扭转之意，当邪气未盛，急与抑之，势必可以提高疗效。

五、易法服药以增效

仲景所言服药方法有多种，一般疾病多一剂再服或三服，对某些疾病为增加药效，而改成频服或顿服。如362条干姜附子汤顿服，乃在于集中药力，使破阴回阳之力更著；又如，651条治咽中伤，生疮的苦酒汤，则"少少含咽之"，以延缓药液停留于咽部的时间，使其直接作用于患处，从而增强药物疗效；同时仲景尚有缩短服药间膈以增效者，如，313条桂枝汤方后注云："又不汗，后服小促其间，半日许令三服尽"，即是。

六、服药护理以增效

服药后，为使药效充分发挥，需辅加方法以增强药物疗效，如313条服桂枝汤，方后注云："服已须臾，啜热稀粥一升余，以助药力"，这里强调药后"啜热稀粥"是为使谷气得充，培养汗源，使病从微汗而解。又如462条十枣汤服后必快利，借"糜粥自养"，以补正气；还有451条寒实结胸之白散，不泻可服热粥以助药力，如泻而不止，可服冷粥少许以缓其性，故其方后注"不利进热粥一杯，利不止进冷粥一杯"。再如，药后食麦粥以护胃、和胃、生津，817条主治女劳疸兼有瘀血的硝石矾石散，用大麦粥汁和服，意在护胃，以减少硝石、矾石二药的副作用；936条主治产后气血郁滞腹痛证的枳实芍药散，"麦粥下之"，意在使麦粥和其胃气；930条主治脾虚寒湿胎动不安的白术散，"已后渴者，大麦粥服之"，食大麦粥以生津液，适用于该方服后，呕止而胃中无津液作渴者。

七、煮药适当以增效

在煮药物之前先用凉水浸泡药物30～60分钟，逐渐使药物湿润变软，其植物细胞容易膨胀或胀破，使有效成分渗透并溶解水中。仲景一般一次煮药法，"煮取三升，去滓，温服一升"。笔者认为，汤剂应煮三次为宜，有利于药物功效的发挥，在煮药时，每次待武火（大火）煮后，用文火（小火）维持25～30分钟，要边煮边搅拌，并注意随时补加煮药过程中散失的水份，每次煮药完毕，要澄尽或榨尽药液。三次汤方煮的药液混合后再分三次服用疗效好，因为汤剂的有效成分，如多糖类、挥发油等，在第一次煮前的药液中含量较多，后两次煮的药液中含量较少；也有比较难溶的，如树脂、树胶、脂肪油等，在第一次煮的药液中含量较少，后两次煮的药液中含量较多，只有将三次煮出的药液混合后，再分三次服用，对疾病的治疗才是有利的，每剂汤药按仲景"日三服"，即按每天早、午、晚三次服用，药物在人体内部的吸收则能持续衔接，能充分利用药物的有效成分，达到治疗疾病的目的。

总之，研究仲景服药增效方法，对缩短病程，提高疾病治愈率，有着一定的意义。

仲景用药之药量变化

仲景组方严谨，用药精详，科学性强，药物的用量，汤方的配伍，颇具特色。笔者仅就用药组方规律，窥探一二。

一、药量变化析病机

桂枝：具有解肌和营、通阳化饮、益气降冲、温经通络之功，故仲景用之较多。336条麻黄汤中用桂枝二两通阳解肌，助麻黄发汗，以驱邪外出。麻黄、桂枝同用，其发汗力之大小，决定于麻黄与桂枝的用量比例，麻黄量大于桂枝，则发汗力强；桂枝量大于麻黄，发汗之力稍逊。以《伤寒杂病论》桂枝剂诸方观之，大多用量为三两，最重者，如423条桂枝加桂汤用至五两，宜治汗伤心阳而致的奔豚；如又366条心阳不足、水气上冲欲作奔豚之证，则用桂枝四两配伍茯苓半斤之苓桂枣甘汤，化气行水以治之；再如697条清上温下的麻黄升麻汤证，因有手足厥逆，下部脉不至，此乃下后中气大伤，阳气被郁，不达四末所致，故仅用桂枝六铢配当归、干姜温润以达之。

附子：附子走而不守，有温阳祛寒之功。仲景用附子一般针对阳虚、亡阳、寒性痹痛、阳虚水肿等方面，用于回阳散寒者剂量偏小，一枚或大者一枚；用于温经止痛开痹时，则剂量偏大，常用二至三枚；还根据患者体质强弱之异，决定附子的用量，如330条四逆汤，"强人可大者一枚"，且回阳生用，温经则炮用。

细辛：芳香走窜，气盛味烈，散风寒，化寒饮，通鼻窍，且有较好的止痛作用。如341条小青龙汤，仲景用细辛三两以配干姜、五味子，温化寒饮以治咳喘；639条麻黄附子细辛汤用细辛二两，以祛散直中少阴之寒邪，两者皆有显著疗效。

甘草：具补脾、润肺、解毒、缓急及调和诸药之功。仲景方中用甘草最多，并视其在方中的地位不同而用量比例亦异。剂量最大者用至四、五两；剂量最小者仅用六铢。如 330 条甘草干姜汤，用炙甘草四两、干姜二两，为辛甘复阳之剂，用治肺痿咳嗽吐涎沫、胃虚吐逆等证，重在补虚，故重用主药甘草倍干姜；又如 365 条桂枝甘草汤，桂枝四两、甘草二两，为复心阳而设，重在振奋心阳而降冲逆，故辅药甘草仅为主药桂枝之半。330 条芍药甘草汤，乃复阴缓急之方，用治伤寒误治后出现脚挛急而复屈伸，芍药和营，甘草缓急，二药等量合用，酸甘化阴，俾阴复筋柔，则挛急自解。

石膏：生用清胃降火，煅用收敛燥湿。483 条白虎汤、327 条白虎加人参汤，生石膏用至一斤，且与知母六两配伍，因石膏质重气轻，所以需大剂量始致。878 条越婢汤、839 条小青龙加石膏汤等方，重在监制麻黄之发散，用量均较小，或为半斤，或为二两，一重一轻，深意存焉。综上观之，重视用药剂量变化，切中病机，是仲景用药组方的一大特点。

二、药同量异话治则

《伤寒杂病论》323 方，其中两方或三方药物虽然相同，而剂量不同，导致功用、主治亦不同。如，314 条"太阳病、头痛、发热、汗出、恶风，桂枝汤主之"；又如，608 条"本太阳病，医反下之，因尔腹满时痛者，桂枝加芍药汤主之"；再如 423 条"烧针令其汗，针处被寒，核起而赤者，必发奔豚气，从少腹上冲心者……与桂枝加桂汤"；313 条又指出：桂枝汤方由"桂枝三两、芍药三两、甘草二两、生姜三两、大枣十二枚"组成，从药物配伍来看，桂枝与芍药，一阳一阴，一表一里，是方中主药，二药剂量相等，不偏不倚，互为作用，汗不过汗，收不过收，以达营阴得和，自汗得止，风邪得祛，营卫得调之目的。桂枝加芍药汤，即由桂枝汤加芍药三两组成，以太阳之方治太阴之病，将芍药一味，增量三两，佐甘草酸甘相辅，恰合太阴之主药，且加芍药又能监桂枝深收阴分，升举其阳，解太阳陷入太阴之邪，复有生姜、大枣为之调和，则太阳之邪不留滞于太阴，说明桂枝汤意在化气和调阴阳，重用芍药以期和脾缓急止痛。桂枝加桂汤，由桂枝汤加桂枝二两组成，重用桂枝配伍甘草，更佐生姜、大枣，辛甘化合，温通心阳而降冲逆；用芍药、甘草酸甘化阴，共奏调和阴阳、平冲降逆之效。以上三方药物相同，仅其中一味药量有别，则功效、主治皆异，增芍药之量，则变太阳之方治太阴之病；或增桂枝之量，又变太阳之剂治少阴之患。

514条小承气汤与仲景厚朴三物汤二方组成药物相同，小承气汤由大黄四两、厚朴二两、枳实大者三枚组成，重用苦寒之大黄，意在泻下；苦辛温之厚朴以行气除满；苦微寒之枳实以破积消痞。枳实、厚朴辅佐主药大黄，以涤荡实热、破积除满，故用于阳明热盛、燥屎初结、痞满而实，燥坚不甚之腑实证。若将小承气汤之厚朴加至八两，枳实增致五枚，大黄仍四两，则变成厚朴三物汤。厚朴三物汤意在行气，则主以厚朴；小承气汤意在荡实，故主以大黄。若将小承气汤之厚朴改为一尺，大黄六两，枳实四枚，则为855条厚朴大黄汤，用治支饮兼见腹满的证候。小承气汤重用大黄，意在攻下，厚朴三物汤重用厚朴，意在行气除满，而厚朴大黄汤重用厚朴、大黄，在于治痰饮结实，有开痞满、通大便之功。以上六方仅变动药量而方治则异，此可谓汤方由量变到质变的实例。

三、煮服法讲究药量

《伤寒杂病论》汤方方后注每根据药味多寡、药量大小及病情需要，提示煮药时间之长短和加水量之多少。如341条小青龙汤与568条麻黄连轺赤小豆汤均用药八味，同时需先煮麻黄，药味多，药量大，煮药时间长，所以均加水一斗；而567条栀子柏皮汤仅用药三味，药少量轻，故只加水四升。对和解剂用于脾胃虚弱、呕吐下利，恐其难以承受药力，则采用去渣再煎的浓缩药液之法，如459条半夏泻心汤、467条生姜泻心汤、468条甘草泻心汤三方的煎煮法，都用水一斗，煮取六升，去滓，再煮取三升，温服一升，日三服。上述三方均有痞满、噫气、呕逆、下利等症状，系脾胃虚弱，气机失运，虚中夹实所致，药力薄则难以收效，但考虑到胃肠道对药量可以耐受的程度，为了不伤胃气，所以去滓再煮，以浓缩药液，使辛开苦降、消痞散结之力集中，而一次服量又不太多，不致损胃。其实仲景对每一汤方的服用量的规定都很严格，根据病程长短、证候缓急、病势进退及体质强弱而异。药物用量大，煮的药液多，一煮分多次服，如887条桂枝芍药知母甘草汤条下："右四味，以水六升，煮取三升，去滓温服一升，日三服"；又如厚朴三物汤，"煮取三升，温服一升，以利为度"，此为中病即止，以免药过病所，徒伤正气；在急重证候中，多用顿服，如 722 条半夏干姜散，"煮取七合，顿服之"，以治中阳不足，寒饮呕逆之证，顿服，使药力集中而峻猛，以速取温化降逆止呕之效；362 条干姜附子汤方条下："右二味，以水三升，煮以一升，去滓，顿服"，用于下后复汗，夜静而白昼躁扰不宁，脉沉微，阳气欲脱的重证，意在急挽重危之阳；对于体强者，适当加大药量，而对体弱者，则适当减少药量，如 731 条大乌头煎，"强人服七合，弱人服五合，不差，明日更服"，不可一日再服，由此可知仲景对药性峻烈之品用量极慎。

综上所述，仲景在用药组方、煮服法等方面均有明确的量的概念。仲景用药视其在汤方中的地位不同而剂量有异，同一味药用在不同的证候中，用量不同，即药随方移，量随证变。药量轻重距离较大，相关数倍，乃至数十倍；对峻烈之品用量尤慎，但有胆有识，如细辛之用量就偏大；善从剂量变化中调整药物配伍，由一方变多方，使一药能多用，为后世运用剂量变化创立新方树立了楷模。

仲景用药之药引功效

"药引"是方剂中的特殊组成部分，虽非主证所必用，但配之既能补充汤方之不足，又不至影响汤方的组成，临证若随意弃之不用，可能影响原方的治疗效果。在现存的古方书中几乎都可以见到有关"药引"的记载，但就时间而论，最早在处方中较系统地配置"药引"的当推之东汉张仲景。仲景设置"药引"意于平淡中建奇效，所用"药引"多是些不易保存，或药店不备，需病家自理之品，一般都具有来源丰富，质地新鲜，简便易得，作用确切，实用性强。仲景之方配置"药引"十分灵活，每每与主方浑然一体，具有画龙点睛之功，给人以精妙而不杂乱之感，或于方中，或置方外，或佐，或使，每每与方融为一体，立意甚为明确，作用十分广泛，往往用一"引"而兼数效。

一、仲景药引的来源

本书载方 323 首，用药 146 种，其中包括药引 30 余种，大致可分为四类。

"药""引"混用：生姜（生姜汁）、大枣（枣膏）、甘草、香豉、葱、新绛、桔梗、猪胆汁，此类"药引"在方中或为药，或为引，视其所起的作用而定，如甘草在炙甘草汤、甘草泻心汤中则作为主药，在半夏泻心汤中则为药引。

家常食物：粳米、白粉、胶饴、小麦、鸡子黄、鸡子白、热粥、大麦粥、猪膏、猪肤、白饮等物，皆为家常食物，性质平和，作为药引多能助药力，护胃气。

炮制辅料：清酒、苦酒、白蜜、戎盐，或马通汁、人尿、煅灶下灰，皆是常用的炮制辅料，虽然其入药形式有别于他药，但作为药引以增效、抑毒、引行药势之意不变。

炮制用水：浆水、泉水、甘澜水、暖水，入方为引常能增强药物配伍的功效。

二、增补益，以助药效

仲景擅于汤方外设引，以补汤方之不足，药引初视似乎平淡，但详细研究却有深意，313 条桂枝汤以热稀粥为引，是方证本因营卫失调、复感风邪所致，症见汗出恶风，此时若以峻汗之品发之，必然导致"如水流离"，反伤正气，病必不除。故仲景以桂枝"微似有汗"以解肌，芍药敛阴和营意在得微汗即止，但终因桂枝力缓，又兼为芍药所制，尤恐药力不逮，特于方后注指出："服已须臾，啜热稀粥一升余，以助药力"，此与发汗峻剂 336 条麻黄汤之"不须啜粥"相比较，其意更明，说明啜热稀粥，使谷气内充，邪不复入，而啜粥以继药之后则余邪不复留。又如 281 条防己黄芪汤以"生姜一分切，大枣一枚擘"为引，该方证因表虚卫弱，复受风邪所致，症见汗出恶风，此证虽与桂枝汤证有所相似，但其病因却有卫弱、卫强之别，故非桂枝汤所宜，此方以黄芪益卫固表，防己兼却风湿，白术、甘草益气去湿辅之，至此似已法圆意全，殊不知，营卫相随，卫强表虚，营阴不和，卫弱表虚，营亦不和，立法岂有不调和营卫之理，然营卫不调终非是证之主流，所以仅用小量生姜、大枣微和之，药引用量虽小，但随法而立，恰到好处，助汤方之意即寓其中。此外，诸如 773 条栝蒌桂枝汤以"啜热粥"为引，374 条五苓散以"多饮暖水"为引，皆取其助汗之力，249 条百合地黄牡丹半夏茯苓汤、252 条百合地黄加牡蛎汤、786 条百合知母汤、787 条滑石代赭汤、788 条百合鸡子黄汤、789 条百合地黄汤等设"泉水"为引，意在借其清热利尿之功以助之。

三、辅主药，且防呆滞

仲景遣药精炼，汤方中之药味大多数不过三五种，但临证用之却常有增之太过、减之不足之感，若或有功效不足，药势呆滞者，仲景绝少增药加味，而习以药引辅之，既助主药之功效，而无太过之弊，又能引行药势以防呆滞。如 896 条下瘀血汤以酒为引，酒性辛热，有通血脉、行药势、散阴寒之功效。该方以大黄、桃仁、䗪虫三药组方，意在逐瘀破血，因恐其性峻烈，特研末炼蜜为丸，而蜜丸性缓，药势呆滞，用时以酒煮丸，既兼得助汤方活血通脉之功，又引药行以防呆滞之效。又如924条胶艾汤以清酒为引，此汤方为治冲任虚寒证之主方，主药以补血调经之品，仅以艾叶温经暖宫辅之，但用之尚嫌温经散寒之力不足，故设清酒为引，借其辛热之性以助艾叶温暖胞宫，而辅当归、川芎行血之势，致汤方有补而不滞之妙。此外，诸如898条柏叶汤以"马通汁"为引，取其引血下行之势，助柏叶止血之功；584条大建中汤胶饴为引，温补建中，缓急止痛之功倍之；475条瓜蒂散取之香豉为引，其涌吐之势更增。

四、制毒烈，勿忘护正

仲景汤方中凡用治邪势壅盛者，多以峻烈有毒之品为主，旨在速破邪势。然毒烈之品，虽攻邪却疾速捷，但又易损伤正气，若不知者用之，即顾此失彼，而仲景制方常以药引佐之，可获良效。如849条甘遂半夏汤为攻破利导之剂，泻下力峻猛，且又有甘遂、甘草反药相伍，反药联用，虽能得相反相成激饮而去之功，但毕竟属非常之举，其毒烈之性更增，克伐正气之弊在所难免，故其特"以蜜半升"为引，"和药汁煎取八合，顿服"，此引一设，即刻化险为夷，一制反药之毒，又助相成之势，兼收安中之效。又如，833条皂荚丸以枣膏为引，该方独取皂荚一味涤痰利窍，意得功专荡邪之效，然其药力峻猛，若用之不当，易伤正气，故用"枣膏和汤服"之，既能缓皂荚峻烈之性，又能益气和胃而安正。此外，如731条大乌头煎、920条乌头赤石脂丸等取蜜为引，462条十枣汤、840条葶苈大枣泻肺汤等以枣为引，817条硝石矾石散设大麦粥为引，皆属此类，可见仲景遣药攻邪是建立在处处护正、保证用药安全的基础上的。

五、调药性，协和并进

仲景制方不拘一格，随证变化，方中寒药、热药并投，祛邪扶正并用，然药多性杂，各行其事，难免有偏颇之弊，非协调之，不能相辅为用，故凡属此类汤方，需设药引协和之，可得相辅相成之效。如，459条半夏泻心汤以甘草为引，是取汤方中黄芩、黄连之苦寒，杂投干姜、半夏之辛温，辛开苦降合而为主药，为治寒热并见、升降失调证的主方，因恐其不调，即设药性平和的甘草为引，使之协和诸药，不偏不倚，热药得之缓其热，寒药得之缓其寒，寒热相杂者，用之得其平，自成和解之剂。又如888条乌头麻黄黄芪芍药甘草汤，以蜜为引，治"病历节疼痛不可屈伸"，以乌头、麻黄散寒温经止痛为主药，辅以黄芪益卫固表，更佐芍药、甘草缓急止痛，祛邪扶正并进。但主药药性峻烈有毒，尤恐散之太过，辅药扶正力缓，补之不足，故设白蜜为引，意在制主药毒烈之性，以缓其散，助辅药扶正之力，以补辅药药效之不足，诸药协同，共奏温经散寒，止痛扶正之效。

六、作向导，引药归经

引经报使之说，在秦汉之时尚未成论，但是仲景汤方用药引直达病所，已有实例。如，451条白散，以桔梗为引，此方为治寒实结胸之主方，该证病在上焦，其治法以吐为要，然世人皆曰其为峻下之剂，殊不知，方中巴豆虽为泻下峻品，而其涌吐之功亦不可没，何以见得此方意在取吐呢？其妙在设桔梗为引，借其载药之力，导巴豆至上而涌吐，故仲景曰："病在膈上必吐"。

七、借反佐，以破格拒

巧用药引之性反佐，以破格拒之势而导药内入，此乃仲景制方之一绝，如，654条白通加猪胆汁汤为治阳微欲绝、阴邪猖盛之方。方中主药以附子、干姜等辛热回阳之品尚嫌不急。何能反配伍寒凉之味？该证阳微阴盛已成格拒之势，欲急用热药拯危救难，反被拒之门外，故设人尿、猪胆汁等寒凉之品为引，意在取其同气相随以破格拒，导阳入阴，引之咸寒下走之人尿、苦寒滑下之猪胆，以反从其阴寒之性，导干姜、附子之辛热下行，反佐导行，以奏回阳之功。

综上所述，仲景制方遣药之妙在于精确简练，绝不滥用堆砌，凡遇细微之处皆用药引补之，以促使主方疗效的充分发挥，取得良好的治疗效果。

仲景用药之方后注

"方后注"是指本书 323 首方药后所载的自注文字，这些自注文字是 323 首方剂的重要组成部分，具有十分重要的学术价值和临床指导意义。

一、注重"脚注"

"脚注"是医者根据药物的性质及治疗上的特殊要求，在处方内某些药名的下脚或旁边，加以简要的注解，向患者或配方发药人员提出的简单扼要的书面嘱咐和要求。本书内方剂中所用药物脚注的内容很多，有碎、擘、切、破、去皮、去心、去尖、去节、去翅足、洗、浸、熬、炙、炮等。如石膏、赤石脂需碎，大枣、栀子需擘，附子、半夏需破，桂枝、厚朴去皮，杏仁、桃仁需去皮尖，水蛭、牡蛎需熬、杏仁、巴豆需熬黑，甘草、枳实需炙，麦冬去心，虻虫去翅足，巴豆去皮心，麻黄去节，大黄清酒洗，海藻洗去腥，生姜需切，附子需炮等，以及芒硝需溶化，阿胶需烊化，饴糖需溶解，蜀漆需先煮，大黄需后下，附子可另煮兑入等，可见仲景方剂的脚注药物之多，内容之广，充分说明当时对药物的脚注是相当重视的，对后世有着重要的影响，至今仍在沿用，足见其是有可靠的实用价值和科学依据。现代有关研究结果及大量的实践证明，在煮药的过程中，采取上述适当的措施，可以收到药少功倍的效果，如有毒剧作用的生品药物，先经较长时间的药煮，可以达到解除毒性和降低副作用的目的；含挥发性成分的药物煮的时间过长，有效成分就会挥发损失；大黄在用作泻下时如经长时间煮药，其具有泻下作用的结合性蒽醌衍生物就会转变成游离性蒽醌衍生物，随之泻下作用大幅度减弱；钩藤煮的时间如超过 20 分钟，其所含生物碱就会被破坏，降压作用降低；胶类药物如同其他药物同煮，既能使药液稠黏，又可因胶类药附着在药滓上而造成损失；芒硝等盐类药物如同其他药物同煮，既可使药液内盐分增高，渗透压加大，妨碍其他药物成分的煮出，又可因盐析作用，使已煮出的某些成分析出沉淀；贵重药物的另煮兑入或冲服，既可节约药物，又可充分发挥药物疗效，因此适当应用脚注，保证准确用药，亦是继承中医学遗产的一项内容。

二、剂型制备

本书 323 方主要运用了汤、散、丸等剂型，各种剂型的制备方法，仲景在方后注中都做了明确的规定，如 475 条瓜蒂散方的制备，方后注云："上二味，各别捣筛，为散已，合治之，取一钱匕，以香豉一合，用热汤七合，煮作稀糜，去滓，取汁合散"；对 677 条乌梅丸的制备则要求"右十味，异捣筛，合治之，以苦酒渍乌梅一宿，去核，蒸之五斗米下，饭熟捣成泥，和药令相得，内臼中，与蜜杵二千下，丸如梧桐子大"。本书 323 首方剂以汤剂为多，方后注根据证候和方药的特点，对汤剂所用溶媒，煮药方法，煮的时间等均有严格的规定，如，在煮药溶媒上，366 条茯苓桂枝甘草大枣汤"作甘澜水法，取水二斗置大盆内，以杓扬之，水上有珠子五六千颗相逐取用之"，取其不助肾气而益脾胃；568 条麻黄连轺赤小豆汤"以潦水一斗，先煮麻黄，再沸，去上沫，内诸药"，以去其湿热；779 条枳实栀子豉汤"以清浆水七升，空煮取四升，内枳实、栀子煮取二升，内香豉更煮五六沸，去滓"，乃取其性凉善走，能调中宣气，通关开胃，以解烦渴，化滞物；484 条炙甘草汤"以清酒七升，水八升"煮药，是取清酒有活血通脉之效；651 条苦酒汤"内半夏苦酒中"，是因醋有解毒消肿、敛疮止痛之功；464 大黄黄连黄芩泻心汤"以麻沸汤二升，渍之须臾，绞去滓"，使之轻扬清淡，以涤上焦之邪。煮药方法，方后注载有先煮、后下、烊化、冲入、去滓再煮等，如 333 条葛根汤"以水一斗，先煮麻黄、葛根，减两升，去上沫，内诸药，煮取三升，去滓"，取其清阳发腠理之义；336 条麻黄汤"以水九升，先煮麻黄，减二升，去上沫，内诸药，煮取二升半，去滓"，避免沫令人烦；514 条大承气汤"以水一斗，先煮三物，取五升，去滓，内大黄，更煮取二升，去滓，内芒硝，更上微火一两沸"，以大黄、芒硝为主药荡涤肠胃，因其久煮则泻下之力减弱，故宜后下；饴糖、阿胶、鸡子黄、白蜜、人尿、猪胆汁等药不宜汤煮，所以均注明待煮汤去滓后再纳入烊化或冲入。而某些寒温并用之方，如459条半夏泻心汤、467条生姜泻心汤、468条甘草泻心汤，方后注皆注有"以水一斗，煮取六升，去滓，再煎取三升"，使药性合而为一，药行不悖，故需"去滓，再煎"。煎煮时间，方后注亦有规定，大凡汤剂均注明加水量和煮取量，如313条桂枝汤以"以水七升，微火煮取三升"。加水量减去煮取量为耗水量，耗水时间即为该方的煮药时间，326条白虎汤"以水一斗，煮米熟汤成"，645条桃花汤"以水七升，煮米令熟"，煮米熟即为煮药时间。

三、服药方法

方后注记载了因人、因病、因药制宜的服药方法，如313条桂枝汤的服法，方后注云："以水七升，微火煮取三升，去滓，适寒温，服一升……若一服汗出病差，停后服，不必尽剂；若不汗，更服依前法；又不汗，后服小促其间，半日许令三服尽；若病重者，一日一夜服，同时观之，服一剂尽，病证犹在者，更作服；若不汗出，乃服至二三剂"。同属太阳中风证，病情有轻重之分，虽然治法方药相同，但服药方法不同，病之轻者，每日一剂，分三次服，汗出病愈，不必尽剂；病之重者，唯恐病重药轻，难以奏效，则必须加大剂量，连续给药，缩短服药时间，即"后服小促其间，半日许令三服尽"，甚或一日一夜用至二三剂。462条十枣汤为攻水逐饮之峻剂，其服法则是"强人服一钱匕，羸人服半钱匕，温服之，平旦服，若下少，病不除者，明日更服，加半钱"，554条麻子仁丸，"饮服十丸，日三服，渐加，以知为度"，651条苦酒汤"少少含咽之"等。总之，由于证候不同，体质有别，所用方药和治疗目的不一，服药方法也就因之而异。

四、辅助措施

在323首方剂的方后注还详述了服用药物的辅助措施，如313条桂枝汤，方后注自注明训"适寒温，服一升，服已须臾，啜热稀粥一升余，以助药力"，叙说啜热稀粥，目的在于使谷气内充，资助汗源，酿汗以逐外邪。374条五苓散方后注"多饮暖水，汗出愈"，其意均在增助药力以发汗驱邪；462条服十枣汤"得快下利后，糜粥自养"，是借谷气，以补脾胃，使邪气去，而正不伤，451条主治寒实结胸的白散，方后注云："不利进热粥一杯，利不止进冷粥一杯"。进热粥，助巴豆之热势以行之也；进冷粥，制巴豆之热势以止之也，不用水而用粥，借谷气以保胃气之无伤也。总之，仲景用各种辅助措施配合药物治疗，以提高药物疗效，减少药物毒副作用，防止病情逆变，具有普遍的指导意义。

五、注意事项

对于治疗过程中的注意事项，方后注中亦有记述，如313条服桂枝汤，方后注明示："禁生冷、粘滑、肉面、五辛、酒酪、臭恶等物"；677条乌梅丸方后注亦云："禁生冷、滑物、臭食等"，均为药后饮食禁忌之例。此外，方后注中的注意事项还包括方药禁忌，如475条瓜蒂散方后注指出："诸亡血虚家，不可与"。总之，313条桂枝汤方后注禁忌最为详尽，而其后诸方凡言禁忌者，多注以"余如桂枝法将息及禁忌""如法将息""禁如药法"等，由此可见仲景著方后注之苦心。

六、药后反应

仲景方剂的方后注还记录了服药后机体可能出现的反应，如313条桂枝汤方后注的"遍身漐漐微似有汗者益佳，不可令如水流离，病必不除"，451条白散方后注"病在膈上必吐，在膈下必利"；475条瓜蒂散方后注"不吐者，少少加，得快吐，乃止"；514条小承气汤方后注"初服更衣者，停后服，不尔者，尽饮之"；543条茵陈蒿汤方后注"小便当利，尿如皂荚汁状，色正赤，一宿病减，黄从小便去也"。339条大青龙汤方后注，"一服汗出，停后服，若复服，汗多亡阳遂虚，恶风、烦躁、不得眠也"。并对某些方药的毒、副作用及其防治方法做了交代，如339条大青龙汤方后注"服一升，取微似汗，汗多者，温粉粉之"；451条服白散方后注"利过不止，进冷粥一杯"；462条服十枣汤方后注"得快下利后，糜粥自养"等，仲景示意当留心药后反应，察脉证之变化，随机制宜，体现了辨证论治的延续性。

综上所述，仲景的方后注是仲景学说理论体系不可分割的重要组成部分。

仲景方后注服药效果

详考古今方书，方后注论述服药效果最早、记载最多的当首选东汉张仲景所著的《伤寒杂病论》，书中不但记载了一般的服药效果，并且论述了一些剧毒药物的服药效果。

一、病在膈上当吐，在膈下当利

451 条指出："寒实结胸，无热证者，与三物小陷胸汤，白散亦可服"。病由痰饮结聚在胸中成实，无口燥烦渴等热象，故称寒实结胸，治法自不同于热实结胸，故用白散以温散虚结。白散方："桔梗三分，巴豆一分，贝母三分。右三味为散，更于臼中杵之，以白饮和服，强人半钱匕，羸者减之。病在膈上必吐，在膈下必利，不利进热粥一杯，利不止，进冷粥一杯。"方中巴豆极辛极热，有毒，攻寒逐饮，具有剧烈的峻泻作用，可引起恶心呕吐，腹痛腹泻等症状，其用量的轻重应根据病人体质的强弱而决定，故"强人半钱匕，羸者减之"，防止用量过重引起中毒。服药以后如痰饮在膈上胸中，则当呕吐，如水饮在膈下腹中，则当下利。如不下利，当进热粥一杯，以助其辛热峻泻之功；若服后下利不止，当进冷粥一杯，以解辛热峻泻之毒而止下利。白散现在临床中可用其治疗胸膜炎和肺脓疡属于寒饮与痰浊结胸蕴肺，但可偶用，不能久服，用量宜轻，中病即止，不必尽剂，如发现中毒，下利不止，当服冷糯米粥 2~4 杯，以解其毒。

二、初服当更衣，若更衣者勿服之，不尔者尽服之

519 条指出："阳明病，其人多汗以津液外出，胃中燥，大便必鞕，鞕则谵语，小承气汤主之"。阳明病，汗出多，则津液外泄，里必津亏，因此大便转硬，但燥未甚，是以只用小承气汤和其胃气，而不用大承气

汤峻下。514 条小承气汤方："大黄四两酒洗，厚朴二两炙去皮，枳实三枚炙。右三味，以水四升，煮取一升二合，去滓，分温再服，初服更衣者，停后服，不尔者，尽饮之。"更衣者，即更换衣服，古人在上厕所前必换衣服，所以"更衣"是古人上厕所的代名词，故更衣是大便的意思，服小承气汤后，应当大便，若不大便当服余药，若初服后大便通畅，则剩余药汤勿服，即"中病即止，不必尽剂"之意。现在临床不论热性病、杂病，凡用攻下通剂，多采用小承气汤的服药方法。常嘱病家：初次煮药服后，如大便畅通，症状减轻，即停止服药，防止过于攻下反伤脾胃；如服后大便未通，当即服二次煮药，以达到大便通畅为度。

三、小便当利，尿如皂角汁状，色正赤

569 条指出："阳明病，身热不能食，食则头眩，心胸不安，久久发黄，此名谷疸，茵陈蒿汤主之。"谷疸为阳明湿热郁蒸之证。阳明既郁，营卫之源壅塞不利，所以身热；阳明热甚，胃气上逆，则不能食；食后更足以助长湿热，因而必生头眩和心胸不安。此时应以茵陈蒿汤攻下湿热为主，其方543 条指出："茵陈六两，栀子十四枚擘，大黄二两去皮。右三味，以水一斗二升，先煮茵陈减六升，内二味，煮取三升，去滓，分温三服，小便当利，尿如皂荚汁状，色正赤。一宿病减，黄从小便去也"。方中用茵陈蒿、栀子清热利湿，大黄泻瘀退黄，使阳明肠胃之热，从大小便排出。现在急性黄疸性肝炎，热重于湿，见发热烦渴，面目黄如橘子色，脘闷腹满胁痛，小便黄赤，大便秘结，舌苔黄燥。初用茵陈蒿汤治疗，药后小便黄赤，状如皂角汁，若续服茵陈蒿汤，则黄疸渐次消退，小便由深黄赤色渐转淡黄，如黄疸退尽，则小便清白，因此黄疸病用茵陈蒿汤必须观察小便颜色的变化，可以掌握药物的功效与预测病邪的进退。

四、其知者如醉状，得吐者为中病

733 条指出："寒疝腹中痛，手足不仁，若逆冷，若身疼痛，灸刺，诸药不能治者，乌头桂枝汤主之。"腹中痛、四肢厥冷是寒盛于里，手足不仁及身体疼痛是寒盛于外，此为寒邪兼伤，表里营卫不和，内外皆寒的证候，以灸刺等外治与温里之药均不能治，故以乌头攻里寒为主，

合桂枝汤以解表邪。乌头桂枝汤方:"乌头五枚,右一味,以蜜二升,煮减半,去滓,以桂枝汤五合解之,令得一升,初服二合,不知,即服三合,又不知,加至五合。其知者,如醉状,得吐者,为中病",说明乌头有毒,服药剂量应由少到多,以服药后出现如醉状,得吐为中病;如初服即见如醉状呕吐,即当停止服药,其目的是防止乌头中毒。乌头为剧毒药品,临床治疗诸病剧痛,多用炙乌头,很少用生乌头。炙乌头其用量一般为2~6克,其中毒症状轻者为流涎呕吐,腹泻,头昏眼花,口舌、四肢及全身发麻;重者脉搏减缓,呼吸困难,手足抽搐,神志不清,大小便失禁,血压及体温下降,心律紊乱等。本条所说的"其知者,如醉状,得吐者,为中病",指的是中毒之轻者,因此在运用乌头时,其用量一定要由小到大,如服药中出现舌麻即当停止服药,防止产生严重的中毒症状,如遇到重的中毒现象,应即刻停止服药,必要时用甘草、绿豆煮汤频服,或用西药抢救。

五、大便如漆状

789条指出:"百合病,不经发汗吐下,病如初者,百合地黄汤主之。"所谓病形如初,是具有785条"意欲食复不能食,常默默,欲卧不能卧,欲行不能行,饮食或有美时,或有不欲闻食臭时,如寒无寒,如热无热,口苦,小便赤,诸药不能治,得药则剧吐利,如有神灵者,身形如和,其脉微数"。病由阴虚内热所引起,因肺主气,心主血,故用百合地黄汤,百合养肺阴而清气热,生地黄益心营而清血热,阴足热退,百脉因之调和,病自可愈。百合地黄汤方:"百合七枚擘,地黄汁一升。右二味,先洗煮百合,如上法,去滓,内地黄汁,煮取一升五合,分温再服。中病,勿更服,大便当如漆。"服药后大便色黑如漆,多怀疑肠胃出血,但本方无活血化瘀之功,非药物攻破所造成。因为地黄色黑,捣汁其色黑如漆,故服后大便色黑如漆。临床常用百合地黄汤加味,治疗神经官能症,地黄用量重至20~30克,则大便多黑色,但用量轻至10~15克,则大便色多不黑;因此说,服百合地黄汤后如出现大便黑,为地黄的本色,当勿疑其肠胃出血。

六、得快下后,糜粥自养

851条指出:"悬饮内痛,脉沉而弦者,十枣汤主之。"病由饮后水流在胁下，咳唾引痛，病属实，故用十枣汤攻逐水饮。462 条指出十枣汤方："芫花熬，甘遂，大戟。右三味，各等分，别捣为散，以水一升半，先煮大枣肥者十枚，取八合，去滓，内药末，强人服一钱匕，羸人服半钱匕，温服之，平旦服，若下少，病不除者，明日更服加半钱，得快下利后，糜粥自养。"方中芫花、甘遂、大戟均为逐水峻剂，恐伤正气，故配大枣甘缓实脾，补土制水。其方用量当根据病人的体质强弱，决定服药的多少，如强者可服一钱匕，弱者只服半钱匕，每日早晨空腹服一次，不可日服药两次，如服药后大便不下，明日更加服半钱；如服药后得快利，当停止服药，饮食糜粥自养，以调补脾胃。临床常用十枣汤治疗胸膜炎、肝硬化腹水等，按本方的服法，以观察其药后疗效，并当清晨空腹服药，防止胃中有食物引起呕吐；如服药后中毒导致泄泻不止，当服糯米冷粥以止其利而解其毒。

七、有脓当下脓，无脓当下血

911 条指出："少腹肿痞，按之即痛如淋，小便自调，时时发热，自汗出，复恶寒，此为肠外有痈也，其脉沉紧者，脓未成也，下之当有血；脉洪数者，脓已成也，可下之，大黄牡丹汤主之。"肠痈病人，由于营血瘀结于肠中，致少腹肿痞，经脉不通，不通则痛，所以少腹拘急拒按，按之则如小便淋痛之状。正气与邪气相争，营卫失调，故时时发热、恶寒，自汗出。如脉象迟紧，表示脓尚未熟，可用大黄牡丹汤破瘀逐血以泻下之。大黄牡丹汤方："大黄四两，牡丹一两，桃仁五十个，冬瓜子半升，芒硝三合。右五味，以水六升，煮取一升，去滓，顿服之。有脓者，当下脓，无脓者，当下血。"大黄牡丹汤有破瘀消痈排脓的功用，如肠痈已成脓，药后则当下脓液；如脓未成，无脓则当下瘀血。肠痈相当于现代阑尾炎，大黄牡丹汤适用于急性单纯性或化脓性阑尾炎，服药后大便通畅或有轻度的腹泻。方后注云："有脓者，当下脓；无脓者，当下血"，是说明本方有泻下瘀热的作用，瘀热去其痈自消，并非服后一定下痈脓，即下瘀血之意。因为化脓性阑尾炎、阑尾肿胀剧烈、浆膜高度充血，有脓性纤维素沉着，常为大网膜包围，阑尾壁有脓肿形成，阑尾腔内积脓，腹腔内可有脓性渗液，非大肠内有脓性渗液，故服药后很少见到大便有脓液或瘀血。

八、血下如豚肝

937 条指出："产后腹痛，法当以枳实芍药散，假令不愈，必腹中有瘀血着脐下也，下瘀血汤主之。"瘀血着脐下而痛，则其痛必在脐下，与枳实芍药散之痛连大腹的不同，所以用之无效，原因是久瘀所致，故用下瘀血汤以逐瘀血。896 条指出下瘀血汤方："大黄三两，桃仁二十枚，蟅虫二十枚去足。右三味，末之，炼蜜和丸，以酒一升，水一升，煮取八合，顿服之，血下如豚肝愈。"方中用大黄、桃仁、蟅虫攻血之力颇猛，用蜜为丸，是缓其药性而不使骤发，酒煮是取其引血分。服药后，血块下行，其色青紫如猪肝。

仲景方后注临床意义

《伤寒杂病论》323 首汤方的方后注，是仲景辨证施治治则的重要组成部分，它不但指明药物的煮法、服法、炮制、剂型、禁忌等，而且紧扣病机，补述正文症状，阐发言外病机，对正确领会原文旨意有重要意义。

一、补述症状，阐明病机

《伤寒杂病论》的病机大多在正文的症状里反映出来，但在费解或无字处往往在方后注加以补充说明。如，282 条曰："伤寒八九日，风湿相搏，不能自转侧，不呕不渴，脉浮虚而涩者，桂枝附子汤主之；若大便坚，小便自利者，白术附子汤主之。"但 273 条又云："湿痹之候，其人小便不利，大便反快，但利其小便。"前者指出"大便坚、小便自利"为风去湿存，后者明确指出湿邪为患，应"小便不利，大便反快"，显然 282 条与 273 条所论述的机理不符，但方后注补出了（即《伤寒论》179 条方后注做了补充："此本一方二法：以大便硬、小便自利，去桂也；以大便不硬，小便不利，当加桂"）桂枝附子汤的主证中还当有"大便不硬、小便不利"的症状，这样就把桂枝附子汤的病机为内湿外湿并重，而去桂加白术汤的病机为偏于外湿表达无疑。这类实例在方后注中屡见不鲜，示此深研方后注，方能洞察病机。

二、认准病机，注意禁忌

正确处方，注意用药禁忌，是仲景辨证体系的重要一环，《伤寒杂病论》汤方方后注提到方药禁忌，虽有详有略，但皆临证用药之准绳。如 313 条桂枝汤方为仲景群方之冠，功专解肌祛风，调和营卫，为轻清发散之剂，方后注指出："禁生冷、粘滑、肉面、五辛、酒酪、臭恶等物"，即禁油腻污浊之品，以利于桂枝汤药效的发挥，确保临床疗效。

三、辨证用药，灵活加减

《伤寒杂病论》所载方药，除正文的精辟论述外，其方后注对某些汤方的加减法亦起辨证作用，诸如小青龙汤、小柴胡汤、四逆汤、真武汤等方后注的加减法，不仅配伍谨严，用药精当，而且体现了仲景"观其脉证，知犯何逆，随证治之"的辨证施治法则。400条小柴胡汤方后注云："若胸中烦而不呕者，去半夏、人参，加瓜蒌实一枚……若咳者，去人参、大枣、生姜，加五味子半升、干姜二两"，充分显示出仲景灵活多变、机圆法活的辨证思路，其用药法则成为历代医者随证加减用药、灵活变通的楷模。

四、病情有异，服法不同

医者临床，辨证确切，遣药得当，煮法合理，固然重要，但不根据病情斟酌其服法，亦难获得预期疗效，故《伤寒杂病论》汤方方后注所载服药时间有日三服、夜一服、止后服、平旦服等。服药方法有啜粥、温服、白饮、顿服、更服、多饮暖水、少少含咽之等，这些服法皆紧扣病机而增强疗效。652条半夏散及汤方后注云："下火令小冷，少少含咽之"，其用意在于少少含咽之，使药物较长时间停留咽部，更好地发挥疗效，说明仲景辨证服药之妙。

五、方药不同，煮法有别

汤剂是医者临床最常用的剂型，故药物煮法为历代医家所重视，《伤寒杂病论》汤方方后注对此所载最早而又详尽，如：煮药用水就有清浆水、流水、劳水、潦水、清酒、苦酒、麻沸汤等；方法有先煮、后煮、久煮、更煮、渍之、别煮、蒸、烊消、去上沫、微火等。这些煮法乃仲景临床实践的结晶，运用恰当与否，将直接影响药效。如336条麻黄汤方后注云："先煮麻黄，减二升，去上沫"，验之临床，麻黄剂量较大时，若非先煮去沫，可致服者咽部发痒、心烦。又如464条大黄黄连黄芩泻心汤方后注云："以麻沸汤二升渍之须臾，绞去滓，分温再服。"麻沸汤即沸水，此方诸药苦寒，气厚味重，若用煮液法，必走胃肠而泻下，致用麻沸汤浸渍须臾，是取其气之轻扬，以利清上部无形之邪热。

六、药食并进，巧用啜粥

《伤寒杂病论》汤方方后注首次将啜粥法与方药相配，运用于临床，由于具有吸收快、疗效速、制作方便、祛邪而不伤脾胃等优点，故为后世医家所重视，其临床意义有四：其一，313 条桂枝汤方后注云："服已须臾，啜热稀粥一升余，以助药力"，是使谷气内充，中焦之津液外布，易于酿汗驱邪外出。其二，462 条十枣汤方后注云："得快下利后，糜粥自养"，因甘遂、大戟、芫花三味合用，其力颇猛，除用大枣煮汤以顾脾津外，再进热粥一碗做调养，使邪去而不伤正。其三，755 条理中丸方后注云："如食倾，饮热粥一升许"，是以啜热粥助理中丸温中散寒，以养脾土之用。其四，451 条三物白散方后注云："利过不止，进冷粥一杯"，旨在用冷粥抑制巴豆辛热泻下之力，挽救过量巴豆所致伤阴耗液之弊，由此可见仲景用粥之妙义。

七、依据病势，按法炮制

医者疗疾是用药物之偏性纠正机体阴阳的盛衰，凡气厚力大的药物，无有不偏，偏则"利""害"相随，为符合主方遣药需要。《伤寒杂病论》汤方中注有到咀、去尖、去皮、切、炙、擘、碎、去节等炮制方法，使药物更切病情需要。如甘草为《伤寒杂病论》中运用次数最多的药，唯甘草汤、桔梗汤两方生用，其他方中皆炙用，取其补中缓急、调和诸药之效。又如，附子禀雄厚之质，生用有退阴回阳、起死回生之功，适用于阴极阳竭、生命垂危之际，像四逆汤、通脉四逆汤、白通汤、茯苓四逆汤等，皆生用；熟用有温里补阳、散寒除湿之效，多用于阳虚夹湿、阴寒内盛之证，像真武汤、桂枝附子汤、附子汤、甘草附子汤等，皆制后熟用。说明药物炮制，对临床疗效有重要意义。

八、把握缓急，选用剂型

《神农本草经》曰："药性有宜丸者、宜散者……有不可入汤酒者，并随药性，不得违越"，说明药物疗效与剂型的关系甚为密切，若没有适宜的剂型，很难获得理想疗效，故《伤寒杂病论》汤方，方后注据病证需要提出汤、丸、丹、散、栓等多种剂型，这些剂型皆随病而立，随证而变。如，554 条麻子仁丸方后注云："右六味，蜜和丸，如梧桐子大", 此方用丸而不入煎煮, 旨在使枳实、厚朴、大黄只有缓下润便之力, 而无夺门斩关之功, 只能润脾滋阴、疗胃强脾约不能摄津之大便干, 而无攻逐阳明实热之效。又如, 429 条抵当汤、431 条抵当丸乃据蓄血证的轻重缓急而分别选定, "其人发狂者……少腹当硬满", 病势急者, 方后注云: "右四味, 以水五升", 剂型为汤; "少腹满", 病势缓者, 方后注云: "右四味, 捣分四丸", 剂型为丸。这样剂型随病势而定, 方能恰切病机, 疗效更佳。

九、明辨转归, 指出预后

观察病情注意其转归及预后, 是医者临证必议之题。《伤寒杂病论》方后注对此论述颇详, 其一, 病情逐渐好转, 趋向痊愈, 如 656 条通脉四逆汤方后注 "其脉即出者愈", 374 条五苓散 "多饮暖水, 汗出愈", 283 条甘草附子汤 "初服得微汗则解" 等。其二, 是邪正相争激烈, 即《尚书》"若药不瞑眩, 厥疾弗瘳" 之意, 如 282 条白术附子汤方后注云: "煮取一升, 去滓, 分温三服, 一觉身痹, 半日后再服, 三服都尽, 其人如冒状, 勿怪, 即术附并走皮中, 逐水气未得除耳。" 其中 "冒状" 就是附子与白术相配, 攻逐湿邪外出, 将要汗解的先兆, 这在临床时能使医者思想有所准备, 不至于见到病人服药后有 "冒状" 而引起惊慌, 而且可以预见, 一旦汗出不仅 "冒状" 消失, 痹痛亦会迎刃而解。

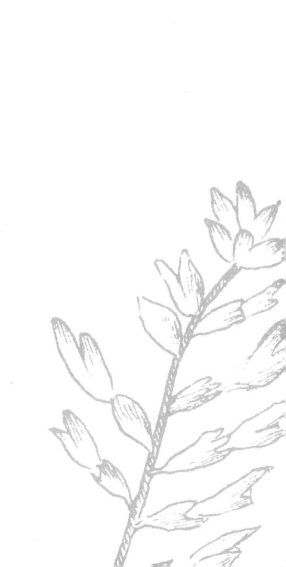

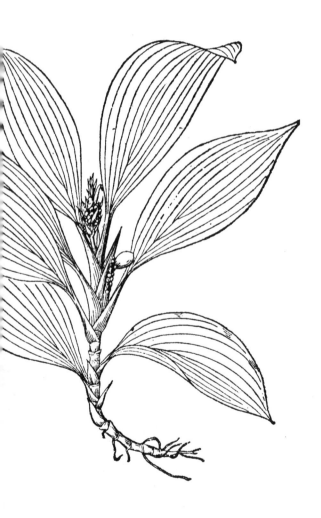

结束语

漫谈仲景辨证论治

　　不循伤寒、伤热的常态变化规律，发生诸多的病，仲景称为"杂病"；不按文人学者的文风，投匕首于时代的杂作，鲁迅称为"杂文"。笔者受专家讲授《伤寒论》之启示，羽翼其精要，发展其精华，依散文诗的模式，通释仲景简书的语录体，使笔者既发仲景《伤寒杂病论》的底蕴，又使中医爱好者一览而步入仲景简著的殿堂，为读者步入仲景书之广厦铺平一条捷径。

　　所谓语录体，即仲景时代的条文体。仲景行文，其精练处确实是辞约而旨丰，涵蕴无穷，绝非一般文学作品之咬文嚼字可比，行文多从实践中熔铸出来。汉时文章格式以条文式、问答式、四言式的体例为常见，这三种体例都为仲景所习用，文以载道，可见仲景文字功底甚深，医文并茂。仲景医学以一种新的视角来研究和探索医学领域的谜题，参考大量文献，并吸收当代的研究成果，通过严肃分析论证，做出令人信服的结论。在写作风格上，力求语言精确生动，在穿越历史峡谷、医学殿堂的过程中，为读者提供无限的想象空间和广阔的医学视野。

　　疾病的表现随人的体质、误治的方法、使用的药物以及推理得当与否等内外因素的不同而变化多端，因此处理这些病证没有定法定方，只能仔细诊察现有的脉证，辨析受累的部位，及属性的寒热虚实，给予相应的治疗。所谓"主之"，含有此证必用此方，无须顾及，有非此方不可之意；所谓"宜"之，含有斟酌慎重之意，示意治病必须辨证论治，方能在技术上精益求精，否则动手便错，给病人带来无穷的忧患。疾病的发展变化，既有连续性，又有阶段性，因此所谓辨证，既要注重已经出现的证候，也要洞察将要出现的证候；所谓论治，既要对已出现的证候对证投药，又要顾及将要出现的证候，以防未然。

　　仲景论治，不局限于病名，而重其病证，以辨证为主，合此证即用此方，只要汤方的主证具备，即可确立，不必诸证悉具。对不同病证之间的对比分辨，当以临床见证为主，不必苛求原发病因和病证名称，此实为有识之见。因病变复杂，难于确诊，不仅是通过望、闻二诊获得资料，而且主要是通过问、切二诊获得资料，以查找确诊的客观依据，从而提示问诊在辨证论治中的重要意义，仲景叙述病证的实质，是示意在临床时，应当运用辨证原则，从相似的证候中找出不同之点，不同的证候中找出相似之处，探明病属某经某脏，才能明确施以正确诊疗，从而更加突出辨证论治的重要性。

脉象是反映人体寒热虚实的重要指征。同一脉象，出现在不同的疾病中所反映的病机不同，同一疾病在不同阶段的病理机制下，所反映的脉象亦不同，而不同疾病在某一阶段的病理机制下，也可以出现相同的脉象，虽然临床表现不同，但其证的病理机制则一，只是其程度不尽相同而已，这些都需要认真地观察。根据病人自身的某些矛盾证候，透过现象探求本质，以分辨寒热虚实属性之真假。疾病发展是错综复杂的，在一般情况下，表面现象与内在本质是一致的，但在特殊情况下，会出现现象与本质不相一致的情况。在表面现象与内在本质不相一致的情况下，应透过假象去探求疾病的本质。仅凭自觉症状，若与客观症状不符，不足以反映出寒热虚实病情的真假，应当对病情全面考察，四诊合参，才能识辨本质，从而利于辨证的真实性。

人与自然界息息相关。天地间稳定的调节规律，以维持阴阳消长的正常运行，人体才能适应自然界寒暑温凉的变化与昼夜晨昏的往来。人体内环境与外界环境的对立统一，就是天人相应理论的基础。人与天地相应，自然界中的不正之气固然可以伤人，而自然界中阴阳消长的正气也能助人抗邪，一日之内，昼夜的阴阳盛衰序变，对人体气血的阴阳变化有一定影响。疾病不论自愈或服药而解，都需借助阳气旺盛之时，这是先人们经验积累而获得的结论。疾病的欲解，虽然与自然界中的阳气活动有关，但外部影响，只不过是一个有利条件，究竟能否欲解，关键仍取决于邪正进退的情况，病人本身的正气是否充实，是否存在宿疾和病证，是否重复感邪，是否调护得当，是否治疗及时，也就是说，只有在病人自身正气逐渐充实，邪气逐渐衰退的情况下，才有欲解的可能，否则便不会欲解，邪轻病不重的病人，得到此时自然界隆盛阳气之助，病邪有不药而解的可能，病人虽然已服用对证的药物，但病邪未能尽解，待得欲解的有利时辰，由于外界阳气的资助，药力得到充分的发挥，才能驱邪外出而使病愈，用药后，邪气虽已渐解，但仍遗留一些不适之感，可在欲解的有利时辰内彻底地消除。

疾病可随着一日中的不同时辰之异而发生轻重变化。如果病后，正气逐渐恢复，邪气减退，正胜邪祛，再遇到该病欲解的有利时辰，机体正气受自然界阳气之助，疾病便可趋向欲解。即，在欲解的有利时辰内，人体阴阳气血的变化才有利于驱邪，病有自解的趋势，也有欲解的可能，却不一定必解，但这对医务者来说，正好利用这一有利时机，在对疾病做出明确诊断的同时，拟定科学周密的治疗措施进行治疗。无论什么病证，对证施治，使损伤的营血津液得以恢复，体内阴阳之气，渐趋平和，疾病才能自愈；汗吐下，虽然为祛邪之常法，但用之不当，不当用而用，或用之太过，或用之不及，营血津液被耗损，导致阴阳失去相对平衡而有所偏盛偏衰，有的以阳气损伤为主，有的以阴液耗损为主。所损不同，引起的变化和转归也各有所异：①以阳气损伤为主，大都会引起变证，若不经救治，一般不会自行恢复；②以阴液损伤为主，阳气相对未耗损者，一般不会发生变证，即使引起某些证候变化，往往也能自行恢复，多不需再予特殊治疗，也就是说，若机体尚有调节能力，使阴阳复归于平衡，其病可愈；若邪祛正衰，则不一定再用药物治疗，可以通过饮食调节，休息疗养，等待人体阴阳得以自我调节，达到阴阳新的平衡，其疾可愈，任何疾病，在其大邪已去的时候，用药不可太过，药物旨在补偏救弊，过用则伤正，故虽然余邪未尽，亦不可再攻；同时亦说明任何疾病将愈之时，既要保护正气，又要等待正气来复，等待的过程，就是用饮食调养的过程，进一步提示我们，对疾病的治疗，只注意到祛邪还不全面，还应注重扶正，注重正气的自身恢复，正气恢复不要唯药论，要注意到人体的自身恢复能力，徒用药攻，药过病所，反伤正气。

这种病与证的统一，只限于病变在一定范围内的常态情况下，当病变程度超出人体调节功能的一定限度，体内阴阳不能继续互相维系，就会出现反常的病理状态，从而出现内在病变本质与外在证候表现不相统一的现象，所谓阳证似阴，阴证似阳，这时就需要辨证。所谓辨证，就是观察、分析、认识疾病的证候，并根据这些证候去判断疾病的病因，病位和性质，从而进行有效的论治。所谓论治，就是根据疾病的性质和特点，确定相应的治疗原则和方法。没有辨证，就没有论治可言，而证候是辨证的基础，为使辨证准确，一方面要占有充足的证候，另一方面要注意证候的真实性，因此正确分辨寒热虚实的真假是非常重要的。若病变发展迅速，无佐证可资参考，病人的主观证候就成了辨别证情真假的关键，在外之寒热虚实虽可有假，但病人欲恶之情则必然为真，在这种疑似的情况下，一定要透过表象而看本质，才不至于为表象所迷惑。

中医是通过表现在外的脉证，来探求病因的，而脉证是人体受邪后出现的反应，同一邪气侵犯不同人体后，各表现出什么样的反应，在很大程度上受个人体质的影响，所以脉证并不能够完全真实地、原原本本地反映病因，这就是仲景对疾病的病因分型皆言"名为"而不言"此为"的原因。仲景书中误治的条文很多，有别人误治的，也有仲景自己误治的，识证贵在既知其然，又知其所以然。其中病情复杂，疑似证候很多，纠正误治的措施，其治随证而立，为辨证施治树立了楷模。经验固然可贵，教训在某种意义上讲，比经验更可贵，我们应该学习仲景这种实事求是的科学精神，从正反两方面不断总结经验教训。"观其脉证，知犯何逆，随证治之"的原则，是仲景从大量误治发生变化的现象中，总结出来的本质，具体中概括出来的抽象，个别中归纳出来的一般，因此具有十分重要的方法论的理论意义。